Otolaryngology—Head and Neck Surgery

Rapid Clinical and Board Review

Matthew L. Carlson
Kathryn M. Van Abel
David J. Archibald
Daniel L. Price

耳鼻咽喉头颈外科
临床速查指南

主　编〔美〕马修·L. 卡尔森
凯瑟琳·M. 范·亚伯
大卫·J. 阿奇博尔德
丹尼尔·L. 普莱斯
主　译　董　频　陈歆维
副主译　陈缪安

天津出版传媒集团
天津科技翻译出版有限公司

著作权合同登记号:图字:02-2016-131

图书在版编目(CIP)数据

耳鼻咽喉头颈外科临床速查指南 / (美) 马修•L. 卡尔森 (Matthew L.Carlson) 等主编 ; 董频 , 陈歆维主译 . — 天津 : 天津科技翻译出版有限公司 , 2021.8

书名原文 : Otolaryngology — Head and Neck Surgery: Rapid Clinical and Board Review

ISBN 978-7-5433-3994-1

Ⅰ . ①耳… Ⅱ . ①马… ②董… ③陈… Ⅲ . ①耳鼻咽喉病－诊疗②头部－疾病－诊疗③颈－疾病－诊疗 Ⅳ . ① R762 ② R65

中国版本图书馆 CIP 数据核字 (2019) 第 272282 号

Original title:

Otolaryngology—Head and Neck Surgery: Rapid Clinical and Board Review by

Matthew L. Carlson / Kathryn M. Van Abel / David J. Archibald / Daniel L. Price

授权单位: Thieme Medical Publishers, Inc.
出　　版:天津科技翻译出版有限公司
出 版 人:刘子媛
地　　址:天津市南开区白堤路 244 号
邮政编码:300192
电　　话:022-87894896
传　　真:022-87895650
网　　址:www. tsttpc. com
印　　刷:高教社(天津)印务有限公司
发　　行:全国新华书店
版本记录:787mm×1092mm　16 开本　33 印张　800 千字
2021 年 8 月第 1 版　2021 年 8 月第 1 次印刷
定价:180.00 元

(如发现印装问题,可与出版社调换)

译者名单

主　译　董　频　陈歆维

副主译　陈缪安

译　者（按姓氏笔画排序）

王　桑　王　蕾　王国良　何景春

张天振　陈立晓　陈歆维　陈缪安

高　尚　黄若飞　董　频　谢　晋

主编简介

Matthew L. Carlson, MD
Assistant Professor
Department of Otorhinolaryngology–Head and Neck Surgery
Mayo Clinic
Rochester, Minnesota

Kathryn M. Van Abel, MD
Clinical Instructor
Department of Otorhinolaryngology–Head and Neck Surgery
Mayo Clinic
Rochester, Minnesota

David J. Archibald, MD
Founder, Center for Plastic Surgery at Castle Rock
Castle Rock, Colorado

Daniel L. Price, MD
Assistant Professor
Department of Otorhinolaryngology–Head and Neck Surgery
Mayo Clinic
Rochester, Minnesota

编者名单

David J. Archibald, MD
Founder, Center for Plastic Surgery at Castle Rock
Castle Rock, Colorado

Joseph T. Breen, MD
Resident Physician
Department of Otorhinolaryngology–Head and Neck Surgery
Mayo Clinic
Rochester, Minnesota

Matthew L. Carlson, MD
Assistant Professor
Department of Otorhinolaryngology–Head and Neck Surgery
Mayo Clinic
Rochester, Minnesota

Amy C. Dearking, MD
Resident Physician
Department of Otorhinolaryngology–Head and Neck Surgery
Mayo Clinic
Rochester, Minnesota

Colin L. W. Driscoll, MD
Department Chair and Professor
Department of Otorhinolaryngology–Head and Neck Surgery
Mayo Clinic
Rochester, Minnesota

Benzon M. Dy, MD
Mayo Clinic
Rochester, Minnesota

Dale C. Ekbom, MD
Assistant Professor
Department of Otorhinolaryngology–Head and Neck Surgery
Mayo Clinic
Rochester, Minnesota

Kyle S. Ettinger, MD, DDS
Department of Otorhinolaryngology–Head and Neck Surgery
Mayo Clinic
Rochester, Minnesota

W. Jonathan Fillmore, MD, DMD
Department of Otorhinolaryngology–Head and Neck Surgery
Mayo Clinic
Rochester, Minnesota

Brian C. Gross, MD
Department of Otorhinolaryngology–Head and Neck Surgery
Mayo Clinic
Rochester, Minnesota

Kathryn L. Hall, MD
Assistant Professor of Facial Plastic and Reconstructive Surgery
Department of Otolaryngology–Head and Neck Surgery
University of South Florida
Tampa, Florida

Cody A. Koch, MD
Instructor and Chief Resident
Department of Otorhinolaryngology–Head and Neck Surgery
Mayo Clinic
Rochester, Minnesota

Ian J. Lalich, MD
Resident Physician
Department of Otorhinolaryngology–Head and Neck Surgery
Mayo Clinic
Rochester, Minnesota

Eric J. Moore, MD
Associate Professor
Department of Otorhinolaryngology–Head and Neck Surgery
Mayo Clinic
Rochester, Minnesota

Ashley G. O'Reilly, MD
Resident Physician
Department of Otorhinolaryngology–Head and Neck Surgery
Mayo Clinic
Rochester, Minnesota

John F. Pallanch, MD
Assistant Professor
Department of Otorhinolaryngology–Head and Neck Surgery
Mayo Clinic
Rochester, Minnesota

Brandon W. Peck, MD
Department of Otorhinolaryngology–Head and Neck Surgery
Mayo Clinic
Rochester, Minnesota

Stanley Pelosi, MD
Department of Otorhinolaryngology–Head and Neck Surgery
Mayo Clinic
Rochester, Minnesota

Rajanya S. Petersson, MD
Assistant Professor of Otolaryngology—Head and Neck Surgery
Virginia Commonwealth University Medical Center
Richmond, Virginia

Daniel L. Price, MD
Assistant Professor
Department of Otorhinolaryngology–Head and Neck Surgery
Mayo Clinic
Rochester, Minnesota

Jonathan J. Romak, MD
Resident Physician
Department of Otorhinolaryngology–Head and Neck Surgery
Mayo Clinic
Rochester, Minnesota

William R. Schmitt, MD
Resident Physician
Department of Otorhinolaryngology–Head and Neck Surgery
Mayo Clinic
Rochester, Minnesota

David G. Stoddard Jr., MD
Resident Physician
Department of Otorhinolaryngology–Head and Neck Surgery
Mayo Clinic
Rochester, Minnesota

Joshua J. Thom, MD
Resident Physician
Department of Otorhinolaryngology–Head and Neck Surgery
Mayo Clinic
Rochester, Minnesota

Kathryn M. Van Abel, MD
Clinical Instructor
Department of Otorhinolaryngology–Head and Neck Surgery
Mayo Clinic
Rochester, Minnesota

中文版前言

耳鼻咽喉头颈外科学是一门包含耳科学、鼻科学、咽喉科学、头颈外科学、颅底外科学、嗓音科学等众多三级学科的重要临床二级学科，是研究人体听觉、平衡觉、嗅觉等感觉器官，以及呼吸、吞咽、发音、语言等运动器官的解剖、生理以及疾病现象的一门学科，也是一门重要的临床课程。有别于其他由单个器官系统定义的学科，耳鼻咽喉头颈外科涵盖了大量繁杂的头颈部特有的解剖学、生理学和病理学知识。并且，随着本学科领域不断扩大，临床诊疗和外科技巧所需的知识量亦逐渐增加。这就对广大一线耳鼻咽喉头颈外科医师专业知识的广度和深度提出了较高的要求。

《耳鼻咽喉头颈外科临床速查指南》作为美国住院医师和执业医师的考前复习用书，针对耳鼻咽喉头颈外科临床常见之儿童耳鼻咽喉及恶性肿瘤、鼻科及鼻颅底外科、耳鼻喉科总论、喉及嗓音科学、耳科及侧颅底手术、头颈肿瘤外科、皮肤恶性肿瘤、面部整复外科及面部外伤、唾液腺及牙源性疾病和内分泌疾病均进行了一定深度的阐述。本书采取一问一答的形式，对高频考题或临床常见问题进行了简明扼要的表述，使临床医师能够在查房之后、门诊之余、手术间歇、通勤途中以及零碎时间翻阅本书来进行自我充实和能力提升。同时，本书不同于大多数耳鼻咽喉头颈外科参考书，本书对于相关学科，如神经外科、眼科、皮肤科、口腔颌面外科、内分泌科等也进行了一定深度的阐释，从而使广大读者可以一书在手，百问有解。

在此，我们向忙碌的耳鼻咽喉头颈外科临床一线医师、住院医师或专科医师培训学员以及从事临床教学的教师们郑重地推荐此书，希望它能成为大家临床工作的助手。

本书是上海交通大学附属第一人民医院耳鼻咽喉头颈外科各位译者和各相关科室同事集体智慧的结晶。翻译过程中因牵涉多学科专业知识，难免有所不足，如有错漏或需要改进的地方，希望各位专家、读者不吝批评指正！

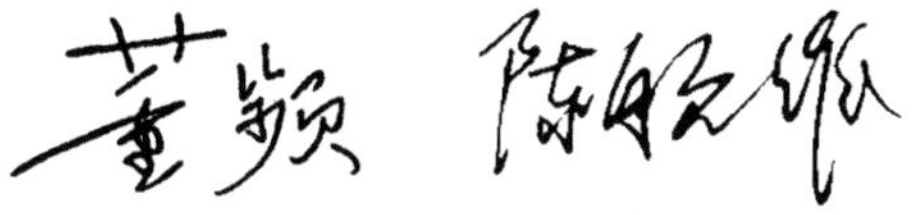

序　言

第一次翻阅本书时，面对书中简明扼要的知识点，我不禁感慨："为什么我在住院医师培训时，或者备考艰深的阶段考试时没有看到这么好的复习用书?!"我作为学院认证委员会的前委员，曾负责为阶段考试准备书面问题，后来又担任面试部分的客座考官，以我数年的经验来说，这是一本必读的复习用书。

《耳鼻咽喉头颈外科临床速查指南》拥有9000多个条目，内容涵盖基础外科解剖学、应用生理学、胚胎学和与患者评估及管理相关的临床高频知识要点。

这本书完美地将临床事实和难点、考点，通过一种易于记忆、条理清晰的形式结合在一起。无论是刚开始实习的外科医师，还是为定期考核而复习的经验丰富的临床医师，都可以将本书作为继续教育的必备材料。作为终身教授和临床教育者，我向大家推荐这本书。

Thomas J. McDonald,
医学博士，教授
梅奥医学院耳鼻咽喉头颈外科

前 言

“心无所思则目无所见。”——威廉·奥斯勒。

虽然多数学科是由单个器官系统定义的，耳鼻咽喉头颈外科却涵盖了头颈部特有的繁杂的解剖学、生理学和病理学知识。例如，治疗晚期口咽鳞状细胞癌的处理原则和手术技巧，就与鼻中隔整形或侧颅底肿瘤显微外科手术有很大的不同。此外，如果没有遇到专业对口的全科医师，耳鼻喉科医师往往是患者寻求慢性鼻窦疾病、嗓音障碍和前庭病变等疾病诊治的最后一站。随着本学科领域的不断扩展，临床和外科技巧所需的知识量亦逐渐增加。

在美国，所有的耳鼻咽喉头颈外科住院医师每年需要接受年度考核（笔试），并最终需要通过包含口试和笔试的结业考试。此外，所有在2002年后获得专业学会认证的耳鼻喉科执业医师都需要每十年进行一次认证测试。本书将为医学生、住院医师和耳鼻喉科执业医师提供一个组织良好、简单明晰的资料，以用于临床便捷查询和专业复习。我们的目标读者往往会保持一个非常繁忙的日程，并将在手术间歇、车上、飞机上，以及任何其他休息时间使用本书。基于以上考虑，我们出版了这本手册，除了成对的多项选择题外，还使用了一问一答的简短格式，包含简洁、高效的知识点，涵盖了所有的子专业主题。

本书“服务读者，源于读者”，我们希望在读者和作者之间保持一种轻松、开放的学术交流氛围。如果您对本书有任何意见或建议，我们将非常乐意倾听您的声音，请通过otorapidreview@gmail.com与我们联系。

谨以此书献给我美丽的妻子,谢谢你长久以来的支持和鼓励;献给我们的小女儿和顽皮的儿子们,他们是我们生活中的快乐源泉。

——MLC

献给我伟大的丈夫,感谢他对我无穷的包容和无尽的支持;献给我的新生宝贝女儿,她在子宫里的踢腿和转身让我在晚上也能保持动力,她推迟了足够长的时间来到这个世界,让我得以完成这项重要的工作。

我爱你们胜过一切。

——KMVA

我把这本书献给我的导师们,他们教会了我解剖学的知识和技术,也传授给我外科的判断技巧,并使我保持一颗谦逊和悲悯之心。感谢我们的患者,我总能从他们身上学到很多。

——DJA

献给 B、Bug、Button 和 Bean,为了和他们在一起我愿意做任何事。

——DLP

目　录

第 1 章　儿童耳鼻咽喉头颈外科

Ashley G. O'Reilly，Kathryn M. Van Abel，Rajanya S. Petersson

概述

1. 鳃弓、鳃裂和咽囊分别由哪个胚层发育而来?	鳃弓和鳃裂由外胚层覆盖，内部由中胚层组成，每个鳃弓由软骨、肌肉、神经、血管组成。咽囊由内胚层组成。
2. 按发生概率排列，三种最常见的鳃弓发育异常是什么?	• 70%~95%：第二鳃弓异常； • 8%~10%：第一鳃弓异常； • 3%~10%：第三和第四鳃弓异常。
3. 什么鳃裂畸形会累及面神经?	第一鳃裂异常靠近腮腺，尤其是浅叶。瘘管可以在面神经分支的上方、中间或下方穿过。
4. 第二鳃弓的什么结构通常在发育过程中退化消失，但是在青少年或成人时期未消失会引起听力下降和搏动性耳鸣(表 1.1)?	镫骨动脉。

表 1.1　鳃弓的衍生物

鳃弓	脑神经	肌肉	动脉	骨骼
1	V3	咀嚼肌(颞肌、咬肌、翼状肌)、下颌舌骨肌、二腹肌前腹、腭帆张肌、鼓膜张肌	上颌动脉和颈外动脉	Meckel 软骨：下颌骨、锤骨的头部和颈部、砧骨体和短突、锤骨前韧带
2	Ⅶ	面部表情肌、二腹肌后腹、茎突舌骨肌、镫骨肌	镫骨动脉(一般退化)	Reichert 软骨：锤骨柄、砧骨长脚突和豆状突、镫骨(中耳表面)、茎突、茎突舌骨韧带、舌骨小角
3	Ⅸ	茎突咽肌、咽上和咽中缩肌	颈总和颈内动脉	舌骨大角和舌骨体
4	X(喉上)	环甲肌、软腭肌肉(包括腭帆提肌)	主动脉弓、右锁骨下动脉、头臂干	甲状腺和楔形软骨
6	X(喉返)	喉内肌(除了环甲肌)	未闭的动脉导管、肺根	环状软骨、杓状软骨、小角软骨

5. 第二鳃裂畸形的开口在哪里?	扁桃体窝。
6. 来源于第二鳃弓的什么动脉持续存在到成年后?	镫骨动脉。

7. 镫骨动脉持续存在的原因?	镫骨动脉来源于颈内动脉(ICA),通过 Jacobson 管进入鼓室,通过镫骨脚(闭孔的镫骨),经过匙突和面神经鼓室段进入颅内的硬膜外,然后到达膝状神经节,它可以取代脑膜中动脉,导致棘孔发育不良或发育不全。
8. 什么症状与持续性镫骨动脉存在有关?	搏动性耳鸣、无症状时偶然发现、传导性听力损失(与镫骨固定相关)、感音神经性聋(SNHL)、耳囊侵袭(罕见),并可能与其他血管(如 ICA)畸形有关。
9. 描述第三鳃裂囊肿 / 畸形的走行(图 1.1)。	下咽的梨状窝→通过咽下缩肌的中间→舌骨大角,喉上神经(第四鳃弓的神经)外侧→舌下神经的表面→舌咽神经下方→颈内动脉后方→瘘口开口于胸锁乳突肌(SCM)前缘的皮肤。

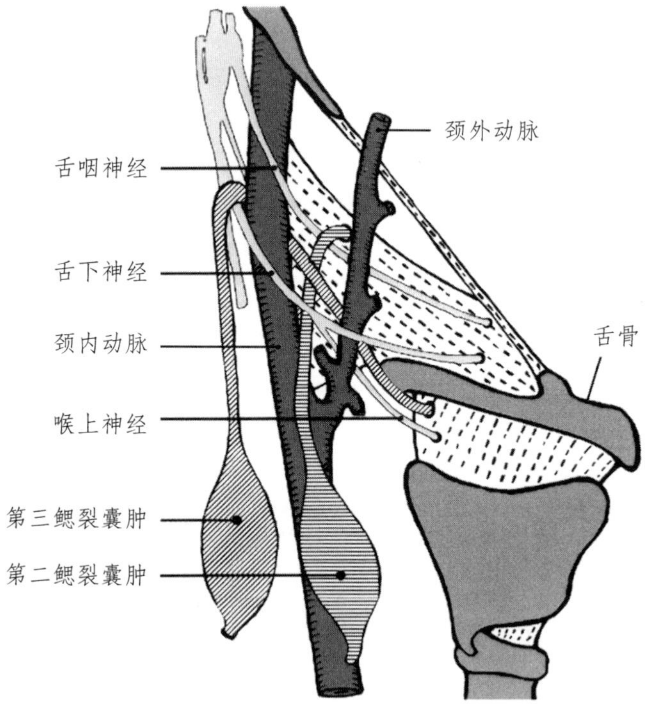

图 1.1 第二、第三鳃裂囊肿 / 畸形的走行。(Used with permission from Van de Water TR, Staecker H, eds. Otolaryngology: Basic Science and Clinical Review. New York, NY: Thieme; 2006.)

10. 简述第四鳃裂囊肿 / 畸形的走行。	下咽的梨状窝→喉上神经（第四鳃弓神经）的内侧→气管食管沟，伴行喉返神经进入纵隔→主动脉弓下（左）或锁骨下动脉（右）下（都是第四鳃弓衍生物）→沿颈总动脉后表面上升→ SCM 的前界；也可以沿着颈总动脉分叉→颈内、颈外动脉之间→舌咽神经的下方→舌下神经的上方→在其下方下降，向前出口于 SCM。
11. 第三、第四鳃裂畸形的临床表现是什么？	可表现为软的波动性肿物、脓肿或胸锁乳突肌前缘的管道，可以发生急性化脓性甲状腺炎，喘鸣可见于有颈侧肿块的新生儿。
12. 腮－耳－肾综合征的典型表现是什么？	常染色体显性遗传综合征： • 外耳畸形。 • 耳前皮肤凹陷。 • 传导性聋、感音神经性聋或混合性聋。 • 肾功能异常（从轻度发育不全到完全阙如）。
13. 婴儿环状软骨在第几颈椎水平？随年龄增长，成人时环状软骨在第几颈椎水平？	婴儿环状软骨在第四颈椎水平，随年龄增长环状软骨逐渐下降，到成人时环状软骨在第七颈椎水平。
14. 婴幼儿行气管切开时甲状软骨上切迹为什么不能作为明显的解剖标志？	因为婴幼儿甲舌膜较短，舌骨位于甲状软骨上切迹前方，甲状软骨上切迹模糊不清。
15. 婴幼儿声门下的直径是多少？	5~7mm，< 4mm 表明存在声门下狭窄。
16. 婴幼儿气管的尺寸是多少？	长 4cm，宽 6mm。
17. 气管的软骨部与膜部的比例是多少？	4.5 ∶ 1。
18. 对于一个具有完整血管环的患者，应该积极地去寻找其他什么畸形？	血管悬吊。
19. 简述婴幼儿吃奶时如何保持鼻咽腔通气？	喉在颈部的靠上位置允许会厌和软腭重叠，允许奶水或食物经过舌背的凹陷和会厌的两侧进入，从而保护气道。
20. 胚胎发育过程中哪组鼻窦最先发育？	上颌窦在胎儿 3 周时开始发育，出生时部分气化，16 岁时达到成人的大小。
21. 最后气化的鼻窦是哪组鼻窦？	额窦，2 岁后才开始气化。
22. 内耳何时达到成人的大小？	内耳结构在胚胎 4 周时开始发育，妊娠 6 个月时达到成人的大小。
23. 什么时候可以看到胎儿内耳的畸形？	妊娠 4~13 周（孕早期）。

24. 耳郭何时形成成人的形态?	妊娠 18 周,然而儿童耳郭随年龄继续生长,直到成年人的后期,成人耳郭的长度和宽度发育时间不同。宽度,女 6 岁,男 7 岁;长度,女 12 岁,男 13 岁。5 岁时达到成人的 90%。
25. 出生时眼窝的大小是成人的多少?	60%~65%。头颅骨的长度和宽度也是如此,视神经和眼睛随着大脑的生长而延长(2~3 岁达到成人大小),而不随着面部骨骼的生长而延长。

相关综合征

26.CHARGE 综合征包括什么畸形?	C,眼组织缺损;H,心脏缺陷;A,后鼻孔闭锁;R,生长发育迟缓;G,生殖器发育不全;E,耳畸形 / 听力损失。
27. 哪些因素影响 CHARGE 综合征的预后?	中线畸形,食管闭锁,双侧后鼻孔闭锁。
28. 何种头颈部畸形与 CHARGE 综合征有关?	后鼻孔闭锁,耳畸形,耳聋,面神经麻痹,咽食管运动功能障碍,喉软骨软化症,声带麻痹,阻塞性睡眠呼吸暂停,气管食管瘘,胃食管反流。也可发生颞骨畸形,如半规管发育不全和 Mondini 畸形。
29. 什么基因与 CHARGE 综合征相关?	*CHD7* 基因(染色质解旋酶 DNA 蛋白家族成员),CHARGE 综合征中 75% 存在染色体 8q12。
30. 与 CHARGE 综合征相关的后鼻孔闭锁的发生率是多少?	>65%,且 2/3 以上是双侧,如是单侧,左 > 右。
31.VACTERL 综合征代表什么?	V,椎体缺损;A,肛门闭锁;C,心脏畸形;TE,伴有食管闭锁的气管食管瘘;R,肾发育不良;L,肢体异常(最常见的是径向异常)。
32.VACTERL 综合征伴有气管食管瘘的比例是多少?	50%~80%。
33. 腭心面综合征患者的临床特点是什么?	唇腭裂,开放性鼻音,喉肌张力减退,心脏结构异常,面部畸形,手和手指细长,学习障碍。
34. 腭心面综合征患者的什么染色体异常?	80%~100% 的染色体 22q11 有一个半合子缺失。
35. 是什么因素导致了腭心面综合征患者的腭咽闭合不全?	腭裂,咽肌张力减退,寰椎枕骨并联(颅底扁平症),腺样体变小。
36. 尽管腺样体变小,但是为什么大多数腭心面综合征患者存在慢性中耳炎和传导性听力损失?	颅面部解剖畸形,腭裂和相关的咽鼓管功能障碍。

37. 腭心面综合征患者行咽后壁瓣手术时必须进行什么评估？为什么？	鼻咽镜检查（在鼻咽侧壁和后壁寻找搏动点），CT 血管造影（CTA）或磁共振血管造影（MRA）。因为 25%~30% 患者的颈内动脉向内侧移位。
38. 什么样的常染色体显性遗传综合征的患儿通常伴有下唇裂、唇裂和（或）腭裂？	Van der Woude 综合征。
39. 描述 Van der Woude 综合征中下唇裂的特点。	下唇裂通常位于正中线的两侧，对称性存在，可以是双侧，也可以是单侧（通常是左侧）。一个单一的正中或旁正中唇裂被认为是不完整的表达。
40. 在胚胎形成过程中何时可以观察到 Van der Woude 综合征的下唇裂？	胚胎 32 天时下嘴唇由一个中间突和两个外侧突分为四个生长中心。在胚胎 38 天时外侧突消失，若存在阻碍下颌生长的因素会导致在下唇形成唇裂。
41. Stickler 综合征的临床特点是什么？	典型的面部特征（小颌畸形导致 Pierre Robin 序列），过度活动，成年早期的关节炎发作和关节肿大，近视，视网膜脱离，白内障和听力损失。
42. Stickler 综合征的遗传变异是什么？	*COL2A1*、*COL9A 1*、*COL11A 1* 和 *COL11A2* 的基因突变导致 Stickler 综合征，这些基因参与Ⅱ型、Ⅸ性和Ⅺ型胶原蛋白的形成，它是透明质酸、软骨和其他结缔组织的组成成分。
43. Stickler 综合征的不同类型和相关的遗传突变基因是什么？	• 1 型（常染色体显性遗传）突变基因是 *COL2A1* 基因，最常见。 • 2 型（常染色体显性遗传）突变基因是 *COL11A1* 基因。 • 3 型（常染色体显性遗传）突变基因是 *COL11A2* 基因，由于 *COL11A2* 基因不存在于玻璃体中，因此没有眼部异常。 • 4 型（常染色体隐性遗传）突变基因是 *COL9A1* 基因。
44. Pierre Robin 序列的临床表现是什么？	小颌畸形、舌后坠和广泛的 U 形腭裂，导致上气道阻塞和喂养困难。
45. 描述 Pierre Robin 序列的胚胎学特征。	在妊娠 7~11 周时，下颌骨发育停滞（小颌畸形）引起舌头异常高耸，导致舌后坠，阻止妊娠 11 周时的腭突融合，从而造成 U 形腭裂。

46. 与 Pierre Robin 序列相关的常见综合征有哪些？	• Stickler 综合征（最常见）。 • Treacher Collins 综合征。 • 腭心面综合征。 • 胎儿酒精综合征。 • Möbius 综合征。 • Nager 综合征。 • Beckwith-Wiedemann 综合征。
47. Pierre Robin 序列伴随相关综合征的概率？	80%（20% 是孤立的）。
48. Pierre Robin 序列上气道梗阻的治疗方案是什么？	• 70%：仅做体位指导（如俯卧位）。 • 20%：鼻咽气道，下颌骨牵引成形（越来越受欢迎），舌唇粘连（不常用）。 • 10%：气管切开术。

唾液腺疾病

49. 早产新生儿急性化脓性涎腺炎的原因是什么？	• 唾液减少。 • 免疫系统不成熟。 • 新生儿口腔中细菌的存在。 • 脱水。 • 长期的口胃管喂养。 • 先天性口底畸形。
50. 新生儿急性化脓性涎腺炎如何治疗？	补液和抗菌治疗应该在 48~72 小时内有效，避免腺体操作，防止引起败血症，如果治疗效果差，建议切开排脓。
51. 儿童病毒性涎腺炎的原因是什么？	EB 病毒，副流感病毒，腺病毒，人类疱疹病毒 6 型，人类免疫缺陷病毒（HIV），柯萨奇病毒，腮腺炎病毒，流感病毒。
52. 流行性腮腺炎累及什么器官系统？	腮腺和颌下腺（弥漫性缓慢增大），生殖腺，胰腺和脑膜。
53. 传染性单核细胞增多症的典型症状与体征是什么？	约 80% 的患者有发热、喉痛及颈后部淋巴结肿大，可涉及腮腺周围或颌面周围淋巴结（下颌下淋巴结）与相邻的淋巴结肿大。
54. 简述 HIV 相关的良性淋巴上皮囊肿的临床表现。	可见于高达 10% 的 HIV 阳性患儿中，经常出现在 HIV 感染的早期，缓慢进展，症状表现为腮腺肿大，常有颈部相关淋巴结肿大。囊肿通常是双侧性（80%），多个（高达 90%），并累及浅叶。
55. 大唾液腺肉芽肿性炎症的常见病因是什么？	放线菌病，肺结核，非结核分枝杆菌感染和结节病。

56. 唾液腺非结核分枝杆菌感染的细菌有哪些?	结核分枝杆菌(70%~90% 的情况下),牛结核分枝杆菌,堪萨斯分枝杆菌和瘰疬分枝杆菌。
57. 一种伴有葡萄膜炎、腮腺肿大和面瘫的结节病可能是什么病?	Heerfordt 综合征(或色素层腮腺炎)。其症状包括发热、乏力、虚弱、恶心、盗汗。评价包括胸片寻找肺门肿大的淋巴结和乙酰胆碱酯酶水平。腮腺的唇或尾部活检可以明确诊断。
58. 一个 5 岁男孩表现为复发性非梗阻性非化脓性单侧(60%)或双侧(40%)腮腺炎症,考虑什么疾病?	儿童复发性腮腺炎(JRP)。发病高峰年龄为 3~6 岁,男孩多见,诊断是根据临床表现及超声或造影显示唾液管扩张(导管囊样扩张)。
59. 流涎如何治疗?	• 口部运动训练:多做吞咽运动,改善肌肉的张力和口腔感觉,稳定身体和头部位置,促进下颌的稳定性,上下唇闭合,减少舌部推力。 • 行为疗法:言语和听觉线索可以提高吞咽的频率和效率。 • 抗胆碱能药物治疗:口服格隆溴铵,肉毒杆菌毒素注射到大唾液腺,唾液量会减少。
60. 流涎的外科治疗方法?	• 下颌下腺切除术 *。 • 颌下腺导管改道 *。 • 腮腺导管改道 *。 • 舌下腺切除术。 • 腮腺导管结扎术。 • 双侧鼓室神经丛神经切断术和双侧鼓索神经切断术。 • 以上手术的任意组合。 * 成功率较高。
61. 儿童最常见的良性腮腺肿瘤是什么?	儿童腮腺血管瘤,占腮腺肿瘤的 50%。
62. 简述儿童腮腺血管瘤的自然病程?	这些血管瘤可能是 V3 血管瘤的一部分,也可能是孤立的局灶性血管瘤。它们发生在出生时或出生后不久,像其他血管瘤那样增殖生长迅速,然后消退。
63. 儿童腮腺血管瘤的一线治疗方法是什么(图 1.2)?	口服普萘洛尔治疗,作用机制:通过阻断肾素的产生,抑制内皮细胞增殖与分化。

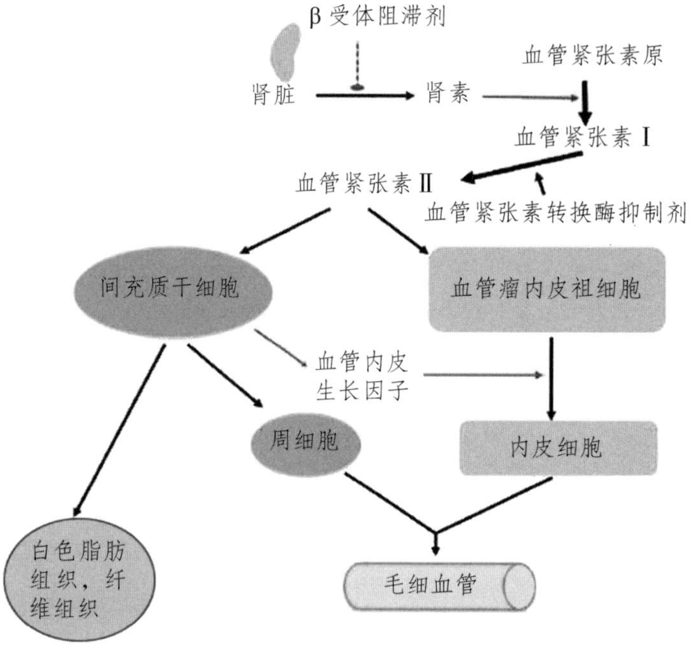

图 1.2 普萘洛尔通过阻断肾素生成，抑制血管瘤内皮细胞增殖和分化。(Used with permission from Itinteang T，Brasch HD，Tan ST，Day DJ. Journal of Plastic，Reconstructive 64(6)：759-765.51.)

鼻和鼻窦

64. 儿童最常见的两种颌面部骨折是什么？	鼻骨和下颌骨骨折。
65. 如果一个孩子鼻中隔骨折后发生鼻中隔血肿，进一步发展到鼻中隔脓肿，以后会遗留什么鼻部畸形？	塌鼻畸形，鼻小柱畸形或鼻底畸形。
66. 如果一个孩子具有显著的鼻外伤，应如何进行全面的检查？	镇静。
67. 儿童鼻外伤与成人鼻外伤处理时应注意什么区别？	儿童面部逐渐生长。
68. 婴儿鼻外伤后出现阻塞性鼻中隔偏曲，应该进行什么紧急评估？	评估是否能够经鼻呼吸。
69. 儿童鼻骨折应该何时复位？	应该在外伤后 3~6 个小时肿胀前复位或伤后 3~10 天复位。如果不能立即复位，应在损伤后 3~7 天肿胀消退后进行评估。

70. 先天性中线鼻腔肿块的鉴别诊断有哪些?	• 皮样囊肿(最常见)。 • 神经胶质瘤。 • 脑膨出。 • 表皮样囊肿。 • 血管瘤。 • 畸胎瘤。 • 神经纤维瘤。 • 脂肪瘤。 • 淋巴管瘤。
71. 描述鼻正中囊肿、窦道、瘘管由于胚胎神经外胚层退化使上皮进入鼻前区域。	鼻背正中皮样囊肿由角蛋白碎片、毛囊、皮脂腺和汗腺组成。
72. 鼻背正中皮样囊肿临床表现有哪些?	• 男性多于女性。 • 不可压缩的肿物。 • Furstenberg 征阴性(即压迫颈内静脉肿物无变化):坚硬无压痛。 • 不透光。 • 囊肿位于中线,通常沿着鼻背部,导致鼻背扩大。 • 囊肿可位于鼻内、鼻外或颅内。 • 它可能有一个窦道,间断性有皮脂样分泌物溢出。 • 特殊情况下凹陷处有毛发突出,但不常见。
73. 鼻背正中皮样囊肿经常延伸到颅内吗?	不到 25% 的患者会通过盲孔或筛板与硬脑膜外的大脑镰紧密相连,增加脑膜炎的风险。
74. 哪些影像学发现可以提示鼻背正中皮样囊肿与颅内相通?	双歧鸡冠和盲孔扩大。
75. 简述鼻背正中皮样囊肿的治疗?	• 治疗包括完整的手术切除。方法取决于是否存在颅内颅外的扩展情况,复发常见。 • 颅外的方法:垂直中线切口,横切口,鼻侧切开术,外鼻成形术,倒 U 形切口,面中掀翻等。 • 组合方法:颅外的方法结合正面的颅骨切开术。
76. 什么样的先天性鼻畸形包括异位神经胶质组织,缺乏与蛛网膜相通的脑脊液流动,但至少 15%~20% 与蛛网膜下隙有纤维相连?	鼻神经胶质瘤。

77. 鼻神经胶质瘤是如何形成的?	形成理论: • 囟门异常关闭,组织遗留与颅内的脑组织分离。 • 神经上皮的异位。 • 嗅觉组织通过筛板长出。
78. 鼻神经胶质瘤的临床表现是什么?	• 鼻外胶质瘤(60%)是光滑坚硬且不可压缩的肿块,通常位于眉间,但也可能出现在鼻子的一侧或上颌缝位置。 • 鼻内胶质瘤(30%)是苍白的息肉样肿块,来自鼻腔外侧壁近中鼻甲处,偶尔来自鼻中隔,可以通过鼻孔伸出鼻外。 • 组合(10%)。 • 颅内延伸(15%)。
79. 什么样的先天性鼻畸形是由于颅内容物通过颅骨缺陷疝到颅外?仅是脑膜,还是脑膜和脑实质?	分别是脑膨出、脑膜膨出和脑膜脑膨出。
80. 脑膜脑膨出如何分类?	根据颅底缺陷的部位: • 前颅底(60%):位于额窦及筛窦骨的盲孔之间,即前筛板。 • 基底型(40%):筛板和眶上裂或后床突裂隙之间出现。 注:最常见的先天性脑膜脑膨出部位在枕部(75%)。
81. 前颅底型脑膜脑膨出的亚型有哪些?	• 鼻额型:缺损位于鼻额骨之间的眉间。 • 鼻筛型:囊口通过盲孔,在鼻骨和鼻外侧软骨之间穿行,在鼻外侧形成肿物。 • 鼻眼相关型:囊口通过盲孔,向前通过眼眶的内侧壁延伸到眼眶内。
82. 基底型脑膜脑膨出的亚型有哪些?	• 筛窦型:肿物通过筛板的缺损延伸到上鼻甲的内侧。 • 蝶筛窦型:肿物通过后筛窦和蝶窦前壁之间的缺损突出到鼻咽部。 • 蝶窦型:肿物位于颅内,通过未闭的颅咽管突出到鼻咽部。 • 蝶眶型:通过眶上裂和眶下裂突入翼腭窝。

83. 脑膜脑膨出常见的临床症状有哪些?	• 蓝色或红色肿物,柔软,可压缩。 • Furstenburg 征阳性(压迫颈内静脉,肿物扩张)。 • 搏动性。 • 透光性。
84. 哪种影像学检查最适于脑膜脑膨出的诊断和手术方案制订?	CT 和 MRI。
85. 脑膜脑膨出为什么选择手术治疗?	防止脑脊液漏、脑膜炎和脑疝。
86. 描述后鼻孔闭锁的四个假说。	• 口咽膜不退化学说。 • 异常神经嵴细胞的迁移学说。 • 颊鼻膜不退化学说。 • 异常的中胚层导致后鼻孔区域的粘连。
87. 后鼻孔闭锁的临床特点是什么?	• 发病率 1/8000~1/5000。 • 75% 单侧,右侧 > 左侧。 • 女性与男性比例 2 : 1。 • 50% 患者单侧闭锁,高达 75% 的患者为双侧闭锁合并其他相关的先天性异常。 • 30% 骨性闭锁,70% 膜性闭锁。
88. 后鼻孔闭锁的解剖特征有哪些?	• 狭窄的鼻腔。 • 外侧骨性闭锁由翼板引起。 • 内侧骨性闭锁由犁骨增厚引起。 • 膜性或骨性阻塞。
89. 后鼻孔闭锁相关综合征有哪些?	• CHARGE 相关症状。 • FGFR 相关的颅缝早闭综合征(如 Crouzon 综合征、Pfeiffer 综合征、Apert 综合征、Jackson-Weiss 综合征、Muenke 综合征、Antley-Bixler 综合征)。 • 唐氏综合征。 • Treacher Collins 综合征。 • 上颌中切牙独牙综合征。
90. 多大的婴幼儿可以不再经鼻呼吸?	6~9 个月。
91. 会诊紧急评估新生儿呼吸困难,评价时发现发绀,哭泣时缓解,检查结果是良性的,病史无并发症,最有可能的诊断是什么?	双侧后鼻孔闭锁。
92. 单侧后鼻孔闭锁通常有什么表现?	典型的症状需要 5~24 个月才出现,或到青少年期发现单侧鼻塞或鼻涕。

93. 如果怀疑某新生儿存在后鼻孔闭锁，最有用的检查方式是什么？	可以用一个鼻胃管或小号的导尿管（<8 号 French 管，通常用 5 或 6 号），如果不能通过则可能存在后鼻孔闭锁，需要进一步的检查。
94. 后鼻孔闭锁如何确诊？	CT 扫描。
95. 后鼻孔闭锁有哪三种手术方式？	• 经腭。 • 经鼻：穿刺（Fearon）。 • 内镜（经鼻、经口以及二者相结合）：穿刺、钻孔、扩大。
96. 什么症状表明可能存在先天性梨状孔狭窄（CNPAS）？	呼吸窘迫，喂养不良，生长停滞，周期性发作性发绀和呼吸暂停。
97. 什么原因导致 CNPAS？	CNPAS 继发于上颌骨内侧鼻突骨质增生，导致梨状孔的尺寸小于 11mm。
98. CNPAS 常合并什么先天性异常？	• 前脑无裂畸形（HPE）：临床表现为面部变形如眼距变窄、正中唇裂和（或）鼻子扁平、脑畸形、学习障碍、无嗅脑畸形、胼胝体发育不全、垂体功能低下、上颌中切牙独牙。 • 上颌中切牙独牙综合征（SMMCI）：临床表现为轻度到重度的智力障碍、先天性心脏病、唇裂或腭裂、小头畸形、脑垂体功能低下、眶距过近、内斜视、食管十二指肠闭锁、颈椎半椎体畸形、宫颈囊肿、甲状腺功能减退症，脊柱侧凸、无肾、小阴茎、两性生殖器。
99. CNPAS 的治疗方案是什么？	• 非手术治疗：鼻用局部皮质类固醇和血管收缩药物可以尝试扩大鼻腔，直到随年龄增长鼻腔空间变大。 • 手术治疗：唇下入路暴露梨状孔下缘和外侧缘，小金刚钻扩大梨状孔外侧和下缘的骨质。
100. 鼻功能发育不全（无鼻）的特征是什么？	• 外鼻、鼻腔和嗅觉器官发育不全。 • 上颌骨发育不全。 • 小高拱形硬腭。 • 器官距离过远。
101. 先天性失嗅的可能原因是什么？	• 常见常染色体显性遗传。 • 由于鼻腔畸形造成气味到达嗅觉神经上皮的运输存在缺陷。 • 信号的转化或传输中断。 • 主管嗅觉的大脑区域出现畸形。

102. 先天性嗅觉障碍相关的综合征有哪些？	• Kallmann 综合征。 • 先天性无痛症。 • 纤毛疾病包括 Bardet-Biedl 综合征和先天性黑蒙。
103. 造成鼻泪管囊肿的最常见障碍部位在哪里？	下鼻道（Hasner 瓣）。 注：鼻泪管再通发生于泪道系统下方。
104. 鼻泪管囊肿的相关症状有哪些？	溢泪、鼻塞、新生儿呼吸困难（通过鼻呼吸）、用力吸气、喂奶困难。
105. 什么检查发现提示存在鼻泪管囊肿？	鼻泪管区皮肤青肿、下鼻道囊肿、内眦韧带上移和溢泪。
106. 鼻泪管囊肿的首选治疗方法是什么？	按摩。
107. 鼻泪管囊肿何时应该手术？	具有明显症状的婴儿（即喂奶困难、感染和呼吸困难）。
108. 鼻泪管囊肿的手术治疗方式是什么？	鼻内镜手术（下鼻道开放囊肿）。医师可能需要探查鼻泪管并可能放置支架以保证鼻泪管的通畅。
109. 胚胎 4 周时眼凹在口凹的背面形成 Rathke 囊。胚胎 5 周时，漏斗柄和囊袋开始接触，口咽结合部的吸收导致囊袋开放。胚胎 6 周时，与口腔相分离，囊的前壁发展成脑垂体（远侧部），囊的后壁一小部分发育成垂体的中间部。通常情况下残囊腔会消失，如果不消失会形成什么？	Rathke 囊肿。
110. 简述 Rathke 囊肿的临床特点。	非肿瘤性的上皮衬里的鞍内 / 鞍上囊肿，大多较小且无症状。
111. Rathke 囊肿通常有什么表现？	常见于 40~60 岁女性。通常无症状，但大的病变可能引起视觉障碍、垂体功能不全和（或）头痛，MRI 上可以显示。
112. 什么肿瘤来源于 Rathke 囊？	颅咽管瘤。
113. 什么良性囊肿 / 囊作为咽囊阻塞、炎症或感染的结果可在鼻腔和咽部之间的分界处形成？	Thornwaldt 囊肿。
114. Thornwaldt 囊肿的常见症状是什么？	大多没有症状，患者偶尔会由于囊肿间断性引流而出现鼻后滴漏或口臭。如果囊肿增大或受到感染，会出现鼻塞或咽鼓管上皮功能障碍。

115. Thornwaldt 囊肿应如何处理?	如果诊断明确,建议观察。由于出血或含铁血黄素,囊肿可呈深色, MRI 排除颅内交通后,可以考虑活检。如果有症状,可手术切除,注意将切除整个囊肿,囊壁可延伸至椎前筋膜。
116. 在例行检查中,发现鼻咽腺样体内一个表面光滑、被黏膜覆盖的肿物,影像学显示为菱形囊肿,未侵及无骨质或颅内,考虑什么疾病?	腺样体囊肿。
117. 儿童鼻窦炎相关的原因有哪些?	• 免疫系统不成熟。 • 正在发育的小鼻窦。 • 病毒性上呼吸道感染。 • 过敏 / 过敏性鼻炎。 • 免疫缺陷。 • 胃食管反流病。 • 囊性纤维化。
118. 儿童急性细菌性鼻窦炎的诊断标准?	当儿童具有急性上呼吸道感染(URI)和以下症状时可以临床诊断(美国儿科学会临床指南,2013): • 症状持续存在(即鼻腔分泌物的量或白天咳嗽或持续超过 10 天没有改善)。 • 症状加重(即鼻腔分泌物、白天咳嗽或发热改善后再次出现)。 • 严重发作(即并发发热温度≥ 39℃或 102.2°F)和化脓性鼻分泌物至少连续 3 天。 (证据质量:B,推荐)
119. 儿童急性鼻窦炎的主要病原菌是什么?	• 肺炎链球菌(25%~30%)。 • 流感嗜血杆菌(15%~20%)。 • 卡他莫拉菌(15%~20%)。
120. 怀疑儿童急性鼻窦炎时何时需要评估?	只有在累及眼睛和颅内时。
121. 一个儿童考虑存在急性细菌性鼻窦炎时,何时采用密切观察和抗生素替代支持疗法[鼻腔冲洗、鼻内类固醇、局部或口服减充血剂、黏液溶解剂和(或)局部或口服抗组胺药物]?	美国儿科学会临床实践指南,2013: • 严重发作和恶化(体征、症状或两者兼有)(证据质量 B,推荐)。 • 持续性症状观察 3 天无改善(鼻分泌物的量)。 • 咳嗽至少 10 天没有改善(证据质量:B,推荐)。
122. 哪三个危险因素会增加机体对阿莫西林治疗急性细菌性鼻窦炎和急性中耳炎的抵抗性?	美国儿科学会临床实践指南,2013: • 日间护理或儿童护理。 • 在过去的 30 天内抗生素治疗。 • 年龄小于 2 岁。

123. 儿童急性细菌性鼻窦炎应如何选择抗生素?	• 阿莫西林 ± 克拉维酸钾。疗程：症状消退后持续应用 7 天。 • 标准剂量的阿莫西林(每天 45mg/kg，分两次)：没有参加日间护理的轻度至中度疾病的患儿，在过去的 30 天内没有用抗生素治疗，并且年龄 >2 岁。 • 高剂量阿莫西林(每天 80~90mg/kg，分两次，最大剂量 2g/d)：社区肺炎链球菌耐药性的发生率 >10%。 • 阿莫西林 - 克拉维酸钾(阿莫西林每天 80~90mg/kg，分两次，最大剂量 2g/d)：中度至重度症状或参加日间护理，30 天内接受过抗生素治疗，或年龄 <2 岁。 • 如果不能耐受口服，头孢曲松钠(剂量 50mg/kg)，肌内注射或静脉注射。如果 24 小时内改善，可以口服抗生素，完成治疗。 • 克林霉素 = 头孢克肟或利奈唑胺或左氧氟沙星：接受大剂量力百汀(阿莫西林 - 克拉维酸钾)72 小时症状加重者。 • 如果患儿对青霉素过敏，可以考虑选择头孢地尼、头孢呋辛、头孢泊肟、克林霉素、头孢克肟、利奈唑胺或氟喹诺酮类抗菌药。 • 住院患者静脉注射抗生素应在合并复杂的细菌性鼻窦炎时考虑应用(美国儿科学会，2013)。
124. 简述儿童鼻窦炎的主要并发症。	• 源自筛窦的眼眶 / 眶周炎症：眶隔前蜂窝织炎、眼眶蜂窝织炎、眶骨膜下脓肿、眼眶脓肿。 • 额窦和蝶窦向颅内扩散：脑膜炎、硬膜外脓肿、硬膜下脓肿、脑脓肿、海绵状静脉窦血栓形成。
125. 来自鼻窦炎的眼部并发症如何分类?	Chandler 分类： • 1 类：眼睑炎症水肿，无压痛，静脉引流障碍，没有相关的视力丧失或眼球运动限制。 • 2 类：眼眶蜂窝织炎，继发于眶内容脂肪的细菌感染，弥漫性水肿，无脓肿形成。 • 3 类：骨膜下脓肿，脓肿位于眶骨膜和眶骨壁之间，多位于下部和侧方，眶骨膜严重限制眼球的活动性和视力，脓肿可以突破眶隔进入眶内。 • 4 类：眶内脓肿，眼眶内的弥漫性脓肿，眼球突出严重但通常是对称的，像骨膜下脓肿一样没有移位，完全性眼肌麻痹和视觉损失发生率为 13%。 • 5 类：海绵窦血栓形成；静脉炎进展至海绵窦和对侧，导致双侧症状。

126. 儿童鼻窦炎的诊断标准是什么?	美国耳鼻咽喉头颈外科学会(2013) • 一个或更多鼻窦炎症状,时间持续 >12 周。 • 每年 6 次或更多次的鼻窦炎急性发作。 • 两次急性发作间期症状没有得到控制反而急性加重。
127. 静脉注射免疫球蛋白(IVIG)治疗儿童鼻窦炎的效果如何?	静脉注射免疫球蛋白可能在最大化的传统药物治疗效果不好的顽固性慢性或复发性急性鼻窦炎的治疗中具有一定的作用,许多人认为它不仅能作为免疫缺陷的替代治疗,而且可作为一种抗炎或免疫调节剂,可以阻断慢性鼻窦炎患者的慢性炎症过程。
128. 慢性儿童鼻窦炎可选择哪些传统治疗方法?	鼻腔冲洗,鼻内皮质类固醇,局部或口服减充血剂,黏液溶解剂和(或)外用或口服抗组胺药。患者还应接受诸如过敏原、反应性气道疾病、头痛、免疫缺陷和囊性纤维化检查。
129. 简述儿童慢性鼻窦炎的手术治疗方案。	• 腺样体切除术。 • 上颌窦灌洗。 • 功能性内镜鼻窦手术:中鼻道开窗术、前筛窦切除术。
130. 儿童鼻窦炎的手术适应证有哪些?	绝对适应证: • 囊性纤维化患者由于大量的息肉或鼻腔外侧壁的内移造成完全的鼻塞。 • 上颌窦后鼻孔息肉。 • 颅内并发症。 • 黏液囊肿和黏膜下囊肿。 • 眼眶脓肿。 • 视神经管损伤(减压)。 • 鼻窦炎性泪囊炎保守治疗无效。 • 真菌性鼻窦炎。 • 一些脑膜脑膨出。 • 一些肿瘤。 相对适应证: • 慢性鼻-鼻窦炎,经过合适的药物治疗并排除系统性疾病症状后仍持续存在。 • 最佳的药物治疗包括 2~6 周充足的抗生素(静脉注射或口服)和伴随疾病的治疗。

131. 慢性鼻窦炎的相关原发性免疫缺陷病有哪些?	• 普通变异型免疫缺陷病。 • 免疫球蛋白(Ig)缺乏。 • IgG 亚类缺陷,最常见的是 IgG3 不足(卡他莫拉菌和化脓性链球菌的重要防御因子)。
132. 简述囊性纤维化患者的鼻窦解剖异常。	慢性炎症性疾病可以减少鼻窦的通气,阻止出生时已存在的鼻窦(上颌窦、筛窦)的气化。此外,影响额窦和蝶窦的发育,造成额窦和蝶窦气化不全,在囊性纤维化患者中鼻息肉的发病率为 6%~48%,通常不发生在 5 岁之前或 20 岁以后。

颈部肿块和血管畸形

133. 先天性颈部肿块的鉴别诊断有哪些?	颈部外侧肿块: • 鳃裂畸形。 • 喉气囊肿。 • 胸腺囊肿。 • 婴幼儿假性肿瘤。 中线颈部肿块: • 甲状舌管囊肿(最常见先天性中线颈部肿块)。 • 皮样囊肿。 • 舌下腺。 • 畸胎瘤。 整个颈部: • 血管瘤。 • 淋巴管畸形。
134. 5 岁前最常见的先天性颈部肿块是什么?表现为 1~4cm 大小的囊性肿物,位于中线,伸舌或吞咽时活动,来自舌盲孔。	甲状舌管囊肿。
135. 甲状舌管囊肿通常位于颈部的什么部位?	60% 毗邻舌骨,24% 位于舌骨和舌根之间,13% 位于舌骨和甲状腺的锥体叶之间,剩余的 3% 位于舌体内。高达 20% 的囊肿稍微偏离中线,多偏向左侧。
136. 甲状舌管囊肿的病因是什么?	甲状舌管囊肿是由甲状腺从舌根的舌盲孔下降到最后的颈前位置的上皮管道持续存在而形成的。很少发生癌变(1%)。

137. 患儿怀疑甲状舌管囊肿时应如何评估?	45% 的囊肿中存在甲状腺组织,评估其他部位是否存在功能性的甲状腺组织: • 超声:异位甲状腺组织会出现实性显影。 • 甲状腺功能检查:正中异位甲状腺的患者多有甲状腺功能减退,促甲状腺激素(TSH)水平升高和由此产生的异位甲状腺组织代偿性肥大。 • 甲状腺扫描:本试验能显示是否存在异位甲状腺,甲状舌管囊肿内和其他部位是否存在有功能的甲状腺组织。
138. 甲状舌管囊肿手术切除的程序是什么?	Sistrunk 手术:强调切除与甲状舌管囊肿相关的舌骨正中部分和舌根水平部分以降低复发率。
139. 颈部胸腺囊肿的临床表现是什么?	颈侧肿块大多数发生 10 岁前,位于胸锁乳突肌前缘,常见左侧, 80%~90% 无症状。然而,可能会由于出血或感染而扩大,引起吞咽困难、疼痛、声音嘶哑和呼吸困难。做 Valsalva 动作常扩大。
140. 颈部胸腺囊肿的可能病因是什么?	• 胸腺没有完全下降到胸腔。 • 胸腺组织未完全沿下降路径进入胸部(部分残留于颈部) • 胸腺咽管吸收失败造成残留。
141. 先天性和获得性胸腺囊肿之间的区别是什么?	• 先天性:这些囊肿通常呈单叶状,起源于胸腺咽腔管的退化器官,它们可能有上皮细胞来源于甲状腺和甲状旁腺,因为在发育过程中它们密切相关。 • 获得性:囊肿呈多叶性,来源于退化的 Hassall 细胞(退化的上皮细胞),与干燥综合征、相关再生障碍性贫血和获得性免疫缺陷综合征(AIDS)相关。
142. 哪种先天性颈部肿块是生殖细胞肿瘤,由外胚层和中胚层组成但没有内胚层成分?	皮样囊肿,其中可以包含毛囊、平滑肌、纤维脂肪组织和皮脂腺。
143. 皮样囊肿在哪里形成?	沿着胚胎融合的线。
144. 头颈部皮样囊肿如何分类?	根据囊肿的位置进行分类: • 眶周区:在头颈部最常见,沿上颌骨和腭骨之间的鼻眼沟形成。 • 鼻背:在鼻额板骨化的过程中形成。 • 颏下 / 口底:在中线第一和第二鳃弓的融合区,颈部最常见的位置。 • 胸骨上,甲状腺和枕下区。

145. 在临床检查中，皮样囊肿如何与甲状舌管囊肿区分？	二者都是目前最常见的无痛性颈中线肿块，由于其位置表浅，缺乏中胚层的附件，皮样囊肿不随伸舌或吞咽活动，皮样囊肿感染也很少见，因为没有与口咽腔相通。
146. 皮样囊肿的治疗方法是什么？	手术切除。如果颈部囊肿不能排除甲状舌管囊肿的存在，应该采用 Sistrunk 手术方式。
147. 什么先天畸形来源于胚胎的三种生发上皮：外胚层、中胚层和内胚层？	畸胎瘤。
148. 什么产前检查结果提示存在颈部畸胎瘤？	孕妇羊水过多：常在产前或早期新生儿期诊断。
149. 头颈部畸胎瘤发生在哪里？	颈部（最常见）、鼻咽、口咽和口腔。
150. 什么是 EXIT 程序？	子宫外产时处理（EXIT）程序是一项对产前诊断为存在先天气道畸形的新生儿建立气道的技术。包括在保持胎儿胎盘循环的情况下建立气道，胎儿通过剖宫产生产，保持胎儿的脐带附着在胎盘上。
151. 什么先天畸形可以导致喉腔膨胀或突出从而造成颈部分别含有气体、黏液和脓液的颈部肿块？	分别是喉气囊肿、喉黏液囊肿和喉脓囊肿。
152. 喉内型和喉外型喉气囊肿的区别是什么？	• 喉内型：喉气囊肿扩张被甲状软骨限制，常被误认为杓会厌皱襞肿胀。 • 喉外型：扩张超出喉腔，通过甲状舌骨膜突向头侧。 • 混合型：同时具有喉内型和喉外型的特点。
153. 出生后 2~3 周胸锁乳突肌前缘上中 1/3 交界处质硬、圆形、无痛性的先天性肿块考[illegible]疾病？	婴儿假性肿瘤[illegible]为婴幼儿胸锁乳突肌肿瘤、[illegible]。
154. 婴幼儿假性肿瘤的自然病史是怎样[illegible]	[illegible]月内缓慢增大，然后慢[illegible]个月后 80%~100% 完[illegible]。
155. 什么涎腺与常见的舌下腺囊肿（蛤[illegible]有关？	[illegible]
156. 舌下腺囊肿最常见的表现是什么？	[illegible]顶状病变，通常[illegible]下颌骨下缘延[illegible]真正的囊肿。

157. 舌下腺囊肿首选的治疗方法是什么？	• 口内切口囊肿造袋术。 • 口内切口切除舌下腺（首选）。 • 颈外切口，分离下颌舌骨肌，暴露并确认囊肿，同时口内径路切除舌下腺。 • OK-432 病灶内注射硬化疗法。
158. 临床中血管畸形如何与血管瘤相鉴别？	血管瘤通常出生时不存在，出现在婴儿期，1 岁内快速增长，然后经过蜕变期。大多数血管畸形出现在出生时，与孩子的成长平行发展，不会随着时间的推移而消退。
159. 血管畸形是如何分类的？	基于血流量分类： • 低流量病变：毛细血管畸形、静脉畸形、淋巴管畸形和组合型（有两个或三个低流量病变混合）。 • 高流量病变：动脉畸形和动静脉畸形。
160. 什么类型的畸形位于皮肤浅表血管丛，由毛细血管和毛细血管后微静脉构成，随年龄增长而增长，通常为深色结节性，偶尔会因软组织和硬组织肥大而导致毁容？	毛细血管畸形（血管畸形），也被称为葡萄酒染色，它通常与 Sturge Weber 综合征相关。
161. 什么综合征通常表现为面部皮肤毛细血管畸形、同侧中枢神经系统血管畸形（软脑膜血管瘤病）和与青光眼相关的眼脉络膜血管畸形三联征？	Sturge Weber 综合征。
162. 毛细血管畸形如何治疗？	表面部分可以用脉冲染料激光光凝（585 nm 波长）来处理，手术范围从出血结节的单纯切除到肥大性软组织切除，应用软组织重建，用来治疗长期存在的毛细血管畸形。
163. 描述毛细血管畸形的表现。	也被称为葡萄酒染色，是最常见的血管畸形，出生时即存在，并与身体的发育成比例。最初表现为红色、扁平状，随着时间推移可能会变得偏向紫色，很少消退。
164. 什么先天性病变表现为皮肤或黏膜呈浅蓝色，可压缩，做 Valsalva 动作和体位试验可以变大，检查没有相关的颤动或搏动？	静脉畸形。
165. 头颈部静脉畸形通常发生在什么部位？	嘴唇和脸颊。下颌骨、上颌骨、颧骨或颅骨也可出现骨内静脉畸形（X 线片呈“肥皂泡”样改变）。

166. 静脉畸形与凝血功能障碍之间的关系如何?	静脉畸形通常与扭曲的血管、异常内皮细胞、低流量特性等导致的凝血功能障碍有关。X 线检查或 CT 扫描可以检测到静脉内的钙化石,血液中 D-二聚体升高。并经常导致病变区的急性和慢性肿胀和疼痛。
167. 简述静脉畸形的治疗方法。	界限清楚的病灶采取手术切除、经皮穿刺注射硬化剂为主要治疗手段或辅助性手术和激光治疗,包括脉冲染料激光、非接触式铝钇钕(Nd: YAG)或磷酸氧钛钾(KTP)激光。
168. 简述头颈部淋巴管畸形。	约 90% 的患者 2 岁之前被诊断,常表现为口内肿块或颈部肿块,无触痛,可能造成功能性障碍,如讲话、吞咽或呼吸困难。肿块可以由于感染或创伤引起肿胀或出血而迅速扩大,并可能在常规产前筛查时在子宫内被诊断。
169. 淋巴管畸形如何分类?	基于淋巴管囊腔的大小: • 囊型:单个或多个囊肿,至少 2cm。 • 微囊型:囊肿小于 2cm。 • 混合型:至少 50% 的微囊成分。
170. 颈面部淋巴管瘤如何分期?	• Ⅰ期:单侧,舌骨下。 • Ⅱ期:单侧,舌骨上。 • Ⅲ期:单侧,舌骨上下。 • Ⅳ期:双侧,舌骨下。 • Ⅴ期:双侧,舌骨上下。
171. 不同类型淋巴管瘤与其解剖位置的关系如何?	• 面部淋巴管畸形位于外眦外侧,倾向于微囊型,而半面病变多是混合型。 • 面中部累及者罕见,通常是完全微囊型。 • 颈部淋巴管畸形分为舌骨下和舌骨上。 • 舌骨下疾病通常是囊型,舌骨上疾病通常是微囊型。

172. 简述淋巴管瘤的治疗方式。	• 对于颈部后下部和腮腺区的囊性病变,手术切除是最主要的方式。舌骨上的微囊型和混合型病变可以在保留重要结构的前提下行次全切除术。 • 经皮穿刺硬化治疗(如多西环素、OK-432)可作为大囊性病变的主要治疗手段和混合型病变次全切除术的辅助治疗手段。 • 二氧化碳激光换肤可以用来控制微囊型黏膜病变。 • 注射 OK-432、低毒性的化脓性链球菌硬化治疗对舌骨下区的单侧大囊性病变效果较好。 • 观察:单房或近单房性病变,特别是病变位于颈部后下部位,可以自发性消退。
173. 什么病变来自高流量血管畸形,源自动脉和静脉之间存在异常的毛细血管前交换的血管病灶?	动静脉畸形(AVM)。
174. 简述动静脉畸形(AVM)的临床表现。	出生时即存在,但往往因为外伤或激素变化而扩大,通常是温暖的,呈红色或蓝色,可闻及杂音,扪及震颤。
175. 简述动静脉畸形(AVM)的分期系统。	Schobinger 分期系统: • Ⅰ期(静止期):粉红蓝染色、温暖,多普勒超声可见 AV 分流。 • Ⅱ期(膨胀期):Ⅰ期扩大,搏动、震颤、杂音和曲折 / 紧张的静脉。 • Ⅲ期(破坏作用):Ⅱ期加营养不良性皮肤变化。溃疡、出血、持续性疼痛或组织坏死。可能会发生骨的溶骨性病变。 • Ⅳ期(失代偿期):Ⅲ期加上充血性心力衰竭,心排出量增加,左心室肥厚。
176. 动静脉畸形的影像学特征是什么?	• MRI:T2 加权像无增强,T1 加权和 T2 加权像存在流空征。 • 血管造影:动脉扩张和延长,扩大静脉出现早期分流。 • CT:骨骼受累。

177. 简述动静脉畸形的治疗。	最佳的治疗手段是血管内栓塞联合手术切除。栓塞靶病灶或动静脉系统之间异常的血管桥接。较小的病变通过栓塞可以治愈,对复杂或不能手术切除或术前患者可作为保守治疗方式。线圈栓塞是禁忌的。
178. 简述幼儿血管瘤的原因。	幼儿血管瘤最常发生于头颈部,女孩比男孩更常见(3∶1);体重低于 1200g 的早产儿多见,出生时体重每减少 500g,风险增加 40%。具有绒毛取样病史的高龄产妇的婴幼儿多见。
179. 婴幼儿血管瘤的两种主要类型是什么?	• 焦点性:更常见,肿瘤样生长模式。 • 节段性:不太常见,弥漫性、斑块样病变。
180. 婴儿焦点性、节段性面部血管瘤与胚胎发育有什么关系?	节段性血管瘤被认为发生在与神经嵴细胞相关的胚胎突出部,这影响了血管分布。 焦点性血管瘤出现在胚胎组织融合处,如面部中心。
181. 婴幼儿血管瘤如何分期?	• 增殖期:2 周至 1 岁快速生长。 • 消退期:1~7 岁缓慢退化。 • 完全消退期:8 岁后完全消退。
182. 什么血管瘤出生时达到最大,不进入快速生长期?	先天性血管瘤。
183. 先天性血管瘤有哪两种类型?	两种亚型: • 快速消退的先天性血管瘤:表现为 1 岁时快速增长。 • 不能消退的先天性血管瘤:不进入血管消退期。
184. 不同先天性血管瘤如何鉴别诊断?	评估增殖的形式,消退的形式和更为重要的免疫组化,婴幼儿血管瘤染色葡萄糖转运蛋白 1(GLUTl)和 Lewis Y(LeY)阳性,而先天性血管瘤不染色,这些标志物的胎盘微血管染色也呈阳性。
185. 什么是 PHACE/PHACES 综合征?	PHACE 描述了婴幼儿面部节段性血管瘤伴随一个或多个相关的畸形: P,后颅窝畸形;H,血管瘤,头颈部血管瘤 >5cm;A,动脉畸形;C,心血管畸形;E,眼部畸形。 PHACES 指腹部发育存在缺陷,特别是胸骨缺损和(或)脐上中缝。

耳部和面部神经发育异常

186. 简述外耳和中耳的胚胎学。	• 外耳道：第一鳃裂。 • 咽鼓管、中耳、乳突：第一咽囊。 • 锤骨头，砧骨短脚和砧骨体：第一鳃弓。 • 锤骨柄、砧骨长突，镫骨：第二鳃弓。 • 镫骨足板：耳囊。
187. 耳郭畸形的常见相关综合征有哪些？	• BOR 综合征。 • Nager 综合征。 • Treacher Collins 综合征。 • DiGeorge 综合征。 • CHARGE 相关综合征。
188. 小耳畸形的流行病学特征有哪些？	• 单侧 ：双侧 = 4 ：1。 • 右耳 ：左耳 =3 ：2。 • 男性 > 女性。 • 55%~93% 伴有外耳道闭锁或狭窄。 • 50% 伴随先天性综合征。
189. 描述小耳畸形的 Marx 分类系统。	Marx 分类： • Ⅰ级：小于正常耳郭，有轻微的变形，但所有结构都可以区分。 • Ⅱ级：畸形的小耳郭，仅有部分螺旋结构存在。 • Ⅲ级：重度畸形，主要是皮肤，仅有小叶残存。 • Ⅳ级：无耳。
190. 简述小耳畸形的 Weerda 分类系统。	考虑到修复所需的手术： • 一度发育不良：一个正常耳郭的多数结构存在，重建通常不需要额外的皮肤或软骨的使用。 • 二度发育不良：所有主要的结构在一定程度上存在，但存在很大的不足，手术矫正需要额外的软骨和皮肤。 • 三度发育不良：很少或没有可辨认的标志，尽管耳垂存在，但位置偏前，整个重建需要皮肤和大量的软骨。
191. 杯状耳畸形有哪三种类型？	• Ⅰ型：耳轮上部呈杯状，外耳肥厚，耳郭低垂。 • Ⅱ型：耳郭上部明显阙如。 • Ⅲ型：严重的杯状耳畸形，所有维度都存在明显畸形。 Ⅰ和Ⅱ型被认为是一度发育不良型，Ⅲ型被归类为三度发育不良。

192. 简述小耳畸形肋软骨修复的传统分期。	6 岁左右开始，相隔 2~3 个月。 • Ⅰ期：耳郭再造（自体肋软骨耳郭支架重建）。 • Ⅱ期：耳垂转位。 • Ⅲ期：闭锁修复。 • Ⅳ期：耳屏重建。 • Ⅴ期：耳郭抬高。
193. 小耳畸形修复的相关并发症有哪些？	• 肋软骨切取引起的肺部并发症：肺不张、气胸、纵隔气肿、肺炎。 • 软骨支架表面的皮肤坏死。 • 软骨炎。 • 重吸收。 • 耳郭植入位置错误。 • 皮肤移植或耳后侧面的组织分解。 • 供体手术切口或皮肤移植区瘢痕疙瘩。
194. 常见的耳部整形技术有哪些？	最常见： • Mustardé 技术。 • Furnas 技术。 不常见： • Farrior 技术。 • 逆向技术。 • Pitanguay 技术。
195. 耳整形术时对耳轮中部过度弯曲而上下部弯曲不够时会出现什么并发症？	电话耳畸形，可以通过在手术过程中反复检查所有缝线的张力来预防。
196. 描述外耳道畸形的 Weerda 分类。	外耳道闭锁的 Weerda 分类： • A 型：外耳道明显狭窄，但皮肤完好无损。 • B 型：外耳道闭锁部分发育，中间存在闭锁板。 • C 型：外耳道完全骨性闭锁。

197. 什么是轻度和重度先天性外耳道闭锁?	De La Cruz 分类系统: 轻度畸形: • 正常乳突气化。 • 正常的镫骨底板。 • 面神经和镫骨底板的关系良好。 • 正常内耳。 重度畸形: • 乳突气化不良。 • 镫骨底板异常或缺失。 • 面神经走行异常。 • 内耳异常。
198. 什么分级系统可用于预测耳道闭锁修复后听力改善的预后?	Jahrsdoerfer 分级系统。
199. 在术前如何规划先天性外耳道闭锁修复?	耳蜗功能的听力学证据:在理想的情况下,不管是双侧外耳道闭锁还是单侧外耳道闭锁,应该在出生后最初几天进行听性脑干反应(ABR)测试。颞骨影像学三维评价可以推迟到 5 岁或 6 岁。
200. 查看一位双侧外耳道闭锁的 6 岁患儿的颞骨 CT 时,发现在中耳裂隙中存在一个灰色肿块伴有骨质侵袭,最有可能的诊断是什么?	先天性胆脂瘤(在先天性闭锁中的发生率为 15%)。
201. 颞骨 CT 中哪些关键要素可以预测先天性外耳道闭锁修复术后听力预后?	• 内耳状态。 • 颞骨气化程度。 • 面神经的走行。 • 是否存在前庭窗和镫骨足板。
202. 先天性外耳道闭锁修复的两种基本方法是什么?	• 前方进路:磨开处前界为颞下颌关节,上界为颅窝硬脑膜,后界为乳突气房。 • 乳突进路:首先暴露并确认窦脑膜角,依次打开鼓室窦、面神经隐窝,分离砧镫关节,取出闭锁的骨板。
203. 哪种先天性综合征具有广泛的临床症状和典型的体征:包括眼球表层皮样囊肿或脂肪皮样囊肿、小耳畸形、下颌骨发育不良、面部畸形和脊柱畸形?	Goldenhar 综合征,又称眼-耳-脊椎发育不良综合征。
204. Goldenhar 综合征有哪些相关外耳异常?	• 耳前瘘管和耳前附属物。 • 畸形的耳郭。 • 外耳道的闭锁。 • 小耳或无耳。

205. TORCH 感染指哪些疾病?	• 弓形虫病。 • 其他感染：梅毒、柯萨奇病毒、水痘 - 带状疱疹病毒、艾滋病病毒、细小病毒 B19、梅毒。 • 风疹。 • 巨细胞病毒(CMV,最常见)。 • 疱疹。
206. 简述先天性巨细胞病毒感染引起的听力损失类型。	先天性巨细胞病毒感染可引起感音神经性聋,多达 50% 为有症状感染,无症状感染的婴儿占 12%。先天性巨细胞病毒感染引起的感音神经性聋有 50% 在学龄前或学龄早期出现,呈迟发性发作。
207. 内耳什么结构会受巨细胞病毒感染影响?	巨细胞病毒引起的感音神经性聋的确切病理生理学机制还不清楚,但是因为巨细胞病毒感染而夭折的婴儿颞骨标本显示巨细胞病毒存在于血管纹、Reissner 膜、螺旋缘、球囊、椭圆囊和半规管的表层细胞。
208. 有症状的先天性风疹感染与无症状的先天性风疹感染的区别是什么?	• 症状性感染(风疹综合征)发生在怀孕的前 3 个月,大约 50% 的患者出现听力损失。其他症状包括心脏畸形、视觉损失(如白内障、青光眼、视网膜炎、小眼球畸形)、骨炎、运动障碍、血小板减少性紫癜、肝脾大、黄疸、贫血、出生时低体重、脑损伤和神经发育迟滞。 • 无症状感染发生在怀孕的第 6 至第 9 个月,出生时无症状，10%~20% 的患者存在听力损失，听力损失曲线通常呈饼干状咬痕模式。
209. 先天性风疹感染最常引起的内耳畸形是什么?	• 耳蜗囊变性(Scheibe 发育不良)。 • 血管纹萎缩。
210. 如何定义早期和晚期先天性梅毒感染,它们如何影响听力损失?	• 早期感染：首发症状出现在出生到 2 岁期间。感音神经性聋是双侧、平坦型,通常没有眩晕。 • 晚期感染：首发症状出现在 2~60 岁的任何时候,感音神经性聋呈突发性、不对称性、波动性和渐进性,通常伴随间断性耳鸣和眩晕发作。

211. 先天性梅毒感染的主要特征是什么？	• 感音神经性听力损失。 • 间质性角膜炎。 • Hutchinson 牙（切齿缺口）。 • Mulberry 磨牙。 • Clutton 关节（双侧无痛性膝关节积液）。 • 鼻中隔穿孔和鞍鼻畸形。 • 前额突出。 • 骨骼表现：骨软骨炎和长骨骨膜炎导致“马刀胫骨畸形”。
212. 先天性弓形虫感染的临床表现是什么？	出生时 90% 先天性弓形体病婴儿没有体征或症状。一个亚临床感染的婴儿可能在以后出现病变。最常见的病变是脉络膜视网膜炎，其他病变包括进行性中枢神经系统受累的智力功能下降、常与血管纹钙化有关的感音神经性聋和性早熟。
213. 在发展过程中什么时候最容易出现先天性耳蜗畸形？	• 迷路完全不发育（Michel 不发育）：妊娠 3 周。 • 共同腔：妊娠 4 周或 5 周。 • 耳蜗发育不全：妊娠 5 周。 • 耳蜗不发育：妊娠 6 周。 • 未完全隔开（Mondini 畸形，最常见）：妊娠第 7 周。
214. 什么先天性畸形导致内耳结构完全缺失，可能伴随镫骨不发育或镫骨畸形、面神经走行异常、前庭耳蜗神经发育不全？	Michel 型发育不全。
215. Michel 型发育不全的病理生理学是什么？	在妊娠 3 周时耳板发育停止，也与反应停有关。
216. 什么样的先天性耳畸形是妊娠 7 周时耳蜗发育停止所致，导致耳蜗分化障碍、耳蜗螺旋板阙如、蜗轴形成不良、耳蜗只有 1~1.5 圈？	Mondini 畸形。
217. Mondini 畸形常见于什么先天性综合征？	Pendred 综合征。
218. 评估一个 Mondini 畸形的患儿时，其他最常见的内耳畸形有什么？	• 前庭导水管扩大。 • 半规管畸形。 • 与蛛网膜下隙的沟通（增加脑膜炎的风险）。
219. Mondini 畸形患者行人工耳蜗植入术时容易出现哪种并发症？	外淋巴（脑脊液漏）井喷。这不是人工耳蜗植入的禁忌证。尽管存在脑脊液漏的风险，但仍可取得较好的听力结果。应告知患者存在死耳或细菌性脑膜炎的风险（尽管很低）。

220. 听囊的下半部发育停止可引起耳蜗球囊发育不良，但并不影响半规管和椭圆囊的发育，可以导致什么先天性耳畸形？	Scheibe 发育不良（耳蜗囊发育不良）。
221. 什么先天畸形源自蜗管发育不良，随后导致螺旋器尤其是耳蜗底转及毗邻的神经节细胞功能不良，从而影响听力？	Alexander 不发育。高频听力损失重，而低频相对较轻。
222. 什么是前庭导水管扩大综合征？	包括感音神经性聋、内耳畸形（广泛）和前庭导水管扩大，可以与 Pendred 综合征、远端肾小管酸中毒、Waardenburg 综合征、X- 连锁先天性遗传性混合性耳聋、BOR 综合征、耳鼻喉面颈综合征和 Noonan 综合征相关。
223. 前庭导水管扩大综合征的影像学定义如何？	CT 诊断：前庭导水管在总脚和外口之间的中点处直径大于 1.5mm，大致相当于后半规管的直径。然而其存在争议，中点的直径阈值为 0.9~2mm，外口处直径为 1.9~4mm。
224. 遗传因素导致先天性感音神经性聋（SNHL）的百分比是多少？	大约 60% 的先天性 SNHL 是由于遗传因素引起，这些患者中大约有 30% 合并综合征（Pendred 最常见），剩下的 70% 为非综合征型。
225. 简述非综合征性耳聋的遗传因素。	• 80% 的病例为常染色体隐性遗传。 • 20% 的病例为常染色体显性遗传。 • <2% 的病例是由于 X- 连锁遗传和线粒体突变。
226. 什么疾病存在耳聋、前庭功能障碍和视网膜色素变性导致视力下降？	Usher 综合征。各亚型根据耳聋的程度和进展情况、是否存在前庭功能障碍和由于视网膜色素变性引起视力丧失而区分。
227. Usher 综合征各亚型的临床特征如何？	• Ⅰ型：重度先天性耳聋、前庭功能障碍（前庭性共济失调）、视网膜色素变性（发病在青春期前 10 岁左右），常染色体隐性遗传。 • Ⅱ型：出生时听力损失中度至重度，前庭功能正常，视网膜色素变性的发病常在青少年晚期，常染色体隐性遗传，临床最常见。 • Ⅲ型：进行性听力损失，前庭功能波动，视网膜色素变性始于青春期，常染色体隐性遗传。 • Ⅳ型：临床表现类似于Ⅱ型，但是属于 X- 连锁隐性遗传。
228. Usher 综合征患者的颞骨病理学特点是什么？	基底转的螺旋器明显萎缩，与螺旋神经节变性有关，耳蜗的这些变化类似于 Scheibe 内耳发育不良。

229. 出生时重度感音神经性聋或进行性加重，碘代谢异常导致典型的甲状腺肿表现是哪种先天性疾病的典型表现？	Pendred 综合征。
230. Pendred 综合征患者存在什么内耳畸形？	• 蜗轴缺乏和前庭增大(100%)。 • 耳蜗顶转和中转之间的间隔阙如(75%)。 • 前庭导水管扩大(80%)。
231. 一位患儿具有先天性双侧重度感音神经性聋、QT 间期延长和晕厥的发作史，最可能的诊断是什么？	Jervell 和 Lange-Nielson 综合征（常染色体隐性遗传）。
232. Jervell 和 Lange-Nielson 综合征患者听力下降的病理生理学原因是什么？	*KVLQT1* 和 *KCNE1* 基因与 Jervell 和 Lange-Nielson 综合征有关，这些基因在心脏和内耳中表达，编码钾通道的亚基表达。听力障碍是由于该通道功能障碍导致内淋巴液稳态的变化。也可出现晕厥发作、癫痫发作和导致猝死危及生命的心律失常。
233.Waardenburg 综合征 Ⅰ 型的诊断标准是什么？	标准由 Waardenburg 联盟于 1992 年发表：患者必须有两个主要的标准或一个主要加两个次要标准方可诊断 Waardenburg 综合征 Ⅰ 型： 主要标准： • 先天感音神经性聋(高达 60%)。 • 虹膜色素异常（两只眼睛颜色不同，虹膜异色；一只眼睛的颜色不同；节段性异色；艳蓝 / 蓝宝石虹膜）。 • 毛发色素减退（白色的前额毛发或白色的体毛）。 • 眼角变位（内眦侧向移位，巩膜内侧可见部分减少）。 • 一级亲属先前诊断为 Waardenburg 综合征。 次要标准： • 先天性白癜风(几个区域的皮肤色素减退)。 • 一字眉或眉内侧抬高。 • 鼻根高而广阔。 • 鼻翼发育不全。 • 头发早白（30 岁之前，一般发生在中线而不是颞部）。 罕见：先天性巨结肠、Sprengel 异常、脊柱裂、唇腭裂、肢体缺陷、先天性心脏异常、前庭功能异常、宽下巴和前额低发际。

234. Waardenburg 综合征Ⅱ型、Ⅲ型和Ⅳ型如何区分？	所有分型均基于Ⅰ型的标准，需要两个主要标准或一个主要加两个次要标准： Ⅱ型：Ⅰ型无内眦移位。 Ⅲ型（或 Klein-Waardenburg 综合征）：Ⅰ型伴有上肢发育不全或挛缩。 Ⅳ型（或 Waardenburg-Shah 综合征）：常染色体隐性或显性遗传，Ⅰ型伴先天性巨结肠症或其他神经系统疾病。
235. 什么基因参与了 Waardenburg 综合征？	*PAX3*，它是引起 Waardenburg 综合征Ⅰ型的唯一基因。
236. Waardenburg 综合征感音神经性聋的病理生理机制是什么？	Waardenburg 综合征是由于黑色素细胞的分化失败所致，黑色素细胞是维持正常耳蜗血管纹功能所必需的。
237. Waardenburg 综合征会发生怎样的颞骨异常？	• 约 50% 的患者出现颞骨畸形。 • 后半规管阙如或发育不良（最常见，见于 26% 的病例）。 • 前庭导水管扩大。 • 上前庭扩大。 • 内耳道（LAC）发育不全。 • 蜗轴变小。
238. 哪种结缔组织疾病会导致听力下降，颅颌面畸形（面中扁平、鼻梁凹陷、短鼻子、小颌畸形、鼻孔前倾、腭裂或 Pierre Robin 序列），眼科疾病（高度近视、异常玻璃体、视网膜脱离）和关节病（关节松弛，通常进展为骨关节炎）？	Stickler 综合征。
239. 什么原因会导致 Stickler 综合征耳聋？	Stickler 综合征患者可有高频感音神经性聋、传导性听力损失或混合性听力损失。高频 SNHL 机制是未知的。传导性听力损失通常是由于颅面异常引起复发性分泌性中耳炎所致。胶原蛋白缺陷导致的听骨链畸形也可能导致传导性听力损失。
240. 不同类型的 Stickler 综合征会导致类似程度的听力损失吗？	• 1 型：听力正常或轻度受损。 • 2 型：轻度至中度听力损失。 • 3 型：中度至重度听力损失。

241. Stickler 综合征的三个亚型中最常见的遗传突变是什么？	常染色体显性遗传（罕见常染色体隐性遗传的亚型）： • 1 型：COL2A1 →Ⅱ型胶原蛋白 α1 链（软骨、玻璃体和髓核的主要成分），1 型玻璃体亚型最常见。 • 2 型：COL11A1 →Ⅺ型胶原蛋白 α1 链，也可见于 Marshall 综合征，2 型玻璃体亚型。 • 3 型：COL11A2 →Ⅺ型胶原蛋白 α3 链，无眼部畸形。
242. BOR 综合征的临床标准是什么？	BOR 综合征必须存在： • 三个主要标准。 • 两个主要标准和两个次要标准。 • 或一个主要标准和一个一级亲属患病。 主要标准： • 鳃裂异常（第一和第二鳃弓）。 • 耳聋（90%，可以是感音神经性聋、传导性耳聋或混合性耳聋）。 • 耳前凹陷 / 囊肿。 • 肾畸形（从轻度发育不良到不发育）。 次要标准： • 外耳畸形。 • 中耳畸形。 • 内耳异常。 • 副耳。 • 面部不对称。 • 腭裂畸形。
243. BOR 综合征的外耳畸形有哪些？	• 耳前囊肿 / 凹陷（82%）。 • 副耳。 • 耳郭畸形（32%）。 • 小耳畸形。 • 外耳道狭窄或闭锁。
244. BOR 综合征的中耳畸形有哪些？	• 听骨链畸形。 • 面部神经裂开。 • 前庭窗阙如。 • 中耳腔缩小。 • 咽鼓管扩张。 • 无镫骨肌。

245. BOR 综合征的内耳畸形有哪些?	• 耳蜗发育不全或发育不良。 • 耳蜗或前庭导水管扩大。 • 半规管发育不全。 • 耳蜗内侧迂曲的面神经管发生偏差。 • 内耳道口呈大的漏斗状。
246. 一位患儿存在颧骨发育不全、颧骨裂、颧骨缺损、唇腭裂、后鼻孔闭锁和重度耳聋,最可能的诊断是什么?	Treacher Collins 综合征。
247. Treacher Collins 综合征的耳部表现有哪些?	• 先天性小耳畸形、外耳道闭锁和听骨链畸形引起的传导性听力损失。 • 外耳道闭锁或鼓膜被骨板替代。 • 也可以出现感音神经性聋和前庭功能障碍。
248. Treacher Collins 综合征被确定为什么基因发生突变?	*TCOF-1* 基因突变,染色体 5q31.3~q33.3,蛋白质:黏附因子。常染色体显性遗传(1 型和 2 型)。鳃弓神经嵴细胞上的黏附因子是重要的,可能与该疾病第一和第二鳃弓的畸形有关。
249. 如何鉴别 Treacher Collins 综合征与 Goldenhar 综合征?	Treacher Collins 综合征有对称的面部和双侧的眼睑缺损。
250. 神经纤维瘤病的 1 型(NF1)和 2 型(NF2)分别是哪条染色体发生了突变?	• NF1:17q11.1,*NF1* 基因,编码神经纤维瘤蛋白,导致功能突变的缺失。 • NF2:22q12.2,*NF2* 基因,编码 merlin(抑癌基因)。
251. NF1 和 NF2 患者中前庭神经鞘瘤的百分比是多少?	• NFl:5%,通常多单侧。 • NF2:95%,通常多双侧。
252. 判断题:NF2 的前庭神经鞘瘤的治疗策略为观察、手术干预或单纯立体定向放射治疗。	错。贝伐珠单抗,一种血管生成抑制剂,最近已被证明可以改善 NF2 患者的听力和缩小渐进性前庭神经鞘瘤,最大达到 50%。
253.NF2 的诊断标准是什么?	• 双侧前庭神经鞘瘤,十几岁时发病或一级亲属具有 NF2 家族史,加上以下的一项: • 单侧前庭神经鞘瘤,年龄 <30 岁。 • 任何两个:脑膜瘤、胶质瘤、神经鞘瘤,以及少年后囊性白内障或晶状体混浊。
254. 一位患者具有多处颅面部缺陷,包括冠状缝和上颌发育不全、眼距过宽、眼球突出、硬腭高拱、中耳积液导致听力损失、低位耳郭、手脚并指畸形,最有可能的诊断是什么?	Apert 综合征。

255. Apert 综合征通常存在什么类型的听力损失?	典型的传导性听力损失,通常是由于持续性中耳积液所致。
256. 大多数 Apert 综合征患者存在哪种基因突变?	成纤维细胞生长因子受体 2(FGFR2),表现为常染色体显性遗传,是间充质和神经外胚层细胞的重要生长和分化因子。
257. Crouzon 综合征的临床特征有哪些?	• 颅缝早闭。 • 面中部发育不全。 • 突眼。 • 眼距过宽。 • 下颌前突。
258. 造成 Crouzon 综合征患者传导性听力丧失的原因有哪些?	• 慢性化脓性中耳炎。 • 持续性中耳积液。 • 鼓膜穿孔。 • 听小骨畸形。
259. Alport 综合征的诊断标准是什么?	患者必须具有以下 4 项中的至少 3 项: • 血尿阳性家族史伴或不伴慢性肾衰竭。 • 进行性高频感音神经性聋。 • 典型的眼部病变(前锥形晶体、黄斑斑点或两者都有)。 • 肾脏的肾小球基底膜组织学改变。
260. Alport 综合征患者眼、肾、耳蜗基底膜的何种结构发生突变?	Ⅳ型胶原蛋白。
261. 简述 Alport 综合征相关的听力下降。	双侧感音神经性聋,儿童晚期发现,呈对称性,首先以高频为主,随时间推移涉及所有频率。
262. 耳-腭-指综合征的临床特征有哪些?	• 眼距过宽。 • 前额突出。 • 面中部扁平。 • 小鼻子。 • 腭裂。 • 传导性听力损失,可能是听小骨畸形所致。 • 手指和脚趾畸形。
263. 列举与咽鼓管功能相关的四条肌肉。	腭帆张肌、腭帆提肌、咽鼓管咽肌和鼓膜张肌。
264. 咽鼓管的三个基本功能是什么?	• 调节中耳压力。 • 清除中耳分泌物。 • 阻止来自鼻咽部的声音和鼻咽部的分泌物反流,保护中耳。

265. 咽鼓管功能障碍的病因是什么?	解剖因素(儿童咽鼓管短而平，7 岁时才达到成人的长度): • 腺样体肥大。 • 过敏。 • 鼻腔鼻窦疾病。 • 颅面部异常(如腭裂、唐氏综合征)。 • 肿瘤。 • 食管反流。 • 遗传易感性。
266. 中耳负压会导致中耳疾病(即袋状内陷、慢性中耳炎和鼓膜内陷不张),导致中耳腔负压的两个一般原因是什么?	中耳负压是由咽鼓管不开放引起的: • 物理性阻塞:腺样体肥大、肿瘤、狭窄、咽鼓管内黏膜肥厚 / 黏膜充血水肿。 • 咽鼓管生理性阻塞:开放咽鼓管的肌肉功能障碍。
267. 什么原因导致腭裂患者咽鼓管功能障碍?	• 腭帆张肌和腭帆提肌的走行异常,附着于硬腭的后缘。 • 咽鼓管的软骨部分发育异常。
268. 儿童最常见的慢性耳部疾病有哪些?	• 慢性中耳炎。 • 慢性化脓性中耳炎,伴或不伴有胆脂瘤。 • 慢性中耳乳突炎。 • 鼓室硬化症。 • 胆固醇肉芽肿。
269. 复发性急性中耳炎的定义(AOM)是什么?	在过去的 6 个月内急性中耳炎发作 3 次或以上,或过去的 12 个月内至少发作 4 次,其中至少有 1 次在前 6 个月。 注:持续性 AOM 指在抗菌治疗期间 AOM 体征 / 症状持续存在,意味着治疗失败或 1 个月内复发(这可能很难与复发性 AOM 区分)。
270. 慢性分泌性中耳炎的定义是什么?	从发病或确诊时起超过 3 个月的无急性耳部炎症症状或体征的中耳积液。
271. 慢性化脓性中耳炎的定义是什么?	中耳和乳突黏膜的慢性炎症,鼓膜不完整(穿孔或鼓膜置管),有分泌物。
272. 急性中耳炎的常见病原体有哪些?	• 肺炎链球菌(31.7%)。 • 未分型流感嗜血杆菌(28.4%)。 • 卡他莫拉菌(13.9%)。

273. 婴幼儿患急性中耳炎,何时应该立即使用抗生素,何时应该先观察?	立即口服抗生素治疗:年龄小于 6 个月;有严重的症状(如中度或严重的耳朵疼痛,耳痛 >48 小时,温度 >39℃或 102.2°F);年龄小于 24 个月,双侧 AOM。 观察或口服抗生素:年龄在 6~24 个月,有不严重的单侧 AOM;年龄小于 24 个月,有不严重的单侧或双侧 AOM。 注:布洛芬和(或)对乙酰氨基酚控制疼痛也很重要。
274. 急性中耳炎的首选抗生素是什么?	一线治疗:阿莫西林。 β- 内酰胺酶耐受[即患者在过去的 30 天内接受过 β- 内酰胺酶抗生素,伴发化脓性结膜炎(一般流感嗜血杆菌),或有阿莫西林耐药史]:阿莫西林 - 克拉维酸钾。 青霉素过敏者:选择大环内酯类(如阿奇霉素、克拉霉素、红霉素)或克林霉素。大环内酯不能有效对抗 H 型流行性感冒。
275. 中耳疾病患儿应在何时获取听力图?	儿童鼓膜置管临床实践指南(2013): 若中耳积液(OME)的患儿符合鼓膜置管的标准,应该在症状出现 3 个月后或手术前进行适当的听力测试。
276. 儿童中耳疾病何时不推荐行鼓膜置管?	儿童鼓膜置管临床实践指南(2013): 单次发作的中耳炎持续性积液小于 3 个月。 复发性的急性中耳炎在评估可能置管时出现任一耳无中耳积液。
277. 儿童中耳疾病鼓膜置管的适应证?	儿童鼓膜置管临床实践指南(2013): • 双侧鼓膜置管适合于双侧中耳炎的儿童,病史 3 个月或更长时间(慢性中耳炎)或听讲困难者。 • 单侧或双侧鼓膜置管可能会对病史 3 个月的单侧或双侧中耳炎或更长时间的慢性中耳炎的相关症状有效,包括前庭问题、学习成绩差、行为问题、耳部不适合、生活质量降低等,但不局限于此。 • 双侧或单侧鼓膜置管适合于复发性急性分泌性中耳炎的患儿。 • 单侧或双侧鼓膜置管适合于不能迅速解除症状存在风险的单侧或双侧中耳炎患儿 *(扁平的 B 型鼓室导抗图,慢性中耳炎)。 * 风险:复发性急性中耳炎(AOM)或基线的感官、身体、认知和行为因素,中耳炎持续存在增加言语和学习问题的风险。

278. 儿童鼓膜置管后需要在多长时间内防止外耳道进水?	儿童鼓膜置管临床实践指南(2013): 对于鼓膜置管的儿童,临床医师不应该鼓励常规预防。预防措施:使用耳塞、头带;避免游泳或水上运动。
279. 对于儿童中耳疾病,相对于鼓膜置管还有哪些更激进的处理措施?	更安全的,侵袭性小的治疗措施有: • 鼓室成形术。 • 上鼓室开放术。 • 完壁式鼓室乳突切除术。 • 管壁下(开放式)鼓室乳突切除术。 • 改良乳突根治术。 • 乳突根治术。
280. 获得性胆脂瘤的类型有哪些?	• 原发性获得性胆脂瘤:没有先前的穿孔或感染的证据,可在鼓膜松弛部出现。 • 继发性获得性胆脂瘤:由于外伤或医源性穿孔或感染所致,多出现在鼓膜紧张部(最常见的是在后上象限)或之前的创伤部位。
281. 什么是先天性胆脂瘤?	先天性胆脂瘤是中耳内表皮样囊肿,先前无流脓、鼓膜穿孔或手术史。检查可见鼓膜紧张和松弛部完整,肿物最常位于鼓膜紧张部的前上象限。
282. 简述先天性胆脂瘤的移行理论。	外耳道的外胚层细胞通过鼓峡迁移进入中耳形成先天性胆脂瘤的基质。
283. 简述先天性胆脂瘤的外胚层残余理论。	在胎儿的胚胎发育过程中,外胚层组织残留在中耳内形成先天性胆脂瘤。
284. 儿童胆脂瘤的三种常见的外科手术方式是什么?	与成人相同: • 鼓室成形术。 • 完壁式鼓室乳突切除术。 • 开放式鼓室乳突切除术。
285. 对听力正常伴眩晕的儿童的鉴别诊断有哪些?	• 挥鞭式损伤。 • 基底动脉偏头痛。 • 癫痫发作。 • 后颅窝肿瘤。 • 儿童良性阵发性眩晕。 • 头部外伤。 • 眼或眼科疾病。 • 大前庭导水管综合征。
286. 儿童良性阵发性眩晕(BPVC)的特征是什么?	眩晕和平衡失调发作,无耳鸣或听力损失,患儿经常出现偏头痛。

287. 对听力下降伴眩晕的儿童的鉴别诊断有哪些？	• 化脓性中耳炎或化脓性并发症，如迷路炎。 • 外淋巴瘘。 • 内耳先天性畸形。 • 代谢异常。 • 前庭神经元炎。 • 先天性感染。 • 梅尼埃病。
288. 儿童梅尼埃病的治疗方法是什么？	与成人相同： 限制盐和咖啡因的摄入。 应用体重剂量的利尿剂。
289. 偏头痛性眩晕症的诊断标准是什么？	发作性前庭症状： • 国际头痛协会关于偏头痛的诊断标准。 • 两次及以上眩晕发作中至少出现一项偏头痛相关的症状：偏头痛、畏光、畏声、视觉或其他表现。 • 通过合适的检查排除其他原因。
290. 如何区别偏头痛相关眩晕和梅尼埃病？	• 偏头痛性眩晕：眩晕持续的时间更长，时间超过24小时，感音神经性聋少见，但很少进展，耳鸣很少，畏光多见。 • 梅尼埃病：眩晕可以持续24小时，但不会超过24小时，感音神经性聋一般进展，耳鸣重，不存在畏光。
291. 什么类型的偏头痛有预兆，并出现两个或两个以上的下列症状：眩晕、耳鸣、听力下降、共济失调、构音障碍、双眼的半侧视力、复视、双侧感觉异常或麻痹、意识水平下降、搏动性头痛，最常发生在青少年女性？	基底性偏头痛，也被称为Bickerstaff综合征。
292. 描述眩晕性癫痫的发作情况。	眩晕可能是一种先兆，随后出现癫痫发作的典型特征，或眩晕可能是癫痫发作的唯一症状。
293. 什么常染色体显性遗传综合征具有慢性发作性眩晕、共济失调特征，也可能具有复视、构音障碍、耳鸣和感觉异常？	家族性共济失调综合征，可给予乙酰唑胺治疗。
294. 先天性面瘫如何分类？	• 外伤性与进展性。 • 单侧与双侧。 • 完全面瘫与不完全面瘫。

295. 先天性和发育性面瘫的区别?	先天性/创伤性:出生时或出生过程中导致的面瘫(例如产伤等)。 发育性:胎儿在发育过程中出现的异常,可单独存在,也可作为某种综合征的一部分(例如,Möbius、Goldenhar、CHARGE综合征等)。
296. 为什么说创伤性先天性面瘫与发育性面神经麻痹的鉴别诊断非常重要?	创伤性先天性面瘫大多数能自然恢复,而发育性面瘫一般预后差,这对法医鉴定非常重要。
297. 单侧新生儿面瘫的常见原因是什么?	出生时创伤。
298. 创伤性面神经麻痹的危险因素有哪些?	• 产钳助产。 • 出生体重 > 3500g。 • 初产。 • 产程时间过长。
299. 什么检查发现提示出生创伤是新生儿单侧面瘫的原因?	哭泣时面部不对称、血鼓室、耳郭瘀斑、面部肿胀及其他损伤。
300. 简述检测面神经疾病的定位试验。	• 核上段、核段、核下段和桥小脑角段面神经:中枢神经系统检查、CT扫描。 • 内耳道段面神经:神经电图(ENoG)、听力学检查、CT扫描。 • 膝状神经节、岩浅大神经:Schirmer试验(溢泪试验)。 • 鼓室乳突段面神经:镫骨肌反射测试、唾液分泌试验。 • 颅外段面神经:面部运动。
301. 评价先天性面瘫的测试方法是什么?	神经电图(ENoG)(选择检查): • 神经变性的定量评价。 • 在创伤性损伤的48小时内,面神经电图一般是正常的(颅外神经纤维需要4天才表现出功能障碍)。 • 在发育性面瘫中,由于面神经长期发育不良或发育不全,ENoG一般不存在或较弱。 • 如果神经变性大于90%,考虑手术减压。但是大多数专家建议新生儿观察5周。 其他测试包括神经兴奋性试验、最大刺激阈值、肌电图和topo诊断试验(很少用)。

302. 发育性面瘫根据病因可分为哪四类？	• 脑神经核不发育或发育不全。 • 细胞核发育不全。 • 周围神经异常（不发育、发育不良、分支或走行异常）。 • 原发性肌病。
303. 发育性面瘫的加重因素有哪些？	乙醇、13-顺维A酸、甲氨蝶呤、电离辐射、沙利度胺。
304. 什么先天性综合征包括一系列临床异常，比如双侧或单侧面瘫和（或）展神经麻痹，以及多个脑神经病变（累及舌下神经、迷走神经和舌咽神经），也可能有下肢异常（马蹄内翻足）、神经发育迟滞、外耳畸形和眼肌麻痹？	Möbius 综合征。
305. Möbius 综合征的病因是什么？	研究表明，子宫内血管损伤的发生率很高。某些致畸因子（米索前列醇、可卡因、麦角胺）导致与Möbius 综合征相关的血管损伤。
306. 面神经麻痹是半面矮小的组成部分吗？	对。它也被称为伴有半侧颜面短小的眼-耳-脊椎发育不良综合征，包括第一和第二鳃弓衍生结构缺陷。患者经常有听力损失，高达50%有面部神经功能障碍。
307. 什么疾病为常染色体隐性遗传性骨代谢性疾病，可导致内耳道内骨骼钙化压迫面神经和前庭耳蜗神经？	Albers-Schoenberg 病。
308. 什么疾病具有轻度的进展性面瘫，源自降口角肌的发育不全或阙如，与心血管先天性异常有关？	先天性下唇麻痹（哭泣时面部不对称）。
309. 部分 CHARGE 综合征的发育性面瘫的发生率是多少？	大约75%的患者至少有一处脑神经病变，而这些患者中高达60%可能有发育性面神经麻痹。

唇裂和腭裂

310. 面裂通常伴随哪些综合征？	Apert 综合征、外胚层发育不良、口-面-指综合征Ⅰ型和Ⅱ型，Stickler、Treacher Collins、Van der Woude 和 Waardenberg 综合征。
311. 原始腭部由什么构成？	• 上颌骨前部。 • 唇。 • 鼻尖。 • 鼻小柱。

312. 硬腭由哪些骨构成?	• 上颌骨的腭突。 • 腭骨水平板。
313. 唇裂如何分类?	单侧(左侧或右侧)或双侧唇裂。 完全(上唇延伸到鼻底全层裂开,伴有牙槽突裂)或不完全唇裂(从唇红处的肌肉轻微分离到鼻底处仅余一桥状连接,又称为 Simonart 带)。
314. 腭裂如何分类?	• 原发性(累及切牙孔前)或继发性(累及切牙孔后)腭裂。 • 单侧(一个腭突与中隔融合导致口鼻仅在一侧相通)或双侧(腭突和鼻中隔之间没有连接)腭裂。 • 完全(原发性和继发性腭裂)或不完全(只涉及继发性腭裂,严重程度不等)腭裂。
315. 简述腭裂伴随的鼻畸形(图 1.3)。	• 鼻翼和外侧脚向外下移位,导致鼻翼扁平,向腭裂侧旋转下移。 • 鼻小柱变短,造成水平偏向腭裂侧鼻孔。 • 鼻中隔:倾向偏离腭裂侧,软骨基底偏离上颌骨嵴朝向腭裂侧,而鼻甲倾斜朝向非腭裂侧。

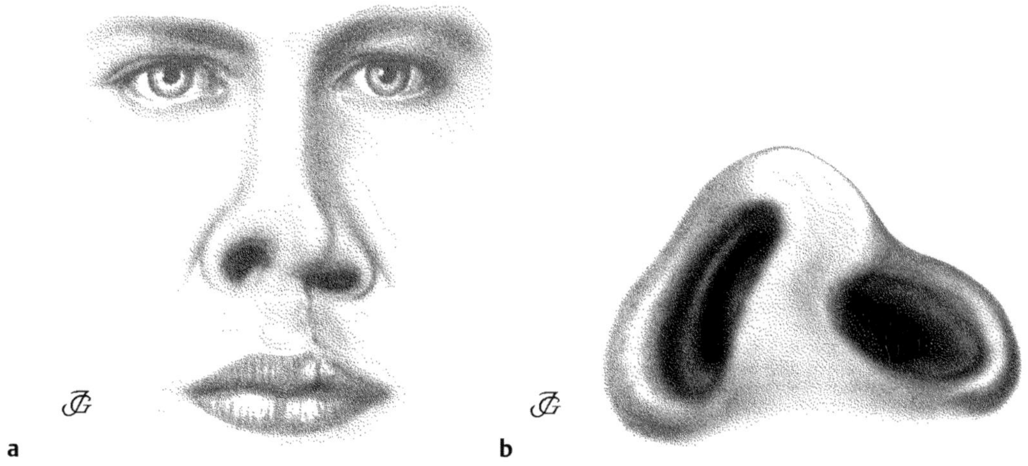

图 1.3　与唇裂相关的鼻畸形:鼻翼基底部和外侧脚的侧移和下移(鼻尖在裂口侧扁平并向下旋转),短鼻小柱(裂侧鼻孔变为水平方向),鼻中隔向裂口侧倾斜(鼻翼向非裂口侧倾斜)。(Used with permission from Huizing EH, de Groot JAM. Functional Reconstructive Nasal Surgery. New York, NY:Thieme;2003.)

316. 简述唇裂和腭裂的手术修复时间。	6~12 周：修复唇裂。 10~13 个月：修复腭裂，考虑鼓膜置管。 2~5 年：处理腭咽闭合不全，考虑修复唇和鼻。 6~11 年：正畸评估和治疗，牙槽骨移植。 12~21 年：口腔正畸、修复牙齿、正颌外科手术（如需要）、鼻整形术（如需要，通常放在最后进行）。
317. 唇裂手术应符合什么手术标准？	"10 原则"：至少 10 周龄，至少 10 磅（约 4.5 kg）重，血红蛋白至少达到 10 g/dL。现在的麻醉技术下，这些规则并不是固定不变的。
318. 什么是唇粘连术？	唇粘连术是在患儿 2~4 周时将完全唇裂变成一个不完全性唇裂，减少以后唇裂修复时的张力，利于修复。
319. 进行唇粘连手术的标准是什么？	• 宽的单侧完全性唇腭裂。 • 双侧对称性宽的完全性唇裂伴颌骨突出。 • 从对称到不对称性双侧唇裂。
320. 修补唇裂的三大技术是什么？	• 直线修复（Rose-Thompson 修复）。 • 三角瓣修复（Tennison-Randall 修复，Skoog 修复）。 • 旋转 / 推进修复（Millard 技术，最常用；Mohler 技术）。
321. 哪种唇裂修复技术需要唇裂的内侧部分向下向外旋转，同时唇裂的外侧部分向内侧推进进入缺损区，将瘢痕自然地留在人中位置（图 1.4）？	Millard 旋转 / 推进修复技术。

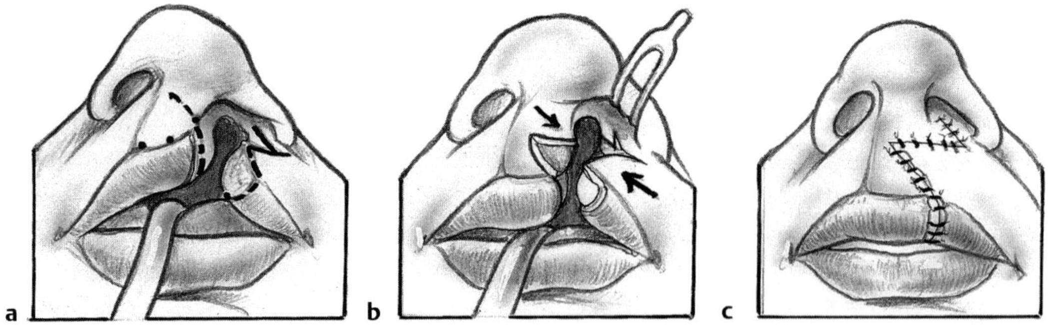

图 1.4 单侧唇裂修复的 Millard 旋转 / 推进手术。（Used with permission from Goldenberg D，Goldstein BJ，eds. Handbook of Otolaryngology-Head and Neck Surgery. New York，NY：Thieme；2011.）

322. 四种常用的腭裂封闭技术是什么?	• Wardill-Kilner 技术(V-Y 推退)。 • von Langenbeck 技术(双黏骨膜皮瓣)。 • Bardach 两瓣腭修复术。 • Furlow 技术(反向双 Z 成形术)。
323. 腭裂修复术最常见的并发症是什么?	腭咽关闭不全。
324. 黏膜下腭裂的特征有哪些?	• 腭垂裂。 • Zona 带(蓝色的中线区表示肌肉缺乏,腭帆提肌异常插入)。 • 因鼻后棘缺失导致硬腭后部凹陷。
325. 什么疾病常见于腭心面综合征,存在典型的腭帆提肌、腭帆张肌及腭垂肌在中线的阙如三联征?	隐匿性黏膜下腭裂。
326. 腭咽闭合有哪四种形式(图 1.5)?	• 冠状(最常见)。 • 圆状。 • 圆状合并咽后嵴。 • 矢状。

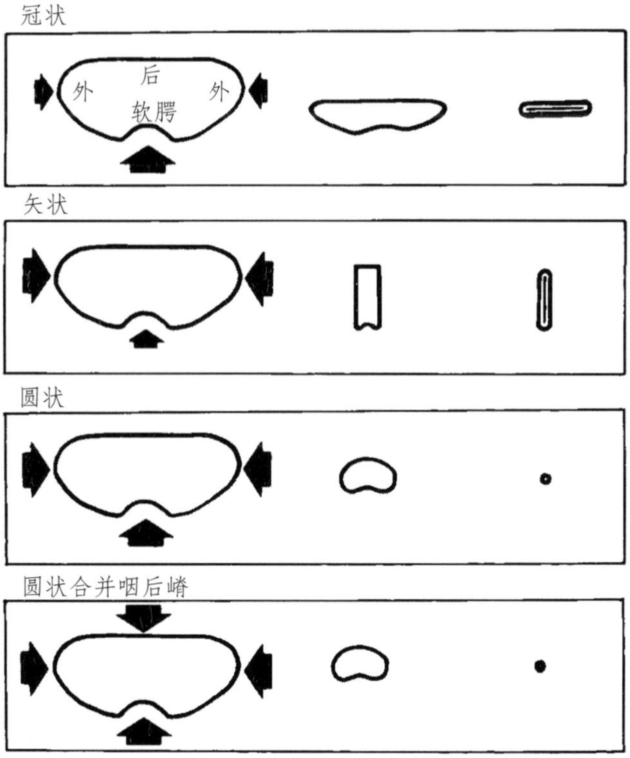

图 1.5 腭咽闭合的四种形式。(Used with permission from Papel ID, Frodel J, Holt GR, et al, eds. Facial Plastic and Reconstructive Surgery 3rd Edition. New York, NY: Thieme; 2009.)

327. 腭咽闭合不全的手术方式有哪些?	• 鼻咽腔充填术。 • 咽括约肌成形术。 • 咽后壁瓣。 • 腭裂修复术。
328. 什么疾病来源于牙板的残余,位于新生儿的牙槽嵴,偶尔变大,临床上可以看到牙槽嵴上散在明显的白色隆起,一般无症状,不产生任何不适,通常出生后 2 周至 5 个月内消失?	新生儿牙龈囊肿(又名牙板囊肿)。
329. Epstein 珍珠和 Bohn 小结的区别?	• Epstein 珍珠:囊性、充满角质的位于腭中缝的孤立结节,可能来自融合线中的上皮残余物。 • Bohn 小结:角质状囊肿散落在腭部,数目众多,沿软硬腭交界处分布,可能来自腭部的唾液腺结构。

扁桃体和腺样体

330. 急性扁桃体炎的病因是什么?	继发于病毒的细菌感染,通常由 A 组溶血性链球菌(最常见)、卡他莫拉菌和流感嗜血杆菌引起。
331. 培养确诊为不伴有过敏的急性链球菌咽扁桃体炎如何治疗?	青霉素:考虑 β - 内酰胺酶抑制剂。对于青霉素过敏者考虑克林霉素。
332. 复发性/慢性扁桃体炎的诊断标准是什么?	在过去的 12 个月内扁桃体炎发作 7 次或以上,或过去的 2 年内每年发作 5 次或以上,或过去的 3 年内每年发作 3 次以上。
333. 简述慢性扁桃体炎相关的微生物学。	多种细菌感染,治疗方案包括长期的 β - 内酰胺酶抑制剂抗生素或扁桃体切除术。
334. 什么是扁桃体结石?	扁桃体结石是扁桃体窝和腺样体组织中的残留物和细菌生长形成的干酪样物质,有时发现患者并没有明显的慢性扁桃体炎的病史,保守治疗方法包括水冲洗、手法挤压、漱口或硝酸银隐窝烧灼。
335. 一位 5 岁的患儿具有鼻塞、口臭、复发性浆液性中耳炎和夜间打鼾 3 周,最可能的诊断是什么?	腺样体炎,伴相关的经口呼吸腺样体面容(脸长、腭弓高、牙齿发育不全)和鼻塞性鼻音。
336. 在儿童外周性扁桃体肥大相关的睡眠呼吸紊乱中,扁桃体术后什么合并症可以得到改善?	生长迟缓、学习成绩差、遗尿和行为问题。
337. 研究结果表明,多导睡眠图的什么指标表明睡眠呼吸障碍与儿童阻塞性睡眠呼吸暂停有关,应该进行扁桃体切除术?	• 异常:脉搏血氧饱和度 <92% 或呼吸暂停低通气指数(AHI)> 1(2 个或更多连续的呼吸中每小时出现 1 次以上)。 • AHI>5 考虑扁桃体切除术(存在争议),手术后须住院观察。

338. 扁桃体肥大如何分级?	0:不可见,扁桃体达不到扁桃体的腭舌弓。 1 +: 小于横向口咽空间 25%(测量扁桃体腭舌弓之间)。 2 +:25%~49% 横向口咽空间。 3 +:50%~74% 横向口咽空间。 4 +:75% 或更多的横向口咽空间。
339. 腺样体肥大如何分级?	0:不可见。 1 +:<25% 的后鼻孔。 2 +:25%~49% 的后鼻孔。 3 +:50%~74% 的后鼻孔。 4 +:75% 的后鼻孔。
340. 扁桃体的周围边界是什么?	• 内侧:腭扁桃体。 • 前方:腭舌弓。 • 后方:腭咽弓。 • 外侧:咽上缩肌(咽上缩肌的外侧是咽旁间隙)。 • 上方:腭舌弓、腭咽弓与软腭的汇合处。
341. 急诊科的一位患者流涎、讲话含糊不清、发热、白细胞增高、吞咽疼痛、单侧耳痛,并具有扁桃体炎反复发作史,检查见腭垂偏向一侧、扁桃体不对称,最佳处理方案是什么?	治疗包括:如果扁桃体周围脓肿形成须切开引流,随后应用抗生素、止痛药和酌情使用类固醇。对于扁桃体炎反复发作和经历过局麻下扁桃体周围脓肿切开引流者,可以考虑行扁桃体切除术。
342. 在扁桃体手术中,若扁桃体床下极受损,哪个神经容易受损?	舌咽神经位于扁桃体床的咽上缩肌外侧,损伤或术后水肿可能导致舌后 1/3 的味觉改变和舌咽神经的分支鼓索神经的刺激而引起耳痛。
343. 腺样体和扁桃体手术后免疫风险如何?	尽管扁桃体和腺样体经过 T 细胞和 B 细胞的活动提供免疫球蛋白,但是扁桃体和腺样体手术后并没有出现临床相关的免疫异常。
344. 扁桃体切除的绝对适应证有哪些(图 1.6)?	• 扁桃体肿大导致上气道阻塞、重度吞咽困难、睡眠呼吸障碍和肺心病。 • 单侧扁桃体肥大,或考虑为恶性肿瘤。 • 扁桃体炎导致高热惊厥。 • 持续或反复扁桃体出血。

绝对适应证 扁桃体肿大导致上气道阻塞、重度吞咽困难、睡眠呼吸障碍和肺心病 单侧扁桃体肥大，或考虑恶性肿瘤 扁桃体炎导致高热惊厥 持续性或反复扁桃体出血 **相对适应证** 充分治疗情况下，每年仍有 3 次或以上的感染 持续性口臭治疗无效 治疗无效的反复或慢性感染的链球菌携带者

图 1.6 扁桃体切除术的适应证。

345. 扁桃体切除的相对适应证有哪些？	• 充分治疗情况下，每年仍有 3 次或以上的感染。 • 持续性口臭治疗无效。 • 治疗无效的反复或慢性感染的链球菌携带者。 注：由于腺样体组织具有与扁桃体相似的细菌学和较小的发病率，需要行腺样体切除术，如果需要切除扁桃体，大多数外科医师主张同时进行腺样体切除术，因为扁桃体切除后腺样体不切除会出现炎症，但这一点仍存在争论。
346. 简述腺样体和扁桃体切除术的相对禁忌证。	• 潜在的腭咽闭合不全、腭裂、黏膜下腭裂、腭部神经肌肉麻痹（腺样体扁桃体切除的相对禁忌证严于单纯的腺样体部分切除术）。 • 血液学：凝血功能障碍、血友病、白血病（相对的，需要血液科的支持）。 • 感染：急性咽炎（相对的）。
347. 常规扁桃体手术围术期的推荐治疗是什么？	术中静脉注射单剂量的地塞米松，不应给予常规的围术期抗生素。
348. 如果患者因为扁桃体肥大和睡眠呼吸障碍而行扁桃体和腺样体手术，术后出现急性呼吸窘迫，考虑可能是什么问题？	肺水肿。
349. 扁桃体术后迟发性出血最常发生在何时？	术后 7~10 天焦痂脱落时。
350. 腺样体切除的绝对适应证有哪些？	• 肥大导致阻塞性睡眠呼吸暂停、阻塞性白天呼吸和慢性张口呼吸。 • 复发性或持续性急性中耳炎，患者年龄达到 4 岁。 • 复发性和（或）慢性鼻窦炎。

351. 腺样体切除的相对适应证有哪些?	• 复发性急性腺样体炎(1 年内感染 5~7 次，2 年内每年感染 5 次，3 年内每年感染 3 次,或 1 年内不能上学和工作的时间大于 2 周)。 • 慢性腺样体炎,颈部淋巴结长大。 • 吞咽困难,没有其他原因。 • 复发性咽鼓管功能障碍需要鼓膜置管或复发性鼻窦炎。

气管和食管

352. 儿童最常见的喉部良性肿瘤是什么?	复发性呼吸道乳头状瘤(RRP)。
353. 复发性呼吸道乳头状瘤(RRP)最常发病的是哪两个年龄组?	• <5 岁 = 幼年型复发性呼吸道乳头状瘤(JORRP)。 • >40 岁 = 成人型复发性呼吸道乳头状瘤(AORRP)。
354. 幼年型复发性呼吸道乳头状瘤(JORRP)发展的三个最常见危险因素是什么?	临床三联征: • 头胎(较长的分娩时间)。 • 母亲 <20 岁(更倾向于经济地位低下和最近感染者)。 • 母亲患有生殖器尖锐湿疣且顺产。
355. 幼年型复发性呼吸道乳头状瘤(JORRP)最常由哪种类型的人乳头状瘤病毒感染? 最常见的感染部位是哪些?	人乳头状瘤病毒 6 或 11 型。喉部最易感染。
356. 幼年型复发性呼吸道乳头状瘤(JORRP)最常见的感染途径是什么?	经阴道分娩时垂直传播或不常见的经胎盘感染,对于年龄较大的孩子,通过意外接种或性虐待感染。
357. 幼年型复发性呼吸道乳头状瘤(JORRP)的发病年龄与疾病严重程度关系如何?	3 岁以下的儿童需要更频繁的手术(每年 4 次),病变涉及更多的解剖部位，19% 的患儿需要更积极的治疗,一生需要 40 次以上的手术。
358. 幼年型复发性呼吸道乳头状瘤(JORRP)的相关症状有哪些?	声嘶、发音困难、咳嗽、吞咽困难、吸气性喘鸣和潜在气道阻塞引起的呼吸困难。
359. 幼年型复发性呼吸道乳头状瘤(JORRP)治疗的关键是手术切除,推荐使用哪种技术?	激光切除或消融和微创切除术。
360. 幼年型复发性呼吸道乳头状瘤(JORRP)治疗最常用哪些抗病毒手段?	病变切除后在病变的基底部注射西多福韦,此外,也可以考虑 α- 干扰素,吲哚 -3- 甲醇、HspE7 和流行性腮腺炎疫苗。
361. 为什么只对于严重的且将来可能存在呼吸困难的幼年型复发性呼吸道乳头状瘤(JORRP)行气管切开术?	因为气管切开术有向远端气管和支气管传播疾病的风险。

362. 复发性呼吸道乳头状瘤（RRP）手术时为何需要取活检？	为了证明是良性疾病，证明是人乳头状瘤病毒（HPV）感染，利用聚合酶链式反应（PCR）确定HPV血清型（预后），排除癌变。
363. 幼年型复发性呼吸道乳头状瘤（JORRP）的恶变率是多少？	< 1%，但住院时间延长、疾病的范围扩大和远端扩散。HPV 11型的风险高于HPV 6型。
364. Gardasil疫苗可对哪种人乳头状瘤病毒（HPV）亚型产生免疫力？	HPV 6，11，16和18型。
365. 什么疾病是引起夜间呼吸性喘鸣、犬吠样咳嗽、声嘶、上呼吸道阻塞，最后导致呼吸衰竭的最常见原因？	喉气管支气管炎（假膜性喉炎）。
366. 喉气管支气管炎（假膜性喉炎）的最常见原因是什么？	副流感病毒（高达75%）。最常见的亚型是副流感病毒1型。
367. 喉气管支气管炎（假膜性喉炎）是由于喉黏膜受病毒侵犯引起黏膜炎性水肿而致，气道的哪个部位影响最大且最狭窄？	声门下。
368. Westley喉气管支气管炎（假膜性喉炎）分级是如何区分轻、中、重度喉气管支气管炎（假膜性喉炎）的？	Westley喉气管支气管炎（假膜性喉炎）分级： • 意识状态：正常（包括睡眠）= 0，意识不清 = 5。 • 发绀：没有 = 0，烦躁 = 4，嗜睡 = 5。 • 喘鸣：没有 = 0，烦躁 = 1，嗜睡 = 2。 • 空气进入量：正常 = 0，下降 = 1，显著下降 = 2。 • 肋间隙收缩：没有 =0，轻度 = 1，中度 = 2，重度 = 3。 严重程度： • 轻度：≤ 2（例如犬吠样咳嗽、声音嘶哑，休息时无喘鸣）。 • 中度：3~7（例如休息时存在喘鸣，中度的肋间隙收缩，很少有烦躁）。 • 重度：≥ 8（例如，安静状态存在明显的喘鸣，重度的肋间隙收缩，有焦虑、烦躁或嗜睡的症状）。
369. 尽管临床病史和体格检查一般有充分的证据可以诊断喉气管支气管炎（假膜性喉炎），但是不能确诊时需要进行何种影像学检查？特征性的表现是什么？	前后位胸片，“塔尖征”或声门下狭窄。
370. 尽管喉气管支气管炎的症状在48小时内得到控制，患儿仍可以发展到呼吸衰竭，处理一般依靠药物干预，插管或气管切开术少见，什么治疗措施对改善轻、中、重度喉气管支气管炎有效？	• 所有呼吸困难的患儿可能受益于补充氧气。 • 轻度：单剂量口服地塞米松。 • 中度：地塞米松，雾化吸入肾上腺素和（或）雾化吸入布地奈德混悬液。 • 重度：地塞米松，雾化吸入肾上腺素。

371. 如果患儿仅有夜间喘鸣，但头颈部检查未发现感染的证据，最可能的疾病是什么？	急性痉挛性喉炎（假性喉气管支气管炎）。
372. 什么疾病与蜂窝织炎、水肿和炎症相关，且受声带的交界上皮限制仅局限于会厌、杓会厌皱襞和杓状软骨组织的表面？	急性会厌炎。
373. 会厌炎的病因是什么？	• 最常见的原因是 b 型流感嗜血杆菌（Hib）。 • 其他常见的原因包括肺炎链球菌、金黄色葡萄球菌和溶血性链球菌。 • 非感染性原因包括热损伤或化学损伤、外伤、血管性水肿、噬血细胞综合征和某些急性白血病。
374. 会厌炎和喉气管支气管炎都存在发热、咳嗽、呼吸困难或呼吸有杂音，什么症状更可能只出现在会厌炎中，从而有利于二者的鉴别？	流涎是会厌炎的可靠体征（会厌炎患病 3 天存在流涎、痛苦和吞咽困难的症状）。其他不太可靠的体征包括不爱活动或保持吸鼻动作、不爱进食、吞咽困难、吞咽疼痛、高热和呕吐。
375. 判断题：如果不治疗，儿童会厌炎出现气道阻塞和死亡的风险高于喉气管支气管炎。	对。
376. 儿童会厌炎如何诊断？	• 轻度（其他诊断更有可能）：用压舌板或柔性内镜检查会厌，应使患儿保持安静状态，可以保持气道的通畅。前后位 / 侧位片：会厌或声门上水肿具有特征性的改变。 • 中重度：不要尝试检查他的气道或打扰患儿，输液、抽血和肛测体温等可以进行，面罩通气对所有急性会厌炎都是可行的，有经验的医师应该评估气道，应在保证气道安全的情况下进行血液检查和气道细菌培养。
377. 对确诊为急性会厌炎的患儿，一旦经评估呼吸道是安全的或可以观察（在 ICU 内），需要进行何种治疗？	经验性抗生素［第三代头孢菌素和对甲氧西林金黄色葡萄球菌（MRSA）敏感的抗生素］，可能需要应用皮质类固醇（虽然有争议）。
378. 急性会厌炎的拔管标准是什么？	除了临床症状改善外，间断性检查声门上结构的炎症、水肿和充血的消退（一般 2~3 天）和（或）出现漏气。
379. 什么因素可能导致患者出现膜性喉气管支气管炎（细菌性气管炎）？	先前的创伤、病毒感染或局部免疫功能的改变，增加了细菌重度感染的风险。

380. 喉部和气管支气管的重度细菌感染可以导致弥漫性的炎症反应，伴随纤维素样伪膜、黏液样浓痰、上皮脱落进入气道，为什么对于儿童患者来说是最致命的？	儿童气道的最小直径在环状软骨，该部位任何的水肿或狭窄均会显著影响呼吸，根据 Poiseuille（泊肃叶）定律，气道阻力与气道直径的四次方成反比，婴幼儿的气道直径为 4mm，如果有 1mm 的水肿，直径减少了 50%，横截面面积减少 75%，阻力便增加 16 倍。相反，成人的气道水肿 1mm，引起气道直径减少 25%，面积减少 44%，气道阻力增加 3 倍。所以 90% 以上的儿童细菌性气管炎需要插管。
381. 儿童细菌性气管炎具有发热、呼吸困难、用力吸气、无痛性咳嗽、呼吸性喘鸣等特点，这些儿童死亡的主要原因是什么？	纤维性微膜脱落和黏液性浓痰造成气道阻塞，历史上死亡率非常高，由于早期的诊断、侵袭性肺部灌洗、及时应用抗生素及必要时气管插管时进行气道保护等，死亡率已逐渐下降。
382. 急性细菌性气管炎发作时气管分泌物细菌培养最常见的细菌是什么（当血培养为阴性时气管分泌物微生物培养非常重要）？	金黄色葡萄球菌。
383. 判断题：儿童细菌性气管炎建立静脉通道是不必要的。	错。尽早应用广谱抗生素治疗非常有必要。然而，静脉输液不应在儿童存在呼吸困难时应用，可能会导致急性的呼吸气道阻塞，一旦呼吸平稳或气道安全，应该立即建立静脉通道。
384. 一位 10 岁的女孩出现声嘶、咳嗽、吞咽疼痛、全身不适、低热，检查发现双侧淋巴结肿大、咽喉部假膜性斑块。她是一位新移民，没有疫苗接种史，引起该病的最可能原因是什么？	白喉棒状杆菌（革兰阳性细菌），诊断 = 培养与阳性毒素检测。
385. 白喉如何导致心肌炎、肾炎及中枢神经系统（CNS）的并发症？	全身毒素吸收。
386. 如何预防和治疗白喉？	• 疫苗接种：免疫个体可以是无症状携带者。 • 仔细的气道管理（非常谨慎的气管插管、考虑早期气管切开），白喉抗毒素、红霉素、青霉素、心电图和心脏酶，连续的神经检查，对症护理，密切接触者的预防性治疗。
387. 妊娠第 10 周时如果喉腔的暂时性上皮消除失败会导致什么后果？	先天性喉蹼，大部分表现在前连合。
388. 先天性喉蹼相关最常见的染色体异常是什么？	染色体 22q11.2 缺失。
389. 与喉蹼相关的先天性综合征是什么？	22q11.2 缺失综合征（如腭心面综合征、DiGeorge 综合征和先天性异常面容综合征）。

390. 声门型喉蹼的 Cohen 分类可以帮助描述这些罕见的病变，简述这个分类系统。	声门型喉蹼的 Cohen 分类： • Ⅰ型：前端喉蹼薄，< 35% 的声门受累，轻度声嘶。 • Ⅱ型：喉蹼薄到中等厚度，35%~50% 的声门受累，可以微弱地哭泣，轻度呼吸困难。 • Ⅲ型：喉蹼厚，可能蔓延到声门下软骨，50%~75% 声门受累，发音弱，重度呼吸困难。 • Ⅳ型：喉蹼厚，75%~90% 的声门受累，病变向声门下软骨延伸，无法哭泣，重度呼吸困难（需要气管切开）。
391. 在进行直接喉镜检查一位发绀、呼吸暂停和喘鸣的新生儿时，纤维喉镜检查提示双侧声带麻痹，前端没有明显的喉蹼，在杓状软骨间隙触诊，注意到一个厚的粘连带固定杓状软骨，防止过度外展，你的诊断应是什么？	后端喉蹼。
392. 面对一位经影像学诊断为几乎喉闭锁的先天性气道高阻塞综合征的母体胎儿高风险的患者，采取什么办法可以提高生存率和长期存活的可能？	子宫外产时处理（EXIT）和气管切开。在早期检测的情况下，作为一种辅助手段，患儿可以接受胎儿支气管镜下的导线性的气管成形术。
393. 喉蹼应如何处理？	• 轻度喉蹼：可以尝试内镜下分离，但往往不能成功。 • 后端喉蹼：气管切开，延迟拔管，环状软骨后端切开移植喉气管重建术。 • 前端喉蹼：喉气管重建术或喉裂开放置硅胶，伴或不伴气管造口术。
394. 婴儿声门下狭窄的标准是什么？	声门下或环状软骨直径 <3.5mm。
395. 一例患儿喉气管支管炎发作时间较长，以前没有气道操作史（外科或气管插管），没有外伤史，颈部平片显示声门下狭窄，最可能的疾病是什么？	先天性声门下狭窄。
396. 先天性声门下狭窄的可能原因是什么？	椭圆形的环状软骨、喉裂、环状软骨扁平（可能是受第一气管环的影响）、一个大的前方的薄板和广泛的黏膜增厚。
397. 声门下狭窄如何分级？	Cotton-Myer 分级系统： • Ⅰ级：< 50% 管径阻塞。 • Ⅱ级：51%~70% 管径阻塞。 • Ⅲ级：>70% 管径阻塞，但可检测到管腔。 • Ⅳ级：没有管腔。
398. 为什么先天性声门下狭窄的处理不同于获得性声门下狭窄？	大多数先天性狭窄是软骨性狭窄，因此对软组织的激光消融治疗无效。

399. 先天性声门下狭窄如何处理?	• Ⅰ级:一般保守治疗。 • Ⅱ级和Ⅲ级:气管切开或其他手术 *。 • Ⅳ级:气管造口术或其他手术 **。 * 软性狭窄的扩张、前和(或)后移植的喉气管重建术、环状软骨前端劈开(现在很少应用)、环状软骨气管切除术。 ** 环状软骨气管切除术。
400. 如何避免喉气管重建术发生致命性皮下气肿?	保留一个小口允许气体排出。
401. 在制作前肋软骨移植物时,雕塑的软骨最常见的形状是什么? 软骨膜的作用是什么?	如果气管切开口不封闭(即无气管插管或二期手术),可采用改良的"船"形重建气管。如果一期封闭气管切开口,可采用泪滴状形态重建。软骨膜原封不动地朝向管腔。
402. 对于声门下狭窄和后端狭窄(Ⅱ级和Ⅲ级)患者,应选择什么手术方式扩大患者的气道?	通过喉部切开或环状软骨前端裂开完成环状软骨后端裂开放置肋软骨,术后需要气管内置管,需要一定的时间方能上皮化。
403. 进行喉裂开术式前端是否分离?	不分离。
404. 进行环状软骨后端劈开时环状软骨后板应该分开多少?	100%,可以从杓状软骨间隙到气管后壁。
405. 进行一期喉气管重建术(LTR)时气管插管应该放在原位吗?	不,这是一期和二期手术的关键区别,根据手术干预的程度,患者一般在手术结束时经鼻气管插管,保持 2~7 天。
406. 判断题:一期喉气管重建术仅适用于气管狭窄需要前方移植的患者。	错。一期喉气管狭窄重建包括前方、后方或前后方移植。
407. 颈部水平开放性手术切口和气管切开口的关系是怎样的?	切口应该包含气管切口的上缘。
408. 对于严重的Ⅲ级和Ⅳ级声门下狭窄,什么手术方式可以取代喉气管重建术?	对于Ⅳ级声门下狭窄,环状软骨气管切除术(环状软骨切除术、甲状软骨气管吻合术)是唯一的手术方式。对于重度的Ⅲ级声门下狭窄,可以采用前后移植的喉气管重建术和环状软骨气管切除术。
409. 对于长的气管狭窄或完全的环状狭窄,可以采用什么手术方式?	气管成形术。

410. 儿童气管切开术的基本步骤是什么?	• 手术应该在气管插管(ETT)或通气支气管镜插管下进行。 • 在环状软骨和胸骨上切迹中间行横切口,切除脂肪。 • 直接分离到气管,由于儿童肺尖突到颈部气管很难触诊,但肺尖之间存在空间且可以收缩。 • 切开气管 2~3 环,在切开口左右气管环分别缝线(如 4-0 缝线)。 • 可能需要稳妥的气管造口(缝合气管周边的气管造口术),但如果气管切开充分,不必进行气管造口,伤口不宜过深。 • 垂直切开气管 2~3 环,紧急情况下切开 2~4 环,不需要切除 Bjork 瓣和气管,小心不要伤及环状软骨。 • 撤出气管插管或通气气管镜,插入气管套管。 • 术后应该用纤维喉镜检查套管。 • 固定好气管套管。
411. 为什么儿童气管切开术中要留置缝线?	留置缝线有利于脱管等紧急情况发生时重新插入气管套管。
412. 儿童开放性喉外科手术的首要目标是什么?	拔管。
413. 什么手术需要切开气管第一和第二气管环,正中切开环状和甲状软骨下端扩大声门下直径?	环状软骨前端裂开术,目前很少进行没有移植的环状软骨前端裂开术。
414. 儿童气管切开术最常见的并发症是什么?	早期:肺气肿、出血、意外脱管、管阻塞、皮下气肿和死亡。 中期或晚期:感染、意外脱管、声门下狭窄、肉芽增生、切口上方狭窄或塌陷、拔管困难和死亡。
415. 新生儿和婴儿喉部和气管上段最常见的良性病变是什么?	血管瘤。
416. 婴儿声门下血管瘤的自然发展过程是什么?	6 个月前快速生长,之后 1 年相对稳定, 3 岁时缓慢消退。
417. 声门下血管瘤的相关综合征有哪些?	PHACE(后颅窝畸形和其他脑畸形,颈面部血管瘤,脑血管的动脉畸形,心脏缺陷畸形,眼部畸形)。
418. 声门下血管瘤如何治疗?	药物治疗:普萘洛尔是一线治疗,普萘洛尔治疗失败者可使用皮质类固醇。 外科手术:切除病变的气管成形术,外径路的手术方式(即黏膜下切除喉气管重建术),可以考虑激光烧灼。

419. 什么疾病由于动态性声门上症状脱垂进入气道引起发音低、吸气性喉喘鸣和气道阻塞?	喉软骨软化症。
420. 先天性喉喘鸣的常见原因是什么?	喉软骨软化症(35%~75%)。
421. 如果不干预,喉软骨软化症的症状多大可以消失?	18~20个月(18个月时通常75%的患者没有喉喘鸣症状)。
422. 严重喉软骨软化症的后果是什么?	喂养困难、发育不良、呼吸暂停、发绀、肺源性心脏病和心力衰竭。
423. 婴幼儿喉软骨软化症通常具有神经、遗传和心脏方面的疾病,通常可以引起气道病变的伴发疾病是什么?	胃食管反流病,即GERD。
424. 除了喉镜,为什么专家推荐喉软骨软化症的患者行全面的气管支气管检查评估?	高达17.5%的喉软骨软化症伴发其他部位的病变。
425. 喉软骨软化症的外科治疗标准是什么?	声门上区成形术(杓会厌皱襞处分离,切除部分脱出下垂的杓状软骨并压实,声门会厌成形术):冷显微器械,CO_2激光和显微电动吸切器均有报道。
426. 声门上区成形术的手术适应证是什么?	喉软骨软化症影响发育和(或)出现呼吸困难(呼吸暂停、发绀、缺氧)。
427. 声门上区成形术的相关并发症有哪些?	暂时性吞咽困难和误吸(10%~15%),失败或部分改善(8.8%,儿童伴有额外的先天性异常者多见)和声门上区狭窄(4%)。
428. 什么疾病是由于气管的膜性部分的纵向弹性纤维减弱或软骨的连接部损伤导致气道柔软可折叠而引起的,并随着胸膜腔内压的增加而加重?	气管软化。
429. 什么是原发性气管软化症?	气管软化是最常见的气管先天性发育畸形,常见于早产儿,是气管软骨发育不成熟造成的。它包括真正的软骨不成熟或疾病导致的软骨基质畸形,比如多发性软骨膜炎、软骨软化或其他影响软骨的先天性畸形。也可以由于解剖异常导致软骨支架不足,如气管食管瘘。
430. 什么是继发性气管软化症?	继发性(获得性)气管软化症是由于正常的软骨支架退行性变所致,比原发性气管软化更常见。它是由于长时间插管、气管切开、复发性气管支气管炎、外部压迫气管(心血管畸形、骨骼畸形和占位性病变)等引起。

431. 正常气管和儿童气管软化症气管的软骨与肌肉的比例是多少？	正常气管软骨与肌肉的比例是 4.5 : 1。 气管软化症气管软骨的量减少，因此软骨与肌肉的比例也减少，一些专家推荐气管软化症的诊断标准，即软骨与肌肉的比例为 2 : 1。
432. 基于组织学、内镜检查和临床症状，气管软化症如何分类？	根据主要气道塌陷程度（MAC）的分类系统（Mair 和 Parsons，1992，分类号：1562133）： • 1 型：先天性或固有性气道塌陷，无气道压迫。患者可能为早产儿，存在食管闭锁或气管食管瘘、黏多糖症和 Larsen 综合征。 • 2 型：外源性气管压迫导致气道塌陷，患者可能有心血管畸形、骨骼异常或占位性病变，可能是原发性或继发性的。 • 3 型：继发性（获得性）气管软化症，是由于长期插管、气管切开和重度 / 复发性气管支气管炎引起。
433. 气管软化症如何处理？	虽然大多数婴儿的气管软化症的症状在 18~24 个月时随年龄的增长而消失，但对于保守治疗失败或出现危及生命的症状如反射性呼吸暂停时，需要外科手段干预（外界压力的消除、气管成形术、主动脉固定、放置支架或气管移植）。
434. 哪种正常反射机制在气管软化症患者中被放大，当气管受气管内分泌物或食管内的食团或行食管镜或纤维支气管镜检查压力等刺激时会导致死亡、濒死样阵发性窒息或心肺反射？	反射性呼吸暂停。
435. 下列胚胎鳃弓分别构成了哪些成人的血管结构？ • 第一鳃弓。 • 第二鳃弓。 • 第三鳃弓。 • 第四鳃弓。 • 第五鳃弓。 • 第六鳃弓。 • 节间动脉。	• 无：瘘管。 • 无：瘘管。 • 颈动脉系统。 • 主动脉弓。 • 闭锁或没有完全发育。 • 肺动脉的腹侧部分；当左侧弓背变成动脉导管时，右侧的弓背消失。 • 锁骨下动脉。
436. 任何引起气管和（或）食管压迫的血管异常都可视为一种血管环绕，如何鉴别完全性和不完全性血管环绕？	• 完全性：鳃弓的动脉衍生结构环绕气管和食管。 • 不完全性：鳃弓的动脉衍生结构伴有或不伴有韧带和纤维带环绕气管和食管。

437. 血管环绕最常见的首发症状是什么?	症状取决于压迫的程度,混合性或吸气性喘鸣、复发性上呼吸道感染、咳嗽和吞咽困难。严重的症状包括濒死样阵发性窒息或急性呼吸暂停和缺氧,往往需要心肺复苏,可能与气管分泌物、食管里的食团、食管镜或气管支气管镜检查时的压力有关,或者可能完全没有症状。
438. 以下脉管性疾病行食管钡透和支气管镜检查时的常见表现是什么? • 双主动脉弓。 • 右主动脉弓异常。 • 异常无名动脉。 • 肺动脉吊带。 • 异常右锁骨下动脉。	钡透: • 后方和双侧压迫。 • 右后外侧压迫。 • 无表现。 • 前方压迫。 • 后方压迫。 支气管镜检查: • 前方和双侧压迫。 • 右侧前外方压迫。 • 前方压迫(从左至右,从下至上)。 • 后方压迫。 • 无表现。 其他影像学研究:胸部 CT(或 MRI、MRA)可以帮助最终诊断和手术方案的确定。
439. 血管环绕最常见的两种类型?	• 双主动脉弓(升主动脉弓包绕气管食管,形成一个完整的环,最常见)。 • 右主动脉弓的左侧动脉韧带和食管后方的左锁骨下动脉(不完全环绕)。
440. 什么血管畸形导致严重的早期气管压迫,通常位于气管压迫食管的部位,出现在左肺动脉并起始于右肺动脉处,常与气管环和远端支气管发育不全有关?	肺动脉吊带畸形。
441. 如果无名动脉从主动脉上升到气管的左侧,可能会产生气管的压迫症状,支气管镜可以看到三角形的气管压痕,右侧可以看到反射性搏动,可能是什么血管畸形?	异常无名动脉。
442. 患者吞咽固体食物困难,钡剂食管透视可见从左向右自下而上的压迫,可能的诊断是什么?	异常右锁骨下动脉。
443. 异常右锁骨下动脉压迫引起的吞咽困难通常用什么专业术语描述?	食管受压性咽下困难。

444. 判断题：外科干预的固定术、再植或结扎依赖于临床情况，所有有症状的血管环或血管异常都应该推荐外科干预。	对，拖延会增加猝死以及气管和支气管后遗症的风险，治疗的结果是好的，除非合并心脏病等并发症。
445. 对于食管受压性咽下困难的患者，如果没有呼吸道症状的话，保守的治疗方式是什么？	调整饮食。
446. 一位患儿有重度智力发育迟滞、眼距过远、肌张力低下、小头畸形、眼角下斜、斜视、小下颌、生长发育落后且伴猫叫样哭声，可能是什么先天畸形？	猫叫综合征（5p 部分单体综合征）。
447. 猫叫综合征的喉部表现是怎样的？	可以从喉部正常（提示为中枢性原因）到典型的喉部表现，喉腔狭窄，吸气时呈菱形，后连合漏气，会厌软弱松弛。
448. 环状软骨板融合不全和气管食管隔膜发育不全可能会造成什么病理现象？	喉裂和气管食管裂。
449. 什么症状提示存在喉裂和气管食管裂？	症状可能包括喂养困难、生长缓慢、慢性咳嗽、喘鸣、反复肺炎、呼吸道阻塞、喘息、喘鸣、呼吸作响和声音嘶哑。重大缺陷可引起严重的吸气和呼气困难。
450. 喉裂诊断的金标准是什么？	自然呼吸伴全身麻醉下行显微喉镜和支气管镜检查，包括杓状软骨间隙的触诊和杓间切迹的评估，通常约 3mm，更深的杓间切迹可能表明喉不正常。
451. 什么解剖异常经常与喉裂和气管食管裂伴发，若没有得到正确的解决可能会对手术修复产生负面影响？	气管食管瘘。
452. 在评估一个Ⅱ型喉裂患者时，像做支气管镜检查、支气管肺泡灌洗一样做食管镜检查和活检，并进行充满脂质的巨噬细胞计数分析，目的是寻找什么？	胃食管反流与吸入。

453. 描述喉裂和气管食管裂的 Benjamin-Inglis 分类(图 1.7)。

Benjamin-Inglis 的分类：

隐裂:通过触诊和测量杓状软骨后方的高度来确诊。

- 1 型:限于声门上杓间区。
- 2 型:环状软骨板部分裂开。
- 3 型:整个环状软骨及颈部气管的膜部裂开,终止于胸廓入口以上。
- 4 型:裂开涉及胸内气管食管壁,可以延伸到气管隆嵴。

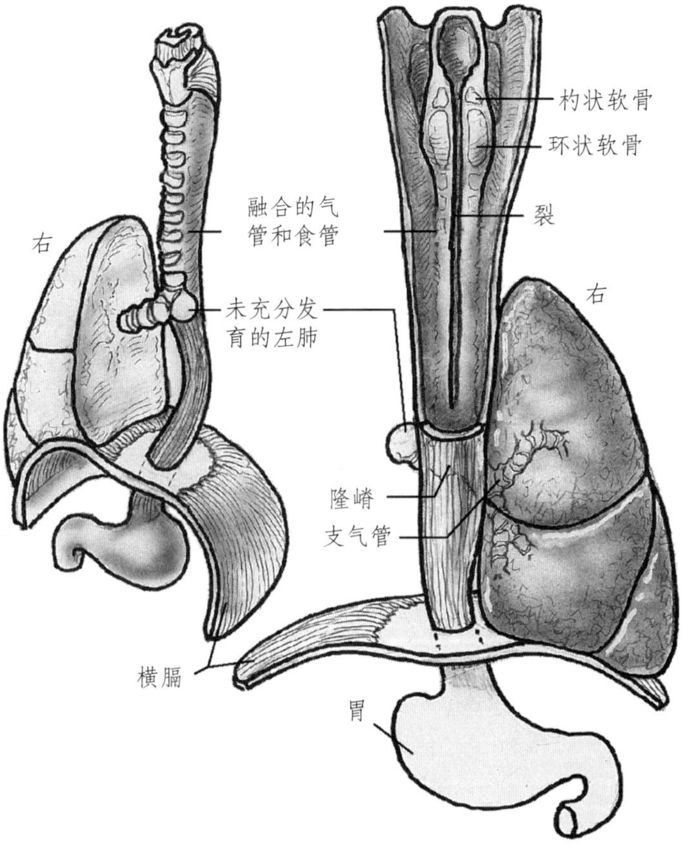

图 1.7 Benjamin-Inglis 4 型喉气管裂。亦有左侧肺发育不全和小胃。(Used with permission from Goldenberg D, Goldstein BJ, eds. Handbook of Otolaryngology-Head and Neck Surgery. New York, NY: Thieme; 2011.)

454. 描述喉裂和气管食管裂的 Meyer-Cotton 分类。

Meyer-Cotton 分类：

- LⅠ:杓状软骨间裂开。
- LⅡ:环状软骨部分裂开。
- LⅢ:环状软骨完全裂开。
- LTEⅠ:裂开到颈段食管。
- LTEⅡ:裂开到胸段食管。

455. 喉裂或气管裂患者多伴随哪些合并症?	• 气管食管瘘。 • 食管闭锁。 • 先天性心脏病。 • 唇裂。 • 腭裂。 • 小颌畸形。 • 舌后坠。 • 喉软化。 • Opitz-Frias 综合征。
456. 患者具有尿道下裂、眼距过宽、吞咽困难、后部喉裂、唇裂、腭裂、腭垂和舌分叉等症状,最可能的诊断是什么?	Opitz-Frias 综合征(G 综合征)。
457. 具有喉气管后部裂、多指畸形、肛门闭锁、肾功能异常、垂体和下丘脑功能异常、错构瘤等表现的先天性综合征是什么?	Pallister-Hall 综合征(先天性下丘脑错构瘤, GLI3 突变)。
458. 判断题:最近确诊的喉裂或气管裂患者外科手术干预前应该接受一段时间的保守治疗。	错。应该尽早进行外科干预以降低不可逆的吸入性肺炎的发生率。
459. 对于大多数累及环状软骨的喉裂或所有低于环状软骨的气管裂,应该进行内镜下手术还是开放性手术?	开放性手术。前方喉裂开术,双层方法,插入性移植术(胸锁乳突肌、蒂在下方的带状肌、胫骨骨膜、耳郭软骨、颞肌筋膜)或气管食管成形术等都被使用过。
460. 什么合并症会显著影响喉食管裂的手术成功率?	胃食管反流。
461. 一位吸气性喉喘鸣的婴幼儿怀疑存在声带麻痹,在新生儿中最主要的原因是什么?	出生创伤、神经性、医源性或特发性(最常见)。
462. 婴幼儿和儿童单侧声带麻痹最常见的首发症状是什么?	喘息、声音嘶哑、肌肉紧张、声音细弱等。
463. 一位婴幼儿清醒状态下通过纤维喉镜诊断为特发性声带麻痹,最应该通过颅脑 MRI 寻找的主要原因是什么?	Arnold-Chiari 畸形(或其他脑干受压的病理基础)。
464. 出生创伤、神经性或特发性婴幼儿单侧声带麻痹自发恢复的可能性是多少?	约 70%。
465. 神经系统疾病或特发性新生儿双侧声带麻痹自发恢复的可能性是多少?	约 50%。

466. 先天性单侧声带麻痹的治疗方法是什么？	依据疾病的严重程度、患者年龄和原因选择保守治疗、气管切开术、注射填充材料或甲状软骨成形术。
467. 先天性双侧声带麻痹的外科干预目的是______声带，改善气道通气。	外移。
468. 青春期音调下降一个音节导致发音失败且持续到青春期以后，考虑可以诊断为什么疾病？	假声或童声所造成的肌肉不协调、环甲肌功能亢进或心理功能障碍。
469. 青春期假声治疗的一线治疗是什么？	言语治疗和（或）心理治疗。对于顽固性症状可以考虑 3 型甲状软骨成形术。
470. 儿童气管切开术常见的肺外适应证是什么？	• 获得性声门下狭窄（31.4%）。 • 双侧声带麻痹（22.2%）。 • 先天性气道畸形（22.2%）。 • 肿瘤（11.1%）。
471. 气管套管的直径和长度选择具有个体特殊性，什么方式可以帮助正确预测气管套管的内径和外径？	年龄： • 内径（mm）= 年龄（岁）/3 + 3.5。 • 外径（mm）= 年龄（岁）/3 + 5.5。 体重： • 内径（mm）=［体重（kg）× 0.08］+ 3.1。 • 外径（mm）=［体重（kg）× 0.1］+ 4.7。
472. 描述孤立性食管闭锁的胚胎学？	食管闭锁是食管的一种不完全形成，孤立性食管闭锁是在胚胎发育的第 8 周食管再通失败所致。
473. 孤立性食管闭锁占先天性消化道畸形的百分比是多少？	约 85% 的食管闭锁患者有远端气管食管瘘。10% 表现为单纯食管闭锁，5% 表现为单纯气管食管瘘。
474. 食管闭锁（EA）伴或不伴气管食管瘘（TEF）都有什么类型（图 1.8）？	• EA 合并远端 TEF（最常见）。 • 孤立性 EA。 • 孤立性 TEF。 • EA 合并近端 TEF。 • EA 合并双 TEF。

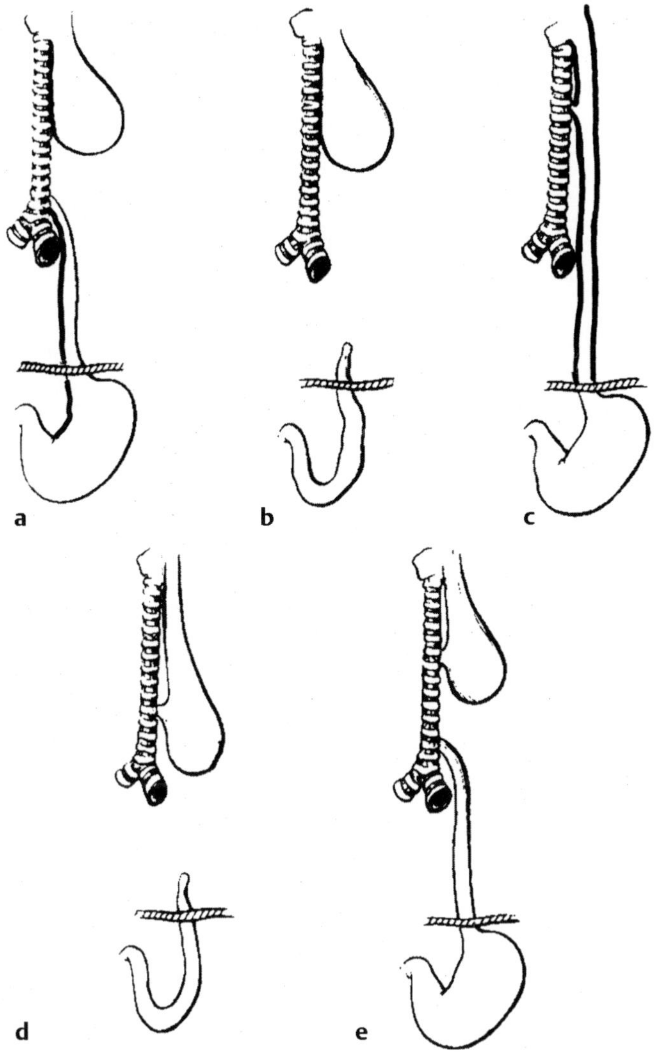

图 1.8　气管食管瘘。(a) 食管闭锁合并远端气管食管瘘(最常见);(b)孤立性食管闭锁;(c)H 形瘘管(孤立性气管食管瘘);(d)食管闭锁合并近端气管食管瘘;(e) 食管闭锁合并双气管食管瘘。(Adapted from Morrow SE, Nakayama DK. Congenital malformations of the esophagus. In: Bluestone CD, Stool ES, Kenna MA, eds. Philadelphia: Saunders; 1996: 1122.)

475. 食管闭锁的产前体征是什么?	• 产妇羊水过多。 • 产前超声检查无法识别胎儿胃泡。

476. 食管闭锁常合并哪些先天畸形?	>50% 的患者合并其他先天畸形: • 骨骼肌肉:半椎体、桡骨发育不良或先天性无肢、多指畸形、并指畸形、肋骨畸形、脊柱侧弯和下肢缺陷。 • 胃肠道:肛门闭锁、十二指肠闭锁、肠旋转不良、肠畸形、Meckel 憩室和环状胰腺。 • 心脏(常合并存在):室间隔缺损、动脉导管未闭、法洛四联症、房间隔缺损、单脐动脉和右位主动脉弓。 • 泌尿生殖道:肾阙如或发育不良、马蹄肾、多囊肾、输尿管及尿道畸形和尿道下裂。
477. 食管闭锁伴或不伴气管食管瘘的合并症有哪些?	VACTERL(10%):椎体缺损(V),肛门闭锁(A),心脏畸形(C),气管食管瘘和食管闭锁(TE),肾发育不良(R),肢体异常(L)(最常见的径向异常)。

第 2 章　儿童耳鼻咽喉相关恶性肿瘤

Kathryn M. Van Abel，Ashley G. O'Reilly，Rajanya S. Petersson

横纹肌肉瘤

1. 相对于交通事故，1~14 岁儿童最常见的致死性原因是什么？	恶性肿瘤。
2. 儿童最常见的肉瘤是什么？	横纹肌肉瘤，在头颈部高达 35%。
3. 哪种细胞类型增加会导致横纹肌肉瘤？简述横纹肌肉瘤的病理类型。	原始骨骼肌肉细胞（儿童期的小圆形蓝染细胞肿瘤）：胚胎型、葡萄型、小泡型和未分化型。一些包含退行性变。胚胎型和小泡型是最常见的类型，胚胎型预后最好。
4. 儿童头颈部横纹肌肉瘤最常发生的部位是哪里？	• 脑膜周围（50%）：鼻窦、鼻咽、鼻腔、中耳、乳突、颞下窝（5 年生存率为 49%，被认为具有高风险）。 • 眼眶（25%）（5 年生存率为 84%）。 • 非眼眶和非脑膜周围（25%）：头皮、腮腺、口腔、咽部、甲状腺、甲状旁腺和颈部（5 年生存率为 70%）。
5. 儿童头颈部横纹肌肉瘤最常见的首发症状是什么？	症状源自肿瘤的影响，表现为局部肿胀、神经症状或组织坏死，骨髓受侵表现为血液学改变。
6. 儿童横纹肌肉瘤最常见的预后因素是什么？	幼儿期或青春期诊断，确诊时已转移，小泡型，病变位于脑膜周围（容易颅内侵犯）、关键部位、躯干或腹侧后腔，治疗期复发或进展。
7. 评估原发性横纹肌肉瘤的诊断技术有哪些？	• 活检：开放性活检可以确保得到充分的组织，尽管病变小且难以到达，对于一些患者可以采取细针穿刺活检。 • 影像学：CT 和 MRI 可以评估病变的范围。
8. 有哪些诊断技术可用于评估横纹肌肉瘤的局部和（或）远处转移？	• 实验室检查（全血计数、肝功、肾功、凝血时间）。 • ^{99}Tc 骨扫描。 • 胸部 CT。 • PET-CT。 • 髂骨骨髓穿刺抽吸活检。 • 远处转移多发生于双肺、骨骼和骨髓。
9. 经什么机构确认横纹肌肉瘤的生存率自 1970 年以来由 30% 上升到 70%？	横纹肌肉瘤研究协作委员会（现称为儿童肿瘤协会软组织肉瘤委员会）。

10. 最常用的横纹肌肉瘤临床分期或外科病理分期系统是什么？

（表 2.1）

表 2.1　来自横纹肌肉瘤研究协作组的外科组织病理学临床分组系统

分期	描述
Ⅰ期	局部病变，可以彻底切除
A	病变累及邻近器官或肌肉
B	病变侵犯气管或肌肉的外周，区域淋巴结未受累
Ⅱ期	肿瘤勉强切除或包括区域切除
A	扩大的肿瘤切除但存在显微镜下的肿瘤残留
B	区域病变能够完全切除，淋巴结也许受累和（或）肿瘤侵及邻近器官
C	区域病变包括淋巴结扩大切除，但存在显微镜下肿瘤残余
Ⅲ期	不能完全切除或仅活检
Ⅳ期	远处转移，目前在进展中

Data from Crist WM，Garnsey L. Beltangady MS. et al. Prognosis in children with rhabdomyosarcoma：a report of the rhavdomyosarcoma studies I and II（Intergroup Rhabdomyosarcoma Committee）. J Clin Oncol. 1990 Mar；8（3）：443-52.

11. 横纹肌肉瘤研究协作组介绍的横纹肌肉瘤 TNM 分期系统是什么？

（表 2.2）

表 2.2　来自横纹肌肉瘤研究协作组的横纹肌肉瘤 TNM 分期系统

分期	描述
T1	局限于解剖部位或起源部位
T2	起源部位扩展 A：直径≤ 5cm B：直径 >5cm
N0	没有临床淋巴结受累
N1	临床淋巴结受累
NX	临床状态不明
M0	没有远处转移
M1	远处转移
MX	远处转移不明

Data from Neville HL，Andrassy RJ，Lobe TE，et al. Preoperative staging，prognostic factors，and outcome for extremity rhabdomyosarcoma：a preliminary report from the Intergroup Rhabdomyosarcoma Study IV（1991-1997）. J Pediatr Surg. 2000Feb；35（2）：317-21.

12. 简述结合 TNM 分期和临床病理学描述的横纹肌肉瘤临床分期系统如何对预后和治疗提供建议?	横纹肌肉瘤的预后分级和标准化处理效果(预后,无事件生存率): • 极好(>85%)。 • 非常好(75%~85%)。 • 好(50%~70%)。 • 差(<30%)。 该系统用于经验性治疗。
13. 头颈部横纹肌肉瘤最有利和最不利的部位是哪里?	有利的部位:眼眶和眼睑。 最不利的部位:脑膜周围。
14. 判断题:如果可以外科手术切除非眼眶和非脑膜周围的头颈部胚胎型横纹肌肉瘤,也许可以避免放疗。	对。但是所有的横纹肌肉瘤都应推荐化疗。
15. 是否推荐头颈部非脑膜周围的横纹肌肉瘤淋巴结阴性者行选择性颈廓清术?	不推荐。
16. 横纹肌肉瘤化疗常用的药物是什么?	长春新碱、放射菌素 D 和环磷酰胺。
17. 头颈部横纹肌肉瘤治疗产生的常见远期并发症是什么?	身材矮小、局部组织发育不全、牙列不良、牙齿畸形、视力减退、听力下降和学习能力下降。
18. 婴幼儿最常见的纤维性肿瘤是什么?	婴幼儿肌纤维瘤病(单发或多发,边界清楚,组织学表现为梭形细胞,包括成纤维细胞和平滑肌细胞)。
19. 简述婴儿期横纹肌肉瘤的自然病程。	大多数发生在 1~2 岁时,内脏病变可以引起功能性损伤(例如肺),也许需要外科切除,对不能切除的、快速进展者、复发或具有症状的病变,应该考虑手术、放疗和化疗。

其他肉瘤

20. 什么类型的恶性肿瘤 80% 来自软组织,20% 来自骨和软骨组织?	肉瘤,产生于肌肉、神经、脂肪、脉管、纤维组织、骨和软骨。
21. 头颈部肉瘤的首发症状是什么?	无痛性肿块,症状一般与累及的结构有关,很少有疼痛,耳痛可见于口咽和下咽的病变,疼痛也见于骨的神经结构受累及。
22. 定义肉瘤的一般术语有哪些?	组织来源、病理学分级、头颈部的解剖部位。

23. 列举头颈部的高分化和低分化肉瘤。	高分化： • 骨肉瘤 *。 • 恶性纤维组织细胞瘤 *。 • 横纹肌肉瘤 *。 • 血管肉瘤 *。 • 滑膜肉瘤。 • 腺泡状软组织肉瘤。 • 尤文肉瘤。 低分化： • 隆突性皮肤纤维肉瘤。 • 硬性纤维瘤。 • 非典型性脂肪瘤样肿瘤。 获得性个体分级： • 软骨肉瘤。 • 纤维肉瘤。 • 神经源性肉瘤。 • 血管外皮细胞瘤。 * 头颈部常见(50%)。
24. 头颈部的解剖部位如何影响治疗方案的决定？	在不考虑发病率的情况下，根据肿瘤能否完全切除决定是否采取手术或非手术治疗。
25. 头颈部肉瘤在儿童中的发病率是多少？	儿童中35%的肉瘤表现在头颈部，远高于成人。
26. 何种危险因素容易引起肉瘤？	头颈部放疗史、Li-Fraumeni 综合征（*p53* 突变）、遗传性视网膜母细胞瘤（*Rb-1* 突变）、I 型神经纤维瘤病（NF-1）、Gardner 综合征、痣样基底细胞癌综合征、Carney 三联征（肺错构瘤、胃肠间质瘤和功能性肾上腺副神经节瘤）、遗传性血色素沉积症、Werner 综合征。
27. 在上呼吸消化道中同一部位的肉瘤与鳞状细胞癌如何区别？	肉瘤表现为黏膜下肿块。
28. 头颈部肉瘤应进行哪些影像学检查？	CT 扫描：软组织的范围、淋巴结受累、骨皮质受累。 MRI 扫描：软组织、骨髓、神经、眼眶和颅内受累。 PET/CT 扫描：分期、治疗的反应、监测。
29. 头颈部肉瘤最常见的远处转移部位是哪里？如何进行影像学诊断？	肺。胸部影像学检查是必须的，胸部 X 线片适合低分化病变，胸部 CT 适合高分化病变。

30. 在头颈部软组织肿块的首发诊断中，对于细针穿刺活检和切除活检，为何倾向于选择细针穿刺活检（FNA）?	FNA 也许不能提供较多的组织标本做进一步的免疫组织化学分析，而且存在较高的不能确诊的风险，但是 FNA 创伤小，能够应用于需要镇静的儿童，并且具有 95% 的敏感性。
31. 哪一种血管肉瘤来自 Zimmerman 的外周细胞?	血管外皮细胞瘤。
32. 血管外皮细胞瘤 10%~25% 发生于头颈部，那么最常见的部位是哪里?	鼻腔的弯曲部位。
33. 判断题：所有的儿童血管外皮瘤都是后天获得的。	错。5% 的血管外皮瘤是先天性的，被认为是良性的。
34. 儿童血管外皮瘤通常有什么表现?	大部分表现为生长缓慢、软的皮下无痛性肿块。与成人相比，儿童血管外皮瘤通常多表现为良性临床特征。
35. 儿童血管外皮瘤如何治疗?	彻底切除是恶性肿瘤的治疗原则，放疗和化疗可以提高局部和远处控制率，尽管头颈部血管外皮瘤远处转移并不常见。化疗已经被用于治疗先天性病变。
36. 哪一种进展期恶性肉瘤通常发生于下肢轴性长骨和骨盆，但是可以特殊性地发生于软组织部位，比如鼻腔、鼻窦、眼眶、头皮和颈椎?	尤文肉瘤。
37. 尤文肉瘤来源于什么组织?	该问题仍存在争论，可能是全能间质干细胞和原始神经外胚层肿瘤。
38. 尤文肉瘤常见的首发症状是什么?	疼痛和局部肿胀。
39. 尤文肉瘤发生远处转移的概率是多少?	几乎所有的尤文肉瘤患者都会发生远处转移。
40. 尤文肉瘤如何处理?	处理方法包括外科手术、同步化疗（长春新碱、放射菌素 D、环磷酰胺）和放疗。
41. 哪一种梭形细胞肉瘤既与周围神经相关，又表现为神经鞘的分化?	恶性周围神经鞘肉瘤，这是一种容易远处转移的侵袭性强的恶性肿瘤。
42. 恶性周围神经鞘肉瘤的肿块可以引起疼痛和感觉迟钝，能确定神经来源的概率是多少?	70%。
43. 什么遗传因素是恶性周围神经鞘肉瘤发生的危险因素?	NF-1，神经纤维瘤发展到恶性周围神经鞘肉瘤的可能性高达 40%。
44. 影响恶性周围神经鞘肉瘤患者预后的重要因素是什么?	肿瘤 > 5cm、肿瘤的侵袭性（T2）和伴随头颈部的 NF-1。
45. 恶性周围神经鞘肉瘤应如何处理?	外科手术切除是主要的治疗手段，且效果较好，化疗和放疗作为辅助的治疗手段。

46. 腺泡状软组织肉瘤来源于哪个组织类型?	肌细胞和神经细胞(存在争议)。
47. 尽管临床罕见,但2/3头颈部腺泡状软组织肉瘤多发生于哪个解剖部位,常表现为什么症状?	常表现为无痛性肿块,多发生于眼眶和舌体。
48. 腺泡状软组织肉瘤通常发生在何种人群?	10~30岁的女性。
49. 腺泡状软组织肉瘤如何处理?	外科切除,辅助放疗和化疗(1期和2期患者)。
50. 头颈部骨肉瘤最常见于哪两个部位?	下颌骨和上颌骨。
51. 头颈部骨肉瘤最常见的首发症状是什么?	2~6个月的无痛性肿块,牙痛或牙齿松动。
52. 头颈部骨肉瘤主要采用什么治疗方式?	扩大切除,术后辅助放疗,辅助化疗对手术也有一定的益处。
53. 尽管外科手术技术和重建技术得到了发展,但是骨肉瘤的生存率仍然很低,影响预后的指标有哪些?	外科切除边缘(阳性切缘预示预后差)、复发、放疗后的区域肿瘤、肿瘤位于特定的骨质(即不能广泛地切除的区域),儿童和成人没有差别。

淋巴瘤

54. 头颈部最常见的淋巴增殖性恶性肿瘤是什么?	淋巴瘤。
55. 淋巴瘤最常见的危险因素有哪些?	放疗、EB病毒、人类免疫缺陷病毒(HIV)或其他免疫抑制紊乱、器官移植、一般免疫缺陷综合征(如Wiskott-Aldrich综合征、共济失调-毛细血管扩张症、X-连锁淋巴增生性障碍)、有机毒素(如苯酚、苯)、自身免疫性疾病(如腹腔疾病、类风湿性关节炎)。
56. 非霍奇金淋巴瘤有哪些细胞类型?	B细胞(85%)和T细胞(15%)。
57. 非霍奇金淋巴瘤的年龄特征如何?	随年龄增长,发病率增加。
58. 国家癌症机构规定的非霍奇金淋巴瘤最常见的类型是什么?	Burkitt淋巴瘤和类Burkitt淋巴瘤、淋巴母细胞淋巴瘤、弥漫性大B细胞淋巴瘤及其他淋巴瘤(间变性大细胞淋巴瘤)。
59. 儿童淋巴瘤常见症状有哪些?	• 结外组织快速长大(例如Waldeyer环)或淋巴结肿大(持续时间大于4周,直径一般大于2cm,大于1cm应该询问是否疼痛)。 • 肿块的影响(即鼻塞、吞咽困难、气道梗阻、上腔静脉综合征)。 • 肝脾大。 • 中枢神经系统受累(脑神经麻痹,心理状态的变化,罕见的癫痫发作)。

60. 淋巴瘤的两种临床症状如何分类?	• 类型 A:无临床症状(预后好)。 • 类型 B:消瘦、发热、夜间盗汗(预后差)。
61. 大部分儿童淋巴瘤发生在腹部,只有 5%~10% 发生在头颈部,常见的部位有哪些?	唾液腺、喉、Waldeyer 环、鼻窦、眼眶和头皮。
62. 非霍奇金淋巴瘤的检查包括仔细的病史和临床检查,影像学检查包括 CT 和 ^{67}Ga 扫描,实验室检查包括脑脊液分析、尿常规、血常规和血生化,然而,为明确诊断最重要的检查是什么?	活检或组织标本(切除活检)组织学、细胞学、免疫组织化学和基因分型检查。
63. 85% 特有的 Burkitt 淋巴瘤和 25% 散发的 Burkitt 淋巴瘤与什么感染有关?	EB 病毒。
64. Burkitt 淋巴瘤与什么染色体移位有关?	t(8;14)(q24;q32)。
65. 儿童非霍奇金淋巴瘤的 5 年生存率约为 80%,该生存率重要的预后因子有哪些?	• 年龄:12 个月以下或 15 岁以上者预后差。 • 部位:纵隔、中枢神经受累者预后差。 • 肿瘤负荷或乳酸脱氢酶(LDH)水平。 • 罕见的染色体异常。
66. 非霍奇金淋巴瘤如何进行临床分期?	(表 2.3)

表 2.3 圣犹大医院关于 NHL 分期系统的研究(临床分期不考虑细胞起源)

分期	描述
Ⅰ	单个结外肿瘤或单个解剖区域淋巴结,不包括纵隔或腹部
Ⅱ	单个结外区域伴单个淋巴结受累;横膈同一侧的两个或更多的淋巴结区域受累;两个单独的淋巴结外肿瘤 +/- 横膈同侧区域淋巴结肿大;原发性胃肠道肿瘤(通常是回盲部 +/- 伴随相关的肠系膜淋巴结)
Ⅲ	两个单独的结外肿瘤 +/- 横膈对侧的区域淋巴结肿大;横膈两侧的两个或两个以上的淋巴结肿大;所有广泛的原发于腹腔的病灶;不能外科切除者;所有原发于胸腔内的病灶(纵隔、胸腔、胸腺);所有原发椎旁或硬膜外的肿瘤
Ⅳ	原发中枢神经系统或骨髓累及者(<25%)

Data from Murphy SB. Fairclough DL. Hutchison RE. et al. Non-Hodgkin's lymphomas of childhood: an analysis of the histology. staging. and response to treatment of 338 casesat a single institution. J Clin Oncol 7(2): 186-93. 1989.

67. 非霍奇金淋巴瘤主要采用什么处理方式?	化疗:CHOP[环磷酰胺、阿霉素(羟基柔红霉素、盐酸阿霉素)、长春新碱(长春碱)、泼尼松(或泼尼松龙)]。 放疗:通常应用于局部病变或涉及呼吸、神经或血管等紧急情况下。
68. 霍奇金淋巴瘤在什么年龄组最易受影响?	双峰分布:青少年和中年人。
69. 哪种性别患霍奇金淋巴瘤的风险更高?	男性,男女患病比例 2:1。

70. 引起霍奇金淋巴瘤的相关因素是什么?	EB 病毒。
71. 什么肿瘤与 EB 病毒感染最相关?	Burkitt 淋巴瘤（非霍奇金淋巴瘤）、霍奇金淋巴瘤、鼻咽癌。
72. 霍奇金淋巴瘤的典型症状有哪些?	大约 80% 的患者具有颈部淋巴结肿大，40% 的患者具有 B 类症状（盗汗、发热、体重下降），若纵隔受累可出现呼吸困难和上腔静脉综合征。
73. 霍奇金淋巴瘤的特征性组织病理学表现有哪些?	• Reed-Sternberg 细胞（"猫头鹰眼" 征，即具有两个或两个以上大核仁的两个或两个以上的细胞核）。 • 嗜酸粒细胞的包裹体。 • 大的克隆的多核细胞。 • 来源于生发中心的 B 细胞。
74. 霍奇金淋巴瘤的组织学分类是怎样的?	世界卫生组织（WHO）2008 分类: 1. 结节性淋巴细胞为主。 2. 经典的霍奇金淋巴瘤: Rye 改良的 Lukes-Butler 分类: • 淋巴细胞优势型（<10%）: 典型的局部疾病表现，高密度的正常淋巴细胞，Reed-Sternberg 细胞罕见，无纤维化，预后较好。 • 混合细胞型（20%~40%）: 典型表现是结外受累，混合渗透，Reed-Sternberg 细胞更常见。 • 淋巴细胞减少型（<15%）: 常见于艾滋病患者，弥漫性纤维化，淋巴细胞少，奇特的 Reed-Sternber 细胞，预后差。 • 结节硬化型（40%~80%）: 最常见，淋巴结与富含 Reed-Sternberg 细胞（腔隙性细胞型）的胶原纤维带相分离，通常女性多于男性。
75. 简述霍奇金淋巴瘤的临床分期系统。	Ann Arbor 分期: • 1 期: 单个淋巴结区或单个淋巴结外器官或部位（Ⅰ E）。 • 2 期: 两个或更多的淋巴结区在横膈的同侧或局部的结外器官受累或该部位横膈同侧一个或更多淋巴结受累（Ⅱ E）。 • 3 期: 横膈两侧淋巴结受累，伴或不伴结外器官受累（Ⅲ E）、脾脏受累（Ⅲ S）或二者均受累。 • 4 期: 一个或多个结外器官或部位受累并扩散，伴或不伴淋巴结受累。

76. 除了全面的体格检查外，对于怀疑霍奇金淋巴瘤的患者应进行哪些影像学检查？	胸部 X 线片、胸部和腹部 CT 扫描、PET/CT。
77. 霍奇金淋巴瘤 5 年生存率是多少？	80%。
78. 霍奇金淋巴瘤重要的预后指标有哪些？	好：淋巴细胞优势型。 差：出现 Reed-Sternberg 细胞，Ann Arbor 分期较高，出现 B 类症状。
79. 对于原发性霍奇金淋巴瘤应采用什么处理策略？	化疗：MOPP（氮芥、长春新碱、泼尼松、丙卡巴肼）；ABVD（阿霉素、博来霉素、长春新碱、达卡巴嗪），随后行靶向放疗。 一些学者建议对于早期患者行单一放疗。

甲状腺癌

80. 儿童甲状腺结节的癌变率是多少？	大约 26%（范围从 <1% 到具有高危因素者高达 36%，一般认为儿童甲状腺结节的癌变率高于成人）。 不管发病率如何，2009 年修订的美国甲状腺协会推荐的儿童甲状腺结节诊断和治疗策略与成人相同（临床评估、血清 TSH、超声、FNA）。
81. 常见的良性甲状腺结节有哪些？	结节性甲状腺肿（散在的）、桥本甲状腺炎、出血性胶体性单纯囊肿、滤泡状腺瘤、Hürthle 细胞腺瘤。
82. 儿童甲状腺癌最重要的危险因素是什么？	放射线暴露。
83. 甲状腺髓样癌有哪些相关遗传综合征？	MEN-2A、MEN-2B、遗传性甲状腺髓样癌。
84. 命名下列相关的综合征： • 家族性腺瘤性息肉、乳头状甲状腺癌、常染色体显性遗传（腺瘤结肠息肉病）基因。 • 原发性色素性结节性肾上腺皮质病（原发性肾上腺皮质功能亢进）；雀斑样痣、雀斑、皮肤和黏膜蓝色痣；非内分泌肿瘤包括甲状腺乳头状癌和滤泡性甲状腺癌。 • 过早衰老（早衰），骨肉瘤，软组织肉瘤，甲状腺乳头状癌或滤泡性甲状腺癌。 • 巨头畸形，自闭症或发育迟缓，阴茎雀斑或其他皮肤良性病变，血管异常（如动静脉畸形或血管瘤），胃肠道息肉。	• Gardner 综合征。 • Carney 复合 1 型。 • Werner 综合征。 • PTEN 错构瘤综合征（Cowden 综合征和 Bannayan-Riley-Ruvalcaba 综合征）。
85. 最常见的小儿甲状腺肿瘤（恶性或良性）是什么？	滤泡性腺瘤（良性）。

86. 儿童最常见的甲状腺恶性肿瘤是哪种?	甲状腺乳头状癌(83%):60%为乳头状,23%为滤泡性乳头状。不常见的有滤泡性甲状腺癌(10%)、甲状腺髓样癌(5%)和其他少见的癌症。
87. 哪些因素会增加甲状腺结节,但其实是甲状腺癌的风险?	• 男性。 • 在一个或多个一级亲属中有甲状腺癌史。 • 甲状腺癌手术史,放射线暴露史(外部射线、电离辐射等)。 • 相关的遗传综合征增加甲状腺癌的风险[如MEN-2A、MEN-2B、家族性甲状腺髓样癌(FMTC)、Cowden综合征、Carney综合征、Werner综合征、PTEN错构瘤综合征等]。 • 质硬、固定、快速增长的结节。 • 声音嘶哑或声带麻痹。 • 吞咽困难。 • 吞咽疼痛。 • 淋巴结肿大(高达3/4的患者)。 • PET扫描显示FDG高聚集。
88. 5岁确诊的甲状腺癌与18岁确诊的甲状腺癌具有同样的风险吗?	是的,青春期前的患者发现时更容易是疾病晚期(局部转移、囊外扩散和侵犯周围组织),但总体预后仍比较好。
89. 儿童甲状腺髓样癌确诊时通常为一个孤立的甲状腺结节或在检查哪三个相关综合征时确诊的?	• MEN-2A(或Sipple综合征):RET(转染时重排)原癌基因突变;甲状旁腺增生,嗜铬细胞瘤,甲状腺髓样癌。 • MEN-2B:RET原癌基因;黏膜神经瘤,Marfanoid体型,增厚的角膜神经,甲状腺髓样癌,罕见的甲状旁腺增生。 • 家族性甲状腺髓样癌。
90. 如果怀疑甲状腺癌,应该做哪些检查?	• 甲状腺功能检测:T_3、T_4、TSH,一般在恶性肿瘤中正常。 • Ca:在甲状腺髓样癌中升高。 • 甲状腺球蛋白:如果升高,可用于术后监测;ATA不推荐常规术前测量。 • 癌胚抗原:在甲状腺髓样癌中增高(晚期除外)。 • 24小时尿中肾上腺素水平:功能性嗜铬细胞瘤或副神经节瘤可能导致难治性高血压。 • 基因筛选:如果患者有遗传性的高风险疾病的情况下。

91. 怀疑甲状腺癌时首选哪种影像学检查项目?	超声检查:位置、结节数目、大小、微小钙化、边缘浸润、血管密度、囊外扩散、区域转移、横断面的高度和宽度,也可以用来引导 FNA 活检。
92. 判断题:FNA 在诊断儿童甲状腺恶性肿瘤时比成人的准确度低。	错。诊断准确率无显著差异。FNA 是确诊和制订治疗方案的首选检查项目,但患者可能需要镇静。
93. 判断题:核素扫描并不常用于区分甲状腺恶性肿瘤和良性肿瘤。	对。核素扫描可用于识别异位甲状腺组织(舌异位甲状腺),热结节可能是恶性的。
94. 在什么情况下应考虑使用 CT 扫描诊断儿童甲状腺恶性肿瘤?	颈部和胸部 CT 应用于广泛的病变、囊外扩散、累及纵隔或局部淋巴结肿大时。在一些患者中肺转移高达 20%,区域淋巴结转移也增加。肺转移瘤也可以使用放射性碘扫描检测。
95. 儿童甲状腺癌如何分期?	TNM 分期 T 分期 • T1:<2cm。 • T2:2~4cm。 • T3:>4cm,局限于甲状腺或轻度的甲状腺包膜外扩散。 • T4a:任何大小,甲状腺包膜外扩散到相邻软组织、喉、气管、食管或喉返神经。 • T4b:任何大小,甲状腺包膜外扩散累及椎前筋膜或包裹颈动脉或纵隔大血管。 N 分期 • N1a:Ⅵ区淋巴结转移。 • N1b:任何颈部或纵隔淋巴结转移。 M 分期 • M1:远处转移。 高分化: • Ⅰ期:任何 T 期,任何 N 期,M0。 • Ⅱ期:任何 T 期,任何 N 期,M1。 注:甲状腺髓样癌具有相同的 TNM 分期系统,但Ⅰ、Ⅱ、Ⅲ、ⅣA、ⅣB 和ⅣC 具有划定。

96. 美国癌症联合委员会 TNM 系统侧重描述死亡的风险而不是复发的风险，2009 年 ATA 指南是如何描述的?	低风险: • 无局部或远处转移。 • 所有肉眼可见的肿瘤均已切除。 • 无肿瘤浸润局部组织或结构,肿瘤没有侵及组织或血管。 • 如果术后第一次行全身 ^{131}I 检查,甲状腺外没有 ^{131}I 的显示。 中度风险: • 初次手术发现甲状腺外软组织微侵袭。 • 颈淋巴结转移或甲状腺残余消融后甲状腺床外存在 ^{131}I 显示。 • 肿瘤侵袭组织或血管。 高风险: • 肉眼可见的肿瘤浸润。 • 肿瘤不完全切除。 • 远处转移。 • 术后甲状腺球蛋白水平与理论上的水平不匹配。
97. 一般来说,对一个孤立的儿童甲状腺病变推荐怎样的手术切除范围?	1/2 甲状腺切除术,如果冰冻或石蜡病理确诊为甲状腺癌应该行甲状腺次全切除术或甲状腺全切除术。
98. 对于儿童甲状腺病变,什么情况下切除甲状腺腺叶就足够了?	小的(<1cm)、低风险的、单一的、甲状腺内乳头状癌,以前头颈部没有放疗史或辐射史或临床颈部淋巴结肿大者。
99. 对不能确诊的甲状腺结节,应何时考虑全甲状腺切除术?	大的肿瘤(>4cm),活检显示非典型增生,活检可疑乳头状癌,具有甲状腺癌家族史,具有放疗史。
100. 论述甲状腺次全切除术或近全切除术的利弊。	利处: • 潜在降低喉返神经损伤和甲状旁腺缺血的发生率。 • 不增加复发率。 • 能够维持甲状腺功能正常。 弊端: • 干扰术后显微镜下残留和远处病灶的放射性碘治疗。 • 可能影响术后监测。

101. 对于儿童高分化甲状腺癌，何时应该考虑选择性颈淋巴清扫术？	临床发现淋巴结阳性时应该进行颈侧淋巴结清扫术。如果病变存在，应该选择性清扫ⅡA、Ⅲ、Ⅳ和ⅤB 区。如果病变在ⅡA 区，一些专家建议应该清扫ⅡB 区，如果临床有转移的证据，Ⅰ、ⅡB 和ⅤA 区也应该清扫。对病变累及中央或颈侧淋巴结的应该行中央颈淋巴清扫术（Ⅵ区），晚期肿瘤（T3 或 T4）可选择性行同侧或双侧清扫术。
102. 对于儿童甲状腺癌，在什么时候应考虑放射性碘治疗？	适应证： • 所有已知远处转移的患者，甲状腺包膜外扩散明显，原发肿瘤直径 >4cm。 • 1~4cm 大小的甲状腺癌并伴有淋巴结转移或其他高风险因素的患者：年龄、肿瘤大小、淋巴结状况及个体组织学指标提示具有甲状腺癌复发或死亡高风险。 禁忌证： • 孤立性的直径 <1cm 并无高风险特征的肿瘤。 • 多灶性癌，肿瘤 <1cm，局限于甲状腺内，没有高风险的特点。
103. 儿童甲状腺癌行放射治疗的潜在副作用有哪些？	短期效应：恶心（即时、暂时），口干，味觉改变，龋齿，血细胞减少，月经不规则（暂时），精子数量减少（暂时）。 长期效应：口干，味觉改变，血细胞减少，鼻泪管阻塞，继发性恶性肿瘤（血液、唾液腺、泌尿器和胃肠道）。
104. 对甲状腺髓样癌推荐什么外科治疗方案？	甲状腺全切除术（当存在多中心灶和复发高风险时）和选择性双侧中央区清扫。 颈侧清扫用于有明显转移症状或淋巴结转移紧邻中央区。 选择性颈淋巴清扫术应该包括ⅡA、Ⅲ、Ⅳ和ⅤB 区，Ⅶ区也应该进行清扫。
105. 对一位 3 月龄的女婴，为预防甲状腺癌，考虑何时行甲状腺全切？	RET 基因突变阳性。 对于 MEN-2B（高风险）突变，出生后 1 年内切除甲状腺（如果患者超过 1 岁，应包括中央颈清扫）。 对于 MEN-2A 或家族性甲状腺髓样癌综合征（较低的风险），除非确定了一个高风险的基因突变，切除可以延迟到童年（文献中建议 3~6 岁，但没有达到共识，手术时机取决于其他风险的情况下，一般小于 8~10 岁）。

106. 判断题：由于儿童甲状腺癌的年龄、复发率高和确诊时病变的侵袭性因素，预后比成人差。	错。儿童甲状腺癌的生存率优于成人。高分化的甲状腺癌长期生存率 >90%。甲状腺髓样癌虽然具有相对较低的 30 年生存率，但 5 年生存率仍 >90%。

涎腺恶性肿瘤

107. 儿童最常见的两种良性涎腺肿瘤是什么？	多形性腺瘤和血管瘤。
108. 儿童涎腺肿瘤的恶变率相对于成人的比例是多少？	儿童为 50%~60%，成人为 15%~25%。
109. 儿童涎腺恶性肿瘤中排第一位和第二位的恶性肿瘤是什么？	黏液表皮样癌和腺泡细胞癌。
110. 儿童涎腺恶性肿瘤中特有的两种肿瘤是什么？	涎腺母细胞瘤（先天性，相对局部高复发，肿瘤高转移）和唾液腺原基瘤（良性，带蒂鼻咽部肿瘤，单纯外科切除术）。
111. 判断题：儿童涎腺肿瘤的治疗与成人一样。	对。

鼻咽癌

112. 在美国和欧洲，尽管鼻咽癌在儿童恶性肿瘤中只占 1%，但它在世界上哪些区域仍是常见的肿瘤？	中国、东南亚、阿拉斯加（因纽特人）、北非和地中海的一些国家和地区。
113. WHO 承认的鼻咽癌的三种亚型是什么？	鼻咽癌亚型： • 1 型：鳞状细胞癌。 • 2 型：非角化性癌。 • 3 型：未分化癌（常见于儿童患者）。
114. 什么病毒通常与鼻咽癌有关？	EB 病毒。
115. 鼻咽癌通常转移的部位是哪里？	骨和骨髓，肺，肝和纵隔。
116. 治疗儿童鼻咽癌的主要方法是什么？	活检用于确诊和评估复发，放疗和化疗用于治疗。
117. 利用现在的治疗手段，儿童鼻咽癌的 5 年生存率是多少？	无进展和总体生存率 >90%。

神经源性肿瘤

118. 哪种实性脑外儿科肿瘤来源于交感神经系统的神经外胚层的神经嵴细胞（例如，Zuckerkandl 结节和交感神经链等）或肾上腺髓质？	神经母细胞瘤。
119. 儿童神经母细胞瘤的临床结果有哪些？	自发性消退与快速转移（70% 诊断时）和死亡。

120. 神经母细胞瘤最常见的年龄是多少?	1 岁左右占 50%,5 岁以内占 80%。
121. 头颈部神经母细胞瘤的常见表现有哪些?	Horner 综合征,哭泣时面部不对称,虹膜色素不均匀,肿块占位效应(气道受压、咽部受压、眼球突出、眶周瘀斑或“浣熊眼”、牙关紧闭等)。
122. 神经母细胞瘤远处转移的潜在部位有哪些?	头颈部:颅底、眶骨、颌面骨、鼻窦。 其他:骨髓、肝、皮肤、其他器官。
123. 除了颈部 CT 和 MRI、腹部 CT 和 MRI、X 线片、骨扫描(锝放射性核素扫描或 ^{123}I 间碘苄胍扫描)和骨髓穿刺,还有什么检查也是神经母细胞瘤患者重要的评估手段?	组织病理学(穿刺或切开活检,而非 FNA)、尿儿茶酚胺代谢产物(香草扁桃酸,高香草酸)、尿多巴胺、血清 LDH 或血清铁蛋白。
124. 尽管神经母细胞瘤有几个关联的遗传标志物,但对预后和危险分度有意义的标志物是什么?	MYCN 扩增。
125. 儿童神经母细胞瘤的分期系统是怎样的?	国际神经母细胞瘤分期系统: • 1 期:局部肿瘤能完全切除,有或无微小残留病灶;同侧的淋巴结肿大;没有与原发灶标本附着;显微镜下切缘阴性。 • 2A 期:肿瘤不能完全切除,同侧的淋巴结肿大,没有附着于原发病灶,显微镜下切缘阴性。 • 2B 期:肿瘤能或不能完全切除,同侧的淋巴结肿大,没有附着于原发病灶,显微镜下切缘阴性。 • 3 期:不能完全切除的单侧病变越过中线,伴或不伴有区域淋巴结肿大;或局部单侧肿瘤伴对侧区域淋巴结受累;或中线肿瘤双侧侵犯(晚期)或淋巴结受累。 • 4 期:任何发生远处转移的原发性肿瘤(骨、骨髓、肝、皮肤或其他器官),4S 期除外。 • 4S 期:局部原发性肿瘤(1A~2B)伴局限于皮肤、肝的转移或 <1 岁的伴有骨髓转移的患者。
126. 对于患有神经母细胞瘤的 2~18 个月的患儿,为什么采取观察是合理的?	这些肿瘤大多数具有自发消退的特征(4S 期)。高风险特征,如年龄小于 2 个月、二倍体、未分化型和(或)MYCN 扩增者是观察的禁忌证。

127. 基于儿童肿瘤风险分层系统（分期、年龄、国际神经母细胞瘤病理类型和临床特征）的儿童神经母细胞瘤的可供选择治疗方案有哪些？	• 原发灶的外科切除或外科手术结合其他的治疗策略。 • 预先化疗以缩小肿瘤，然后手术切除。 • 多种药物的化学治疗作为主要的治疗方式。 • 肿瘤不能切除者，对化疗不敏感、具有高危疾病或危及生命的肿瘤者采用放疗。
128. 何种良性肿瘤包含施万细胞、肥大细胞和成纤维细胞？	神经纤维瘤。
129.NF-1 的临床诊断标准？	符合以下两个或两个以上项目的方可诊断： • 6 个或更多的牛奶咖啡色斑，直径 >5mm（青春期）或 >15mm（青春期后）。 • 两个或两个以上的神经纤维瘤或丛状神经纤维瘤。 • 腋窝或腹股沟雀斑。 • 视神经胶质瘤。 • 两个或两个以上 Lisch 结节（凸起的虹膜色素性错构瘤）。 • 独特的骨骼病变（如蝶骨发育不良、长骨骨皮质变薄伴有或不伴假关节）。 • 一级亲属中具有符合基于这些标准的 NF-1：<1 岁的散发性儿童 NF-1 不符合这些标准达 46%，8 年后 95% 符合标准，20 年后 100% 符合标准。
130. 何种基因应对 NF-1 负责？	在染色体 17q11.2 上的 NF-1 基因，导致肿瘤抑制基因神经纤维瘤蛋白突变，常染色体显性遗传。
131. 患者具有大的浅褐色色素沉着，即牛奶咖啡色斑，应该考虑何病？	• 神经纤维瘤病。 • McCune-Albright 综合征。 • Fanconi 贫血。 • 结节性硬化症。
132. 神经纤维瘤的四个亚型是什么？	• 皮肤型。 • 皮下型。 • 结节型。 • 漫丛状型（恶性风险最高）。
133. 什么是丛状神经纤维瘤？	丛状神经纤维瘤表现为血管生成和侵袭性。它可以是结节性（沿周围神经根丛状分布，有或无脊髓压迫症状等），或弥漫性（先天性病变，累及神经长段）。
134. NF-1 恶变率是多少？	10%（软组织肉瘤：恶性神经鞘瘤一般来源于丛状神经纤维瘤）。

135. 何时应该切除神经纤维瘤？	当造成压迫症状或影响容貌时，应该进行手术切除，但是漫丛状神经纤维瘤通常难以完全切除。
136. 与 NF-1 相关的最常见的颅内肿瘤是什么？	视神经胶质瘤（星形细胞瘤和脑干胶质瘤少见）。
137. 与 NF-1 相关的最常见的颅外肿瘤是什么？	横纹肌肉瘤、胃肠道间质瘤、慢性粒细胞白血病和嗜铬细胞瘤。

畸胎瘤和皮样囊肿

138. 什么类型的肿瘤来源于三个胚层细胞，若发生于头颈部，通常多发于颈面部、颞下窝、眼眶和上呼吸消化道的软组织内？	畸胎瘤。
139. 判断题：所有先天性畸胎瘤都有明显的呼吸困难，属于良性病变。	错。尽管大部分确实存在呼吸困难，需要进行气管切开或气管插管辅助吸氧，以及子宫外产时处理等干预措施，但一小部分是恶性。恶性并不表明组织的成熟程度，而是倾向于反映患者年龄。
140. 所有的转移性畸胎瘤都会导致衰竭和死亡吗？	不会。转移性畸胎瘤转移的部位不同造成的危害不同，并非都会造成重大损伤。然而，据报道儿童转移性畸胎瘤的致命性和恶性程度高于成人。
141. 先天性恶性畸胎瘤应该怎样治疗？	原发灶应该像良性畸胎瘤一样进行手术切除，对于转移灶应该采用化疗，目前对恶性畸胎瘤治疗的指导性方案还很少。
142. 什么病变表现为先天性的皮下病变，包括上皮和皮肤附件（如毛发、毛囊、皮脂腺），沿着胚胎融合线形成？	皮样囊肿。
143. 头面部皮样囊肿最常见的部位是哪里？	囟门前侧、囟门、前额外上侧、眼睑上外侧和颏下。 注：这些囊肿也可出现在身体的其他部位，如卵巢、面部、颅底和脊柱。
144. 皮样囊肿的临床表现是怎样的？	单发、质软、固定、无痛（除非感染）的肿块，具有搏动性，不可压缩，常在出生时即存在，但轻微外伤后加重。如果与窦道有关，可能表现为皮下肿物，伴或不伴毛发，如果与中枢神经系统相通（通常位于中线或鼻部皮下囊肿），患者可能会出现脑膜炎。肿瘤延伸到颞下窝会导致面部一侧变宽，器官之间变远和肿块引起的软组织变化及生长变化。
145. 中线皮样囊肿最合适的影像学检查方法是什么？	MRI。

146. 中线皮样囊肿如何治疗?	所有的皮样囊肿均建议手术切除,以减少可能的相关并发症(例如,感染、脑膜炎和骨质破坏)。

皮肤病变

147.14 岁女孩出生时头皮存在界限清楚的褐色(或橘黄色)疣状物/无毛的乳头状斑块,并不特别明显,但青春期明显变大,考虑什么疾病?	皮脂腺痣。病变部位的皮脂腺和汗腺腺体在青春期增生的结果。
148. 儿童皮脂腺痣的潜在风险是什么?	具有发展成基底细胞癌的风险,其他良性肿瘤也可能从这些病变中(乳头状汗管囊腺瘤、毛母细胞瘤、结节性汗腺腺瘤、皮脂腺癌等)发展而来,这些病变都可以通过单纯切除术来治疗。
149. 儿童皮脂腺痣最佳的治疗方案是什么?	首选观察和教育,影响面容时选择手术切除,在婴儿期或儿童期,及良性期长大前或恶变前可能更容易手术切除。
150. 如果一位脸上有浅褐色、多发、圆形、扁平、对称性皮肤病损的患儿,但出生时没有,考虑什么疾病?	获得性黑色素细胞痣(典型/获得)(如雀斑)。
151. 婴儿颈部或胸部界限清楚的病损最可能是什么疾病?	先天性黑色素细胞痣:在胚胎发育过程中黑色素细胞错误地增殖和黑色素干细胞迁移到外胚层。
152. 如何划分先天性黑色素痣的大小,其恶变率是多少?	小,<1.5cm;中,1.5~2cm;大,> 20cm;巨大,> 50cm。 黑色素瘤、神经皮肤黑变病和横纹肌肉瘤存在恶性潜能,随着尺寸和卫星病灶的增加,风险也增加。
153. 先天性黑色素痣如何治疗?	应依据是否影响面容、情绪及恶变的风险来考虑治疗方法,可选择手术切除、磨皮术、化学换肤和单纯观察。
154. 儿童皮肤病损中什么病变一般 <1cm、圆形、边界清楚,可呈紫色、红色、黑色或棕色,由梭形和(或)大的上皮细胞组成,并很难与黑色素瘤鉴别?	Spitz 痣。
155. Spitz 痣的三种亚型?	传统的 Spitz 肿瘤(良性或低度恶性黑色素细胞肿瘤)。 非典型 Spitz 肿瘤(大,不规则,异型性更多,局部淋巴结受累的风险增加,难以与黑色素瘤区分)。 恶性 Spitz 肿瘤/黑色素瘤(组织学上很难与黑色素瘤、恶性病变相鉴别)。

156. 如何治疗 Spitz 肿瘤?	传统的 Spitz 痣应进行外科切除,切缘应为 3~5mm。 非典型 Spitz 痣切除切缘应至少为 1cm,前哨淋巴结活检及淋巴结阳性应考虑淋巴结清扫(注:高达 50% 的前哨淋巴结活检结果呈阳性,对生存率或结局的影响存在争议)。 恶性 Spitz 痣或黑色素瘤:治疗同恶性黑色素瘤。
157. 描述发育不良痣的共同特点。	皮肤黄斑病变(扁平,不可触及),色素沉着不规则分布,边界清楚("煎鸡蛋样"),大小 >5mm,边界不规则,背景为红斑。这种病变常见于头皮,而不是在长期阳光暴露的部位,如面部。
158. 发育不良痣的临床特征或黑色素瘤的家族史是怎样的?	尽管发育不良痣并不表现为恶性特征,但会增加黑色素瘤的风险。
159. 如何诊断家族性发育不良痣综合征?	> 100 个黑色素细胞痣,至少一个临床上为不典型增生痣,至少一个痣 >8mm。
160. 发育不良痣何时需要活检?	临床上难以与黑色素瘤相鉴别时。
161. 家族性非典型痣和恶性黑色素瘤综合征的诊断标准是什么?	> 50 个常见的和(或)非典型痣 + 一个或多个一级亲属中有黑色素瘤病史(常染色体显性遗传,关联基因:*CDKN2A* 基因突变)。
162. 痣样基底细胞癌综合征(即 Gorlin 综合征,基底细胞痣综合征)的临床诊断标准是什么?	符合两个主要标准,或一个主要标准和一个次要标准。 主要标准: • 两个以上的基底细胞癌(BCC)或年龄 <20 岁的一个基底细胞癌患者。 • 下颌牙源性角化囊肿(病理证实)。 • 手掌或脚掌上≥ 3 个点状凹陷。 • 大脑镰双侧钙化。 • 肋骨分叉、融合或突出。 • 一级亲属具有相同疾病。 次要标准: • 巨头畸形。 • 先天性畸形(即唇裂、腭裂、前额突出、面部粗犷、中度或重度眶距过宽)。 • 骨骼畸形(即高位肩胛、明显的漏斗胸畸形、明显的并指畸形)。 • 影像学异常(即蝶鞍桥接、脊椎畸形、手足缺陷或手足火焰状透明环)。 • 卵巢纤维瘤、髓母细胞瘤。

163. 与痣基底细胞癌综合征相关的遗传缺陷是什么?	*PTCH1* 基因,染色体 9q22.3,肿瘤抑癌基因。
164. 痣基底细胞癌综合征可采取什么治疗方案?	手术切除(局部广泛切除、莫氏手术、激光切除),局部治疗(咪喹莫特乳膏、维 A 酸、5- 氟尿嘧啶),光动力疗法,全身治疗(口服维 A 酸、维莫德吉),尽量避免放疗,因为有引起基底细胞癌的风险。注:维莫德吉对该病具有很好的效果。
165. 一位 5 岁女孩的脸颊部皮下或深部有一个活动的质硬肿块,存在很长时间,生长缓慢,边界不规则,无症状,可能的诊断是什么?	毛母质瘤,又名钙化上皮瘤(来源于毛囊外根鞘的 β-链蛋白基因突变)。
166. 尽管毛母质瘤通常为发生于头颈部的面颊、耳前、眶周的孤立病变,但当它们表现为多发病变时,应考虑何种诊断?	Gardner 综合征、强直性肌营养不良症、Rubenstein-Taybe 综合征、Turner 综合征。
167. 对毛母质瘤,推荐什么治疗方法?	手术切除,它们不会自发性消退。
168. 血管瘤是儿童最常见的良性肿瘤,它区别于其他血管畸形的分子标志物是什么?	葡萄糖转运蛋白 -1(GLUT-1)。
169. 一位 12 个月的男孩因右面部及眼部大面积的淡红色血管性肿物而住院,并行药物治疗,可采用什么药物,有什么副作用?	普萘洛尔,可出现低血糖和较少见的低血压和缓慢性心律失常。
170. 一个婴儿在颈部可见边界清楚的圆顶形黄棕色丘疹(或结节),可能的诊断是什么?	幼年性黄色肉芽肿,良性,自发性消退,病变预后良好,偶尔与神经纤维瘤病伴发。
171. 头颈部幼年性黄色肉芽肿可以是单发和多发病变,累及眼眶(多发病变多发生于 2 岁以内儿童),2 年内消退,如果怀疑须活检确诊,病理上什么发现可以确诊?	真皮内泡沫状组织细胞(Touton 巨细胞)致密浸润,该细胞含有环状细胞核,由嗜酸性细胞核环绕。
172. 什么疾病是常染色体隐性遗传,对光照敏感(即早期长时间或过强的光照灼伤),有潜在的神经后遗症(如认知障碍、儿童手足舞蹈症、感音神经性聋、癫痫发作和周围神经病变),容易出现皮肤癌变(如基底细胞癌、鳞状细胞癌和黑色素瘤)?	着色性干皮病。
173. 与皮肤着色性干皮病相关的基因缺陷是什么?	DNA 修复机制中的缺陷;常染色体隐性遗传;已经确定了 8 个基因(XPA~XPG,不包括 XPF)。

174. 着色性干皮病患者如何处理才能改善预后?	积极的防晒、早期检测和处理皮肤恶性肿瘤,这个策略对没有神经系统受累的患者可能会取得良好的预后。
175. 儿童头颈部黑色素瘤比较少见,与成人相比,其预后如何?	具有类似的生存时间,但具有较短的无病间隔。
176. 如何治疗儿童头颈部黑色素瘤?	局部广泛切除,前哨淋巴结活检,前哨淋巴结阳性者行颈清扫术,高危个体考虑采用干扰素 α-2b 治疗。

第3章　鼻科学、变态反应与免疫学

Cody A. Koch，Kathryn M. Van Abel，Ian J. Lalich，Matthew L. Carlson，John F. Pallanch

综述

1. 在第四周的胚胎发育过程中，什么细胞促进鼻的形成？	神经嵴细胞。
2. 在胚胎发育完成前，以下空隙被称为什么？ • 额骨与鼻骨之间。 • 额骨与筛骨之间。 • 鼻骨与鼻囊之间。	• 鼻额囟 • 盲孔。 • 鼻前隙。
3. 早期鼻腔形成中，增厚的前额突鼻基板外胚层和将每个基板分解成中间和外侧鼻突后形成什么样的胚胎结构？	鼻窝。
4. 上颌骨发育过程中哪些结构分别形成（1）鼻窝中部，（2）鼻窝外侧突和（3）上颌突？	• 中间：鼻中隔（来源于 His 球状突）、上唇中部、前颌骨。 • 外侧：鼻翼。 • 上颌突：鼻外侧。
5. 什么样的胚胎膜将鼻腔和口腔隔开，发育过程中通过嗅窝加深通常退化成开放的后鼻孔通道？	鼻颊膜。
6. 鼻骨附着在面颅骨的哪些结构上？	额骨、上颌骨鼻突、上外侧软骨、对侧鼻骨、筛骨垂直板、鼻中隔软骨。
7. 成对下外侧鼻软骨有哪三个不同部分？	• 内侧小脚。 • 中间小脚。 • 外侧小脚。
8. 下外侧软骨与上外侧软骨衔接的部分称为什么？	卷曲部分。
9. 鼻瓣内侧的边界是什么（图 3.1）？	• 尾侧隔膜。 • 下鼻甲头端。 • 梨状孔周边的剩余组织。 • 上外侧软骨，离心端。 注：鼻瓣区也称为瓣区。

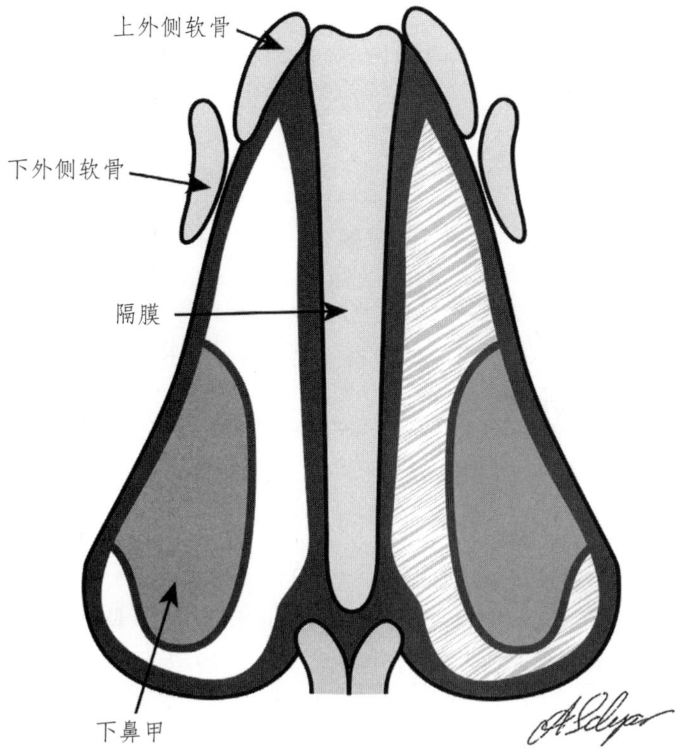

图 3.1　鼻瓣外侧和内侧示意图。阴影部分代表内侧瓣的横切面。内侧瓣边界包括尾侧隔膜、下鼻甲头端、梨状孔周围剩余组织、上外侧软骨离心端。（Used with permission from Georgalc: C. Fokkens W. eds. Rhinology and Skull Base Surgery. New York. NY: Thieme; 2013.）

10. 上颌骨额突、鼻底和外侧纤维脂肪组织组成什么结构?	梨状孔。
11. 鼻瓣区外侧边界结构是什么?	• 尾侧隔膜。 • 下外侧软骨（外侧脚尾侧缘与上外侧软骨连接处）。 • 梨状孔。
12. 鼻中隔各组成部分的名称是什么(图 3.2)?	• 筛骨垂直板。 • 鼻中隔软骨。 • 犁骨。 • 上颌嵴突。 • 腭骨。

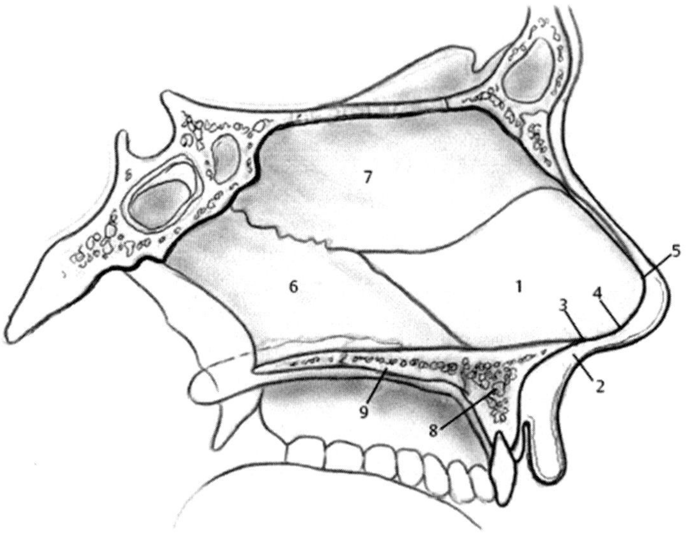

图 3.2 鼻中隔解剖。1. 鼻中隔软骨; 2. 鼻棘; 3. 后隔角; 4. 中隔角; 5. 前隔角; 6. 犁骨; 7. 筛骨垂直板; 8. 上颌嵴突, 上颌骨组成部分; 9. 上颌嵴突, 腭骨组成部分。(Used with permission from Becker DG, Park SS, eds. Revision Rhinoplasty. New York. NY: Thieme; 2008.)

13. 鼻中隔血供来自哪里?	• 筛前动脉和筛后动脉(鼻中隔上方)。 • 蝶腭动脉分支 / 鼻中隔后动脉分支(鼻中隔后方 / 下方)。
14. 大多数鼻出血发生于什么区域?	Kiesselbach 丛(利特尔区)、鼻中隔前端。
15. 钩突是什么骨的延伸?	筛骨。
16. 钩突最常见的三个上极附着点是什么(图 3.3)?	• 纸样板。 • 颅底。 • 中鼻甲。

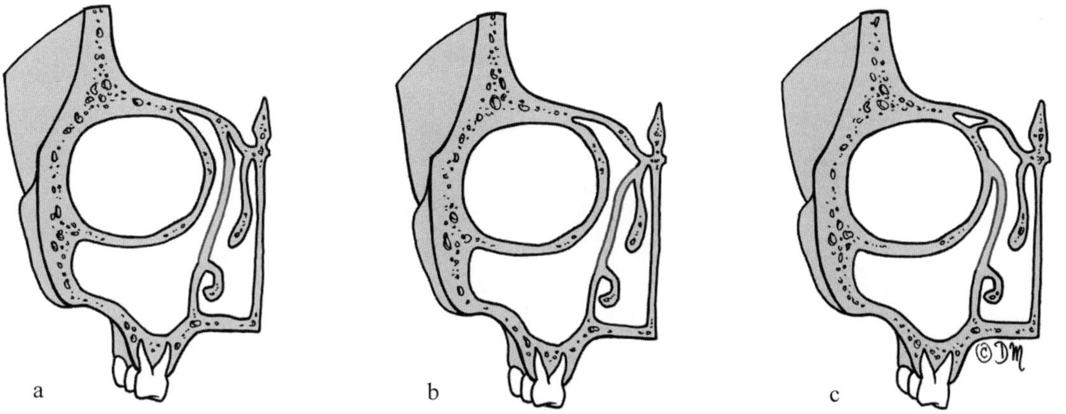

图 3.3　钩突最常见的三个上极附着点为：(a)颅底；(b)中鼻甲；(c)纸样板。(Used with permission from Levine HL. Clemente MP, eds. Sinus Surgery：Endoscopic and Microscopic Approaches. New York, NY：Thieme；2005.)

17. 钩突上极附着点与额窦引流途径的关系是怎样的？	当附着于纸样板时，额窦通常引流至钩突内侧；当附着于颅底或中鼻甲时，通常引流至钩突外侧。
18. 钩突与筛泡之间的开放空间称为什么？	半月裂。
19. 钩突覆盖的哪个区域内侧为部分前组鼻窦提供了共同的引流通道？	筛漏斗。
20. 判断题：钩突与上颌骨筛嵴、泪骨、下鼻甲骨筛突经垂直板与腭骨相附着。	对。
21. 纸样板来源于什么骨？	筛骨。
22. 鼻泪管在鼻腔的什么结构下方排空？	下鼻甲(经由 Hasner 瓣)。
23. 气化的中鼻甲，也就是筛骨的延伸被称为什么？	泡状鼻甲。
24. 中鼻甲上方与筛板外侧连接，外侧与纸样板/上颌窦相接，后方外侧壁与腭骨筛嵴的前方相接，前方邻近鼻丘与什么结构相接，即上颌骨额突的一部分？	上颌骨筛嵴。
25. 前、后组筛窦的隔离结构是什么？	基板。
26. 五个筛鼻甲骨是哪些？分别形成什么结构？	第一筛甲骨→鼻丘（上升部分）和钩突（下降部分）；第二筛甲骨→中鼻甲；第三筛甲骨→上鼻甲；第四第五筛甲骨→最上鼻甲。

27. 列举出前四个筛骨基板（图 3.4）。	• 钩突。 • 筛泡。 • 中鼻甲基板。 • 上鼻甲板。

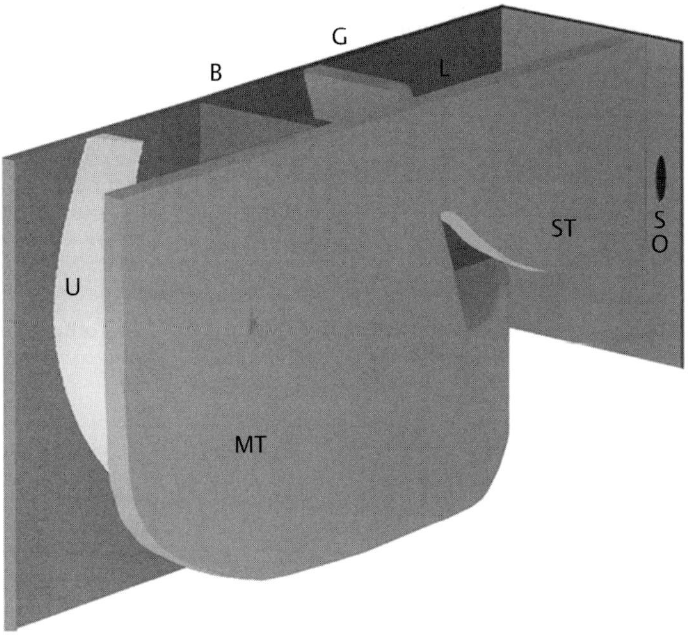

图 3.4 筛骨复合体图解显示出了四个筛骨基板：钩突（U），筛泡（B），中鼻甲基板（G）（上鼻甲板未描绘）。另外还显示了纸样板（L），中鼻甲（MT），上鼻甲（ST），蝶窦自然口（SO）。（Used with permission from Kennedy DW. Hwang PH, eds. Rhinology: Diseases of the Nose, Sinuses, and Skull Base. New York, NY: Thieme; 2012.）

28. 筛骨水平板形成筛窦顶部，并分隔筛房与前颅窝的结构被称为什么？	筛凹。
29. 前筛房的三个漏斗样气房分别是什么？	• 鼻丘气房。 • 终末气房。 • 上漏斗气房。
30. 哪种类型的气房是最常见的前组筛房，并形成靠近中鼻甲与鼻腔外侧壁连接处？	鼻丘气房。
31. 移除钩突后，筛泡结构通常位于基板前方。这些鼻窦引流至何处？	筛泡上隐窝或筛泡后隐窝（外侧窦）。
32. 哪支动脉常穿过筛泡顶部？	筛前动脉。
33. 中鼻甲、钩突、漏斗、前筛气房和窦口（额窦、筛窦、上颌窦）综合在一起被称为什么（图 3.5）？	窦口鼻道复合体。

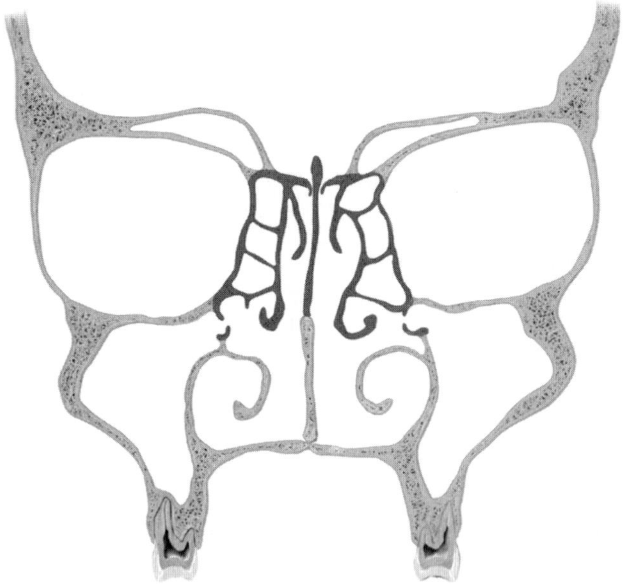

图 3.5　鼻窦的骨性结构。(Used with permission form Thieme Atlas of Anatomy: Head and Neuroanatomy. © Thieme 2007, illustration by Karl Wesker.)

34. 眶上筛房气化至上颌窦内并缩小上颌窦自然口的气房被称为什么?	Haller 气房。
35. 在成年人,后筛综合体由 1~5 个气房组成,它们主要引流至什么区域?	上鼻道或最上鼻道。
36. 气化至蝶窦前壁外侧或后方的气房被称为什么?	Onodi 气房(蝶筛气房)。
37. 在胚胎学上第一个发育的鼻窦是?	上颌窦。
38. 暴露上颌窦自然口需要切除的结构是什么?	钩突。
39. 上颌窦自然口最常位于漏斗什么部位?	下 1/3(65%)。
40. 前后囟位于哪里?	分别位于钩突下端前、后方。
41. 穿过上颌窦顶部的结构是什么?	眶下神经。
42. 3~4 个额沟起于中鼻甲腹侧,形成什么结构?	• 第一额沟 = 鼻丘气房。 • 第二额沟 = 额窦。 • 第三或第四额沟 = 前筛气房。
43. 最后一个发育完成的鼻窦是什么? 通常在何时达到正常大小?	额窦,少年晚期。

44. 额窦通过额窦引流通道或额隐窝引流至什么区域?	筛漏斗(最常见)。
45. 额气房或额筛气房位于鼻丘气房上部,气化多变。请描述 Kuhn 气房的四个类型。	• Ⅰ型:位于鼻丘上方的未突入额窦内的单独气房。 • Ⅱ型:鼻丘上方、眶顶下方两个或更多的层叠气房。 • Ⅲ型:超出鼻丘突入额窦的单独气房。 • Ⅳ型:额窦内的孤立气房。
46. 在额窦后方、眶上方可能出现的气房类型是什么(图 3.6)?	眶上筛房。

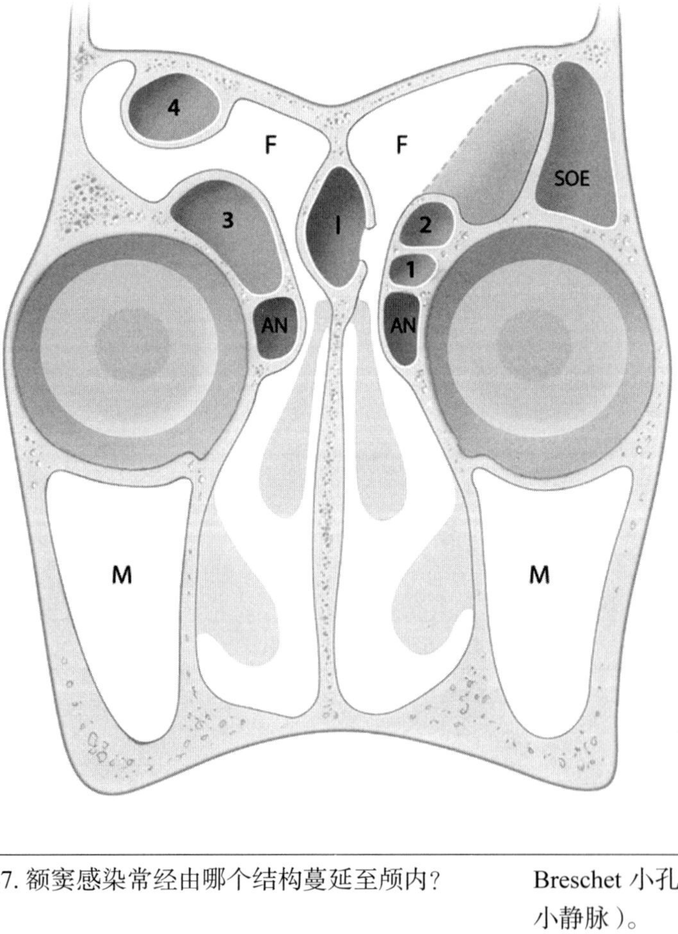

图 3.6 额窦和额隐窝的解剖变异。M,上颌窦;F,额窦;AN,鼻丘气房;1~4,Ⅰ~Ⅳ型额气房;SOE,眶上筛房;I,额间窦中隔气房。(Used with permission from Kennedy DW, Hwang PH, eds. Rhinology: Diseases of the Nose, Sinuses, and Skull Base. New York, NY: Thieme; 2012.)

47. 额窦感染常经由哪个结构蔓延至颅内?	Breschet 小孔(穿额窦黏膜引流至硬脑膜静脉的小静脉)。

48. 在发育过程中蝶窦是如何形成的？	鼻黏膜反折形成软骨鼻囊，构成圆形凹陷。该隐窝壁随后在发育过程中骨化成 Bertini 小骨。在 2~3 岁时，软骨被吸收，该小骨与蝶骨连接。气化继续，直到 9~12 岁时完成。
49. 最后端的鼻窦是什么？该鼻窦自然口引流至哪里？	蝶窦；蝶筛隐窝（在上鼻甲和蝶窦前壁之间）。
50. 描述有助于安全辨认蝶窦自然口的四个解剖标志。	• 距前鼻棘 6.2~8.0cm。 • 与鼻底成 30°~40° 角。 • 位于上鼻甲后段中间（85%）。 • 约半数位于蝶窦前壁上方。
51. 据报道颈动脉暴露在蝶窦内的百分比是多少？	约 15%。
52.Hamberger 分型中蝶窦气化的主要分型有哪些？	• 甲介型：未气化。 • 鞍前型：气化限于经前床突垂直线之前。 • 鞍型：气化良好，常见类型（90%）；完全或不完全气化取决于气化是否延伸至斜坡。
53. 切除蝶窦中隔时，需要考虑附着于中隔上的重要结构为（图 3.7）？	颈内动脉。

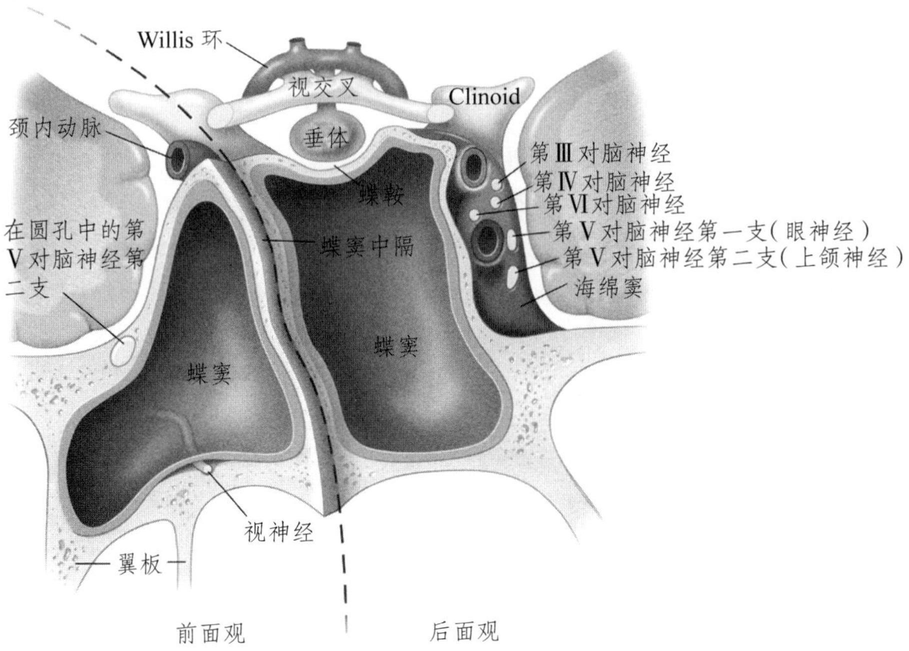

图 3.7　蝶窦斜面观。虚线显示蝶窦中隔与颈内动脉相近。同时标注出了第Ⅵ对脑神经在海绵窦中最靠近中间位置，这可以解释为什么蝶窦病变会最先影响到动眼神经麻痹。（Used with permission from Kennedy DW. Hwang PH. eds. Rhinology: Diseases of the Nose, Sinuses, and Skull Base. New York. NY: Thieme; 2012.）

54. 蝶窦内颈内动脉与视神经之间的区域被称为什么?	视神经颈动脉隐窝。
55. 颈内动脉的哪一部分在蝶窦内显现?	海绵(间)窦部: • 鞍前:垂直段前端和弯曲部前端。 • 鞍下:水平段小部分。 • 鞍后:弯曲段后端和垂直段后端。
56. 哪些神经血管结构在鞍旁海绵窦内?	• 颈内动脉。 • 第Ⅲ、Ⅳ、Ⅵ对脑神经。 • 第Ⅴ对脑神经(V1 眼支、V2 上颌支)。
57. 穿视神经管的结构有哪些?	• 视神经。 • 眼动脉。 • 眼静脉。
58. 翼管神经在出翼腭窝进入翼管之前由哪两条神经构成(图 3.8)?	• 岩浅大神经,由面神经膝状神经节发出(上唾液核的副交感神经纤维)。 • 岩深神经,由颈内动脉的交感神经丛发出(交感神经纤维)。

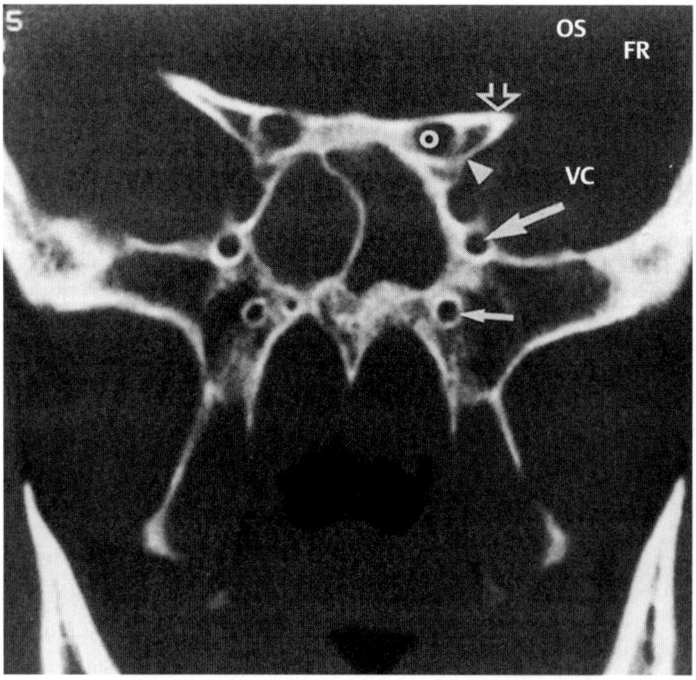

图 3.8 蝶窦和翼板冠状位 CT。可见翼管(VC)、圆孔(FR)、视柱(OS)和视神经管(O)。(Used with permission from Mafee MF,Valvassori GE.Becker M. Imaging of the Head and Neck 2nd Edition. New York, NY: Thieme; 2005.)

59. 哪一种外侧颅咽管可能持续至成年患者，导致脑膨出形成和脑脊液鼻漏，并最常见于蝶窦外侧壁气化显著者？	Sternberg 管。
60. 筛板位于前颅底中间，外围结构是什么？	筛凹（筛窦顶壁）：经筛板外侧基板与筛板相连接，一般很薄。
61. 根据 Keros 等（Laryngol Rhinol Otol，1965）发现的筛板与筛凹之间的深度关系，前颅底可以分为哪三种类型（图 3.9）？	• Ⅰ型：1~3mm。 • Ⅱ型：4~7mm。 • Ⅲ型：8~16mm（最易导致医源性损伤）。

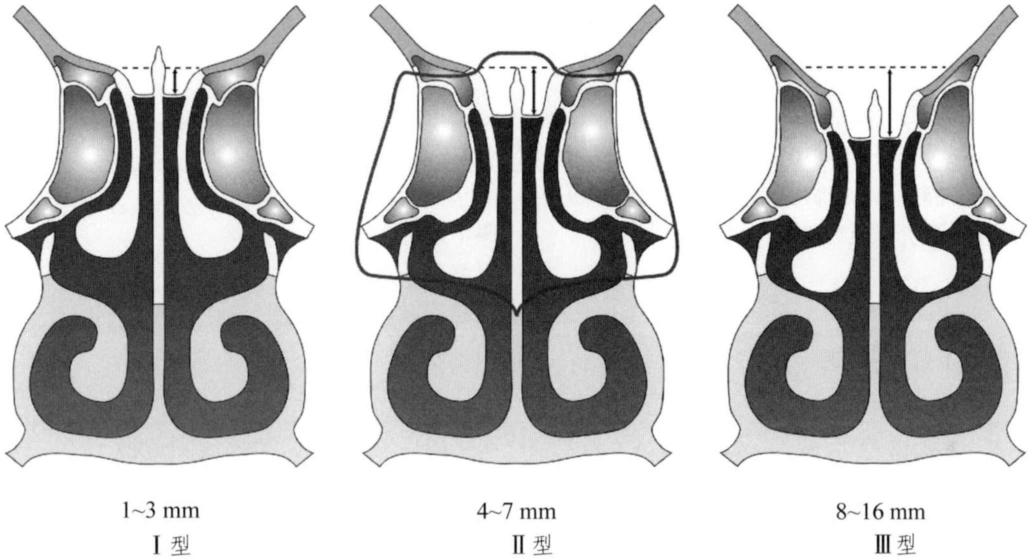

图 3.9 Keros 分型测量筛板（嗅窝）相对于筛凹的深度。（Used with permission from Georgalas C. Fokkens W，eds. Rhinology and Skull Base Surgery. New York，NY：Thieme；2013.）

62. 描述前颅底的斜坡（从前到后）。	前高后低。
63. 颌内动脉的哪个主要分支提供鼻腔的动脉血运？	• 蝶腭动脉。 • 腭降动脉→腭大动脉和腭小动脉。
64. 蝶腭孔位于中鼻甲与鼻腔外侧壁附着处后端，可能有多个小孔，大部分被位于孔前方或前下方什么样的小型上升骨嵴划分开？	腭骨筛嵴。
65. 蝶腭动脉出蝶腭孔后分出 10 个不同的分支，最常见的分支和其分布是怎样的？	• 鼻外侧动脉：包括鼻甲的鼻腔外侧壁。 • 中隔后动脉：中隔后 / 下方。
66. 当经外入路结扎筛前动脉时，该血管会被发现在什么骨缝线中走行？	额筛缝。

67. 上颌骨额突前泪嵴到筛前动脉的距离是多少?	20~25mm。
68. 筛前动脉和筛后动脉的平均距离是多少?	10~19mm。
69. 筛后动脉到视神经的平均距离是多少?	3~7mm。
70. 哪些鼻内血管为颈内动脉分支?	筛前和筛后动脉。
71. 鼻中隔的血供有哪些?	• 上唇动脉(前端)。 • 腭大动脉(后端)。 • 筛前动脉和筛后动脉(上端)。 • 中隔后动脉(后端和下端)。
72. 哪个动脉丛位于鼻腔外侧壁后方下鼻甲之下,由咽动脉升支、筛后动脉、蝶腭动脉和鼻外侧动脉的分支形成?	Woodruff 丛。
73. 判断题:鼻腔和鼻窦呼吸黏膜静脉没有瓣膜。	对。
74.(1)蝶腭静脉、(2)筛静脉、(3)角静脉和(4)面前静脉分别引流至哪里?	• 翼丛。 • 眼上静脉。 • 眼静脉→海绵窦。 • 面总静脉→颈内静脉。
75. 外鼻的主要血供有哪些?	• 角动脉(面动脉)。 • 上唇动脉(面动脉)。
76. 哪些动脉供应形成 Kiesselbach 丛(利特尔区)?	• 鼻中隔后动脉(蝶腭动脉、颈外动脉)。 • 筛前动脉(眼动脉、颈内动脉)。 • 腭大动脉(颌内动脉、颈外动脉)。 • 上唇动脉鼻中隔分支(面动脉、颈外动脉)。
77. 鼻睫神经(V1)的主要分支有哪些? 分别支配鼻的哪些区域?	• 滑车下神经→内侧眼睑皮肤。 • 筛前神经→鼻腔前 / 上方、鼻腔外侧壁、鼻中隔和鼻尖外侧皮肤。
78. 上颌神经(V2)出圆孔后发出纤维至翼腭(蝶腭)神经节,这些分支分别支配鼻腔什么区域?	• 眶下神经→下鼻甲前端、鼻底前端、鼻前庭。 • 上鼻分支(中间 / 外后侧)→后上方 / 中鼻甲、后组筛窦、蝶骨面、鼻穹隆、中隔后端。 • 鼻腭神经→硬腭前部。 • 腭大神经→中 / 下鼻道、下鼻甲后端。
79. 支配血管收缩和促进黏膜腺体突触分泌的副交感神经纤维分布于哪里?	• 翼腭神经(蝶腭神经)节。 • 上唾液丛→中间神经丛→膝状神经节→翼管神经→翼腭神经节→蝶腭神经分支→舒张血管 / 促进分泌功能。

80. 鼻腔内最终支配血管收缩的交感后神经纤维由哪个神经节发出？	• 上颈丛。 • T1~T3 →上颈丛→颈内动脉丛→汇入岩浅大神经→翼腭神经节→蝶腭神经丛→血管收缩。
81. 嗅神经元突触分布在哪里？	• 嗅球。 • 嗅神经元受体→无髓鞘轴突→有髓鞘神经束→嗅丝 / 筛板→嗅球→嗅束。
82. 描述组成眼眶各骨的名称（图 3.10）。	• 泪骨。 • 筛骨。 • 额骨。 • 上颌骨。 • 蝶骨。 • 颧骨。 • 腭骨。

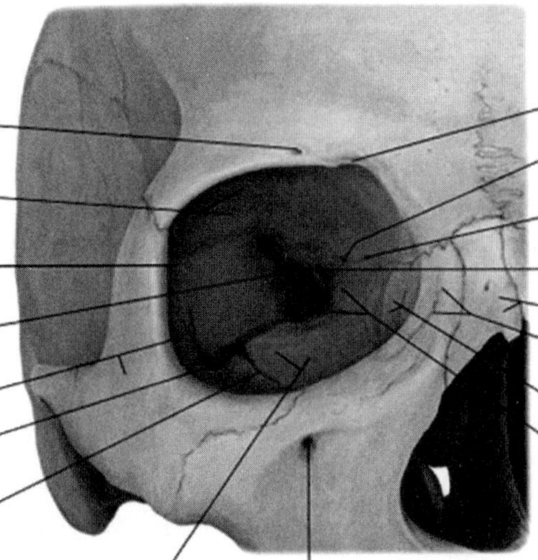

图 3.10　眼眶各骨的组成：泪骨、筛骨、额骨、上颌骨、蝶骨、颧骨、腭骨。（Used with permission from Thieme Atlas of Anatomy: Head and Neuroanatomy, © Thieme 2007, illustration by Karl Wesker.）

83. 在 Graves 眼病的眶内减压手术中，哪个眼外肌的风险最大？	内直肌。

84. 覆盖双侧筛板并延伸至上鼻甲及中鼻甲的上皮是什么？	嗅神经上皮：假复层圆柱状上皮包含双极纺锤状嗅受体细胞（第 I 和第 V 脑神经）、圆柱状支撑细胞、微绒毛细胞和基底细胞。 注：嗅神经上皮位于血管固有膜，包含 Bowman（嗅）腺体，而没有黏膜下结构。
85. 鼻腔的哪个部分由分层角化鳞状上皮、毛囊、皮脂腺和汗腺组成？	鼻前庭。
86. 哪个外胚层衍生出上皮覆盖大部分鼻腔和鼻窦腔？	假复层纤毛柱状（呼吸）上皮有或没有纤毛柱状细胞、黏膜下黏液（小唾液）腺、杯状细胞和基底细胞。 注：前 1/3 →鳞状和移行细胞上皮，后 2/3 →假复层圆柱状上皮。
87. 对于纤毛柱状细胞，每个细胞的单个纤毛上方按特定的方式排列着 50~200 个纤毛。在电子显微镜下，正常的纤毛结构是怎样的？	"9+2"双微管（动力蛋白臂）。
88. 鼻和鼻腔内的假复层纤毛柱状上皮又称为什么？	Schneiderian 膜（外胚层衍生）。
89. 对于正常人，由于鼻甲的周期性充血，与对侧相比一侧鼻腔通道黏膜会充血肿胀。该正常生理现象有助于空气的湿化和加温，该现象被称为什么？	鼻周期。
90. 平均鼻周期有多长？在特定侧哪些因素会导致鼻腔充血增加或减少？	• 平均周期：2~4 小时。 • 减少：运动、增加心率。 • 增加：侧卧时位于下方的一侧。
91. 判断题：鼻黏膜微血管系统受副交感控制。	错。交感神经→血管收缩→下调时→促进血管扩张。交感神经系统变化导致正常鼻周期。
92. 鼻内最狭窄的、对气流阻力最大的区域是什么？	鼻内瓣膜区。
93. 不改变鼻阻力，注射利多卡因至鼻腔会导致鼻塞的感觉，然而吸入薄荷烷、樟脑或者桉油精会导致鼻通道更通畅，为什么？	改变冷受体的活动水平，主要位于鼻前庭。
94. 鼻气流取决于哪些因素？	• 鼻通道的截面积。 • 经过鼻的压差。 • 层流与湍流比。

95. 描述关于鼻瓣的 Bernoulli 原则。	流体经过管状结构的速度与直径成反比。最大速度下，压力达最低点。鼻瓣区鼻内压力和大气压力差导致了鼻瓣区塌陷可能。
96. 气体从鼻前庭至鼻咽部，相对湿度百分比会增加多少？	95%。
97. 哪个鼻结构可过滤空气中的大颗粒（20~30μm）？	鼻毛。 • 鼻中隔和鼻甲过滤 10~30μm 的微粒。 • 支气管黏膜过滤出直径 2μm 以内的微粒。 • 直径 0.2~0.5μm 的微粒一般呈悬浮状而被呼出。
98. 鼻可过滤空气中直径为多少的颗粒？小于该直径的颗粒将到达肺泡。	5μm。
99. 鼻腔黏膜纤毛系统有哪两个黏膜层（图 3.11）？	• 上凝胶层：使吸入性颗粒受到限制；由杯状细胞和黏膜下腺体形成。 • 下溶胶层：上皮纤毛围绕；由微绒毛形成。

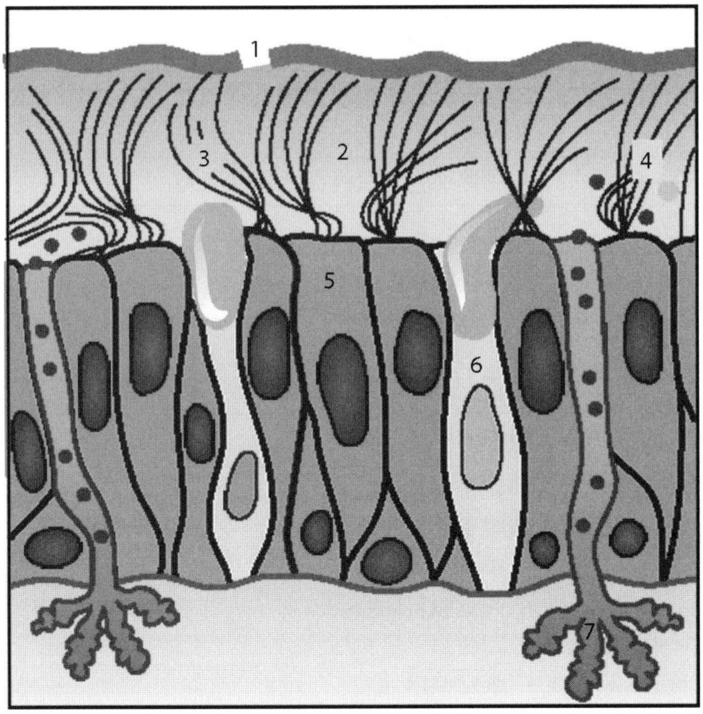

图 3.11　黏膜纤毛系统。1. 凝胶层；2. 溶胶层；3. 纤毛（摆动中）；4. 纤毛（复位中）；5. 纤毛上皮细胞；6. 杯状细胞；7. 浆液黏液腺体。（Used with permission from Behrbohm H, Kaschke O, Nawka T, Swift A. Ear. Nose, and Throat Diseases: With Head and Neck Surgery. New York, NY: Thieme; 2009.）

100. 哪些细胞负责产生气道黏液？	• 杯状细胞：分泌黏蛋白。 • 黏膜下浆液黏液腺体：分泌黏蛋白。 • 上皮细胞：黏膜水合作用通过活动的经上皮输送系统。 • 小静脉：血浆蛋白。
101. 哪些因素导致黏膜纤毛清洁能力下降？	• 纤毛功能失调：创伤、环境破坏、遗传缺陷（如原发性纤毛不动综合征、Kartagener 综合征、囊性纤维化等）。 • 改变黏液产生或黏性：囊性纤维化。
102. 什么试验可用于衡量鼻黏膜纤毛输送时间？	糖精试验：糖精小球到达鼻腔前端并溶解，流经口咽部，经过黏膜纤毛系统产生甜味感。从放置糖精到尝到甜味的时间 <20 分钟。
103. 当处于侧卧的下垂位置时，什么鼻反射导致鼻黏膜充血 / 肿胀？	姿势反射。
104. 哪些神经负责对气味的所有体验？	• 嗅神经。 • 三叉神经。 • 迷走神经。 • 舌咽神经。
105. 形成鼻黏膜和嗅觉的主要组成部分有哪些？	Bowman 腺体在嗅上皮的固有层下方，杯状细胞和黏膜下腺体与相邻的呼吸上皮分泌黏液。
106. 什么类型的细胞负责嗅觉？	嗅受体细胞为双极纤毛状神经元。
107. 气味渗透至哪一层到达嗅神经元？	嗅区黏膜。
108. 什么器官可见位于鼻中隔前下方的小凹，其功能在人类未知但在其他哺乳动物被认为与外激素探测有关？	犁鼻器（Jacobson 器）。
109. 颗粒的何种特征对被嗅觉神经感知很重要？	被嗅觉神经感知的颗粒必须是可挥发的脂溶性物质。
110. 以下描述的相关术语是？ • 正常嗅觉。 • 嗅觉完全丧失。 • 嗅觉减退。 • 嗅觉改变。 • 无刺激下感觉到气味。 • 气味刺激下对气味感觉改变。	• 正常嗅觉。 • 嗅觉缺失症。 • 嗅觉减退症。 • 嗅觉障碍。 • 幻嗅。 • 嗅觉倒错。

111. 描述两种主要的嗅觉障碍。	• 传导性嗅觉丧失:继发于嗅裂区鼻气流阻塞。 • 感觉神经性或非传导性嗅神经丧失:继发于任何嗅神经系统处任何嗅神经元损伤或障碍。
112. 传导性嗅觉丧失的常见原因是什么?	• 慢性鼻窦炎(CRS)、过敏性鼻炎、息肉、鼻中隔偏曲、肿瘤。 • 也会发生在气道转移(气管切开术或后切除术),从而减少或断绝经鼻腔气流。
113. 感觉神经性嗅觉丧失的常见病因是什么?	上呼吸道感染后丧失(UTI;病毒性)、慢性鼻窦炎(某些患者)、头部创伤、接触有毒物质、先天性障碍、痴呆、阿尔茨海默病、帕金森病、多发性硬化。
114. 头部创伤后引起的嗅觉丧失,其概率是多少? 什么时候发生?	5%~10%。 嗅觉丧失概率与创伤严重程度有关。常为即时发生,也可延迟至数月后发生。
115. 头部创伤后引起的嗅觉障碍机制是什么?	修剪去嗅神经轴突,大脑嗅神经区域挫伤/血肿,鼻窦通道结构改变。最常见的创伤类型为额区撞击,由枕部创伤引起。
116. 创伤后嗅觉障碍在青少年患者与成年患者中有什么不同?	青少年患者中嗅觉障碍更少见:3.2% 间歇性嗅觉障碍和 1.2% 持久性嗅觉障碍。
117. 成年患者在经历头部外伤引起嗅觉丧失后恢复嗅觉的比例有多少?	5%~10%。
118. 嗅觉丧失的最常见病因是什么?	持续性的嗅觉障碍在上呼吸道感染之后。此类型的嗅觉丧失更常见于女性,特别是 50 岁以上女性(70%~80% 病例)。
119. 有多大比例的患者无论治疗与否,都会在病毒性上呼吸道感染后恢复嗅觉?	约 1/3。
120. 嗅觉取决于嗅神经元素的健康程度,它会随着时间缓慢丢失,导致年龄依赖性嗅觉减退,多数显著的嗅觉减退发生在什么年龄段?	60~70 岁。
121. 嗅觉功能会在暴露于特定的毒素后丧失,如吸烟、福尔马林。哪些因素对嗅觉障碍的影响最强?	• 毒素类型。 • 暴露浓度和持续时间。
122. 在哪两种神经性疾病中,嗅觉减退被认为是早期症状之一?	帕金森病和阿尔茨海默病。

123. 嗅觉缺失伴有性腺功能减退的综合征是什么？	Kallmann 综合征（促性腺激素分泌不足的性腺功能减退）；伴 X 染色体的（*KAL1* 基因）或常染色体显性（*KAL2* 基因）。
124. 描述 Kallmann 综合征以及其与遗传性嗅觉障碍的关系。	促性腺激素释放激素难以从嗅板到达下丘脑。MRI 可能显示嗅球的缺失。
125. 在哪种家族性常染色体显性遗传条件下，患者出现嗅觉缺失、早秃和双侧血管性头痛？	家族性嗅觉缺失症。
126. 对于严重的嗅觉损伤患者，何种建议很重要？	关键在于向患者阐述不能闻到"警告性"气味的危险性，譬如烟味、天然气、变质的食物，并建议使用烟雾警报器和天然气探测器。
127. 描述嗅觉阈值测试原理及操作方法。	测定绝对阈值是可靠的检测气味最低浓度的方法。将一种气味置于一个嗅瓶，另一瓶放水，浓度由低到高放置（以距离为标准）。
128. 描述气味辨别试验原理。	原理为量的测试（多少数量的气味被鉴别）。将高于阈值浓度的气味呈现给患者，嘱其鉴别气味。
129. 描述宾夕法尼亚大学鉴定检测（UPSIT）。	UPSIT 是一种自我鉴定测试方法，通过四本"一刮即嗅"的小册子，每一本含有 10 种气味。每一种气味设定四选一问题。患者被要求回答每一个问题，即使其无法辨识气味。随机因素操作为 40 道题中的 10 道，因此分数低于 5 分被认定为伪失嗅。UPSIT 被人们广泛研究，测试的可信度高。
130. 描述跨文化气味辨别试验（CC-SIT）。	该试验是由 UPSIT 转化的测试。包含 12 个项目（香蕉、巧克力、肉桂、汽油、柠檬、洋葱、涂料稀释剂、菠萝、香皂、烟、松节油），因为这些气味为以下国家最常见的被辨认物质的气味（中国、法国、德国、意大利、日本、俄罗斯和瑞典）。
131. 第二代 1 型抗组胺药物（H1）的最常见副作用是什么？	头疼、尿潴留、口干、视力模糊和肠胃不适。
132. 鼻内类固醇喷剂的最常见副作用是什么？	由使用不当导致的鼻出血。
133. 伪麻黄碱的最常见副作用是什么？	神经质、高血压和尿潴留。
134. 可卡因发作开始的时间为多长？	5~10 分钟。
135. 可卡因发作持续的时间为多长？	6 小时。
136. 可卡因的最大推荐剂量为多少？	1~3mg/kg；3mg/kg 最常见。通常溶解率 4%，真实吸收率估计 <40%。

鼻瓣和中隔异常

137. 鼻瓣区阻塞有哪两种主要形式?	• 静态＝不随呼吸运动而改变(如尾侧中隔偏曲)。 • 动态＝随呼吸运动而改变,导致鼻瓣区结构塌陷(如鼻内瓣塌陷)。
138. 检查患者时,向外侧拉长面颊部,并指示患者经鼻呼吸,同时报告该动作是否增加了气流。该测试名称是什么? 有什么作用?	Cottle 动作。非特异性。几乎所有的鼻塞通过此动作都会加重。说明鼻内瓣膜塌陷,同时也证实了鼻贴的有效性。
139. 修正性 Cottle 动作与 Cottle 动作的区别是什么?	修正性 Cottle 动作的操作为将耳刮匙或棉签末端放置在鼻腔内轻柔地支撑内和(或)外鼻瓣区,当患者呼吸时观察呼吸是否有改善。修正试验较 Cottle 动作更佳。
140. 什么测试可以用于证实下鼻甲在鼻通道阻塞中起到重要作用?	对患者鼻腔应用麻黄碱喷剂以收缩下鼻甲,从而证实鼻塞是否改善。
141. 在成人气道中最大阻力位于哪里?	鼻内瓣。
142. 前鼻镜下什么结构可见,构成鼻瓣区 2/3 的上呼吸道阻力?	下鼻甲。
143. 前鼻镜下可观察到比正常情况扩大的中鼻甲。在 CT 上,是位于中鼻甲头端气体填充的窦状影。大部分可能原因是什么?	泡状中鼻甲:气化的中鼻甲。
144. 泡状中鼻甲发生率是多少?	25%。
145. 鼻中隔与鼻内瓣上外侧软骨的近似角度为多少?	10°~15°。
146. 内、外鼻瓣塌陷的诊断治疗方法有哪些?	鼻中隔矫正术、鼻翼背板移植术、软骨移植术、鼻翼软骨外侧脚移植术、下外侧软骨缝合悬吊术。
147. 列举鼻中隔穿孔的可能原因。	• 医源性:前端中隔手术、前端烧灼术、鼻胃管插管不当、经鼻气管插管等。 • 创伤:抠鼻、中隔血肿。 • 吸入剂:吸食可卡因、经鼻使用皮质醇、慢性血管收缩剂、玻璃粉尘等。 • 自身免疫:韦格纳肉芽肿、肉瘤、系统性红斑狼疮、克罗恩病等。 • 感染:梅毒、利什曼病、结核、艾滋病等。 • 肿瘤:T 细胞淋巴瘤等。 • 其他:石灰尘、冷沉球蛋白血症、肾衰竭。 • 自发性。

148. 鼻中隔穿孔的常见症状有哪些？	• 无症状（大部分）。 • 鼻痂。 • 鼻出血。 • 鼻塞。 • 后鼻孔滴漏。 • 哨音。
149. 鼻中隔穿孔的常见部位和大小如何？	鼻中隔前端。常见大小为 1~2cm。
150. 什么情况下需要做鼻中隔活检？	有恶性倾向时须行活检，尽管存在争议且不作为常规推荐；当活检用于血管性疾病等也很少推荐。
151. 多大尺寸的鼻中隔穿孔难以手术修复？	大穿孔（>2cm）。
152. 什么样的穿孔应采用保守治疗方案？具体方法是什么？	无症状穿孔。治疗目标为保持穿孔湿润（如鼻腔生理盐水喷剂，凡士林，生理盐水灌洗等）。
153. 对于大的无法用手术方法修复的穿孔和小的有症状的穿孔，哪些非手术选择可以减少鼻出血、鼻痂、鼻塞和哨音？	放置鼻中隔纽扣。预制或特制的纽扣是有效的。使用颌面部 CT 扫描有助于大而非规则穿孔的合适尺寸的特制假体。
154. 简述鼻中隔纽扣放置的并发症。	• 鼻痛（特别在放置部位）。 • 穿孔边缘腐蚀（少见，常可避免）。 • 鼻痂。 • 菌落繁殖 / 生物膜。 注：均相对为低风险性，仍须关注。
155. 描述对鼻中隔穿孔修复有效的手术方法和技术。	方法：鼻内径路和开放性手术。 • 初步关闭。 • 内置移植：骨质，软骨，骨膜，颞骨筋膜，生物皮肤。 • 皮瓣：双侧黏膜软骨复合组织瓣，旋转性黏膜软骨复合组织瓣。 • 代替性皮瓣（大穿孔 >2cm）：下鼻甲带蒂皮瓣，经唇下隧道黏膜皮瓣，面动脉肌筋膜皮瓣，前臂桡侧游离皮瓣和颅骨膜 / 眉间皮瓣。
156. 描述鼻中隔血肿的进展和潜在危险。	血液积聚导致黏膜软骨膜 / 黏膜骨膜从鼻中隔软骨抬高，从而使下方的软骨血供中断，导致缺血性坏死和再吸收。
157. 阐述鼻中隔血肿并发症。	鼻中隔穿孔，软骨下纤维化，鼻中隔脓肿，颅内感染（经间静脉蔓延至海绵窦，极少见）。
158. 哪些因素会导致儿童鼻中隔血肿风险增加？	黏软骨膜和黏骨膜与下方的骨质和软骨松离。

159. 简述鼻中隔血肿的治疗方法。	鼻中隔切开引流，使用鼻撑或填塞物使血肿空间缩小。当患者鼻腔填塞时，需要预防性使用抗生素。
160. 鼻中隔黏骨膜或黏软骨膜下与骨性 / 软骨中隔之间脓性分泌物聚积称为什么？	鼻中隔脓肿。
161. 形成鼻中隔脓肿的危险因素有哪些？	• 创伤或手术后导致的中隔血肿。 • 鼻前庭疖肿。 • 鼻窦炎。 • 牙科感染。
162. 鼻中隔脓肿的推荐治疗方法是什么？	• 抗葡萄球菌抗生素。 • 切开引流。
163. 鼻中隔脓肿并发症有哪些？	颅内并发症（脓肿，海绵窦血栓），眶蜂窝织炎，鼻中隔穿孔或鼻腔框架受损或缺失导致鞍鼻。
164. 查体发现患者鼻前庭疼痛和瘙痒，可看到小的疱样病变伴红斑基底，发生于单个毛囊。诊断为什么？	鼻毛囊炎。
165. 面部或鼻毛囊炎可表现为表浅或深在，常与什么病原体有关？	金黄色葡萄球菌。
166. 毛囊炎或毛发毛囊感染后，随着脓性物质由真皮延至皮下组织形成小脓肿的病理改变是什么？	疖。
167. 为什么鼻疖切开引流如果有必要应延迟到至少使用抗葡萄球菌抗生素 24 小时后？	因为有海绵窦静脉血栓形成风险。
168. 由于盐类（钙、镁、磷酸盐、钙酸盐）沉积，围绕异物、血凝块或分泌物生成炎症性鼻包块，潜在性导致对邻近组织的压力性损伤和鼻塞、疼痛、头痛、感染或者反复发作的鼻出血。该过程会形成什么？	鼻结石。
169. 无疾病史的 3 岁患儿有 2 天单侧鼻分泌物伴有异味，间歇性同侧鼻出血，情绪不稳定。查体显示右侧鼻腔包块。最可能的诊断是什么？	鼻异物。
170. 鼻腔前端来源出血的比例是多少？	90%~95%。

171. 鼻出血常见的鼻局部原因有哪些?	• 创伤:抠鼻、骨折、经鼻气管插管、鼻饲管放置、异物、近期手术。 • 药物相关性:鼻激素喷剂,可卡因吸入。 • 干燥:鼻氧气吸入、持续性正压通气。 • 炎症或感染。 • 新生物。
172. 哪些全身性疾病会引起鼻出血?	凝血障碍: • 遗传性:血友病,遗传性毛细血管扩张症(HHT),血管性血友病。 • 药物相关性:香豆素,肝素,阿司匹林。 • 高血压。 • 肿瘤:全血细胞减少症,血小板减少症等。
173. 列举鼻出血的非手术治疗方法。	ABC(气道、呼吸和循环):鼻出血会引起生命危险。 • 直接压迫。 • 血管收缩剂。 • 直视下烧灼。 • 鼻腔填塞。 • 可吸收性填塞。 • 不可吸收性填塞。 • 可能的情况下控制高血压和纠正凝血状态。 • 清洗鼻腔。 • 盐水喷剂,湿润,软化剂(凡士林等)。
174. 如果在最大化的非手术干预后鼻出血仍继续,有效的控制鼻出血的手术方法有哪些?	• 手术结扎。 • 蝶腭动脉(经鼻内镜下,确定筛嵴,可能会应用最大限度的上颌窦开窗术)。 • 颌内动脉(经上颌窦内镜下,也可经唇龈沟入路操作,巨大窦开窗术或部分上颌窦内侧壁切除术)。 • 筛前动脉(林奇切口,确定筛额缝线)。 • 颈外动脉(颈横动脉)。 • 血管外栓塞(最常为颌内动脉;窒息风险)。
175. 筛前动脉外结扎通过什么路径进行?	经林奇切口操作,在前泪嵴后方约24mm处,沿额筛缝线走行。
176. 描述内镜下蝶腭动脉结扎定位。	中鼻甲附着点下缘后方,鼻腔外侧壁黏膜下。
177. 鼻腔填塞患者抗生素使用的目的是什么?	预防中毒性休克综合征。

178. 哪个染色体显性障碍导致点状血管瘤或血管窦非常态形成，伴有薄的血管上皮，没有肌层或弹性层，引起出血反复？	Osler-Weber-Rendu 病（HHT，遗传性毛细血管扩张症）。
179.HHT 最常累及的器官是什么？	鼻腔，口腔，消化道，肺，肝。
180.HHT 最常见的基因突变是什么？	内皮蛋白基因（*ENG*，*HHT1*）和活化素 A 受体 Ⅱ 似 1 基因（*ACVRL1*，*HHT2*）。经基因序列分析，该两种基因突变发生率高达 75%，*SMAD4* 少见（3%），与 HHT 和青少年肠息肉有关。
181.HHT 最常见的症状和体征是什么？	黏膜与皮肤的毛细血管扩张和反复鼻出血。
182. 对于 HHT 患者伴有反复鼻出血有效的非手术治疗方案是什么？	• 贫血：补充铁剂，输血。 • 鼻清洗：芝麻油和玫瑰天竺葵油，鼻腔生理盐水喷剂；部分患者可耐受。 • 鼻腔内使用贝伐珠单抗。
183. 对于 HHT 患者伴有反复出血有效的手术治疗方案是什么？	手术方案： • 磷酸钛氧钾激光消融病变。 • 贝伐珠单抗注射。 • Young 手术。
184. 描述 Saunder 中隔塑形术	剥离被毛细血管扩张累及的鼻黏膜，用中厚皮片覆盖裸露区域。
185. 制造两侧皮瓣（鼻黏膜和皮肤）封闭鼻腔，从而消除经鼻腔气流的手术方式是什么？	Young 手术。

鼻炎

186. 患者有鼻腔黏膜刺激和炎症，主诉流鼻涕、鼻塞和后鼻孔滴漏。根据这些信息，最常规的诊断是什么？	鼻炎。
187. 鼻炎的主要形式有哪些？	• 过敏性鼻炎。 • 非过敏性鼻炎。
188. 过敏性鼻炎反映哪一型盖尔和库姆斯超敏反应？	Ⅰ 型（过敏症 / 速发）超敏反应，在暴露过敏原后既有早发又有迟发相反应。
189. 过敏性鼻炎的主要分型有哪些？	• 季节性过敏性鼻炎。 • 全年性过敏性鼻炎。 • 混合性过敏性鼻炎。

190. 过敏性鼻炎的典型症状有哪些?	• 打喷嚏。 • 流鼻涕。 • 鼻塞。 • 瘙痒(鼻腔、硬腭、眼)。 • 流眼泪。 • 后鼻孔滴漏。 • 嗅觉缺失/嗅觉减退。
191. 过敏性鼻炎的诊断要点主要依据什么?	临床病史。
192. 过敏性鼻炎的并发症有哪些?	哮喘,急性鼻窦炎,分泌性中耳炎,睡眠障碍性呼吸和阻塞性睡眠呼吸暂停。
193. 过敏性鼻炎的治疗方案是什么?	鼻内/经口喷用类固醇,经鼻/口服抗组胺类药物,白三烯受体拮抗剂,色甘酸钠,免疫治疗(舌下含服和皮下注射)(详见免疫部分)。

194. 患者表现为鼻塞、流鼻涕及后鼻孔滴漏,过敏原测试阴性。哪种类型鼻炎最符合以上描述? 在此情况下鼻炎的主要亚分类有哪些?	• 非过敏性鼻炎:
	  ○ 感染性鼻炎。
	  ○ 血管运动性鼻炎(60%)。
	  ○ 非变应性鼻炎伴嗜酸性粒细胞增多综合征。
	  ○ 味觉性鼻炎。
	  ○ 职业性鼻炎。
	  ○ 激素相关性鼻炎。
	  ○ 药物性鼻炎。
	  ○ 萎缩性鼻炎。
	  ○ 炎症/免疫相关性鼻炎。

195. 非过敏性鼻炎的关键症状有哪些?	• 打喷嚏。 • 流鼻涕。 • 鼻塞。 • 后鼻孔滴漏。
196. 判断题:过敏原测试阴性是非过敏性鼻炎的必要诊断。	错。
197. 病毒感染(鼻病毒,呼吸道合胞病毒,副流感病毒,腺病毒,流感病毒,肠病毒)会导致上呼吸道感染症状,包括充血、流鼻涕、后鼻孔滴漏,但常不会引起瘙痒症状。感染时间持续 7~10 天。该病例的诊断是什么?	感染性鼻炎。
198. 非过敏性鼻炎中哪一种通过副交感神经调节导致血管扩张,该鼻炎被冷空气和强烈的气味所引发?	血管运动性鼻炎。

199. 血管运动性鼻炎的特征是什么?	排除性诊断。
200. 血管运动性鼻炎的最常见诱因是什么?	温度变化,相对湿度变化,气味(如香水、清洁剂),二手烟,酒精,性唤起,情绪变化均可引起。
201. 血管运动性鼻炎的潜在病理生理机制是什么?	发病机制未明确。可能与增加神经输出输入至黏膜血管有关。
202. 尽管存在争议,但血管运动性鼻炎患者的手术干预方式有哪些?	翼管神经切除术。
203. 哪种非过敏性鼻炎显示为全年症状,包括打喷嚏,水样鼻涕,鼻痒和间歇性嗅觉减退 / 嗅觉缺失,经证实 10%~20% 嗜酸性粒细胞位于鼻分泌物中,并且体内外过敏原测试为阴性?	非变应性鼻炎伴嗜酸性粒细胞增多性综合征。
204. 一位 33 岁的患者进食最喜欢的热、辣食物时流大量清水涕。诊断可能是什么?	味觉性鼻炎。
205. 味觉性鼻炎的潜在病理生理机制是什么?	进食(特别是热的或辣的食物时)后迷走神经调节血管扩张。
206. 以下特征为何种类型鼻炎:①吸入蛋白质或化学性抗原导致 IgE 介导反应(过敏性鼻炎);②吸入化学性呼吸道致敏剂导致未知的免疫反应,或③鼻炎恶化和常与复发性哮喘有关?	职业性鼻炎。
207. 怀孕、青春期、月经期和甲状腺功能减退引起的相关性鼻炎是哪种?	激素诱发性鼻炎。
208. 在怀孕期间,激素诱导性血管扩张,血管聚积,增加血管容量会导致充血和鼻炎。其更常见于新的鼻炎发作还是孕前鼻炎恶化的鼻炎?	1/3 女性 = 恶化。 2/3 女性 = 新发作 = 分娩后两周显著缓解。
209. 哪些常见药物会引起鼻炎?	血管紧张素转化酶(ACE)抑制剂,β 受体阻滞剂和其他抗高血压药物,勃起障碍或肺高压药物(如西地那非),敏感患者口服避孕药和阿司匹林。红酒、啤酒和其他酒精类饮料均会导致血管扩张和鼻炎。
210. 哪种鼻炎与鼻腔充血反弹继发于局部应用鼻减充血剂(肾上腺素)超过 5~7 天?	药物性鼻炎。
211. 鼻窦鼻腔感觉退化和自主神经纤维导致黏膜腺体退化,鼻窦鼻腔鳞状上皮化生,显著的改变为黏膜纤毛运送能力可以为原发性或继发性(手术或创伤后),此种情况是什么?	萎缩性鼻炎(也称为干燥性鼻炎或臭鼻症)。

212. 萎缩性鼻炎患者鼻黏膜常见哪种微生物繁殖?	臭鼻克雷伯菌。
213. 萎缩性鼻炎临床查体可见什么表现?	• 臭味。 • 黄色或绿色的痂皮。 • 萎缩的 / 纤维化的黏膜。
214. 除了以上列举的鼻炎种类,哪些重要的炎症免疫疾病也与非过敏性鼻炎有关?	• 肉芽肿性感染(鼻硬结病,鼻孢子虫病)。 • 韦格纳肉芽肿病。 • 结节病。 • 中线肉芽肿。 • 变应性肉芽肿。 • 复发性多软骨炎。 • 淀粉样变性。 (参见本章鼻炎 / 感染性鼻肿物和系统性疾病部分)
215. 哪些治疗方案经证实在非过敏性鼻炎治疗过程中有效?	• 鼻内糖皮质激素 *。 • 鼻内抗组胺药(氮卓斯汀,氯雷他定)*。 • 鼻内异丙托溴铵(定喘乐)。 • 鼻腔灌洗。 • 辅助口服药物(抗组胺药物,减充血剂)。 * 主要治疗方案:每天使用充足剂量,常联合用药(联合鼻内激素和抗组胺药物治疗效果优于二者单独用药)。
216. 鼻内喷用异丙托溴铵主要治疗非过敏性鼻炎的哪种体征?	清水样鼻涕。
217. 经鼻抗组胺药物喷剂使用有利于非过敏性鼻炎患者的原因是什么?	抗炎作用:减少嗜酸性粒细胞活动、黏附分子表达和细胞因子的产生。潜在地减少因嗅觉刺激引起的神经兴奋。

急性和慢性鼻窦炎

218. 在过去的十年中,鼻窦炎最常用于哪种病情描述?	鼻腔和鼻窦的黏膜炎症。该术语覆盖鼻窦炎是因为鼻窦炎几乎涉及整个鼻腔。
219. 根据欧洲鼻窦炎和鼻息肉建议书(2007),诊断鼻窦炎的标准是什么?	鼻窦炎的诊断,至少包含以下两个或以上体征: • 鼻阻、鼻塞、充血或鼻分泌物[前鼻孔和(或)后鼻孔]。 • 伴或不伴有面部疼痛及压痛。 • 伴或不伴有嗅觉减退或缺失。

220. 根据病程和症状，简述鼻窦炎的五个主要分类。	• 急性：病程（完全缓解）<4 周。 • 复发性急性：每年至少发作 4 次，每次病程持续时间≥ 7~10 天，两次发作中间完全缓解。 • 亚急性：病程 4~12 周；有争议。 • 慢性（伴或不伴有鼻息肉）：病程 >12 周，未完全缓解。 • 慢性鼻窦炎急性加重：鼻窦炎慢性症状由基线加重，后恢复至基线。
221. 简述一种评价鼻窦炎症状严重程度的方法。	• 视觉模拟评分法（Visual Analogue Scale，简称 VAS）（译者注：在纸上面画一条 10 cm 的横线，横线的一端为 0，表示无任何干扰，另一端为 10，表示能想到的最严重程度；中间部分表示不同程度的困扰）。让患者根据“鼻窦炎症状对自身生活的困扰”程度在横线上做记号，表示主观症状的严重程度。 • 范围：0= 无任何干扰，10= 能想到的最严重程度。 • 0~3= 轻度。 • 3~7= 中度。 • 7~10= 重度。
222. 解释再次恶化 / 再次发病的定义。	症状初步改善后继而加重。
223. 哪一种急性鼻窦炎在成年人平均每年发作 2~5 次，每次高峰期症状持续 2~3 天，5 天后病情进展得到缓解，10~14 天症状完全缓解？	急性病毒性鼻窦炎。
224. 急性病毒性鼻窦炎最常见的病原体是什么？	鼻病毒和流感病毒。
225. 多大比例的病毒性鼻窦炎会发展为细菌性鼻窦炎？	0.5%~2%。
226. 哪种类型的急性鼻窦炎病程 >10 天，或在 5 天后症状加重？	急性细菌性鼻窦炎。
227. 除了鼻窦炎相关的诊断性症状，还有哪些继发性症状可能提示急性细菌性鼻窦炎？	发热，耳闷，咳嗽，肌肉疼痛或者头痛。
228. 急性细菌性鼻窦炎的最常见病原体有哪些？	• 肺炎链球菌（30%）。 • 流感嗜血杆菌（20%~30%）。 • 卡他莫拉菌（10%~20%）。

229. 急性鼻窦炎病情推荐检查方法有哪些?	• 不推荐:CT 或 X 线。 • CT 可考虑用于严重疾病,免疫功能低下患者,临床可疑并发症,术前评估或复发性急性鼻窦炎评估。 可选择以下检查: • 前鼻镜。 • 鼻内镜:经过经验治疗难以治愈的病情,单侧发病,优先考虑的检查方法。 • 鼻腔分泌物培养:治疗无效,伴有并发症。
230. 什么情况下急性鼻窦炎检查方法里需要考虑使用大的穿孔针从犬齿窝或下鼻道进行上颌窦穿刺?	• 临床实验:确定上颌窦内细菌病原体的标准。 • 可能对于治疗中病程反复者,或需要快速明确诊断和鉴别病原体时(如免疫功能低下的患者)。
231. 根据 EPOS 2007 和补充版 EPOS 2012,哪些治疗方案适用于症状持续 <5 天,或 5 天后有所改善的轻度急性鼻窦炎患者?	对症治疗: • 减充血剂。 • 生理盐水灌洗。 • 镇痛药物。
232. 为什么一些指南不推荐急性鼻窦炎患者使用黏液染色来指示抗生素的使用?	因为黏液染色由中性粒细胞驱动,与细菌无关。
233. 如果患者有中到重度急性鼻窦炎症状,病程持续或 5 天后加重,根据 EPOS 2007 和补充版 EPOS 2012,推荐的治疗方案有哪些?	新增鼻用类固醇。若 14 天后无改善→重新考虑诊断,行鼻内镜检查,考虑鼻腔分泌物培养,考虑影像学检查。如果有适应证,且病程 14 天后仍无改善,考虑使用抗生素。
234. 急性鼻窦炎患者体温 >38℃或伴有剧烈疼痛时,推荐的治疗方案是什么?	• 鼻用类固醇。 • 抗生素。 • 可能需要考虑口服激素以减轻疼痛。 • 对症处理(如止痛)。 注:预期 48~72 小时内症状缓解。
235. 什么情况下抗组胺药物可应用于治疗急性鼻窦炎患者?	抗组胺药物仅用于伴过敏性鼻炎或过敏性疾病病史患者。
236. 尽管减充血剂可以通过减轻鼻窦炎患者黏膜肿胀和潜在性缓解鼻窦引流阻塞情况改善患者症状,但目前尚无减充血剂在疾病中使用的确凿证据发表。最大的使用期限为多久?	5 天。

237. 美国感染疾病协会（IDSA）2012 年指南针对儿童和成人急性细菌性鼻窦炎推荐在出现什么体征和症状时开始使用抗生素治疗？	• 急性细菌性鼻窦炎持续性症状或体征≥ 10 天。 • 重度症状或体征≥ 3 天（体温≥ 39℃，102 ℉；鼻腔脓性分泌物，疾病早期面部疼痛，或其他相关体征提示复杂性急性细菌性鼻窦炎）。 • 病情加重或再次发病≥ 3 天。
238. 在 IDSA 法则中，当患者符合标准并接受抗生素治疗时，须评估抗药风险。什么样的患者风险较高？	• 年龄 <2 岁，或 >65 岁。 • 进入日托。 • 过去的整月中使用抗生素。 • 过去的 5 天内住院治疗。 • 免疫功能低下状态。 • 其他并发症，如哮喘，囊性纤维化等。 • 耐青霉素的肺炎链球菌地方发病率高的地理区域（>10%）。
239. 如果患者符合抗生素使用标准且无耐药性高风险，经 IDSA 推荐的一线抗生素是什么？	标准剂量的阿莫西林 - 克拉维酸钾应用 5~7 天（成年人）。 这些指南不推荐使用阿莫西林是考虑到越来越多的急性细菌性鼻窦炎患者自注射肺炎链球菌疫苗后感染流感嗜血杆菌，也增加了这些菌株 β-内酰胺酶的产生。然而，早期发表在耳鼻咽喉科文献的指南建议阿莫西林为一线用药。
240. 如果患者符合抗生素使用标准，伴有较高的耐药风险，经 IDSA 推荐的二线抗生素是什么？	• 大剂量阿莫西林 - 克拉维酸钾（阿莫西林剂量 2g，每天分两次服用；或者每天 90mg/kg，分两次服用），疗程 7~10 天。 • 多西环素。 • 左氧氟沙星或莫西沙星。
241. 青霉素过敏患者，IDSA 推荐的成人抗生素有哪些？	• 多西环素。 • 左氧氟沙星。 • 莫西沙星。 • 头孢克肟、头孢泊肟和克林霉素。 因为存在抗药性，大环内酯类或复方新诺明排除在外。
242. 根据 IDSA，急性细菌性鼻窦炎患者已经经过一线和二线抗生素治疗（症状无改善，在治疗后 3~5 天症状加重），改用不同类型的广谱抗生素，3~5 天后发现病情仍无改善甚至加重，进一步治疗方案是什么？	• CT 和（或）MRI（首选 CT）寻找是否存在解剖问题和化脓性并发症。 • 鼻窦培养有助于确定病原体使用敏感的抗生素。 • 考虑转诊至感染性疾病或过敏疾病专家。

243. 什么情况下急性鼻窦炎患者适用手术干预?	仅当并发症出现且手术能有效处理或急性复发性鼻窦炎由解剖异常引起时。
244. 根据 EPOS(2007 和 2012)和临床实用指南:成人鼻窦炎(2007)和慢性鼻窦炎的诊断标准是什么?	以下两项或更多症状持续≥ 12 周: • 至少其中之一:①鼻塞 / 充血或②鼻分泌物(前鼻孔或后鼻孔,黏脓性)。 • 面部疼痛 / 胀痛或饱满感(伴鼻息肉患者少见)。 • 嗅觉减退或缺失(伴鼻息肉患者多见)。 • 有炎症的客观证据。 • 中鼻道或筛区脓性黏液或水肿。 • 鼻息肉。 • CT 平扫提示鼻窦炎症(更常推荐用于鼻内肿瘤)。
245. 在慢性鼻窦炎或急性复发性鼻窦炎病情检查过程中,哪些并发症需要进行探讨且有可能需要修改治疗方案?	• 过敏性鼻炎。 • 囊性纤维化。 • 免疫功能低下。 • 纤毛运动障碍。 • 解剖异常。
246.Kartagener 综合征的经典三联征是什么?	• 窦倒置。 • 支气管扩张。 • 慢性鼻窦炎。 注:由动力蛋白臂缺陷引起,隐性染色体。
247. 慢性鼻窦炎患者伴有哮喘者占多大比例?	50%。
248. 如果慢性鼻窦炎患者经标准治疗后无改善,需考虑行过敏原测试。因为 60% 的患者伴有显著的过敏症。最常见的过敏原是什么?	常年性过敏原:尘螨,蟑螂,宠物毛屑,真菌。
249. 患者有阿司匹林过敏、鼻息肉和哮喘,可能的诊断是什么?	Samter 三联征。
250. 哪种细胞因子或炎症介质被认为主要与 Samter 三联征有关?	白三烯。
251. 哪种细菌抗原被认为与非特异性 T 细胞活动和经 T 细胞受体与抗原呈递细胞的 MHC Ⅱ 细胞受体交联后释放细胞因子,猜测与慢性鼻窦炎伴鼻息肉的发病机制有关?	葡萄球菌超抗原。

252. 哪一术语解释了系统的、三维的细菌结构被细胞外基质包绕，其保护细菌免受常规的治疗损伤，可能导致某些慢性鼻窦炎？	细菌生物膜。
253. 根据 Chee 等（Laryngoscope 2001），复发性鼻窦炎患者可能确诊的潜在免疫缺陷有哪些？	• 联合可变的免疫功能缺陷（10%）。 • 选择性 IgA 缺陷（6%）。 • 低滴度 IgG（18%）、IgA（17%）或 IgM（5%）。
254. HIV 患者鼻窦炎的发病率为多少？	20%~70%。HIV 患者鼻窦炎有增加的风险，是因为淋巴细胞功能障碍和黏膜纤毛输送时间的增加。
255. 哪些实验室检查可用于难治性慢性鼻窦炎或复发性急性鼻窦炎以评估潜在的免疫功能缺陷可能？	• 免疫球蛋白系列定量检测。 • 破伤风杆菌和肺炎链球菌疫苗抗体反应（疫苗注射前后）。 • T 细胞数量和功能。
256. 慢性鼻窦炎囊性纤维化的遗传基因和病因是什么？	染色体隐性异常导致外分泌腺分泌异常，累及多数器官系统。囊性纤维化患者一般由于明显的鼻窦分泌异常导致慢性鼻窦炎。
257. 阐述慢性鼻窦炎伴囊性纤维化的治疗方案。	保守治疗方案包括黏液溶解剂，局部抗生素灌洗和生理盐水灌洗。患者在鼻腔生理盐水和抗假单孢菌抗生素灌洗后（妥布霉素，特别是行肺移植术后患者）可能需要进行鼻内镜手术治疗。
258. 当评价慢性鼻窦炎或复发性急性鼻窦炎患者时，CT 扫描会发现哪些改变？	• 黏膜炎症。 • 骨质破坏，窦腔扩大，局部受侵提示侵袭性疾病或恶性进展。 • 解剖异常：鼻中隔偏曲，泡状鼻甲，眶下气房，上颌窦发育不全，和（或）窦口鼻道复合体堵塞。
259. 哪种分级方法根据黏膜病变出现在左侧、右侧额窦，前 / 后筛窦，上颌窦和蝶窦（0= 正常，1= 部分阴影，2= 完全阴影）及窦口鼻道复合体（0= 正常，2= 闭塞）的总量进行分类？	Lund-Mackay 系统（Annals of Otology，Rhinology，and Laryngology. 1995）。
260. 慢性鼻窦炎患者细菌感染常见于金黄色葡萄球菌、铜绿假单胞菌、肺炎杆菌和奇异变形杆菌，最少见厌氧菌感染。试述三个少见病原体。	• 梭形杆菌属。 • 消化链球菌属。 • 雷沃菌属。
261. 慢性鼻窦炎的三种主要分型是什么？	• 慢性鼻窦炎伴鼻息肉。 • 慢性鼻窦炎不伴鼻息肉。 • 过敏性真菌性鼻窦炎。
262. 慢性鼻窦炎伴或不伴息肉的炎症反应的主要区别是什么？	不伴息肉：中性粒细胞。 伴息肉：嗜酸性细胞，同时白介素 -5（IL-5）增多。

263. 慢性鼻窦炎不伴鼻息肉推荐的治疗方案是什么（EPOS 2007 和 2012）?	轻度症状（VAS:0~3）: • 口服类固醇。 • 鼻腔生理盐水灌洗。 • 如果 3 个月内无改善,按中度或重度治疗。 中度 / 重度症状（VAS:4~10）: • 口服类固醇。 • 鼻腔生理盐水灌洗。 • 长期的大环内酯类药物治疗（约 3 个月）（IgE 未升高）。 • 培养。 • 无改善:考虑 CT 检查和手术备选。 • 发现有改善:继续跟踪随访,鼻腔灌洗,口服类固醇。考虑继续进行长期大环内酯类药物治疗。 注:缺乏持续 3 个月后中断的依据。
264. 列举四种可以长期治疗慢性鼻窦炎不伴鼻息肉的大环内酯类抗生素。	• 阿奇霉素。 • 克拉霉素。 • 罗红霉素。 • 红霉素。
265. 慢性鼻窦炎伴鼻息肉的推荐治疗方案是什么（EPOS 2007）?	轻度（VAS:0~3）: • 局部类固醇使用 3 个月。 • 有效→继续以上治疗,每 6 个月评估。 • 无效→口服类固醇 1 个月。 • 有效→继续或改用局部类固醇滴剂;3 个月后评估。 • 无效→ CT 检查,手术备选。 中度（VAS:4~7）: • 局部类固醇滴剂使用 3 个月。 • 有效→继续治疗并每 6 个月评估。 • 无效→口服 1 个月类固醇。 • 有效→继续或改用局部类固醇滴剂。 • 无效→ CT 检查;手术备选。 重度（VAS:8~10 分）: • 口服类固醇 + 局部类固醇治疗 1 个月。 • 有效→继续单独使用局部类固醇滴剂。每 3 个月评估。 • 无效→ CT 检查;手术备选。

	注：指南中未推荐使用抗生素。依据为持续 3 个月治疗中断，局部类固醇滴剂或喷剂，1 个月的激素治疗有争议。
266. 美国食品药品管理局（FDA）唯一通过的鼻用局部类固醇喷剂是什么？	糠酸莫米松。
267. 慢性鼻窦炎患者行鼻内镜鼻窦手术的适应证是什么？	• 过敏性真菌性鼻窦炎。 • 药物治疗无效。 • 解剖异常导致阻碍鼻窦引流或用药。 • 显著的鼻息肉。 • 出现鼻窦炎或之前治疗的并发症（如黏液囊肿，粘连等）。
268. 慢性鼻窦炎伴鼻息肉行息肉切除术后，推荐的治疗方案是什么？	维持口服类固醇和鼻腔灌洗治疗。
269. 鼻窦炎最常见的窦外并发症有哪些（常为急性或慢性鼻窦炎急性发作）？	• 眶（60%~75%）。 • 颅内（15%~20%）。 • 骨性（5%~10%）。
270. 哪组静脉为无瓣膜静脉，可允许血栓性静脉炎从黏膜静脉逆行扩散到导静脉，导静脉通过颅骨松质骨前后表之间的板障，到达硬膜下静脉，最终到达脑静脉。	Breschet 静脉（也称为板障静脉）。
271. 专指一个或多个眼外肌麻痹或瘫痪的术语是什么？	眼肌麻痹。
272. 阐述与慢性鼻窦炎相关的眶并发症分类系统（图 3.12）。	Chandler 分类： • 眶前蜂窝织炎。 • 眼眶蜂窝织炎。 • 骨膜下脓肿。 • 眶脓肿。 • 海绵窦血栓。

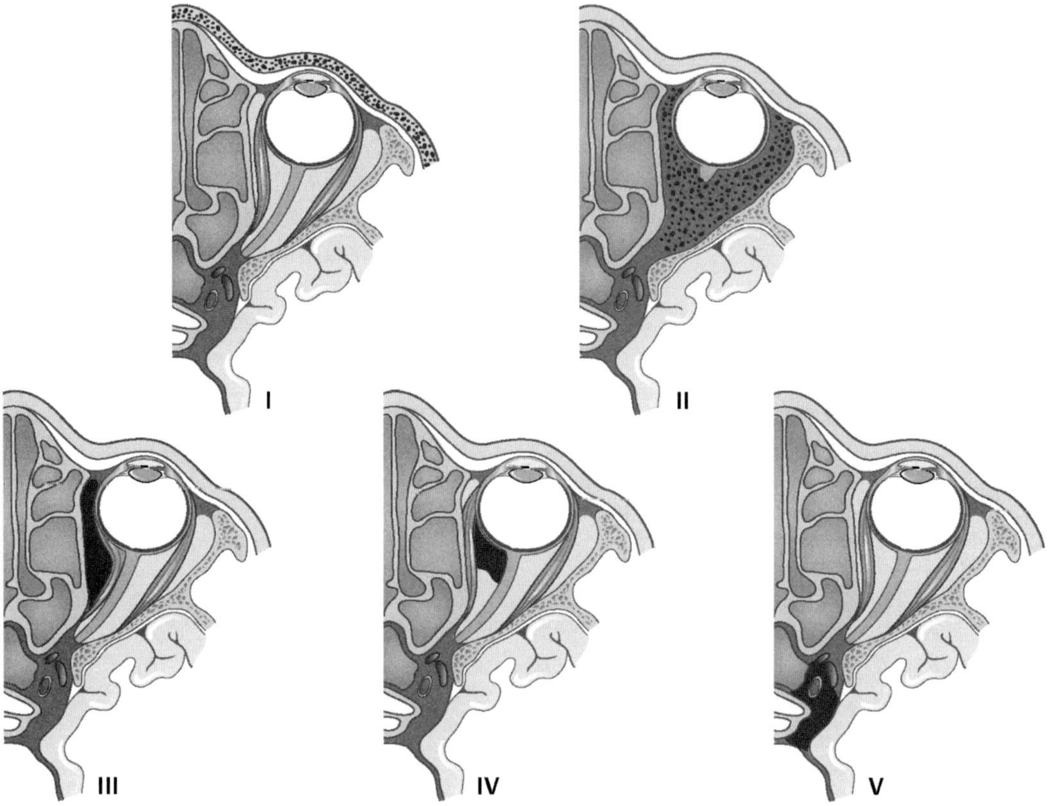

图 3.12 急性鼻窦炎眶并发症(Chandler 分类)。Ⅰ型,眶前蜂窝织炎;Ⅱ型,眼眶蜂窝织炎;Ⅲ型,骨膜下脓肿;Ⅳ型,眶脓肿;Ⅴ型,海绵窦血栓。(Used with permission from Georgalas C. Fokkens W. eds. Rhinology and Skull Base Surgery. New York, NY: Thieme; 2013.)

273. 一位急性鼻窦炎患者,有单侧眼睑水肿,眶周红斑,眶软无眼球突出移位表现,视野改变或眼肌运动障碍。影像学检查提示鼻窦炎和眶中隔前方眶周软组织炎症 / 感染。最可能的诊断是什么?	眶前蜂窝织炎(Chandler Ⅰ型)。
274. 简述眶前蜂窝织炎的治疗方案。	药物治疗:静脉注射抗生素(可考虑口服),热敷,卧床头高位,黏液溶解剂,减充血剂和鼻窦灌洗,密切随访。
275. 一位急性鼻窦炎患者,有单侧眼睑水肿和红斑,眼球突出,球结膜充血,视野正常,眼外肌运动减少和疼痛。CT 检查提示邻近纸样板的低密度区,但无明确的脓肿。可能的诊断是什么?	眼眶蜂窝织炎(Chandler Ⅱ型)。

276. 尽管大多数眶内蜂窝织炎患者需要药物治疗（与眶前蜂窝织炎相似），但哪两个适应证提示该患者需要行手术引流？	• 视觉敏锐度≤ 20/60。 • 药物治疗 48 小时后加重或无好转。
277. 一位急性鼻窦炎患者，伴有单侧眼球突出，球结膜充血，眼肌麻痹伴视觉敏锐度下降和显著的眶痛。CT 检查提示邻近纸样板边缘强化的低密度包块影。可能的诊断是什么？	骨膜下脓肿（Chandler Ⅲ型）。
278. 尽管静脉注射抗生素、热敷、鼻腔减充血剂 / 灌洗 / 黏液溶解剂可能治愈骨膜下脓肿患者，但手术干预推荐用于视觉敏锐度恶化、眼球运动范围受限增加或者 48 小时后未改善者。可能的手术径路有哪些？	• 经鼻内镜下引流：内侧脓肿。 • 经林奇切口外侧入路筛窦切除术。 • 经导管经结膜入路。
279. 一位急性鼻窦炎患者，伴有单侧严重的眼肌麻痹、球结膜水肿、眼球突出、严重的视野缺损和疼痛。CT 扫描提示眶内组织水样液体积聚。可能的诊断是什么？	眶脓肿（Chandler Ⅳ型）。
280. 哪种综合征由眶脓肿引起，表现为眼睑下垂、眼球突出、眼肌麻痹、固定且扩大的瞳孔和三叉神经眼支麻痹？	眶上裂综合征。
281. 哪种综合征由眶脓肿引起，表现为眼睑下垂、眼球突出、眼肌麻痹、固定且扩大的瞳孔、三叉神经眼支麻痹和视野缺损？	眶尖综合征。
282. 判断题：与鼻窦炎有关的眶脓肿可在门诊给予抗生素、减充血剂、眼科会诊和密切随访等处理。	错。收住入院，应静脉注射抗生素，减充血剂和小范围的手术引流。
283. 一位急性鼻窦炎患者伴双侧眼痛、眼球突出、球结膜水肿、眼肌麻痹、三叉神经上颌支感觉缺失、败血症和脑膜刺激征。CT 扫描提示海绵窦内改变，MRI 显示多样性和窦腔扩大。可能的诊断是什么？	海绵窦血栓（Chandler Ⅴ型）。
284. 哪种影像学形式用于诊断大脑静脉窦血栓最佳？	MRI（T1，T2，T2 回声和 MR 血管造影）。
285. 鼻窦炎伴海绵窦血栓的主要治疗包括静脉注射抗生素，处理增高的颅内压，治疗诱因，手术引流相关的脓肿和（或）窦腔引流。什么时候需要使用抗凝治疗？	是否使用抗凝治疗存在争议。尽管抗凝可能减少血栓的扩展，但也会增加颅内出血的风险。

286. 描述海绵窦血栓的症状。	眶内疼痛；结膜和眼睑水肿，视野缺损，眼球突出，畏光，Ⅱ、Ⅲ、Ⅳ、Ⅴ1 和Ⅵ脑神经受累。
287. 列举鼻窦炎相关的五种颅内并发症。	• 脑膜炎。 • 硬膜外脓肿。 • 硬膜下脓肿。 • 颅内脓肿。 • 海绵窦或静脉窦血栓。
288. 鼻窦炎颅内并发症常见的症状有哪些?	发热，头痛，恶心或呕吐，意识改变，阳性神经体征，癫痫发作，视野改变和脑膜刺激征。
289. 鼻窦炎颅内并发症常用的治疗方案是什么?	静脉注射抗生素，常持续 4~8 周。处理增高的颅内压（注：腰穿为禁忌）。可行手术引流：经鼻腔和经颅（钻孔对颅骨切开术，细针吸取对切除术）。
290. 为什么激素治疗颅内脓肿有争议?	激素会导致减少脓肿的囊性化，增加坏死，增加经缝隙进入脑室系统风险，减少抗生素渗入脓肿且可能发生停药后反弹性水肿。
291. 急性细菌性鼻窦炎感染性物质至血栓静脉炎累及邻近骨质导致骨髓炎可经什么血管结构发生?	多重静脉（板障静脉）。
292. 患者既往有慢性鼻窦炎病史，近期加重，并有新发头痛、发热、鼻充血和流鼻涕。体格检查发现肿胀区域、红斑和额骨上方波动感。CT 可见经额窦前方皮肤下波动性瘘管。应如何诊断?	Pott 头皮肿瘤。
293.Pott 头皮肿瘤治疗的基础是什么?	• 手术引流和移除感染的骨质。 • 静脉注射抗生素持续治疗 6 周。
294.Pott 头皮肿瘤中有多少比例与额外的眶前、颅周或颅内脓肿有关?	60%。
295. 阐述鼻腔鼻窦黏液囊肿的来源?	窦口阻塞导致黏液积聚。来源包括黏液潴留囊肿，创伤，炎症（慢性鼻窦炎、过敏），医源性手术损伤，息肉病和骨瘤。
296. 哪一个鼻窦最常发生黏液囊肿?	额窦最常见黏液囊肿，筛窦次之。上颌窦和蝶窦较少见。
297. 为什么患者可能出现增大的窦腔或缺损的骨质合并显著的黏液囊肿?	黏液囊肿呈膨胀性生长导致骨质重构。

真菌疾病

298. 阐述过敏性真菌性鼻窦炎病因。	对鼻窦内真菌暴露的过敏反应（Ⅰ型超敏反应）引起的非侵袭性真菌鼻窦炎。

299. 阐述 Bent 和 Kuhn(Otolaryngology HNS, 1994) 过敏性真菌性鼻窦炎的诊断标准。	Bent 和 Kuhn 过敏性真菌性鼻窦炎诊断标准: • 对霉菌过敏原的 I 型超敏反应 (无过敏史或过敏原测试正常)。 • 嗜酸性粒细胞黏蛋白伴 Charcot-Leyden 结晶。 • 真菌菌丝未侵及软组织。 • 鼻息肉。 典型的影像学表现: • CT: 高浓度中心黏液被由铁磁性真菌物质的高信号有斑点区域包绕。单侧 > 双侧。鼻窦可能伴有骨质膨胀。 • MRI: T1 和 T2 显示中心低信号被外周高信号包围,T2 可能显示中心无信号。
300. 嗜酸性粒细胞黏蛋白的特征是什么?	• 坏死性炎症细胞。 • 嗜酸性粒细胞。 • Charcot-Leyden 结晶。 • 真菌菌丝。
301. 过敏性真菌性鼻窦炎常见哪些真菌?	链格孢属,曲霉菌,双极霉菌,弯孢霉菌,芽枝霉属,德氏霉菌。
302. 当评估鼻息肉患者时,检查黏液内嗜酸性粒细胞数,吸入霉菌性抗原的过敏史,哪一种合并症也需要进行检查?	哮喘。
303. 在过敏性真菌性鼻窦炎检查过程中,推荐的流程和(或)诊断性试验有哪些?	• 真菌特异性 IgE 过敏原测试 (皮肤点刺或血液测试)。 • 用于评估和获取黏蛋白样本的内镜检查。 • 对真菌染色的嗜酸性黏蛋白病理分析或真菌培养。 • 可考虑血清总 IgE。 • 推荐 CT 平扫。
304. 哪一术语被 Ponikau(Mayo Clinic Proceedings, 1999) 提议用于描述慢性鼻窦炎伴嗜酸性粒细胞黏液中真菌菌丝,但过敏原测试无 I 型超敏反应依据?	嗜酸性粒细胞性真菌性鼻窦炎。
305. 过敏性真菌性鼻窦炎的推荐治疗方案是什么?	• 鼻内镜手术。 • 慎选全身或局部抗真菌药物。 • 可选择全身或局部激素。 • 鼻腔生理盐水灌洗。

306. 真菌性鼻窦炎有哪两种类型?	• 侵袭性。 • 非侵袭性。
307. 简述非侵袭性真菌性鼻窦炎的亚型。	• 真菌球(旧术语不再推荐使用:足分支菌病,曲霉菌病)。 • 过敏性真菌性鼻窦炎(参照之前)。 • 腐生菌感染。
308. 真菌球常形成于单侧鼻窦,以真菌菌丝包块和相关的炎症孢子形式形成,在免疫功能正常患者中无黏膜受侵征象,偶尔检查时被发现或表现出相关症状。最常见的被分离出的真菌是什么?	烟曲霉菌。
309. 阐述鼻窦真菌球分布情况。	上颌窦 > 蝶窦 > 筛窦 > 额窦。
310. 鼻窦真菌球在影像学有什么表现?	• 完全或几乎完全的窦腔混浊,常发生于单个鼻窦。 • 骨质增厚或坏死。 • 非对照性 CT 显示高密度病变伴有点状钙化。真菌球在 T1/T2 水抑制成像中为高密度影。 • T2 加权像显示钙化和顺磁性金属产生区域为空信号。
311. 鼻窦真菌球该如何处理?	手术清创和术后窦腔灌洗。
312. 哪一种非侵袭性真菌性鼻窦炎常表现为无症状或在初次手术后黏膜结痂伴有臭味的真菌繁殖?	腐败真菌繁殖。
313. 侵袭性真菌性鼻窦炎的三种分型是什么?	• 急性侵袭型。 • 慢性侵袭型。 • 慢性肉芽肿型。
314. 免疫功能低下的患者突然发病,症状为眼眶周围或面部肿胀和(或)眼肌麻痹、中性粒细胞减少性发热,伴非传染性鼻溃疡或焦痂,其最有可能是哪种疾病?	急性侵袭性真菌性鼻窦炎(旧术语不再推荐使用:爆发性,坏死性)。
315. 判断题:急性侵袭性真菌性鼻窦炎被定义为一种侵袭性真菌感染,可潜伏 4 周时间后发生?	对。

316. 患急性侵袭性真菌性鼻窦炎的最高风险人群有哪些?	免疫低下患者: • 恶性血液病。 • 造血干细胞移植。 • 糖尿病。 • 活动性 HIV。 • 免疫缺陷。 • 化疗引起的中性粒细胞减少症。 • 实质器官移植。 • 糖皮质激素。
317. 急性侵袭性真菌性鼻窦炎最常见的初发症状是什么?	发热,面痛 *,鼻腔充血,颧骨部位感觉减退 *,鼻出血(可能会导致视野和神经的改变) * 需要引起注意的表现。
318. 哪些常见体格检查能发现急性侵袭性真菌性鼻窦炎?	早期:苍白、糜烂的黏膜,出血点或缺血。晚期:黑色痂皮,脱落的黏膜,稠密的菌丝,感觉减退。黏膜无出血。
319. 鼻窦鼻腔哪一区域最常显示急性侵袭性真菌性鼻窦炎?	据文献报道,中鼻甲是最常见的,中隔和下鼻甲次之。硬腭和口腔同样需要评估。
320. CT 上哪些表现提示侵袭性真菌性鼻窦炎?	• 单侧鼻窦受累(比双侧更常见)。 • 鼻腔黏膜严重软组织水肿(鼻甲、鼻腔外侧壁和鼻底、中隔)。 • 鼻窦黏骨膜增厚。 • 骨质侵袭。 • 面部软组织肿胀。 • 耳后脂肪垫增厚(CT 或 MRI)。 • 眶受侵。 • 颅内受侵。
321. 什么情况下侵袭性真菌性鼻窦炎的检查方法须包括 MRI?	患者症状很明显但 CT 和(或)体格检查可疑;或经 CT 或体格检查难以评价颅内或眶内受侵程度。
322. 急性侵袭性真菌性鼻窦炎最常见哪两种真菌生物体?	• 毛霉菌。 • 曲霉菌。
323. 哪种真菌生物体具有无间隔(无隔膜)的扭曲菌丝和 90° 角分支,见于坏死性背景,常表现出血管受侵,并多发生于酮症酸中毒患者?	毛霉菌(毛霉菌属)。

324. 哪些毛霉菌类别最常与急性侵袭性鼻窦炎有关？这些真菌在什么样的环境中生长？	• 毛霉菌。 • 根霉菌。 • 犁头霉菌。 • 小克银汉霉菌。 • 根毛霉菌。 • 被孢霉菌。 • 瓶霉菌。 • 鳞质霉菌。 • 接合霉菌。 可见于土壤或相关的腐败有机物质体内，如落叶、木材或堆肥内。
325. 哪种真菌生物体具有隔膜菌丝，分支弯曲 45° 角，用六胺银染色能最好显示？	曲霉菌属。
326. 急性侵袭性真菌性鼻窦炎关键的有效治疗方案是什么？哪些因素会导致预后很差？	• 及早诊断和治疗。 • 静脉注射抗真菌药物。 • 彻底的手术切除。 • 改变潜在的免疫缺陷。 若患者已治愈，须长期使用免疫抑制剂，可用于终身口服抑制抗真菌药物治疗。
327. 静脉注射哪种抗真菌药物主要用于急性侵袭性真菌性鼻窦炎的早期治疗？	静脉注射两性霉素 B（毛霉菌治疗药物）+/− 伏立康唑（治疗曲霉菌药物）。
328. 哪种类型鼻窦炎由真菌毒素受侵和组织破坏引起，病程 >12 周？	慢性侵袭性真菌性鼻窦炎。
329. 慢性侵袭性真菌性鼻窦炎最常见的首发症状是什么？	慢性鼻窦炎症状，极少数表现为全身症状。
330. 哪些患者人群有发生慢性侵袭性真菌性鼻窦炎的高风险？	• 轻度免疫功能不全者。 • 老年人。 • 糖尿病患者。 • 糖皮质激素使用者。 • 艾滋病患者。
331. 判断题：慢性侵袭性真菌性鼻窦炎急性感染期不会发生严重并发症。	错。会发生眶和颅内侵袭。预后较差。
332. 慢性侵袭性真菌性鼻窦炎常见的 CT 表现有哪些？	黏膜增厚伴骨质侵袭，单独的窦腔内包块性病变（最常见于蝶窦与筛窦）。

333. 哪些组织病理学表现提示慢性侵袭性真菌性鼻窦炎?	• 高度聚积的菌丝。 • 有或无血管受侵。 • 几乎均有局部组织的炎症反应受侵和破坏。
334. 慢性侵袭性真菌性鼻窦炎最常见的真菌种类是什么?	烟曲霉菌。
335. 简述慢性侵袭性真菌性鼻窦炎的推荐治疗方案。	尽早诊断和治疗: • 静脉注射抗真菌药物。 • 彻底手术切除病灶。 • 改变潜在的免疫功能缺陷。
336. 哪一种侵袭性真菌性鼻窦炎诊断为12周以上病程,最常见于苏丹、印度、巴基斯坦或沙特阿拉伯地区免疫功能低下患者?	慢性肉芽肿性侵袭性真菌性鼻窦炎。
337. 慢性肉芽肿性侵袭性真菌鼻窦炎患者最常见的表现是什么?	• 增大的包块(脸颊,眶,鼻,鼻窦)。 • 渐进性病程。
338. 慢性肉芽肿性侵袭性真菌鼻窦炎最常见的组织病理学表现有哪些?	• 显著纤维化。 • 非干酪样肉芽肿。 • 异物型反应。 • 朗格汉斯多核巨细胞。 • 可能发生血管炎、血管增生、血管周围纤维化。
339. 哪种真菌最常涉及慢性肉芽肿性侵袭性真菌性鼻窦炎?	黄曲霉。
340. 慢性肉芽肿性侵袭性真菌鼻窦炎的推荐治疗方案是什么?	• 手术活检和清创术。 • 全身抗真菌治疗。

肿瘤和颅底疾病

341. 哪种类型的乳头状瘤由鼻前庭和前鼻孔内复层扁平鳞状上皮生成,更常见于男性,可以单纯切除或烧灼治疗?	鼻前庭乳头状瘤(角化病)。
342. 哪三种类型的乳头状瘤生长于鼻腔?	• 真菌状乳头状瘤(也称为外生型、中隔型、外翻性乳头状瘤)。 • 内翻性乳头状瘤(也称为Schneiderian乳头状瘤、移行细胞乳头状瘤或Ringertz乳头状瘤)。 • 嗜酸性细胞乳头状瘤(圆柱形乳头状瘤)。
343. 外翻性乳头状瘤常见于鼻腔哪个部位?	鼻中隔(少见:下鼻甲、鼻前庭、鼻孔)。

344. 描述鼻腔外翻性乳头状瘤大体特征和显微特征。	• 大体体征：生长的，疣状的，直径 1~15mm，单一的，单侧生长，与黏膜由宽基底相连。 • 显微特征：叶状体分支黏膜伴连接的组织核与分层的鳞状上皮；常见挖空细胞。
345. 哪些类型的人乳头状瘤病毒（HPV）常与鼻腔外翻性乳头状瘤相关？	HPV 6 型和 11 型。
346. 鼻腔外翻性乳头状瘤的治疗方案是什么？	单侧切除或烧灼。少见复发或转移。
347. 鼻腔内翻性乳头状瘤常生长于什么部位？来源于什么上皮类型？	鼻腔外侧壁。可能也来源于筛窦气房细胞或上颌窦。单侧发生远多于双侧。来源于 Schneiderian 上皮。
348. 据统计，哪些人群最易患内翻性乳头状瘤？	白种人群男性（女性与男性患病比为 0.75：1），年龄为 60~80 岁。
349. 描述内翻性乳头状瘤的大体和显微特征。	• 大体特征：单侧，白粉色到红灰色，带蒂（宽或窄基底）息肉样肿块，不规则，易碎，常较炎症性息肉样组织质韧，两者较难区别。 • 显微特征：基底膜的增生样带状物，上皮反转入下方的基质。基质显示炎症改变，包括纤维化和水肿。多层鳞状、柱状或移行细胞上皮（或联合存在），含有黏液样细胞和上皮内黏液样囊肿。
350. 哪些 HPV 亚型常与内翻性乳头状瘤相关？	HPV 16 型和 18 型，HPV 6 型和 11 型少见。
351. 内翻性乳头状瘤恶变为鳞状细胞癌的发生率是多少？	5%~10%。 注：腺癌和小细胞癌也已确定。
352. 内翻性乳头状瘤的复发率很高，哪些是复发的高危因素？	手术路径和肿瘤多中心性。
353. 哪两种影像学形态常被用于内翻性乳头状瘤的检查过程中？	• 增强 CT：显示骨性破坏，包括侵袭、重塑和坏死；可能显示病变伴有钙化区。 • 增强 MRI：可以区分浓缩的分泌物、黏骨膜增厚和炎症性改变。T1 病变为高信号近似肌肉，T2 浓缩的分泌物和炎症息肉为高信号。
354. 哪些治疗选择对于鼻窦内翻性乳头状瘤有效？	• 彻底手术切除：经鼻内镜和开放手术径路。 • 放疗。 • 观察。

355. 内翻性乳头状瘤的经鼻内镜手术和开放手术的路径分别是什么?	经鼻内镜手术：扩大性局部整块切除，上颌骨内侧壁切除，Sturman Canfield 手术（Denker 手术），Draf 手术。 开放性手术：鼻侧切开术，面中掀翻术，成骨瓣，额窦环切术。 注：关键是骨膜下剥离，切除所有相关黏膜，切除与乳头状瘤接触或附着的骨。
356. 什么情况下内翻性乳头状瘤推荐使用放疗?	• 侵袭性、多中心病灶。 • 鳞状细胞癌。 • 不能耐受手术患者或不能接受手术切除后功能改变和外观改变者。 注：放疗风险有恶变的可能。
357. 内翻性乳头状瘤患者观察期内须随访多长时间？什么时候需要进行 CT 检查?	最少 5 年。复发常发生在 2~10 年之间。CT 检查用于患者症状明显时，瘢痕限制了切除术腔的视野或有复发征象时。
358. 最少见的单侧 Schneiderian 鼻腔乳头状瘤是哪种?	嗜酸性乳头状瘤（圆柱状乳头状瘤），占所有鼻腔乳头状瘤的 3%~5%。
359. 一位鼻腔侧面乳头状瘤患者其活检病理报告描述了内生反折柱状细胞，由嗜酸性粒细胞、黏液中的单核细胞和中性粒细胞组成的多层上皮。最可能的诊断是什么?	嗜酸性乳头状瘤（圆柱状乳头状瘤）。
360. 嗜酸性乳头状瘤的恶变概率是多少？组织类型有哪些?	10%~17%（存在争议）。组织类型有鳞状细胞癌（最常见），黏液表皮样癌，小细胞癌和未分化癌。
361. 与内翻性乳头状瘤相似，嗜酸性乳头状瘤具有局部侵袭性和相对的复发率。对于这些肿瘤最佳的治疗方案是什么?	彻底手术切除，同内翻性乳头状瘤。
362. 最常影响平均年龄为 14~15 岁（范围：10~25 岁）青春期前患者的良性鼻咽部肿瘤是什么?	青少年鼻咽纤维血管瘤。
363. 阐述用于解释青少年鼻咽纤维血管瘤形成的主要假说。	• 第一支气管弓状动脉的不完全退化。 • 由胚胎颅底骨和腭骨、犁骨水平翼和腭突底部的连接处形成。 • 由垂体雄激素－雌激素轴异常所致。
364. 青少年鼻咽纤维血管瘤最常见的血供为?	颌内动脉。 注：也可能来自咽升动脉、颈外 / 内动脉，偶见对侧血供。

365. 青少年鼻咽纤维血管瘤患者最常见的两个主诉是什么?	鼻出血和单侧鼻塞。进一步的症状包括中耳渗出,面部变形,头痛,泪囊炎,鼻音,硬腭变形,嗅觉减退或缺失,脑神经症状和大量出血。
366. 阐述青少年鼻咽纤维血管瘤的大体特征表现。	类圆形,光滑,分叶状,色度从紫色到红色,可收缩。
367. 阐述青少年鼻咽纤维血管瘤的蔓延路线和生长形式特征。	• 翼腭(蝶腭)窝→眶→中颅窝。 • 咀嚼肌间隙→颅内腔隙。 • 颞下窝→颊或颅内腔隙。 • 鼻腔→鼻窦(如蝶窦→颅内腔隙)。 • 鼻咽部。 注:硬脑膜受侵很少见。
368.CT、MRI 和磁共振血管成像均可用于可疑青少年鼻咽纤维血管瘤患者检查过程。其共同的特征是什么?	• 肿瘤中心位于鼻腔后端邻近蝶腭孔。 • 增强扫描显示血管丰富。 • 独特的生长形式。 • 无局部或远处转移。
369.CT 和 MRI 上的哪些特征表现可以帮助鉴别青少年鼻咽纤维血管瘤?	• CT:骨质重塑,无明显骨质破坏。 • MRI:T1 和 T2 像均显示血管流空影。
370. 阐述 Holman-Miller 征(图 3.13)。	上颌窦后壁的前弓影与青少年鼻咽纤维血管瘤相关。

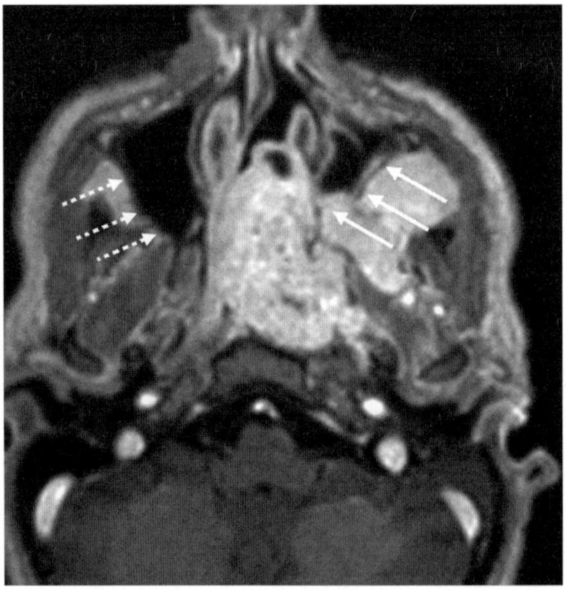

图 3.13 轴位增强 MRI T1 加权像,左侧青少年鼻咽纤维血管瘤患者显示 Holman-Miller 征(上颌窦后壁的前弓影)。比较左侧上颌窦后壁(白色实线箭头)与右侧正常上颌窦后壁(白色虚线箭头)的位置。(Used with permission from Duncavage JA, Becker SS, eds. The Maxillary Sinus: Medical and Surgical Management. New York, NY: Thieme; 2011.)

371. 判断题：因为血管造影可用于鉴别血管来源，因此有必要行颈动脉球囊鼻塞研究。对青少年鼻咽纤维血管瘤患者行术前栓塞被认为是检查和治疗过程中的必要步骤。	错。血管造影若使用恰当，在24~72小时内可以提供以上信息，从而减少术中出血和输血需要，并导致瘤体缩小。然而，并不推荐这种做法，且存在争议。
372. 对青少年鼻咽纤维血管瘤患者反对在切除术前进行栓塞的原因是什么？	• 可能会模糊肿瘤边界，导致更高的复发率。 • 栓塞导致的并发症非良性：脑血管意外，致盲，面瘫，皮肤或软组织坏死。 • 有些人认为肿瘤缺氧会降低肿瘤的放疗敏感性。
373. 青少年鼻咽纤维血管瘤最常见的分级方法是什么？	无国际分级方法，最近发表的是Radkowski分级法（1996）。 • Ⅰ A：局限于鼻腔和鼻咽部。 • Ⅰ B：至少累及一个窦腔。 • Ⅱ A：经蝶腭孔扩展涉及翼腭窝内侧部分。 • Ⅱ B：扩展至翼腭窝伴有阳性Holman-Miller征。 • Ⅱ C：经翼腭窝扩展至面颊部、颞下窝或翼肌后端。 • Ⅲ A：颅底受侵不伴颅内扩展。 • Ⅲ B：颅底受侵伴有明显颅内扩展和可能的海绵窦受累。
374. 青少年鼻咽纤维血管瘤患者有效的治疗措施是什么？	• 手术切除（金标准；开放性手术对鼻内镜手术对联合入路手术）。 • 放疗（30~36Gy，20次；在某些情况下有和手术相似的有效率）。 • 激素治疗（有争议，较少应用）。 • 化疗（可用于复发性肿瘤，很少使用）。
375. 青少年鼻咽纤维血管瘤复发的风险率是多少？哪些因素会增加这些风险？	高达40%。主要因素有大的肿瘤；颅内扩展；蝶窦受累，基底在翼肌或斜坡；肿瘤难以完全切除或主要采用放疗。大多数根据症状或MRI在第一年内被诊断。
376. 鼻腔血管瘤可源于鼻腔或鼻窦腔骨质、黏膜或黏膜下。海绵状血管瘤和毛细血管状血管瘤均可见。哪一种常见于成年人？	海绵状血管瘤。
377. 鼻窦血管瘤最常源于鼻腔或鼻窦的什么部位？	• 海绵状血管瘤→鼻腔外侧壁或上颌窦内侧壁。 • 毛细血管瘤→鼻中隔。

378. 鼻腔血管瘤最常见的症状是什么?	鼻出血和鼻塞。血管瘤局限于骨质内的患者,症状包括完整的、苍白的肿胀伴有搏动感。
379. 阐述鼻腔血管瘤的 CT 和 MRI 特征。	• CT:对比增强 CT。常区别于鼻甲,可有骨质破坏。 • MRI:增强扫描,中等强度信号影,伴或不伴血管流空影。若为骨内来源,可见肥皂泡样、光线样或蜂巢样改变。
380. 鼻腔血管瘤的治疗方案是什么?	手术切除。可考虑术前栓塞,特别是骨质内病变。
381. 在鼻腔或口腔内的什么病变被视为快速增长的肿块并导致鼻塞和鼻出血,由分叶状增殖的毛细血管间充填疏松结缔组织组成?	分叶状毛细血管瘤(早前被认为是化脓性肉芽肿)。
382. 分叶状毛细血管瘤形成的理论解释有哪些?	• 局部创伤(如抠鼻,鼻腔填塞)。 • 激素波动(如孕期)。 • 感染(如病毒致癌基因的影响)。 • 动静脉畸形。 • 局部血管生长因子增生。
383. 鼻腔分叶状毛细血管瘤的临床检查发现有哪些?	• 紫/红色肿块。 • 总体 <1cm,也可更大。
384. 分叶状毛细血管瘤的治疗方法是什么?	彻底手术切除,尽管复发率报道高达 40%。
385. 哪种两性肿瘤可来源于 Zimmerman 外周细胞(围绕小血管的收缩细胞)并可见于鼻腔通道、腹膜后腔、四肢末端和骨盆?	血管外皮细胞瘤。
386. 鼻腔血管外皮细胞瘤的典型临床表现和大体形状是怎样的?	鼻塞和鼻出血。灰色/棕褐色肿块呈海绵状、血管样和息肉样外观,鼻腔内生长,常累及一个或多个鼻窦。
387. 判断题:鼻腔血管外皮细胞瘤可呈恶性倾向。	对。恶变率很低,但有局部转移和疾病进展导致死亡的病例报道。
388. 鼻腔血管外皮细胞瘤的典型影像学特征是什么?	• CT:出血性,增强病变;膨胀性生长导致骨质重塑。 • MRI:T2 加权像强化,T1 加权像中等强化。
389. 治疗鼻腔血管外皮细胞瘤的有效方法有哪些?	彻底手术切除。辅助放疗和化疗可能有一定作用,特别是对于手术切缘阳性患者。据报道复发率高达 19%。
390. 哪种最常见的鼻腔通道良性肿瘤,表现为颅面部膜状骨上成熟骨膨胀生长?	骨瘤。
391. 哪些窦最易发生骨瘤?	额窦 > 筛窦 > 上颌窦 > 蝶窦。

392. 患有多发性骨瘤（常见于下颌骨）、肠息肉、表皮囊肿和硬纤维瘤的患者最可能的诊断是什么?	Garder 综合征（显性染色体）。
393. 哪种理论可用于解释骨瘤的发生?	• 胚胎学说（发生于额骨连接处的骨瘤为膜型；发生于筛骨者为软骨型）。 • 炎症 / 感染学说。 • 创伤学说。 • 缓慢生长的骨错构瘤。
394. 阐述骨瘤的三种类型。	• 象牙型（象牙质的）：骨质致密，少有纤维组织。 • 成熟型（海绵状）：海绵状，成熟骨质，由纤维组织组成的小梁状。 • 混合型：兼有象牙样骨质和成熟骨质成分。
395. 骨瘤的平均生长速度为多少?	1.6mm/y（范围：0.44~6.0mm/y）。
396. 尽管大多数骨瘤无症状，但会导致肿块效应，如鼻窦引流口阻塞和压痛，鼻窦炎和黏液囊肿形成或眶部症状，如眼球突出，复视等。少数情况下骨瘤可生长至颅内。在这种情况下，会引起什么并发症?	脑脊液漏，脑膜炎，颅腔积气，脓肿形成。
397. 简述骨瘤相关的影像学特征。	• CT：根据矿化骨总量的不同病变呈现范围从高密度病变到低密度毛玻璃样病变不等。 • MRI：仅在评估邻近软组织、积液和黏液囊肿时有必要。
398. 骨瘤的最佳处理方式是什么?	• 观察：无症状病变和颅内或眶并发症出现概率低。 • 手术切除：鼻内镜手术对开放手术对联合手术。
399. 对以下鼻腔外生骨疣相关病变进行命名。 • 颅内板骨质肥厚，松质骨增厚，内侧皮质超出中线并常见于绝经后妇女。 • 骨肥厚发生于表现为肥胖和多毛的绝经期妇女。 • 发生于青少年女性的骨肥厚伴有硬脑膜增厚。	• 额骨内板增生症。 • Morgagni 综合征（代谢性颅病）。 • 肢端肥大症。
400. 骨性纤维瘤和骨纤维异常增殖症的区别是什么?	骨性纤维瘤呈明显的囊状和更多的成熟骨质，常见于 30~50 岁的黑人女性。
401. 骨性纤维瘤常见的影像学特征有哪些?	• CT：边界清晰、多发性病变，被骨性囊腔包绕。 • MRI：T2 高信号影，T1 呈中间中等信号和外周高信号。
402. 骨性纤维瘤的治疗措施是什么?	根治性手术切除（复发率 44%）。

403. 哪种骨疾病以纤维骨质组织（交织骨组织、增生的骨基质、非正常矿化、骨髓纤维化）代替正常骨组织并以单骨、多骨或综合征（McCune Albright）形式出现？	骨纤维异常增殖症。
404. 描述骨纤维异常增殖症的放射和组织学表现。	• 放射学表现：膨胀性生长伴相对出血的光滑毛玻璃样改变。 • 组织学表现：不规则形态，无定形的编织小梁骨伴血管纤维基质；不规则形状针状骨可出现在①汉字型；②变形性骨炎样型；③细胞增生型。
405. 在什么情况下骨纤维异常增殖症干预可选择金标准手术切除？	• 美观考虑。 • 压迫神经血管导致相应症状和功能后遗症。 • 功能受损，例如咬合不齐。 • 排除恶性可能。
406. 尽管少见（4%），但骨纤维异常增殖症仍会发生恶性变。最常恶变的肿瘤是什么？	骨肉瘤。
407. 脑脊液鼻漏的产生率是多少？	约 500mL/d 或 20mL/h。
408. 前颅窝脑脊液鼻漏最常见的病因是什么？	非医源性创伤 > 医源性创伤 > 非创伤性（肿瘤，自发性，先天性）。
409. 脑脊液鼻漏最常发生于鼻腔什么部位？	筛窦区（筛孔 > 纸样板）> 蝶窦（外侧 > 中间）> 额窦。
410. 某些先天性缺陷的患者可见蝶窦顶壁外侧持续存在的外侧颅咽管，被称为什么？	Sternberg 管。
411. 阐述蓄水池征。	头位变化，通常为倾斜导致大量脑脊液聚积在解剖洼地或开放的窦腔内。
412. 检测 β-2 转铁蛋白（一种对脑脊液有高度特异性的蛋白）需要多少脑脊液？	0.4mL。
413. 薄层 CT 扫描无明显骨质缺损时，哪种影像学形式可以显示脑脊液漏的位置？	CT 脑池造影术（需要鞘内注射对比剂）。 注：MRI 脑池造影术利用高信号 T2 加权像无须使用鞘内注射对比剂，但不能显示骨解剖结构。
414. 头部钝伤导致前颅底缺陷患者出现脑脊液鼻漏，最好的第一治疗方案是什么？	保守治疗：软化大便，卧床休息，腰椎引流和预防性使用抗生素。
415. 使用低剂量荧光素鞘内注射的潜在副作用和并发症是什么？	根据发生频率排列为（由高到低）：乏力，头痛，头晕，恶心，呕吐，后背痛，下肢无力，耳鸣，颈部疼痛，发热。 高剂量情况下，有报道癫痫发作和脑神经症状。

416. 哪两种移植技术可用于修补颅底缺陷?	外置法:移植材料放置在缺损的鼻腔侧。 内置法:移植材料放置在缺损的颅底侧。 这两种技术常联合使用。移植物包括黏膜,黏骨膜,骨质,软骨,合成材料,带血管局部皮瓣或游离皮瓣。
417. 据统计,哪种患者人群为发生自发性颅高压高风险人群? 哪些因素与慢性升高的颅内压有关?	处于生育年龄的肥胖女性。复发性疾病与怀孕次数有关。 注: 这种情况以前被认为是良性颅高压和假性脑膜瘤。
418. 描述与自发性颅高压相关的头颈部症状。	头痛,短暂性视觉模糊,视盘水肿,搏动性耳鸣;排除动眼神经麻痹无定位征。
419. 患者有已知的自发性颅内高压和反复发作的脑脊液鼻漏病史,进行哪些干预措施会减少复发风险?	• 减肥。 • 每天服用乙酰唑胺。 • 脑室腹腔分流术。

系统性疾病

420. 哪三种主要的肉芽肿疾病会累及鼻腔?	• 结节病。 • 韦格纳肉芽肿(肉芽肿伴多发性血管炎)。 • Churg-Strauss 综合征。
421. 韦格纳肉芽肿的典型临床三联征是什么?	• 呼吸道坏死性肉芽肿(最常影响肺部)。 • 血管炎。 • 肾小球肾炎。
422. 描述韦格纳肉芽肿的耳鼻咽喉科表现。	• 鼻腔: 鼻塞,鼻涕,痂皮,鼻窦炎,鼻出血,鼻中隔穿孔,鞍鼻畸形。 • 耳: 传导性听力下降伴分泌性中耳炎,感音神经性听力下降和眩晕少见。 • 声门下:喘鸣,呼吸困难,声门下狭窄,痂皮。
423. 韦格纳肉芽肿的鼻腔表现有哪些?	鼻腔炎症,鼻分泌物,鼻痂和脓涕,慢性鼻窦炎,鼻中隔穿孔。
424. 用于诊断韦格纳肉芽肿的抗体对应哪一种蛋白?	PR3。
425. 哪种血液检查对韦格纳肉芽肿有高度敏感性,但阴性结果不能完全排除该诊断?	c-ANCA，PR3(主要针对韦格纳肉芽肿伴多血管炎)。 抗髓过氧物酶(AMO):更常见多血管炎(MPA)。

426. 患者活检常见的三种病理表现是什么?	• 坏死灶,非干酪样多核巨细胞肉芽肿。 • 小和中等脉管血管炎。 • 微小脓肿。 注:活检非常用诊断手段。
427. 哪三种全身药物可用于治疗韦格纳肉芽肿?	• 环磷酰胺(用于严重病例)。 • 甲氨蝶呤(用于限制性韦格纳肉芽肿病例)。 • 糖皮质激素。
428. 结节病的病因是什么?	未知。有暴露于抗原(细菌、病毒、尘螨等)而引发基因敏感的可能。非裔美洲人易感性为白种人的 10~20 倍。
429. 结节病最常见的鼻腔症状是什么?	鼻塞。 其他症状包括鼻出血,溢泪,鼻痛和呼吸困难。鼻腔症状表现 <5%。
430. 结节病最常见于鼻腔哪些部位?	鼻中隔和下鼻甲为最常伴发厚的痂皮。后期阶段可见黄色皮下结节。
431. 简述结节病的典型病程?	• 自疾病发生后 2 年内自愈。 • 约 10% →进展性疾病和肺纤维化。
432. 结节病患者鼻腔活检的主要组织学特征是什么?	非干酪样肉芽肿。
433. 哪些实验室检查可用于诊断结节病?	血管紧张素转化酶。
434. 多大比例的急性结节病患者伴有阳性 SACE 征?	约 80%。
435. 结节病最常见的系统治疗是怎样的?	以下一种或多种药物治疗: • 类固醇。 • 抗排异药物。 • 肿瘤坏死因子(TNF)-α 抑制剂。 很少需要考虑器官移植。
436. 简述鼻结节病的治疗方案。	鼻腔生理盐水灌洗和局部使用鼻腔类固醇。有些人主张病灶内注射类固醇。在进展性疾病急性恶化期,可全身使用类固醇。
437. Churg-Strauss 综合征相关的临床三联征是什么?	• 哮喘。 • 系统性血管炎。 • 嗜酸性粒细胞增多症。

438. 简述 Churg-Strauss 综合征的三个阶段。	• 前驱期或过敏期：成年人开始的哮喘和过敏性鼻炎。 • 嗜酸性粒细胞增多期：外周嗜酸性粒细胞增多伴多器官累及。 • 血管炎期：系统性血管炎。
439.Churg-Strauss 综合征的诊断标准是什么？	血管炎患者须具备以下标准中的四项： • 哮喘。 • 外周血大于 10% 的嗜酸性粒细胞。 • 神经系统疾病。 • 胸部 X 线检查发现肺部斑点。 • 鼻部疾病。 • 血管活检是嗜酸性粒细胞聚积。
440. 鼻腔 Churg-Strauss 疾病的治疗方案是什么？	鼻腔生理盐水灌洗和局部使用鼻激素，必要时应用抗生素。
441. 中线肉芽肿综合征最常见的两个病因是什么？	• 韦格纳肉芽肿。 • T 细胞淋巴瘤。 进一步的诊断技术很大程度上证实这两项是唯一正确的诊断名称。其他过时的术语，如恶性中线肉芽肿、致死性中线肉芽肿和其他术语均不再使用。
442. 描述 T 细胞淋巴瘤中中线肉芽肿的典型临床表现。	• 最常见于亚洲男性。 • 与 EB 病毒感染有关。 • 早期症状包括鼻塞、流涕、疼痛、鼻出血、疲乏、体重减轻和可能出现的盗汗。疾病晚期可出现外在的面中部破坏。
443. 哪些标准可用于诊断复发性多软骨炎？	Michet 等标准： • 三个部位的软骨炎（耳郭，鼻或喉气管）。 • 具有以上所述部位之一的软骨炎，伴有两个其他特征（眼部炎症，血清反应阴性的关节炎或前庭功能障碍，听力下降）。
444. 48%~72% 伴复发性多软骨炎患者常见的鼻腔症状是什么？	• 急性和伴疼痛的软骨炎。 • 鼻梁的胀满感。 • 轻度鼻出血。 • 长期病情→鞍鼻畸形。

445. 复发性多软骨炎的治疗方法有哪些?	• 免疫抑制药物:皮质类固醇,氨苯砜,硫唑嘌呤,环磷酰胺,环孢霉素,青霉胺。 • 血浆置换。 • 气道手术:气管切开术,气管支架植入术等。 • 重建手术:病情控制良好时可考虑行鞍鼻整形术。
446. 无汗性外胚层发育不全的临床表现有哪些?	皮肤、毛发、指甲、牙齿和汗腺的发育异常。
447. 与无汗性外胚层发育不全有关的最常见的遗传学方式是什么?	伴 X 染色体隐性遗传。
448. 无汗性外胚层发育不全三联征是什么。	无汗症,少毛症和缺牙症。 患者常有少毛症,牙发育不全,湿疹和萎缩性鼻炎。
449. 原发性纤毛运动障碍患者有多大比例发生内脏移位?	50%。可同时伴有复发性鼻肺感染和不育症。
450. 当考虑何种障碍时,在电子显微镜下鼻腔活检观察纤毛的超微结构是一个有效的检查?	纤毛不动症。观察内和外纤毛动力蛋白臂,评估纤毛运动方向有助于区别原发性和继发性病因。
451. 鼻部皮肤皮脂腺肥大和纤维化将导致什么鼻部疾病?	鼻赘。
452. 描述鼻赘的两种早期症状。	• 毛孔扩张。 • 鼻尖处毛细血管扩张。
453. 鼻赘可为哪种皮肤病的终末期表现?	酒糟鼻,但不是所有鼻赘患者均发展为酒糟鼻。
454. 与鼻赘相关的恶性情况是什么?	基底细胞癌。
455. 什么样的人群易感鼻赘?	尽管酒糟鼻更常见于女性(3:1),但鼻赘几乎均发生于男性(30:1)。该病变多影响 50~80 岁白人女性。
456. 鼻赘如何治疗?	常规控制炎症治疗,与酒糟鼻类似。对于明显的增生肥大、畸形和鼻塞,可用二氧化碳激光进行重建手术伴或不伴磨皮术。
457. 酒渣鼻是一种慢性皮肤病,可表现为红斑期、丘疹脓疱期、鼻赘期或眼状特征,可能的潜在病因有哪些?	• 免疫异常。 • 炎症的免疫反应(如毛囊蠕形螨,芽孢杆菌,幽门螺杆菌)。 • 其他:紫外线,血管高敏性,家族史。
458. 感染性肉芽肿性疾病流行于非洲、东南亚和中美洲,发生于鼻腔偶见喉部、鼻窦和鼻咽部鼻赘的感染性因素是什么?	鼻硬结病(Frisch 杆菌)。

459. 与鼻赘有关的临床分期是怎样的?	• 卡他期(萎缩性):脓性鼻涕,鼻炎,蜂蜜似的鼻痂。 • 肉芽肿期(增生期):上呼吸道无痛性肉芽肿性结节。 • 硬化期:以大量的瘢痕组织形成和鼻腔狭窄愈合。
460. 阐述鼻赘的组织学表现。	Mikulicz 细胞(泡沫组织细胞),Russel 小体(细胞内包涵体,与过度的免疫球蛋白合成有关)。
461. 鼻赘的治疗方案是什么?	长期使用敏感特异性抗生素和清创术。
462. 哪一种肉芽肿性感染流行于非洲、巴基斯坦、斯里兰卡和印度,显示为鼻腔和耳草莓红色、质脆的、息肉样病变,导致鼻塞和鼻出血?	鼻孢子虫病。
463. 鼻孢子虫病的媒介是什么? 最主要的传播方式是什么?	• 鼻孢子虫。 • 污染水源。
464. 鼻孢子虫病最经典的组织病理学表现是怎样的?	真菌孢子囊伴壳状物在伪表皮性增生和黏膜下囊性结构背景中。
465. 鼻孢子虫病如何治疗?	手术切除,密切随访观察复发性病变。 注:长期氨苯砜治疗有效,其他治疗选择包括局部类固醇注射和抗真菌治疗。

过敏:基本点

466. 什么假说提出了年幼时更易耐受过敏原而不会过敏,洁净的环境会限制我们暴露于一般抗原从而增加过敏和特应性疾病,减少感染性疾病?	卫生学假说。
467. 过敏反应的两个阶段是什么?	早期和迟发反应。
468. 描述患者在暴露于过敏原后发生过敏反应的基因易感性的临床术语是什么?	特应性。
469. 超敏反应有哪些类型(图 3.14 至图 3.17)?	• Ⅰ型:速发型 / 过敏原或抗体介导。 • Ⅱ型:细胞毒性 T 细胞介导反应。 • Ⅲ型:免疫复合物介导型。 • Ⅳ型:迟发型超敏反应。

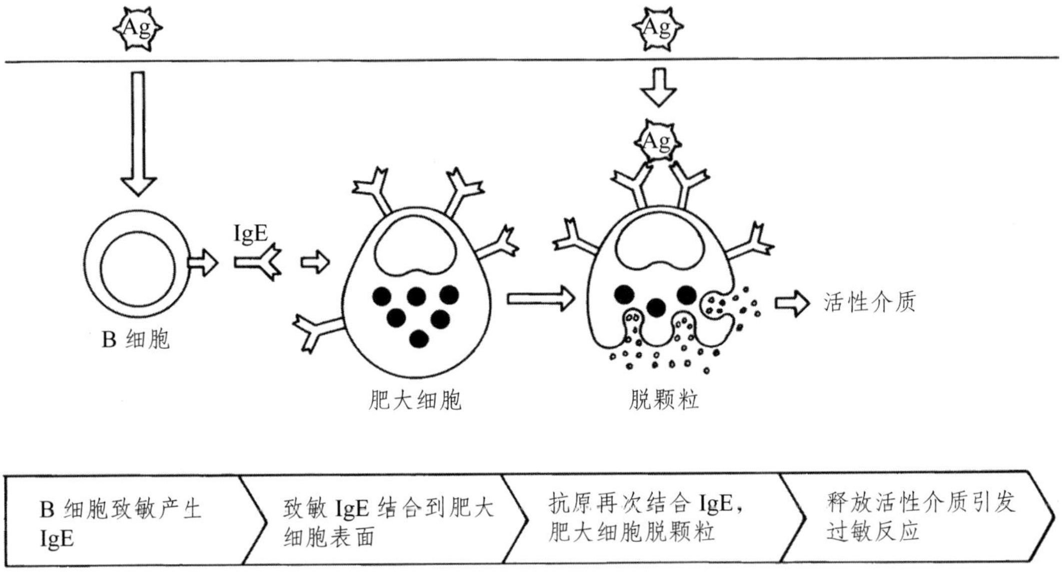

图 3.14 Ⅰ型超敏反应（盖尔和库姆斯分型）：速发型 / 过敏原或抗体介导。Ag，抗原。（Used with permission from King HC. Mabry RL. Gordon BR, Marple BF, Mabry CS. Allergy in ENT Practice. New York. NY: Thieme; 2005.）

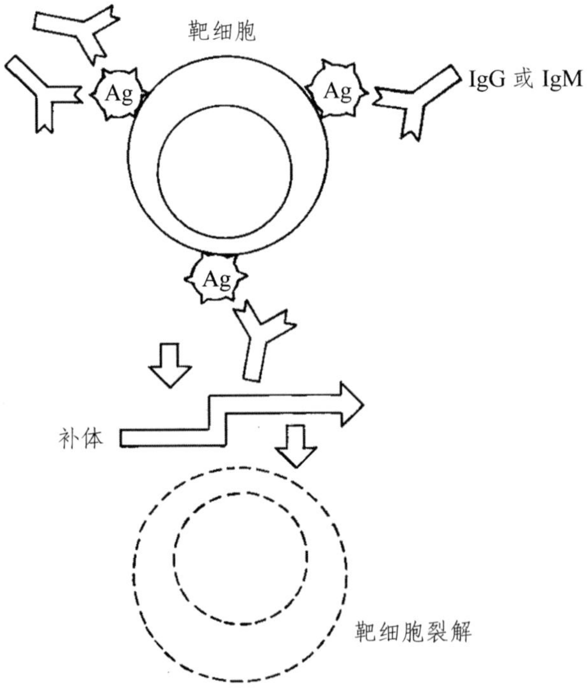

图 3.15 Ⅱ型超敏反应：细胞毒性 T 细胞介导反应。Ag，抗原。（Used with permission from King HC, Mabry RL. Gordon BR. Marple BF, Mabry CS. Allergy in ENT Practice. New York, NY: Thieme; 2005.）

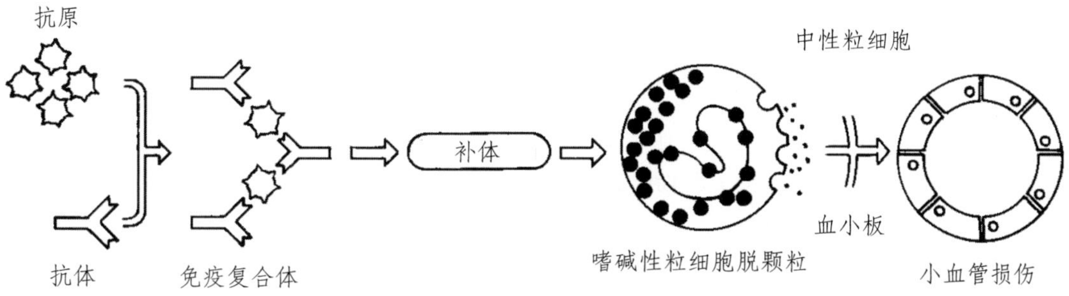

图 3.16 Ⅲ型超敏反应：免疫复合物介导型。（Used with permission from King HC. Mabry RL. Gordon BR, Marple BF, Mabry CS. Allergy in ENT Practice. New York, NY: Thieme; 2005.）

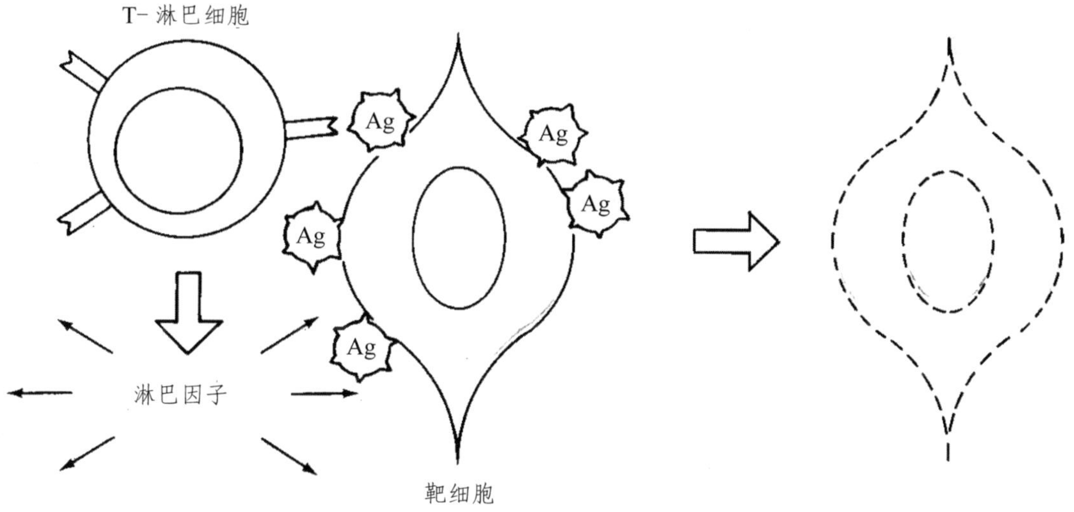

图 3.17 Ⅳ型超敏反应：迟发型超敏反应。Ag，抗原。（Used with permission from King HC, Mabry RL, Gordon BR, Marple BF, Mabry CS. Allergy in ENT Practice. New York, NY: Thieme; 2005.）

470. 超敏反应的另一个名称为？	盖尔和库姆斯分型。
471. 过敏反应是哪种类型超敏反应？	Ⅰ型，速发型或抗体介导型。
472. Ⅰ型超敏反应早期或急性期最重要的因子为？	组胺。
473. Ⅰ型超敏反应早期或急性期最重要的细胞类型为？	肥大细胞。
474. Ⅰ型超敏反应迟发期最重要的细胞类型为？	嗜酸性粒细胞。

475. 哪一类型超敏反应可见由未知因子引起的全身性超敏反应,导致 IgG 或 IgM 介导的针对细胞表面抗原的细胞毒性反应(或补体介导的细胞溶解反应)?	Ⅱ型(细胞毒性)超敏反应。
476. 哪一种类型超敏反应为由药物/细菌产物出现导致免疫复合物形成(IgG),从而引起补体反应和延迟性急性炎症反应?	Ⅲ型(免疫复合物介导型)超敏反应。
477. 哪种类型超敏反应为抗体直接刺激 T 细胞活动和细胞调节炎症导致皮炎、肉芽肿性疾病和一些真菌疾病?	Ⅳ型:迟发型超敏反应。
478. 在初期的抗原暴露导致抗原特异性 IgE 抗体形成过程中,哪三种类型细胞参与?	• 肥大细胞。 • T 细胞 [T2 辅助细胞(T_H2)通道]。 • B 细胞。
479. 再次暴露抗原后,随着炎症介质(组胺,类胰蛋白酶,糜酶)和新形成介质(白三烯,前列环素,血小板活化因子,白介素等)的合成,抗原特异性 IgE 交叉连接于肥大细胞表面,在数分钟内导致的过敏症状称为什么?	过敏反应早期相。
480. 再次暴露抗原后,在新产生的炎症介质释放导致嗜酸性粒细胞、嗜碱性粒细胞、巨细胞和淋巴细胞迁移、渗透和细胞介导型炎症后,持续数小时(3~12 小时)或持续 24 小时以上的症状称为什么?	过敏反应迟发相。
481. 描述过敏反应的定义?	一种严重影响生命的全身或系统性超敏反应,可能包括荨麻疹、血管性水肿、支气管痉挛、低血压或休克。

482. 过敏反应的诊断标准是什么?	• 准则 1:疾病急性发作(数分钟内),表现为皮肤、黏膜或同时伴有呼吸道症状或低血压。
	• 准则 2:下列至少两项在暴露疑似过敏原后发生:
	  ○ 皮肤-黏膜组织受累。
	  ○ 呼吸道症状。
	  ○ 低血压。
	  ○ 持续胃肠道症状。
	• 准则 3:患者暴露于已知过敏原导致低血压。

483. 过敏反应最常见的两种病因是什么?	• 食物。 • 药物反应。

484. 除了抗生素，哪种药物最常引起药物相关性过敏反应？	ACE 抑制剂。
485. 患者不明原因下反复出现过敏反应。患者自述过敏医师告诉他在下一次过敏性水肿时，需要在急诊室做实验室过敏原测试以确定诊断。过敏科医师想做的测试是什么？抽血检查应何时进行？	血浆类胰蛋白酶。血浆类胰蛋白酶峰值在 30 分钟内，需要在过敏周期发作开始 3 小时内抽取血液。
486. 多大比例的过敏反应患者开始时有皮肤表现？	>90%。
487. 最常见的易误诊为过敏反应的情况是什么？	血管减压剂反应，常由创伤或压力引发，显示为皮肤发红、苍白、无力、多汗、低血压和数次意识丧失。
488. 过敏反应患者的最初治疗方法是什么？	• 高级心血管生命支持（ACLS）准则，必要时保证气道。 • 尽可能抬高下肢倾斜体位。 • 吸氧（100%，8~10L 开放面罩给氧）。 • 开放周围静脉通道（两条大孔径静脉血管）→液体复苏。 • 一线药物： 　○ 血管加压药（如肌内注射肾上腺素），在没有高血压的情况下。 • 二线药物： 　○ 静脉注射 H1 或 H2 抗组胺药物（如苯海拉明 50mg 静脉注射）。 　○ 雾化 β2 肾上腺素激动剂。 　○ 皮质激素使用（如地塞米松 8~10mg 静脉注射）。 切记，过敏反应数分钟内可能会导致死亡！
489. 过敏反应中成人和儿童使用肾上腺素的剂量分别是多少？	肌内注射优于皮下注射：1mg/1mL（1∶1000），大腿中外侧。 • 成人：0.3~0.5mg。 • 儿童：0.01mg/kg，最大剂量 0.5mg。 可间隔 5~15 分钟重复使用。 注：自助注射器通常设置为成年人 0.3mg，儿童体重 <25kg 时剂量为 0.15mg。
490. 过敏反应患者使用抗组胺药物的主要原因是什么？	缓解皮肤体征的过敏反应。

491. 患者接受何种药物治疗有可能会导致难治性过敏反应?	β 受体阻滞剂。
492. 哪一类型过敏反应在初步治疗无过度过敏原暴露出现的症状时,会导致症状反复?	双相过敏反应(成年人 23%,儿童 11%;通常在初次反应后 8~10 小时)。
493. 简述血管性水肿的定义。	真皮深层或皮下组织严重肿胀;少见瘙痒症,常见烧灼感和疼痛。
494. 急诊科最常见的血管性水肿病因是什么?	ACE 抑制剂。
495. 遗传性血管性水肿的病因是什么?	病因是继发于 C1 抑制剂缺乏的血流中高水平活化 C1 量。
496. 遗传性血管性水肿的遗传学机制是什么?	常染色体显性遗传。
497. 简述遗传性血管性水肿的治疗方案。	症状通常在 3~4 天自发缓解。很多患者对去势药物有反应,如达那唑,刺激 C1 抑制体和 C4 产生,同时在这些蛋白高水平状态抑制产生。纯化的 C1 抑制体在欧洲已经开始用于急性发作期治疗或每月一次的预防性治疗。皮下注射肾上腺素对于喉水肿可能无效,须行气管切开术。
498. 吸入性抗原包括蛋白,如花粉、动物毛屑和霉菌。基于 WHO 的 ARIA 指南,在美国吸入性过敏如何分类?	美国分类: • 季节性过敏(户外过敏原):季节性发生,冬天 / 春天 = 树,夏天 = 草,秋天 = 霉菌。 • 全年性过敏(室内过敏原):非持续的季节性模式,尘螨,动物毛屑等。 WHO ARIA 指南: • 间歇性过敏性鼻炎:发作每周 <4 天,全年 <4 周。 • 持续性过敏性鼻炎:发作每周 >4 天,全年 >4 周。 • 轻度:不影响生活质量或功能。 • 中度 / 重度:影响生活治疗或功能。
499. 在哪个季节暴露于以下吸入性过敏原时会出现季节性过敏性鼻炎? • 榆树,桦树,灰尘,橡树,白杨,枫树,梣叶枫,山核桃树,美国梧桐,雪松等。 • 百慕大草,石茅高粱,黄花草,梯牧草,野茅等。 • 豚草,荨麻,艾蒿,鼠尾草,灰菜,藜属植物,酢浆草属等。	• 冬季 / 春季(2 月 ~5 月)。 • 晚春 / 夏季(4 月 ~8 月)。 • 夏末 / 秋季(7 月 ~ 首次严重霜冻)。

500. 降低房屋尘螨抗原暴露的措施有哪些?	• 每周一次在 >130°F(55℃)温度下清洗床上用品。 • 使用密闭的床罩覆盖枕头和被子。 • 使用硬木地板或复合地板代替地毯。 • 保持室内湿度低于45%。
501. 搬离家中宠物多长时间后可以将抗原量减少到临床上有意义值以下?	4个月。
502. 简述荨麻疹定义。	瘙痒的、红色斑块状皮肤隆起,受压后变白。
503. 一般人群中多大比例会发生荨麻疹?	10%~20%。
504. 对阿司匹林敏感性哮喘和荨麻疹患者,除了NSAID外,需要建议其避免在食物中使用何种化学成分?	柠檬黄(美国为黄色5号,中国为食用色素黄4号);大约15%患者有反应。
505. 感染伴何种病理机制最常与嗜酸性粒细胞和荨麻疹有关?	寄生虫感染,如蛔虫。
506. 什么是冷荨麻疹?此类患者需要注意避免什么?	接触冷的物质或天气后迅速出现肿胀、红斑和瘙痒。仅在暴露于低温的区域出现以上体征。有报道患者在冷水中游泳导致低血压继发死亡的病例。
507. 何种临床试验可用于证实患者是否患有冷(温度性)荨麻疹?	临床病史很重要。然而,冰块实验可用于确定诊断。将冰块放在前臂4分钟,然后观察该区域10分钟。症状在2分钟内发生。
508. 用指甲或刀背轻划皮肤会在接触皮肤的地方引起风团和红肿反应。诊断是什么?	皮肤划痕症。
509. 皮肤划痕症患者需要进行哪些过敏测试?	血液样品的放射免疫吸附法试验(RAST)或酶联免疫吸附测定(ELISA)。
510. 皮肤划痕症如何治疗?	苯海拉明或羟嗪25~50mg/d。二代抗组胺药物对轻度症状有效。所需剂量为建议剂量的2或3倍。
511. 当患者在日光下一段时间时,有暴露于阳光下出现的皮肤瘙痒发红和明显的风团病史。但当患者暴露于与阳光无关的热度时,不会出现相似的反应。这种反应是什么类型?	日光性荨麻疹是由光线波长导致的速发型超敏反应。
512. 哪一种免疫球蛋白可调节食物性过敏?	IgE。

过敏:诊断试验

513. 哪一种试验被用于观察鼻腔黏膜嗜酸性粒细胞和中性粒细胞之比以鉴别嗜酸性粒细胞性鼻炎和其他鼻炎,在美国现已不再常规应用?	鼻细胞学检测。

514. 特异性抗原的过敏试验可经哪两项广义的技术完成?	• 体内(皮肤测试)。 • 体外(血浆试验)。
515. 体内皮肤试验可测试哪一种免疫球蛋白?	特异性 IgE 抗原。
516. 皮肤测试常在哪两个部位进行?	• 前臂掌侧面。 • 后背。
517. 哪一种体内过敏原试验用搔刮、针刺/穿刺或补丁通过介导抗原只进入表皮以激发患者?	表皮试验。
518. 哪一种体内过敏原试验用皮内技术将抗原注入浅真皮层?	经皮试验。
519. 哪些变量同时影响表皮试验和经皮试验?	• 皮肤年龄(年幼者和年老者敏感性较低)。 • 身体测试的部位(敏感:上背部 > 下背部 > 前臂上端 > 前壁下端)。 • 皮肤色素沉着(肤色深的敏感度较低)。 • 伴随的治疗。 • 抗原试验浓缩剂的效能和生物稳定性。 • 皮肤病理学:皮肤划痕症,湿疹→禁忌证,包括敏感程度,最近的过敏反应,最近的暴露,前期的免疫治疗。
520. 皮肤测试中,常用的对照是什么?	• 阴性对照:甘油－盐水,盐水,抗原稀释液。 • 阳性对照:组胺(10mg/mL)。
521. 皮肤测试中,用于描述接触抗原后出现的白色(发白的)突起区域的术语是什么?超出该突起区域的红斑称为什么?	风团。红斑。
522. 为什么不推荐擦拭试验(在皮肤上制造小的表浅的裂伤,然后再滴上浓缩抗原)用于皮肤试验?	因其重复性低,敏感性多变,特异性低,常出现假阳性结果,疼痛,皮肤的反应可能为创伤而非对抗原的反应。
523. 在体内表皮过敏测试中,将一滴抗原置于患者皮肤上。然后利用细针、刺血针或针刺设备(单个针头或多个针头)点刺于抗原滴剂所处的皮肤上,将抗原传入表皮。该试验称为什么?	皮肤点刺试验,也是最常用的过敏原测试。
524. 哪种设备可用于皮肤点刺试验?	皮下注射器针,硬穿孔针,有或没有分叉的穿刺针,多头针(最常使用,因为 OSHA 关注被疏忽的工作者针刺暴露)。 经过滴剂以 45°~60° 角点刺皮肤,提起后刺破皮肤而无出血;或皮肤仪器穿过滴剂以 90° 角到达皮肤行点刺试验。

525. 皮肤点刺试验完成后，需要等待多长时间以评估过敏反应？	15~20 分钟。
526. 如何评估皮肤点刺的过敏反应（表皮或经皮）？	直接测量：推荐的评分方法。 • 斑块的最长径或最长径和垂直径以“mm”表示。 • 有或无红斑，大小以“mm”表示。 • 有无伪足征。 根据打分方法典型的分值为 0~4+：根据风团和红斑与阴性对照的比较，以及有无伪足征。 主观分析已不再被美国过敏、哮喘和免疫学会所推荐，因为存在操作者之间评分和解释的差异。
527. 美国过敏、哮喘和免疫学会指南规定，皮肤测试中风团直径 <3mm 不推荐为阳性结果，为什么？	创伤会影响风团大小。
528. 皮肤点刺试验主要的缺点是什么？	半定量（不如皮内试验客观）。
529. 什么时候需要使用皮内 / 经皮过敏原试验？	当测试的目的主要为增加敏感性，或评价药物或毒物过敏反应时。
530. 简述单稀释皮内（经皮）过敏原测试法技术。	（1）用细小针头（大约为 26 号或 27 号 45° 角针），注射 0.02~0.05mL 稀释到 1∶1000~1∶500 体重 / 体积的过敏原至皮内（制造出 2~3mm 直径水泡）。 （2）阳性对照：组胺（0.001mg/mL）；若点刺试验已证实阳性反应，也可排除使用组胺对照；阴性对照需要使用。 （3）等待 10~15 分钟，然后评估过敏反应。
531. 皮内注射过敏原测试主要的风险是什么？如何降低这些风险？	显著的全身反应（过敏反应）。患者须先行点刺试验进行筛选。或经很低的稀释液皮内注射进行初筛。
532. 最常用于皮内注射测试的部位是哪里？为什么？	前臂的掌侧面。可在上方扎止血带以防全身症状发生。
533. 判断题：单独稀释液皮内注射皮肤试验特异性高于敏感性。	错。高敏感性，低特异性。该测试较皮肤点刺试验有较高的假阳性率。
534. 哪一类型过敏测试需要皮下连贯使用 5 倍稀释抗原，从原稀释浓度开始？	皮内稀释测试，也称为皮肤终点滴定。
535. 对于先前点刺试验为阴性患者，美国过敏、哮喘和免疫学会推荐的经皮注射提取液的初始浓度是多少？	点刺试验的 100~1000 倍稀释浓度。
536. 皮内稀释试验时推荐使用的针 / 注射器型号为？	0.5mL 或 1.0mL 注射器，26~30 号针头（可作为单独的单位）。

537. 皮内稀释测试注射抗原浓缩液的容量为多少?	0.01mL(目标为制造出 4mm 圆形风团)。
538. 经注射 0.01mL 和制造出 4mm 风团后,须等待 10 分钟以评估最终的风团。如果注射液为无效的稀释液,根据皮肤的被动身体扩散预计出现的风团直径为?	5mm。
539. 皮内稀释试验中风团反应为阳性的表现是什么?	最终风团直径为 7mm,较 10 分钟后单纯的皮肤扩散直径大 2mm。这一类型测试中未测量红斑。该观点存在部分争议,多数操作者用大于 3mm 为指标。
540. 在皮内稀释测试试验过程中,若观察到 6 号稀释液处 10 分钟后出现 5mm 风团;然后注射 5 号稀释液,10 分钟后再次出现 5mm 风团;随后继续注射 4 号稀释液,出现 7mm 风团。接下来该如何操作?	4 号稀释液证实为进展期风团,因此需要继续注射 3 号稀释液以得到静止的风团,若风团直径 >7mm,则提示进展期风团,4 号稀释液为测试的终点稀释液。静止的风团直径至少为 2mm。
541. 描述皮内稀释测试法技术。	• 制造稀释液,从 1~6 号标注,6 号为最低浓度提取液和最低程度引发过敏反应。 • 注射阴性对照:4mm 风团→ 5mm 或更小的风团。 • 注射阳性对照(组胺:0.0004mg/mL):4mm 风团→ 7mm 或更大风团。 • 6 号稀释液注射 0.01mL 至皮内,制造出 4mm 风团。 • 等待 10 分钟。 • 若风团直径为 5mm,则为阴性;若大于 7mm,则为阳性。继续行 5 号稀释液试验。 • 若在任何稀释液观察到风团增加超出阴性对照风团直径 2mm(即 7mm 或更大),继续下一个稀释液试验。 • 若下一个稀释液证实为进展期风团(超出 2mm),停止试验。第一个风团证实为终末稀释液,第二个稀释液的进展期风团为静止风团。
542. 在连续 5 倍皮内稀释液试验阳性后,哪一浓度稀释液可作为免疫治疗的安全起始点?	终末稀释液(风团为初始进展期风团)。
543. 哪一种测试利用皮肤点刺试验证实了过敏作用的相似程度,在特异性连续性皮内稀释液测试以评价进一步点刺试验的结果,证实终末点稀释液以用于免疫治疗的初始治疗?	修正定量试验(MQT)。 MQT 为耳鼻咽喉科医师常用于过敏领域的试验。因其具有可操作性、低费用、高敏感性和特异性,并且与整个皮内稀释测试序列相关性较高。

544. 描述 MQT 技术在过敏性疾病中的应用。	• 可用于多个试验(具有多个皮肤点刺器的设备)。 • 等待 20 分钟。 • 风团 <3mm →置 2 号稀释液于上臂→等待 10 分钟→评估风团: 　○ ≤ 6mm= 阴性。 　○ ≥ 7mm= 终末点:3 号稀释液。 　○ 风团 3~8mm →置 5 号稀释液于上臂。 • 等待 10 分钟→评估风团: 　○ ≤ 5mm= 终末点:4 号稀释液。 　○ 7~8mm= 终末点:5 号稀释液。 　○ ≥ 8mm= 终末点:6 号稀释液。 　○ 风团≥ 9mm= 终末点:6 号稀释液。
545. 哪种药物可以抑制过敏反应 48~72 小时内的风团和红斑?	第一代组胺类药物(如溴苯那敏,氯苯那敏,氯马斯汀,苯海拉明,羟嗪)。
546. 哪种药物应避免使用超过 7 天,因为会抑制风团和红斑反应?	第二代抗组胺药物和三环抗抑郁药。
547. 皮肤测试试验前至少 7 天须避免使用哪些二代抗组胺药物?	西替利嗪,劳拉西泮,非索非那定,左西替利嗪。注:氯雷他定须避免使用 14 天以上。
548. 判断题:白三烯受体拮抗剂在皮肤试验前须一直停用至少 7 天以上。	错。该药物未显示常规抑制风团和红斑反应。由药物过敏引起的风团或红斑反应患者须停用。
549. 鼻内或全身使用类固醇对皮肤测试过程中风团和红斑有无影响?	很少或无。
550. 在不确定的情况下充分抢救皮肤测试后出现过敏反应的患者需要停用的药物是什么?	β 受体阻滞剂(局部或全身)。
551. 哪种测试可衡量过敏原特异性 IgE 抗体的血浆浓度?	RAST 和修正 RAST(基于原始的 RAST 免疫分析具有更好的敏感性和更一致的分数)。
552. 描述原始 RAST 免疫分析的步骤。	• 将沾有抗原的纸盘置于试管内。 • 加入患者血浆和抗原特异性 IgE 与抗原结合。 • 冲洗掉多余的血浆和 IgE。 • 加入放射标记的抗 IgE 抗体,与已结合于纸盘上抗原的抗原特异性 IgE 结合。 • 冲洗掉多余的抗体。 • γ 射线计数管用于确定 IgE 量。

553. 在过敏性疾病中免疫分析优于皮肤测试的优点在于?	无论皮肤情况如何,结果不被药物所影响,无过敏缓解风险,患者耐受性号,容易质量控制,可在免疫分析中行量的分析,更好的特异性。缺点在于敏感性较皮肤点刺低,费用高。
554. 在过敏性疾病中,皮肤测试优于免疫分析的优点在于哪里?	时间更少,费用更少,敏感性高,多种抗原可测试,出结果迅速。
555. 血浆中总 IgE 水平为多少时提示过敏?	>200IU,然而,低浓度不能排除过敏。
556. 什么时候推荐体外试验?	• 皮肤测试中感到不适的患者。 • 对药物治疗无反应或免疫治疗疗效不佳的患者。 • 不能或不愿停止服用抗组胺药物、三环抗抑郁药物,或 β 受体阻滞剂的患者。 • 有湿疹或皮肤划痕症患者。 • 有毒物敏感患者。 • 可能有 IgE 介导的食物过敏患者。
557. 在鼻腔激发试验中,患者暴露于过敏原以确定是否是因为暴露于有临床意义的抗原导致症状。结果分析基于症状和哪种诊断工具?	鼻阻力计。

过敏治疗

558. 治疗过敏的三个主要方案是什么?	• 环境调整。 • 药物治疗。 • 免疫治疗。
559. 哪种药物作为拮抗剂作用于 H1 受体,对治疗相关症状的早期相过敏反应有效,主要的副作用为引起嗜睡?	抗组胺药。
560. 为什么一代抗组胺药物会引起嗜睡、神经运动受损和中枢神经系统受抑制?	药物具高亲脂性,可透过血脑屏障。
561. 除了镇静,一代抗组胺药物两个其他副作用是什么?	• 抑制副交感神经系统副作用(如尿潴留,黏膜干燥,便秘等)。 • 快速耐药。
562. 为什么目前推荐二代抗组胺药物?	• 疏脂性→不通过血脑屏障。 • 很少或没有抑制副交感神经系统副作用。 • 少见或没有快速耐药。

563. 列举一代抗组胺药物。	• 苯海拉明。 • 氯苯那敏。 • 阿扎他定。 • 羟嗪。 • 曲普利啶。 • 溴苯那敏。 • 氯马斯汀。
564. 列举二代抗组胺药物。	• 地氯雷他定 *。 • 氯雷他定。 • 非索非那定 *。 • 西替利嗪。 • 左西替利嗪 *。 * 可被视为三代抗组胺药物。
565. 列举两种二代局部抗组胺药物，治疗充血时可以相对快速起效和疗效。	• 氮卓斯汀。 • 奥洛他定。
566. 哪种药物主要作用于 α1 受体拮抗剂导致血管抑制？	减充血剂。
567. 全身减充血剂如去氧肾上腺素和麻黄碱的主要副作用是什么？	• α- 肾上腺素的副作用：高血压，食欲增加，心动过速，心律不齐。 • 快速耐药性（反弹性鼻炎）。
568. 列举四种局部减充血剂药物名称。	• 四氢唑啉。 • 萘甲唑啉。 • 羟甲唑啉。 • 去氧肾上腺素。
569. 局部减充血剂使用至少 3 天出现的快速耐药性会导致哪种疾病？	药物性鼻炎。
570. 过敏性鼻炎最常用的三种口服类固醇是什么？其作用为在 12~24 小时内减轻炎症缓解。	• 泼尼松。 • 甲基泼尼松龙。 • 地塞米松。
571. 唯一一种孕期安全级别为 B 的局部用类固醇鼻喷剂的是？	布地奈德（雷诺考特鼻喷剂）。

572. 常用的经鼻局部类固醇有哪些?	• 布地奈德(雷诺考特鼻喷剂)。 • 曲安奈德。 • 丙酸/糠酸氟替卡松*。 • 糠酸莫米松(内舒拿)*。 • 环索奈德。 • 氟尼缩松。 *12小时内发生作用。
573. 哪一种经鼻用类固醇可用于2岁以下患儿?	糠酸莫米松和糠酸氟替卡松。
574. 经鼻类固醇相关的干燥和鼻腔黏膜变薄以及不适当的经鼻使用方法会导致哪种副作用?	鼻出血。
575. 哪种经鼻局部药物可以预防性地用于稳定肥大细胞脱颗粒,同时因系统性吸收较低有较好的耐受性,但因半衰期短每天须多次使用?	色甘酸钠。
576. 可用于过敏性鼻炎和6岁儿童的白三烯受体拮抗剂名称是什么?	孟鲁司特。
577. 哪些疾病显示受益于免疫治疗?	过敏性鼻炎,过敏性结膜炎,过敏性哮喘,昆虫叮咬高敏。潜在用途包括预防伴过敏性鼻炎的哮喘患者以及治疗特应性皮炎和气体抗原过敏。
578. 考虑行免疫治疗的患者需要符合哪些条件?	抗原须能引起典型的临床症状,且抗原特异性IgE须经体内或体位试验证实。避免过敏原环境和优化药物治疗。
579. 免疫治疗的禁忌证有哪些?	• 非IgE介导的症状。 • 最大药物治疗和避免过敏原环境症状可控制。 • 特应性皮炎(少数研究提出由气体致敏原导致的皮炎可获益)。 • 食物过敏。 • 过敏与短暂的季节性过敏原暴露有关。 • 控制欠佳的哮喘。 • 使用β受体阻滞剂。
580. 描述免疫治疗对于免疫系统导致过敏耐受和相关症状随时间减少的主要影响。	• T_H2细胞数量增加和T调节细胞数量增加。 • IL-10和IL-12增加,IL-4和IL-5减少。 • 早发相和迟发相炎症介质的释放减少。 • 炎症细胞迁移减少。 • 随着初始增长逐渐抑制抗原特异性IgE。 • IgG4水平增加(阻止抗体对T-辅助调节细胞)。

581. 免疫治疗达到良好的效果通常需要多长的时间跨度?	3~5 年。
582. 哪种技术可用于对患者反复经皮下注射逐步增加浓度的过敏激发抗原,以调节抗原特异性免疫反应和症状?	皮下免疫治疗。
583. 当选择了 SCIT 的起始剂量,需要达到哪两个目标?	• 达到足够浓度以引起快速抗原特异性反应。 • 不足以引起明显的局部或全身反应。
584. 最大的不引起明显局部或全身反应的抗原剂量称为什么?	维持剂量(递增 3~5 年的目标累积抗原量,须能控制症状达 1 周时间)。
585. 简述剂量由初始剂量(大体基于 MQT 选出)逐渐升至维持剂量的过程。	• 每周抗原量由 0.05mL 增加至 0.10mL(安全)。 • 健康者(无显著的哮喘或过敏反应病史)每两周抗原量由 0.05mL 增加至 0.10mL。 • 一旦维持量确定,注射时间跨度由每周或每两周延长到每 2~3 周,然后每 6~12 个月(症状得到控制的情况下),持续 3~5 年。
586. 免疫治疗过程中哪些情况会导致不可预料的全身或显著的局部反应?	• 不适合的患者。 • 浓度错误。 • 免疫治疗期间,环境的抗原量增大。 • 上、下呼吸道感染。 • 哮喘,未能很好控制。 • 药物过敏。
587. 判断题:成功的免疫治疗能消除任何辅助治疗的需要,并将抑制任何突发的症状。	错。一些突发症状可预期,扩大免疫治疗疗效即使是成功的治疗也需要药物治疗。
588. 根据世界过敏组织对 SCIT 出现的全身并发症描述分级系统。	世界过敏组织 Ⅰ级:一个器官系统 • 皮肤 　○ 全身瘙痒,荨麻疹,红斑,发热或皮温升高。 　○ 血管源性水肿(咽部,舌体或腭垂无水肿)。 • 上呼吸道 　○ 鼻炎[打喷嚏,流鼻涕,鼻痒和(或)充血]。 　○ 清喉(喉痒)。 　○ 咳嗽(非下呼吸道来源)。 • 结膜 　○ 红斑。 　○ 瘙痒。 　○ 溢泪。

- 其他
  - 恶心。
  - 金属味觉。
  - 头痛。

Ⅱ级:多于一个器官系统
- 下呼吸道
  - 哮喘(咳嗽,喘息,气短)。
  - 呼吸气流峰值(PEF)或第一秒用力呼气容量(FEV_1)下降 <40%。
- 胃肠道
  - 腹部痉挛,呕吐,腹泻。
- 其他
  - 子宫痉挛。

Ⅲ级:多于一个器官系统
- 下呼吸道
  - 哮喘。
  - PEF 或 FEV_1 下降≥ 40%。
  - 对支气管扩张剂无反应。
- 上呼吸道
  - 伴或不伴喘鸣的喉、腭垂或舌体水肿。

Ⅳ级:多于一个器官系统
- 下或上呼吸道
  - 伴或不伴有意识丧失的呼吸衰竭。
- 心血管系统
  - 伴或不伴有意识丧失的低血压。

Ⅴ级:死亡

注:多数并发症恶化患者描述有一种厄运降临的感觉。

589. 哪种方式的免疫治疗用固定的或逐步上升的剂量按日程于舌下含服或口服抗原,以达到减轻过敏症状的目的,调节免疫系统,提供一个安全和简洁的免疫治疗方法?	舌下免疫治疗法(SLIT)。目前用于欧洲,SLIT 在美国作为内科医师准备血浆(类似于皮下给药)未被临床试验认可,且未覆盖第三方支付人。
590. 判断题:舌下含服免疫治疗主要用于单独抗原治疗。	对。

免疫

591. 免疫有哪两种主要类型(图 3.18)?	• 先天性免疫(非特异性免疫):防御一线;抗原依赖性,速发最大反应,无免疫记忆。 • 获得性免疫(特异性免疫):抗原依赖性,迟发最大反应,免疫记忆,淋巴细胞和淋巴细胞介导免疫。

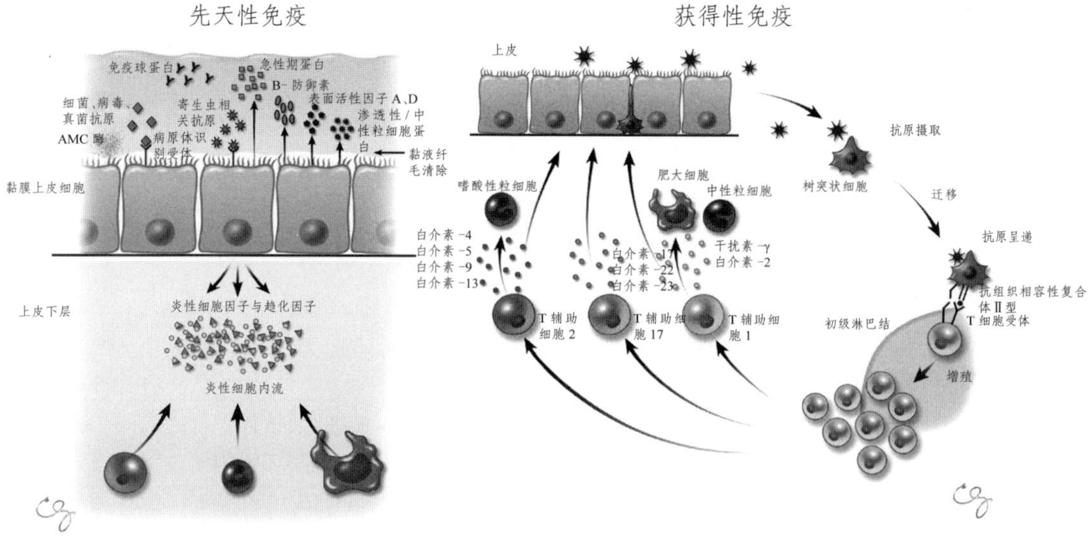

图 3.18　鼻窦免疫反应类型。（a）先天性免疫（非特异性）：第一防御线；抗原依赖，速发最大反应，无免疫记忆。（b）获得性免疫（特异性）：抗原依赖，迟发最大反应，免疫记忆，淋巴细胞和淋巴细胞介导的免疫。（Used with permission from Kennedy DW，Hwang PH，eds. Rhinology: Diseases of the Nose，Sinuses，and Skull Base. New York，NY: Thieme; 2012.）

592. 先天性（非特异性）免疫的三个主要组成是什么？	• 解剖边界：上皮；纤毛的机械运动和捕获，眼泪，唾液和黏液；正常菌群的竞争力。 • 体液屏障：细胞因子系统，补体系统，凝血；脂肪酸，溶菌酶，乳铁蛋白，转铁蛋白，磷脂酶，防御素，表面活性剂，IL-1，TNF-α，干扰素（IFN）。 • 细胞屏障：多形核细胞，巨噬细胞，NK 细胞和嗜酸性粒细胞。
593. 在哪种类型免疫中 Toll 样受体（TLR）联合细胞因子 - 补体 - 吞噬细胞产生反应？	先天性（非特异性）免疫。
594. 如何区别 NK 细胞与 NK-T 细胞？	两者均为先天性免疫体系的一部分，但也能参与获得性免疫反应。均来源于淋巴祖细胞，也产生 T 细胞和 B 细胞，没有相同的 T 细胞特异性标志（CD3，TCR，MHC 等），表达 CD16、CD56 和 CD8。能被 IFN 激活以在 3 天内基于自我标记的缺乏攻击病毒性感染或肿瘤形成。

595. NK 细胞的抗肿瘤效应被认为归因于它们独特的识别什么的能力?	缺乏自我。尽管 T 细胞和许多其他免疫效应细胞可辨识由病毒或细菌产生的非自我蛋白，NK 细胞有辨识在肿瘤转移或病毒感染情况下自身肽类和蛋白下调的能力。最常见的可能被 NK 细胞识别的自身下调分子为 MHC 分子。
596. 获得性免疫系统专注反应于单个抗原(蛋白类,多糖类或大分子类)。抗原的哪一个区域被抗原特异性受体(T 细胞和 B 细胞)和获得性免疫系统中免疫球蛋白识别?	表位(抗原决定基)。
597. 哪个术语定义了先天性和获得性免疫反应中,宿主忽视自身和证实对自身的免疫无反应?	耐受。
598. 列出获得性免疫的两个亚型。	• 体液免疫→ B 细胞,抗体。 • 细胞调节→ T 细胞,细胞因子。
599. 描述获得性免疫的三个基本步骤。	• 抗原识别。 • 淋巴细胞激活→细胞因子、细胞因子受体和其他蛋白产生;淋巴细胞克隆扩充;细胞分化(如 B 细胞分化成浆细胞)。 • 外侵抗原移除(清理)。
600. 什么是主要的淋巴器官?	• 胸腺。 • 骨髓。
601. 什么是继发的淋巴器官?作用有哪些?	• 全身性(脾脏和淋巴结)。 • 黏膜免疫系统(扁桃体,集合淋巴结,上皮内淋巴结,黏膜组织固有层)。 • 皮肤免疫系统。
602. 骨髓细胞(红细胞,中性粒细胞,血小板,嗜碱性粒细胞,嗜酸性粒细胞,单核细胞 / 巨噬细胞和树突状细胞)和淋巴细胞(T 细胞, B 细胞, NK 细胞,浆细胞)来源于哪里?	骨髓。
603. 说出在皮肤和黏膜发现的非成熟树突状细胞,其包含 Birbeck 颗粒,在皮肤棘层最显著,且涉及抗原过程。	朗格汉斯细胞。
604. 说出特定的黏膜免疫细胞,其负责抗原穿过集合淋巴结和扁桃体组织中滤泡上皮到生发中心的胞饮作用。	M 细胞(微皱褶细胞)。

605. 对血源性抗原和封闭器官的免疫反应主要发生在脾脏，在脾脏淋巴滤泡包绕小动脉形成什么结构？	动脉周围淋巴鞘。
606. 淋巴细胞能在其表面被哪种特定的分子识别，并帮助其他细胞（以及研究者 / 临床医师）识别细胞的成熟度、系别和免疫活化程度？	分化抗原簇（CD）标志。
607. 列出与下列 CD 标志相关的细胞： • CD2。 • CD3。 • CD4。 • CD8。 • CD25。	• 所有 T 细胞。 • 所有 T 细胞。 • T_H1 或 T_H2 细胞。 • 抑制 T 细胞（细胞毒性 T 细胞）。 • +CD4=T_H17 或 T 调节细胞。
608. 什么细胞须在胸腺中成熟化，可能分化出的结果有哪些？	T 细胞在胸腺可经过阳性和阴性分化： • 细胞凋亡。 • CD4+ 辅助细胞。 • CD8+ 前细胞毒性 T 细胞。
609. CD4+ 和 CD8+T 细胞在胸腺中存活选择的概率是多少？	少于 5%；大部分报道为 2% 或更少。
610.T 细胞阴性选择发生的部位在哪里？	胸腺髓质。
611. 发育中 T 细胞对自身肽类反应过强被删除的过程称为什么？	阴性选择。
612. 发育中 T 细胞对自身肽类反应正常表明存活和继续发育的过程为什么？	阳性选择。
613. 哪种细胞类型经细胞内病原体和 IL12 刺激由原始 CD4 细胞（T_H0）发育而成，随后抑制 B 细胞，产生 IFN-γ 和 IL-2，同时刺激细胞调节免疫（活化细胞毒性 CD8 细胞等）？	T_H1 细胞。
614. 哪种细胞类型经过敏原和 IL-4 刺激由原始 CD4 细胞（T_H0）发育而成，随后募集 / 活化嗜酸性粒细胞，活化 B 细胞；产生 IL-4、IL-5、IL-6、IL-10 和 IL-13；同时参与过敏性疾病和体液免疫？	T_H2 细胞。
615. 与较多的全身性反应相比，口服抗原的免疫 T 细胞反应有何不同？	口服抗原更可能引起 T 细胞无反应性或 T 细胞耐受而不是 T 细胞活化。

616. MHC 分子的两种类型分别是什么?	• MHC Ⅰ类:显示自身和非自身抗原(8~10 个氨基酸),膜相关糖蛋白。 • MHC Ⅱ类:显示细胞外蛋白(多种长度,通常更长,18~20 个氨基酸),在呈现前被吞噬和处理。
617. 哪种类型的 MHC 分子几乎被所有有核细胞表达,当下调时会导致被 NK 细胞瞄准破坏,且呈现外生性抗原?	MHC Ⅰ类。
618. 哪种类型的 MHC 分子主要被抗原呈递细胞和淋巴细胞(B 细胞,巨噬细胞,内皮细胞或主要为树突状细胞)所表达,且呈现加工过的外生性抗原?	MHC Ⅱ类。
619. 哪种类型 T 细胞辨识被 MHC Ⅱ类分子呈递的抗原?	T_H 细胞(CD4+)。
620. 哪种类型 T 细胞辨识被 MHC Ⅰ类分子呈递的抗原,并杀死呈递抗原的细胞?	细胞毒性 T 细胞(CD8+)。
621. MHC 分子有哪些成分?	• 细胞外肽连接区域。 • 成对 Ig 样结构域(连接 CD4 和 CD8)。 • 穿膜区域。 • 胞质尾区。
622. 激活 T_H 细胞,抗原呈递细胞须经 MHC Ⅱ类分子呈递抗原,同时分泌哪种重要细胞信号?	IL-1。
623. 哪些细胞的分泌抗体,它们是如何被激活的?	B 细胞吞噬抗原并经 MHC Ⅱ类分子将其呈递给 T_H 细胞。然后 T 细胞经 IL-2 和 IL-4 激活 B 细胞,并形成 Ig 产生的浆细胞。另外,大的抗原能交叉连接足够的 B 细胞受体,导致细胞的直接激活和抗体产生。
624. 哪种类型的细胞能被 CD 标记物 19 和 21 识别?	B 细胞。
625. 抗体同位型转换是如何被 B 细胞引导的?	B 细胞接触抗原移出滤泡到 B 细胞与 T 细胞界面,在这里 T 细胞和 B 细胞接触活化的 T_H 细胞。B 细胞在 MHC Ⅱ类背景下呈递经处理过的抗原,被 T 细胞受体识别。协同刺激分子 CD40L 与 CD40 受体相作用,提供成活信号和同位型转换。届时,接触的细胞因子环境类型协助该种同位型被分泌。

626. 哪种糖蛋白分子由于浆细胞对体液免疫刺激而产生?	免疫球蛋白。
627. 免疫球蛋白的基本功能是什么?	• 结合抗原。 • 效应子功能：补体固定,中和作用或经调理(标记吸收的抗原和被吞噬细胞破坏)抗体依赖性细胞毒性作用,激活吞噬作用。
628. 免疫球蛋白的基本结构是什么?	四段链结构(两个重链,两个轻链),可变区域(结合抗原),恒定区域和绞合区域。
629. 免疫球蛋白分子哪一部分负责抗体大部分效应子功能?	抗体 Fc 区域。
630. 免疫球蛋白分子哪一部分负责抗体的特异性?	抗体可变区域。
631. 免疫球蛋白绞合区的裂开产生哪三个片段?	• 1~2.Fab 片段：两个相同片段包括轻链和重链的可变区和第一个恒定区;结合抗原。 • 3.Fc 片段：该片段包含剩余的重链和重链的恒定区域;可能激活补体。
632. 人体可产生哪五种免疫球蛋白?	• IgA(血清,单聚体;分泌物,二聚体)。 • IgD(单聚体)。 • IgE(单聚体)。 • IgG(单聚体)。 • IgM(五聚体)。
633. 哪种免疫球蛋白组成超出整个机体免疫球蛋白的 70%(仅 15% 的血清免疫球蛋白),可见于黏膜分泌(鼻腔,肺,泪腺,唾液,初乳,汗液,胃肠道和泌尿生殖器),对于阻止微生物入侵体内很重要?	IgA。
634. IgA 分子如何主要地调节黏膜免疫?	它们是补体的弱活化因子,主要经中和抗原和阻止全身通路调节反应。
635. IgA 有哪两种亚型?	• IgA1(血清中约为 85%):对蛋白抗原强烈免疫反应。对多聚糖和脂多糖有一些反应。 • IgA2(血清中约为 15%):经过对多聚糖和脂多糖抗原抵抗黏膜入侵的主要参与者。

636. 人体内能发现哪两种形式的 IgA？	• 单体血清 IgA: Fc 部分结合吞噬细胞，刺激摄取和破坏。 • 二聚分泌型 IgA：两个 IgA 分子 +J（连接）链和一个分泌片段；由位于基底上皮表面基底膜下的浆细胞分泌。
637. IgA 如何获得通路至血管外和组织内分泌？	IgA 产生为单聚体形式，加入 J 链后形成二聚体后分子太大难以渗透通过细胞膜。IgA 二聚体结合在细胞上的多聚体 IgA 受体，导致胞饮作用和穿过细胞。细胞腔侧分泌免疫球蛋白仍结合在受体上。后受体下调，IgA 分子游离着穿过胞腔。
638. 缺乏哪种免疫球蛋白大部分表现为无症状，且对与其相关的单聚体糖蛋白的功能了解尚少？	IgD。
639. IgM 的结构是怎样的？	IgM 是五个免疫球蛋白亚结构被 J 链连接所成的五聚体。
640. 哪种免疫球蛋白主要在体液免疫反应中产生，具有显著的补体结合的作用？	IgM。
641. 哪种单聚体免疫球蛋白参与环境过敏原的过敏反应？	IgE。
642. 哪种情况下会导致高水平 IgE 抗体？	过敏性疾病，淋巴瘤，IgE 骨髓瘤，全身寄生虫病，结核，HIV 感染，变应性肉芽肿（Churg-Strauss）及其他情况。
643. 哪种单聚体免疫球蛋白分类最常见于血清和血管外间隙，是唯一能穿透胎盘的免疫球蛋白；在免疫记忆中发挥重要作用；有修复补体、经调理素激活巨噬细胞、单核细胞、多核巨细胞和一些淋巴细胞的作用？	IgG。
644. 根据 Fc 片段和铰链区的结构不同，以及双硫键的数目不同，IgG 分为四个亚类。描述四种 IgG 亚类的功能。	• IgG1（60%~70%）：调理素作用，C1q 结合紧密，经典补体级联激活，对蛋白和病毒抗原的反应。 • IgG2（20%~30%）：调理素作用，C1q 结合较弱，经典补体级联激活，对细菌多糖抗原的反应（如：肺炎链球菌）。 • IgG3（5%~8%）：调理素作用，C1q 结合紧密，经典补体级联激活，对蛋白和病毒抗原的反应。 • IgG4（1%~4%）：最小化调理素作用，无补体激活，可能参与对寄生虫的免疫反应（血吸虫和丝虫）。

645. 非特异性免疫哪一部分的功能为调理细菌，召集和激活多核巨细胞和巨噬细胞，参与抗体调节，清理免疫复合物，清除凋亡细胞，能导致炎症和过敏反应？	补体系统。
646. 参与补体激活的四个途径是什么？	• 经典途径（C1qrs，C2，C3，C4；C1-INH，C4-BP）；抗体依赖。 • 凝集素途径（甘露聚糖结合蛋白，甘露聚糖相关性丝氨酸蛋白酶）；抗体依赖性。 • 选择性途径（C3，因子 B 和 D，裂解素，衰变加速因子，CR1 等）；抗体依赖性。 • 溶菌（膜攻击）途径（C5-9；蛋白 S）。 注：经典途径、凝结素途径和选择性途径均可导致补体 C3 的分裂和 C5 转化酶的活化。C5 转化酶参与 C5 激活和溶菌（膜攻击）途径。
647. 甘露糖结合凝集素途径如何激活补体？	微生物含有甘露聚糖，被甘露聚糖结合凝结素识别，将调节 C1、C4 和 C2 裂开的丝氨酸蛋白酶激活，导致 C3 转化酶。
648. 补体系统激活的其他途径是什么？	微生物结构中和自发性补体激活抑制剂，导致无阻碍的补体激活。
649. 补体级联反应产生的过敏毒素有哪些？	C3a、C4a 和 C5a。
650. 哪种非抗体蛋白作为细胞间的调节子，导致信号级联，可被免疫（先天性免疫和细胞调节性免疫）和非免疫系统细胞产生？	细胞因子。
651. 列出与下列有关的全身细胞因子亚类： • 导致抗病毒反应。 • 由淋巴细胞产生。 • 由白细胞产生，影响其他白细胞的功能。 • 导致对革兰阴性细菌的急性炎症反应。 • 影响细胞成熟和骨髓细胞群释放。	• INF。 • 淋巴因子。 • 干扰素。 • TNF。 • 克隆刺激因子。

652. 根据以下描述列出获得性免疫系统的细胞因子： • 由 T_H 细胞产生，为 T 细胞、B 细胞和 NK 细胞的主要生长因子。 • 激活骨髓免疫细胞并扩展，尤其是肥大细胞和嗜酸性粒细胞。 • 由巨噬细胞、肥大细胞和 T 细胞产生；激活 T_H 细胞发育，激活 B 细胞免疫球蛋白类别转向 IgE。 • 由 T_H 细胞产生，促进 B 细胞和嗜酸性粒细胞的成熟。 • 由 T 细胞产生，介于其他细胞之间，抑制 T 细胞和巨噬细胞的繁殖，抑制多核巨细胞和上皮细胞上的促炎症细胞因子效应。	• IL-2。 • IL-3。 • IL-4。 • IL-5。 • 转化生长因子（TGF）-β。
653. 哪种细胞因子的功能在于通过抑制巨噬细胞和 CD4+T 细胞产生的巨噬细胞、细胞因子合成和抗原呈递细胞调节先天性和获得性免疫系统？	IL-10。
654. 列出以下描述的先天性免疫相关细胞因子名称： • 由活化的巨噬细胞产生（对革兰阴性细菌脂多糖产生的反应），调节急性炎症，刺激丘脑导致发热。 • 由活化的巨噬细胞产生，调节急性炎症，刺激 T 细胞。 • 由多种不同细胞产生（如淋巴细胞，巨噬细胞，上皮细胞和角化细胞），抑制病毒复制，增加 MHC Ⅰ类分子在细胞内的表达，导致细胞对细胞毒性细胞的易感性，激活 NK 细胞。 • 由 T_H1 细胞产生，产生大量的直接细胞毒性效应。	• TNF-α。 • IL-1。 • Ⅰ型干扰素（INF-α 和 INF-β）。 • INF-γ。
655. IgG 缺乏症的临床表现是什么？	全身性的低丙种球蛋白血症，常伴 IgG3 缺乏。
656. 当患者有显著的 IgG1 缺乏伴有 IgA 和（或）IgM 缺乏，该疾病应如何诊断？	常见变异性免疫缺陷病。
657. 尽管很少见，但选择性 IgG1 缺陷（如无其他可发现的免疫球蛋白障碍）会发生并导致频繁的和（或）重复的哪个器官感染？	上（如鼻窦）和下呼吸道。

658. 评估一反复鼻窦炎、中耳炎和支气管炎发作的儿童。免疫学检查提示 IgG 亚类缺陷，对抵御荚膜多糖抗原有很重要的作用。该情况应如何诊断为？哪些细菌是该儿童最易感的？	IgG2 缺乏症。 肺炎链球菌，b 型流感嗜血杆菌，脑膜炎奈瑟菌。
659. IgG3 缺乏会导致增加对病毒、卡他莫拉菌、化脓链球菌的易感性，导致反复的窦肺和消化道感染，以及反复发作的淋巴细胞性脑膜炎。这些患者常见 IgG 哪个亚型缺乏？	IgG1。
660. 评估一涎腺炎和唾液腺肿大患者。活检提示淋巴浆细胞性浸润 IgG+ 浆细胞和纤维化。该病情似乎对糖皮质激素有反应。可能涉及 IgG 哪个亚型？	IgG4（IgG4 相关系统疾病）。可能会导致自身免疫性胰腺炎。
661. IgA 缺乏症的临床影响有哪些？	患者常表现为无症状，尽管 IgA 缺乏是一种最常见的原发性免疫球蛋白缺乏综合征。可能出现反复发作的窦肺或消化道感染，皮肤感染，输血过敏反应或自身免疫障碍。
662. 患者患有湿疹、血小板减少症和反复发作的中耳炎、肺炎及鼻窦炎。应怀疑为哪种免疫缺陷综合征？遗传方式是什么？	Wiskott-Aldrich 综合征（X 染色体连锁）。
663. 6 个月的患儿患有严重的和反复发作的中耳炎、窦肺感染、肺炎和相关的自身免疫障碍，被发现有潜在的 B 细胞免疫缺陷，而非 T 细胞。最可能的诊断是什么？遗传方式和基因缺陷是什么？	Bruton 无丙种球蛋白血症：X 染色体连锁，酪氨酸激酶缺陷（Bruton 酪氨酸激酶），导致前 B 细胞成熟障碍。
664. 患有 Bruton 无丙种球蛋白血症患者会在哪个器官有肿块生长？	胸腺。
665. 患有 X 染色体连锁的丙种球蛋白缺乏症的患者复发性感染继发于哪种低水平抗体亚型？	所有抗体亚型。
666. 第三和第四支气管弓异常导致胸腺发育不全或缺失，甲状旁腺发育不全导致低血钙症生成，面部及大动脉弓畸形导致哪种综合征？	Degeorge 综合征（22q11.2 缺失）。
667. Degeorge 综合征中哪种免疫反应会受到损害？	T 细胞介导免疫反应损害或阙如，继发于胸腺发育不全。

668. T 细胞和 B 细胞缺乏和功能障碍导致严重的联合免疫缺陷（SCID）。生命早期表现为严重的感染（病毒、细菌和真菌）涉及窦肺系统和其他器官系统。这些儿童常常也表现为严重的口腔念珠菌病。如果早期诊断，该疾病能被哪种治疗方法有效治疗？	骨髓移植。
669. 哪种病毒经 CD4+ 标志和经反转录酶合成前病毒 DNA 侵入 T 细胞，然后整合入宿主细胞？会导致什么结果？	HIV。 由于细胞毒性作用导致 T 细胞、巨噬细胞和树突状细胞减少，引起宿主进行性免疫缺陷。
670. HIV 感染如何诊断？	• ELISA 抗 -HIV 抗体（筛选试验）。 • Western blot（确定试验）。 • PCR 病毒 DNA。 • CD4+ 计数。 • 病毒载量。 • 病毒易感性试验。
671. AIDS 的诊断标准是什么？	可明确为 AIDS 的一种疾病（如卡波西肉瘤），或 CD4+T 细胞数少于 200/μL，或 CD4 比例 <14%。
672. 哪一种疾病是由于经过磷酸酰胺腺嘌呤二核苷酸氧化酶合成的细胞内过氧化氢功能合成障碍导致吞噬细胞无法杀死过氧化氢酶阳性有机物？	慢性肉芽肿性疾病（多为 X 染色体连锁）。
673. 临床显著抗体缺陷的患者在哪个年龄段开始出现反复发作的典型感染，原因是什么？	7~9 个月。因为患者体内母体抗体开始逐渐减少，自身的免疫系统发挥作用。
674. 哪种的细胞免疫缺陷最常见？	B 细胞。
675. 根据临床病史怀疑 T 细胞免疫缺陷，推荐哪些初筛试验？	• 绝对淋巴细胞值。 • 胸部 X 线观察儿童胸腺阴影。 • 皮肤抗原迟发性高敏反应。 • 流式细胞术定量 T 细胞亚群。
676. 根据临床病史怀疑 B 细胞免疫缺陷，推荐哪些初筛试验？	• 血浆免疫球蛋白的量化和分型。 • 至少一个月后对疫苗刺激的 IgG 反应。 • 蛋白抗原：破伤风，白喉，b 型流感嗜血杆菌。 • 多糖抗原：肺炎疫苗，脑膜炎球菌疫苗。 • 流式细胞术定量 B 细胞。

第 4 章　普通耳鼻咽喉科

Kathryn M. Van Abel，Matthew L. Carlson，David J. Archibald

统计

1. 定义灵敏度(图 4.1)。	正确识别患病患者的测试的能力。

	受影响的(+)	不受影响的(-)
(+)测试	真阳性(TP)	假阳性(FP)
(-)测试	假阴性(FN)	真阴性(TN)
	所有受影响的(TP+FN)	所有不受影响的(FP+TN)

患病率	(真阳性+假阴性)/真阳性+假阴性+假阳性+真阴性
灵敏度	真阳性/(真阳性+假阴性)
特异度	真阴性/(真阴性+假阳性)
阳性预测值	真阳性/(真阳性+假阳性)
阴性预测值	真阴性/(真阴性+假阴性)

图 4.1　生物统计学计算。

2. 定义特异度。	正确识别未患病患者的测试的能力。
3. 在筛选试验中高灵敏度或高特异度哪个最重要?	灵敏度。

4. 定义错误类型 1。	在没有条件时测试呈阳性的机会；假阳性率 =1- 特异度。
5. 定义错误类型 2。	在有条件时测试呈阴性的机会；假阴性率 =1- 灵敏度。
6. 定义阳性预测值。	在测试呈阳性的样本中有条件的机会。
7. 定义阴性预测值。	在测试呈阴性的样本中没有条件的机会。

影像

8. 颈椎 X 线片显示齿状突前间隙（齿状突前表面和 C1 结节的后表面之间）的宽度大大超过 5mm，担心是什么外伤所致？	寰枢椎分离。
9. 面部骨骼和颈部的常规射线照相已经在很大程度上被计算机断层扫描（CT）所取代。哪些传统的位置可以用于观察以下部位： • 额窦，上颌窦和碟窦。 • 额窦，后组筛窦气房，眶底。 • 上颌窦，前组筛窦气房，眶底。 • 蝶窦，额窦的前壁和后壁。 • 颈部软组织。	• 侧面观（离正侧位 5°）。 • Caldwell 观（尾角度 15°）。 • Waters 观（颈部以 33° 伸展）。 • 颏下顶观（前后位，头部以 90° 伸展）。 • 前后和侧面观。
10. 伴稳定喘鸣的儿科患者，适合怎样的放射检查？	颈部前后位及侧位片用来评估咽后脓肿、哮吼、会厌炎及不透射线的异物。
11. 证实有误吸异物并提示有误吸的临床症状的患者，在胸片上最常见的发现是什么？	纵隔移位、单侧肺过度充气、肺不张及不透射线的异物。
12. 尽管已经很大程度上被 CT 扫描取代，有时仍然需要颞骨 X 线片。命名以下位置： • 从头至尾呈 30° 角的乳突侧面观。 • 患者面对胶片，头部微微抬起转向与胶片成 45° 角的岩尖观。 • 通过倾斜 30° 的前后位比较乳突骨和岩部锥。	• Schuller 位。 • Stenvers 位。 • Towne 位。
13. 对于评估潜在颈深部间隙感染的患者，为什么通常 CT 扫描是最适合的检查而不是磁共振（MRI）？	虽然 MRI 提供了更好的定义软组织的影像，但是与 CT 相比价格更昂贵，需要扫描的时间也更长，因此可能需要对患儿或感觉痛苦的患者进行镇静，同时增加了气道损伤的可能性。
14. 在 T1 加权的 MRI，对比剂增强的肿瘤可能被周围脂肪组织所掩盖。什么技术可以更好地实现对肿瘤的可视化？	脂肪抑制。

15. 描述在 MRI 的 T1 加权像上水和脂肪的外观。	分别为低强度和高强度。
16. 哪些是使用 MRI 的禁忌证?	电磁力可能会导致心脏起搏器和植入人工耳蜗（尽管新技术已经开发出来，让人工耳蜗植入者可以进行 MRI 检查）严重的故障。一些旧的血管夹和听小骨假体含有顺磁性元件时，除非这些是已知与 MRI 兼容的，否则应该使用另一种成像方式。
17. 关于正电子发射断层扫描（PET）成像，SUV 指的是什么?	标准摄取值，其提供了放射性示踪剂摄取的半定量指数
18. 超声检查颈部时，回声（脂肪）腔的存在通常表示什么?	良性疾病。正常淋巴结具有回声区，而据报道，在 96 个转移性淋巴结中会有一个空腔。
19. 正常甲状旁腺的位置可以在甲状腺和颈部的超声检查中确定吗?	正常的甲状旁腺通常不可见，因为它们的体积小并且与相邻的甲状腺组织具有相似的回声质地。
20. 什么是超声成像声影?	在强反射或衰减结构后面的声音衰减或声音损失。

药理

21. 回顾第一代和第二代抗组胺药之间的差异。	与第一代抗组胺药相比，第二代药物通常具有较长的作用持续时间，较少的中枢神经系统（CNS）渗透，镇静作用也更少。
22. 综述皮质类固醇使用的禁忌证。	神经病、严重糖尿病、消化系统溃疡病、充血性心力衰竭、严重高血压、系统性结核病和骨质疏松症。
23. 描述与水杨酸盐使用相关的耳毒性的特征。	可逆的感觉神经性听力损失和耳鸣，推测是由氧化磷酸化的破坏引起的。其使用不会产生组织学改变。
24. 与丙氯拉嗪肌肉注射有关的严重的神经系统副作用是什么?	锥体外系副作用包括局限性肌张力障碍。
25. 列出不同的酰胺类和酯类局部麻醉剂。	在英文的通用名中，酰胺类有两个“i”，而酯类只有一个“i”。比如酯类的包括苯佐卡因，可卡因和丁卡因。而酰胺类的则包括诸如丁哌卡因，利多卡因和甲哌卡因。酯类的局部麻醉剂更容易引起过敏反应。
26. 什么局部麻醉剂能可逆地结合钠通道并使其失活，从而抑制神经末梢的激发且引起血管收缩?	可卡因。
27. 使用盐酸利多卡因的最大剂量是多少?	4~5mg / kg，最大总剂量为 300mg。
28. 可以给予什么药物来逆转局部注射肾上腺素的作用?	局部输注 1.5~5mg 酚妥拉明。

29. β- 内酰胺抗生素的作用机制是什么？	结合 DD- 转肽酶（也称为青霉素结合蛋白）并抑制细菌细胞壁中肽聚糖交联的形成。
30. 获取青霉素耐药的机制是什么？	通过 β- 内酰胺酶和改变的青霉素结合蛋白使青霉素 G 的酶失活。
31. 氨基糖苷类药物的作用机制是什么？	它们不可逆地结合 30S 核糖体并冻结 30S 起始复合物。此外，它们可致 mRNA 代码的误读（杀菌）。
32. 哪种基因突变甚至可能在低剂量导致增加氨基糖苷类的毒性？	线粒体 12S 核糖体 RNA 基因。
33. 氨基糖苷类耳毒性的最早迹象是什么？	耳鸣、高频听力损失和头晕。
34. 大环内酯类抗生素的作用机制是什么？	其通过结合 50S 核糖体 RNA（抑菌作用）来抑制肽基 tRNA 从核糖体上的 A 位点转移到 P 位点。
35. 怎样治疗艰难梭菌结肠炎？	静脉注射或口服甲硝唑，或者口服万古霉素。
36. 与艰难梭菌结肠炎的发生有关的最常见的抗生素是什么？	第二代和第三代头孢菌素，氨苄西林、阿莫西林和克林霉素。
37. 儿童在开始使用抗生素后，牙齿呈灰色，在上牙和下牙可见明显的水平线。最有可能使用了什么抗生素？	四环素。
38. 阿司匹林的作用机制是什么？	环氧合酶（COX）1 的丝氨酸 529 的不可逆乙酰化。如果剂量 ≥ 160mg，则快速起效。可使血小板寿命持续 7~10 天。
39. 噻氯吡啶类（例如硫酸氢氯吡格雷）的作用机制是什么？	不可逆抑制 P2Y12 血小板受体的半胱氨酸残基。如果给予患者负荷剂量，起效是快速的，使血小板寿命持续 7~10 天。
40. 什么药物可以用来逆转非甾体抗炎药（NSAID）的抗血小板作用？	醋酸去氨加压素（DDAVP）。
41. 在给予肝素后出现明显出血的情况下，应该考虑使用什么药物？	鱼精蛋白。每 100 单位肝素给予 1mg，并密切监测活化部分凝血活酶时间（aPTT）。
42. 华法林的作用机制是什么？	它是维生素 K 拮抗剂，可抑制维生素 K 依赖性凝血因子的产生。

重症监护

43. 描述恶性高热的机制。	它是由挥发性吸入麻醉剂（通常是氟烷）和短效麻痹琥珀酰胆碱的结合引起的。异常的兰尼碱受体导致大量的钙从骨骼肌的肌质网释放，从而引发持久且强烈的肌肉收缩。

44. 什么是恶性高热的初步治疗？	停止麻醉，给予丹曲林（防止钙从内质网释放），增加氧气，并开始包括冰袋在内的冷却措施。
45. 心包填塞的体格检查结果是什么？	心动过速，伴有呼吸音的奇脉，低血压，颈静脉扩张，闭塞性心音，心电图（ECG）上 QRS 振幅降低。
46. 休克的四个基本类型是什么？	• 低血容量性休克：失血。 • 阻塞性休克：外部或内部压缩导致的循环减少。 • 脓毒性休克：与血管扩张有关。 • 心源性休克：由于缺乏足够的心排出量而导致的灌注受损。
47. 儿科患者的流体维持率的公式是什么？	4∶2∶1 原则：4mL / kg，对于前 10kg，每小时加入 2mL/kg，对于第 2 个 10kg，超过 20kg 的每小时加入 1mL/ kg。
48. 计算烧伤患者体液复苏率的公式是什么？	Parkland 公式：前 24 小时的体液量（mL）=4（mL）× 体重（kg）× 烧伤面积（%）；输液药物的一半要在前 8 个小时内输完，剩下的药物要在随后的 16 小时内输完。烧伤面积计算九分法（成人）：9%= 头，每臂；18%= 胸部，背部，每条腿。
49. 什么样的术前条件与免疫抑制，伤口愈合不良，基础代谢率降低，住院时间延长和死亡率增加有关？	术前营养不良。
50. 为什么每 4 小时要对经鼻饲管接受肠内营养的患者检查一次胃潴留？	反流与误吸是鼻饲的风险。
51. 严重营养不良的患者开始进食后，出现的再喂食综合征与什么有关？	营养不良导致低胰岛素血症和电解质异常，包括细胞内低磷酸血症。在碳水化合物代谢的重新起始和随后胰岛素产生增加的 4~5 天内，患者可能发展成严重的低磷血症。
52. 您正在检查一位经历了多发性创伤大手术的患者，他需要 20 单位的红细胞。患者抱怨口周麻痹和刺痛。可能的诊断和治疗是什么？	枸橼酸盐中毒与随后的低钙血症。用葡萄糖酸钙治疗。仅针对有症状的患者。
53. 当一个曾有轻度输血反应史的患者接受输血时，什么药物可以作为预防治疗，以防止轻度过敏和非溶血发热反应？	给予乙酰氨基酚和抗组胺剂，如苯海拉明。
54. 在接受大量术中输血的患者中可能遇到什么并发症？	容量过度负荷，增生或低钾血症，高氨血症，酸毒症，血小板减少症，凝血因子耗竭，凝血功能障碍，体温过低，输血相关的急性肺损伤和枸橼酸盐中毒。

55. 什么是输血相关的急性肺损伤?	在输血期间或输血后的 6 小时内出现的急性呼吸窘迫和非心源性肺水肿。治疗包括支持性措施,通常包括机械通气,高氧吸入和呼气末正压。
56. 机械通气最常见的是通过正压通气(PPV)。什么是 PPV 的两个最常见的亚型,专注于从吸气过渡到呼气?	• 容量控制:每次呼吸传送设定容量。 • 压力控制:每次呼吸时输送设定压力。
57. 可以使用什么常见规则来选择辅助控制机械通气患者的潮气量和速率?	12-12 规则:去脂体重的每千克 12mL 潮气量,每分钟递送 12 次的速率。它对于没有肺部疾病史的患者是有效的。对已知慢性阻塞性肺疾病(COPD)患者必须进行调整。
58. 什么技术可以用于机械通气,以在呼气结束时保持患者的气道压力高于大气压力?	呼气末正压(PEEP)。
59. 与限制性肺疾病相比,慢阻肺患者 1 秒强制呼气量 FEV_1 与最大肺活量(FVC)的差异有多大?	在慢阻肺患者中,FEV_1 / FVC 比率降低,而在限制性肺疾病中比率保持不变或增加。
60. 描述两种类型之间的差异。	• 类型 1:继发急性严重上呼吸道阻塞(会厌炎、喉炎、窒息),通常在事件发生后 1 小时内出现。 • 类型 2:继发慢性阻塞[阻塞性睡眠呼吸暂停(OSA),后鼻孔狭窄,声门下狭窄]缓解后,通常在阻塞后 6 小时内出现。
61. 怎样治疗阻塞性肺水肿?	在较轻的病例中采取吸氧和支持性护理,在更严重的病例中采用 PEEP(呼气末正压通气)。可以给予利尿剂治疗,疗效尚不清楚。
62. 在手术后即刻发热的最常见原因是什么?	在手术后的 48 小时内,发热可能是手术损伤引起的炎症反应或对药物或血液制品的反应。发热不太可能是感染性的。可以评估可能的感染源,但不建议预防性使用抗生素。可以用退热药治疗患者并监测临床体征的变化。
63. 在急性术后环境中,如何通过"6W"记忆法[Wind(风),Water(水),Walk(行走),Wound(伤口),Wonder drugs(神药)和 What did you do(你做了什么)]来帮助评估一个发热的患者?	• 风:肺炎?吸入?肺不张? • 水:尿路感染? • 行走:血栓性静脉炎?深部血栓形成?肺栓塞? • 伤口:手术部位感染? • 神药:药物反应(β- 内酰胺类抗生素?磺胺类抗生素?) • 我们做了什么:导管相关感染?静脉注射部位感染?

系统性疾病的耳鼻喉科表现

64. 什么是嗜酸性肉芽肿?	嗜酸性肉芽肿是朗格汉斯细胞组织细胞增多症的最常见形式,其特征在于在骨内形成单个或多个离散的结节。
65. 什么是 Hand-Schüller-Christiam 病?	它是多灶性朗格汉斯细胞组织细胞增多症,伴有骨"肉芽肿",伴有眼球突出,颅骨溶骨性损伤及尿崩症的三联征。
66. 判断题:大多数患有朗格汉斯细胞组织细胞增多症的患者同时患有多系统疾病。	错。大约 2/3 的患者病变只涉及一个部位。
67. 什么是 Letterer-Siwe 病?	系统性朗格汉斯细胞组织细胞增多症是最罕见的(约 10% 的病例)和最严重的疾病形式。初始症状通常包括全身性皮疹、贫血和肝脾大。
68. 淋巴结外鼻型自然杀伤细胞(NK)/ T 细胞淋巴瘤,通常与哪种病毒相关?	EB 病毒。
69. 通常怎样治疗淋巴结外鼻型自然杀伤细胞 NK/ T 细胞淋巴瘤?	化疗(CHOP:环磷酰胺、阿霉素、长春新碱、泼尼松)联合放疗。
70. 与其他类型涉及头颈部的淋巴瘤相比,淋巴结外鼻型自然杀伤细胞 NK/ T 细胞淋巴瘤的预后如何?	预后不良。
71. 韦格纳肉芽肿最常见的喉部表现是什么?	声门下狭窄。
72. 韦格纳肉芽肿最常见的耳部表现是什么?	浆液性中耳炎。
73. 韦格纳病的组织病理学表现是什么?	涉及小血管的坏死性肉芽肿和动脉炎。
74. 诊断和随访韦格纳病应做哪些检测?	抗中性粒细胞胞浆抗体(C-ANCA)。 在 90% 以上的病例中,检测结果为阳性。
75. 结节病的组织病理学表现是什么?	非干酪性肉芽肿。
76. 什么病症的特点是葡萄膜炎,腮腺肿胀,发热和面部神经麻痹?	Heerfordt 综合征(眼色素层腮腺炎),结节病的一种表现。
77. 结节病最常见的累及喉部的部位是什么?	声门上区。
78. 什么是结节病最常见的头颈部表现?	颈部淋巴结病变。
79. 描述化脓性肉芽肿的常见表现。	发生在牙龈或鼻黏膜的小于 1cm 的红色或紫色小片损伤,质脆且易于出血。在妇女中更常见,与创伤和妊娠相关。
80. 描述化脓性肉芽肿的治疗方法。	与妊娠有关的病变常常会自行痊愈。如果频繁出血或影响美观,可以进行激光治疗或切除。

81. 描述未经处理的坏死性涎腺化生的自然病史。	数周或数月后自行消退。
82. 芽生菌病的临床表现是什么?	常见的三联征包括皮肤病变、肺部受累和全身症状。皮肤损伤可能涉及面部的疣状生长和瘢痕。涉及口咽和喉是罕见的。
83. 描述球孢子菌病的临床表现。	它是“谷热症”的原因。大多数患者都表现出类似流感的症状,包括不适、发热、肌肉痛、关节痛和咳嗽。最初的症状是与肺有关的,累及黏膜皮肤的黄斑丘疹,颈淋巴结肿大和(或)脑膜受累。
84. 哪些地方特有粗球孢子菌?	西南沙漠包括美国新墨西哥州、内华达州、加利福尼亚州、得克萨斯州、犹他州和墨西哥北部。
85. 组织胞浆菌病最常见于哪个地理位置?	俄亥俄州,密苏里州和密西西比河河谷。
86. 描述播散性组织胞浆菌病的头颈部表现。	肉芽肿性损伤涉及嘴唇、牙龈、舌、喉和咽,其表现为具有堆积边缘的疼痛性溃疡。
87. 喉组织胞浆菌最常累及的喉部部位是什么?	声门上区。
88. 如何诊断组织胞浆菌病?	使用酶联免疫吸附测定或聚合酶链反应(PCR)或组织胞浆皮肤试验,进行组织胞浆抗体乳胶凝集试验,真菌染色,血液或尿液抗原检测。
89. 什么病原体是造成鼻孢子菌病的发展的原因?	Seeber(希伯)鼻孢子菌。
90. 鼻孢子菌病的常见头颈部临床表现是什么?	肉样,质脆的草莓样病变,最常见于下鼻甲、口咽、结膜和会阴。
91. 怎样治疗鼻孢子菌病?	广泛局部切除或长期给予氨苯砜治疗。
92. 梅毒的致病微生物是什么?	梅毒螺旋体。
93. 怎样治疗梅毒?	苄星青霉素 G。
94. 描述原发性梅毒的表现。	在暴露部位 3~6 周后,在传播疾病部位出现无痛性溃疡(下疳),表现出卷边和基部穿孔样病变。
95. 描述继发性梅毒的表现。	继发性梅毒的特征在于疾病的系统性传播,其表现包括发热,肌痛,关节痛和淋巴结病。常发生皮肤黏膜皮疹,包括口腔黏膜、手掌和脚底。最后可能发展成扁平湿疣和斑秃。
96. 三期梅毒的有哪三种类型?	这三种类型是胶质梅毒,心血管梅毒和神经梅毒。
97. 描述先天性梅毒的表现。	鼻腔鼻窦引流的“鼻塞症”、鞍鼻、马刀胫、Hutchinson 牙和桑椹齿。

98. 描述阿罗瞳孔的表现。	瞳孔对光反射消失，但调节反射存在。与梅毒有关。
99. 描述耳梅毒的临床表现。	耳梅毒与先天性或获得性三期梅毒有关，并表现为从高频开始的感音神经性聋，波动性耳鸣及眩晕。
100. Hennebert 征是什么？	向鼓膜施加正或负压力时的旋转性眼震。
101. 描述吉海反应。	在梅毒治疗后，死亡螺旋体可以触发细胞因子级联，其表现为肌肉痛、发热、头痛和心动过速。
102. 梅毒筛查常用什么测试？	性病研究实验室（VDRL），快速血浆反应试验（RPR）。
103. 在对梅毒进行阳性或可疑筛查测试后，应该进行什么验证性测试？	荧光密螺旋体抗体吸附实验（FTA-ABS）。
104. 亚急性儿童颈淋巴结病最常见的原因是什么？	非结构分枝杆菌，最常见的是胞内分枝杆菌，嗜血杆菌和瘰疬分枝杆菌。
105. 布鲁菌病是如何传播的？	它是由污染的肉类或乳制品，或通过直接接触破损的皮肤传播。
106. 猫抓病的临床表现是什么？	原发性损害在感染 1 周后表现为红斑，非瘙痒性脓疱。腋下、颈部和腹股沟区淋巴结炎通常在感染后 2~4 周出现。常伴有急性压痛和发热的化脓症状。淋巴结病变通常在 2 周内消退，但也可能持续 2 年。
107. 与麻风病有关的病原体是什么？	麻风分枝杆菌和弥漫型麻风分枝杆菌。
108. 麻风病怎么治疗？	氨苯砜。
109. 鼻硬结病的发展是什么病原体引起的？	鼻硬结克雷伯菌。
110. 什么组织学发现强烈提示鼻硬结病的诊断？	罗素体（浆细胞中包含免疫球蛋白内含物）、假性上皮瘤样增生、Miklicz 细胞（包含克雷伯菌的泡沫组织细胞）。
111. 鼻硬结病怎样治疗？	四环素或环丙沙星。
112. 什么检查有助于诊断系统性红斑狼疮？	抗核抗体（ANA）、核酸核蛋白抗体、抗 DNA、抗核糖核蛋白（抗 RNP）和抗心磷脂抗体。
113. 混合性结缔组织病患者的典型临床表现是什么？	雷诺现象、关节痛、炎性肌病、淋巴腺炎、皮肤或黏膜损伤和浆膜炎。
114. 混合性结缔组织病的定义是什么？	混合性结缔组织疾病的特征在于系统性红斑狼疮，硬皮病和多发性肌炎的混合表现。患者可能表现为雷诺现象，关节痛，炎性肌病，淋巴结炎，皮肤或黏膜损伤和浆膜炎。

115. 头颈部的哪些关节最常受类风湿性关节炎（RA）的影响？	类风湿性关节炎可影响任何可动的关节，包括颞下颌关节，环杓关节和听骨链关节。
116. 缩写“CREST”指的是什么？	钙沉着症、雷诺现象、食管运动功能障碍、指端钙沉着症和毛细管扩张。CREST 综合征是系统性硬皮病的局限性皮肤表现。
117. 在患有干燥病的患者中进行的少量涎腺口唇切片检查的组织学结果是什么？	局灶性淋巴细胞浸润伴萎缩性腺泡。
118. 头颈部的哪些部位常受到复发性多软骨炎的影响？	耳，鼻中隔和喉。
119. 复发性多软骨炎最常见的头颈部临床表现是什么？	突发的耳郭软骨炎，呈现出皮肤发红和有红斑结节的耳郭疼痛。最后约有 90% 的患者会出现此症状。
120. 巨细胞性动脉炎的常见症状是什么？	头痛（主要是颞部区域）、咀嚼痛（约 50% 患者）、视力丧失或视觉障碍、疲劳、全身不适、发热、厌食、体重减轻、盗汗和舌痛。
121. 颞动脉活检中的什么组织学发现可怀疑为巨细胞动脉炎？	至少在外膜和介质中，具有弹性层碎裂的炎症性浸润。
122. 在巨细胞动脉炎的诊断中什么影像学检查可能是有用的？	彩色多普勒超声。已经报道高分辨率 MRI 具有非常相似的诊断能力，但是在推荐它作为诊断工具之前需要更多的数据验证。
123. 什么是韦格纳肉芽肿的典型三联征？	呼吸道肉芽肿，进行性肾小球肾炎和中小动静脉的坏死性血管炎。
124. 什么病症的特征是葡萄膜炎、口腔溃疡和生殖器溃疡？	白塞病。

颈部间隙解剖

125. 颈部的两个主要筋膜是什么（图 4.2）？	颈浅筋膜和颈深筋膜。

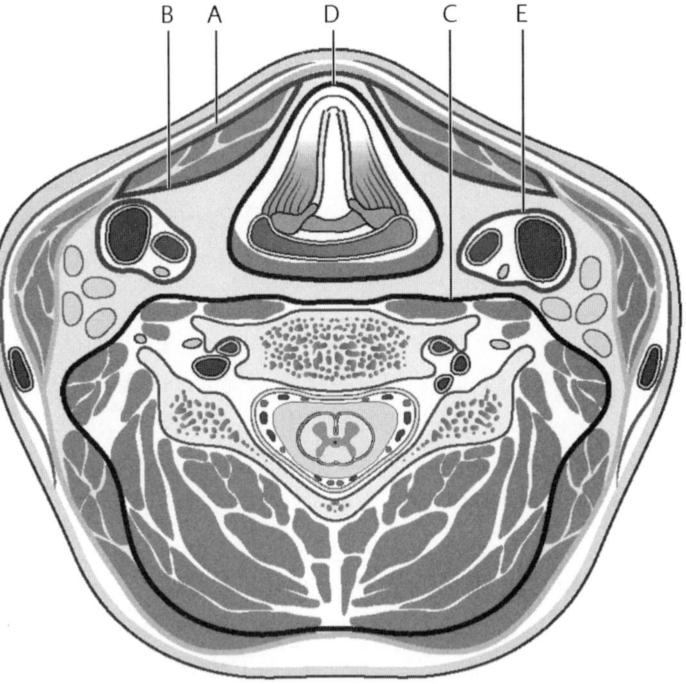

图 4.2 C5 颈部筋膜水平切面：（A）颈浅筋膜；（B）颈筋膜肌层；（C）椎前筋膜；（D）颈筋膜脏层；（E）颈动脉鞘。（Used with permission from Behrbohm H，Kaschke O，Nawka T，Swift A. Ear，Nose，and Throat Disease：With Head and Neck Surgery. New York NY：Thieme；2009.）

126. 描述颈浅筋膜的解剖。	它位于真皮深层和颈深筋膜的浅层。它从颧骨延伸到锁骨，包裹着颈阔肌和面部表情肌。
127. 描述颈深筋膜的解剖。	它由浅层（覆盖层），中层（脏层和肌层）和深层（椎前和腋下层）。颈动脉鞘膜筋膜由颈深筋膜的所有三层构成。
128. 描述颈深筋膜浅层（覆盖层）的解剖。	它围绕颈部，在上颈部、乳突、颧骨及下颌骨处插入，在锁骨下方、胸骨、肩胛骨及肩峰处向下插入。它包绕着胸锁乳突肌、斜方肌、咀嚼肌、颌下腺和腮腺。下方，其下端的插入分裂形成了贝氏胸骨上间隙。
129. 描述颈深筋膜中层（脏层和肌层）的解剖。	它的上界是颅底下界是上纵隔。它被细分为肌层和脏层。肌肉分区围绕舌骨下带状肌；脏层包绕着咽缩肌、食管、气管和甲状腺并形成颊咽筋膜。两个分区都有助于形成颈动脉鞘。

130. 描述颈深筋膜深层（椎前和腋下层）的解剖。	它被细分为翼筋膜和椎前筋膜。两者从颅底向上延伸，但翼筋膜与中间颈筋膜融合并延伸至上纵隔，而椎前筋膜延伸至尾骨水平。翼筋膜和椎前筋膜在椎骨横突处融合，并且在连接后包裹椎旁肌。
131. 描述贝氏胸骨上间隙的解剖。	从下方插入的浅层（覆盖层）筋膜恰好在胸骨柄前上方和锁骨间韧带的后方分开。这个小的潜在空间包含颈前静脉的一部分和胸锁乳突肌的胸骨。
132. 定义颊间隙的边界。	颊间隙由颊肌内侧、颈深筋膜的浅层和面部表情的横向和前肌以及咀嚼肌、下颌肌和腮腺的后肌构成的。它主要包含脂肪组织（颊脂垫）、小涎腺、副腮腺组织、面部 / 颊动脉、静脉和淋巴管。颊脂垫在腮腺导管穿过颊肌，最终进入与第二上臼齿相对的口腔。
133. 定义感染（或肿瘤）扩散到颊间隙和从颊间隙扩散的机制。	它允许在口腔、腮腺间隙和咀嚼肌间隙之间沿着缺乏划分的筋膜的上、下和后边界扩散。
134. 定义颈动脉间隙的边界。	颈动脉鞘包含颈动脉、颈内静脉、迷走神经和颈静脉淋巴链。颈深筋膜的三个分区形成颈动脉鞘。它从颅底延伸到纵隔，前界为胸锁乳突肌，后界为椎前间隙，内侧为内脏室。
135. 回顾颈动脉爆裂的危险因素。	辐射、唾液瘘、营养不良、甲状腺功能减退、大血管 T 型切口和根治性颈清扫术。
136. 定义危险间隙的边界。	危险地带是存在于翼筋膜和椎前筋膜之间的潜在空间。在这个区域的感染可以与胸腔（纵隔）沟通到隔膜的水平。
137. 定义咀嚼肌间隙的边界。	咀嚼肌间隙由横向包围咬肌的颈深筋膜浅层和内侧的翼状肌形成。它包含咬肌、翼状肌、下颞肌肌腱、分支和下颌骨后支，还包含颌内动脉和下牙槽神经血管束。
138. 定义咽旁间隙的边界（图 4.3）。	它形状为倒金字塔形，底部在颅底，顶部为舌骨。前界是翼下颌韧带，后界是椎前筋膜，内侧的咽上缩肌，以及外侧的腮腺、下颌骨和翼外肌。

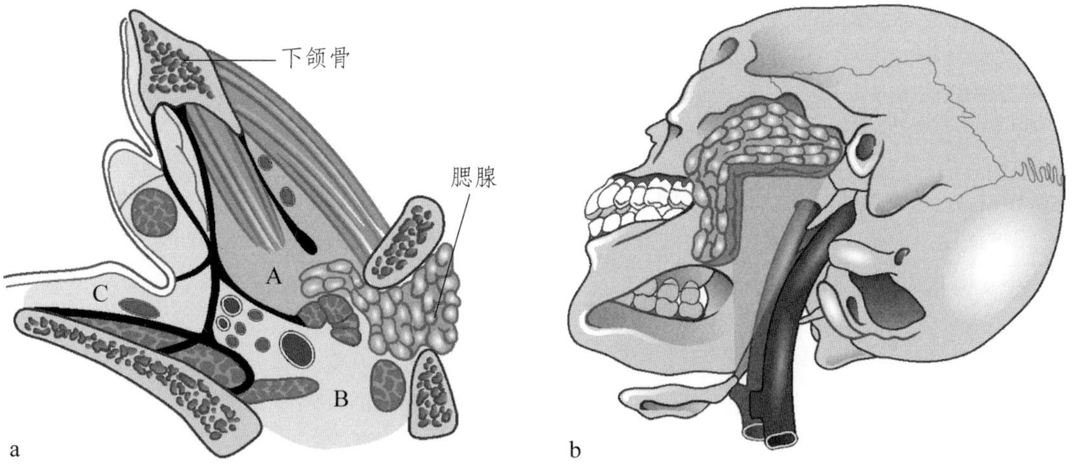

图 4.3　左侧咽旁间隙的横截面（a）茎突前（A）及茎突后（B）隔间（C）咽旁间隙。（b）咽旁间隙的倒金字塔，其中金字塔的底部在颅骨基部（上部），并且顶部部分是舌骨大角（下部）。（Used with permission from Bradley PJ, Guntinas-Lichius O, eds. Salivary Gland Disorders and Management. New York, NY: Thieme; 2011.）

139. 咽旁间隙通常怎么分区？	连接腭帆张肌和茎突的肌腱血管茎突筋膜将其分隔为茎突前和茎突后间隔。
140. 茎突前间隙包含哪些结构？	脂肪、淋巴结、少量唾液腺组织、上颌内动脉和下牙槽、耳颞及舌神经。
141. 茎突后间隙包含哪些结构？	颈内动脉、颈内静脉、第Ⅸ ~ Ⅻ脑神经和上交感神经链。
142. 什么综合征会引起咽旁间隙或腮腺手术后，一开始进食就疼痛？	第一口综合征。
143. 定义腮腺间隙的边界。	它由颈深筋膜浅层形成，其包绕颌下腺和腮腺，并且包含腮腺和腮腺淋巴结、面部神经，面部后静脉和面部动脉。
144. 描述感染或肿瘤从腮腺间隙扩散到咽旁间隙的机制。	腮腺内间隙筋膜缺损，允许通过茎突下颌隧道直接扩散到咽旁间隙。
145. 定义扁桃体周围间隙的边界。	扁周间隙的内侧、上、下、前、后界由腭扁桃体内侧、咽上缩肌、腭舌肌和腭咽肌围成。它含有疏松的蜂窝组织和小唾液腺。
146. 定义椎前间隙的边界。	它从颅底延伸到尾骨，前界是椎前筋膜，后界是椎骨体，外侧是椎体的横突。
147. 按顺序描述咽后壁的分层和间隙（由浅到深）。	黏膜，咽缩肌，颊咽筋膜，咽后间隙，翼筋膜，危险间隙，椎前筋膜，椎前间隙。

148. 定义舌下间隙的边界。	它包含舌下腺、颌下腺导管、舌神经和舌下神经,上界是口底黏膜,外侧是下颌骨,下界是下颌舌骨肌,内侧是颏舌咽,前界也是下颌骨。
149. 下颌下间隙的两个分区是什么?	它被细分为舌下和颌下间隙,它们被下颌舌骨肌分开。这两个间隙大约在第二磨牙处连通。
150. 定义颌下(下颌舌骨下)间隙的边界。	它包含颌下腺,上界和内侧是下颌舌骨肌,下界和后界是二腹肌,外侧和前界是颈深筋膜浅层和下颌骨。
151. 定义颞下窝的边界(图 4.4)。	• 位于颧弓的内下方。 • 前界:上颌窦的后外侧壁。 • 外侧:下颌骨升支。 • 内侧:翼外板的外侧面。 • 上界:蝶骨大翼。 • 下界:翼内肌。 • 后界:颞骨关节结节,关节窝。

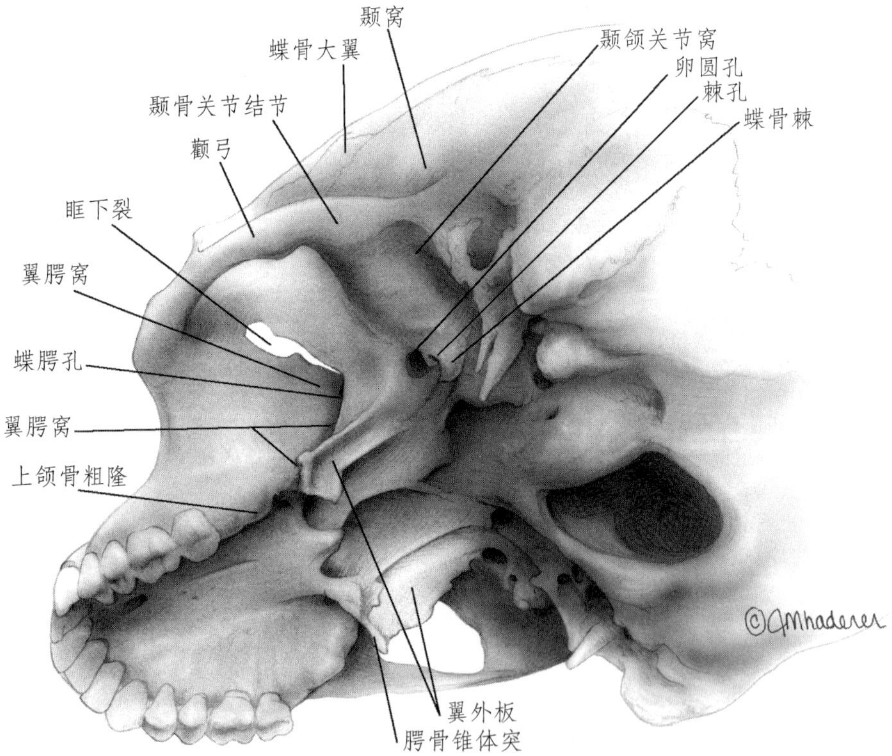

图 4.4 左颞下窝斜面观及其边界:前界为上颌窦后外侧壁;外侧为下颌骨升支(已移除);内侧为翼外板的外侧面;上界:蝶骨大翼;下界为翼内肌(未显示);后界为颞骨关节结节,关节窝。(Used with permission from Levine HL,Clemente MP. eds,Sinus Surgery:Endoscopic and Microscopic Approaches. New York NY:Thieme;2005.)

152. 描述颌内动脉三个节段的分支（图 4.5）。

- 第一（外侧）部分：耳深动脉，鼓室前动脉，脑膜中动脉，下牙槽动脉，副脑膜动脉。
- 第二（中间）部分：咬肌动脉，翼肌支，颞深前后支，颊动脉。
- 第三（内侧）部分：蝶腭动脉（中末支），腭降动脉，眶下动脉，翼管动脉，上牙槽动脉前中后支。

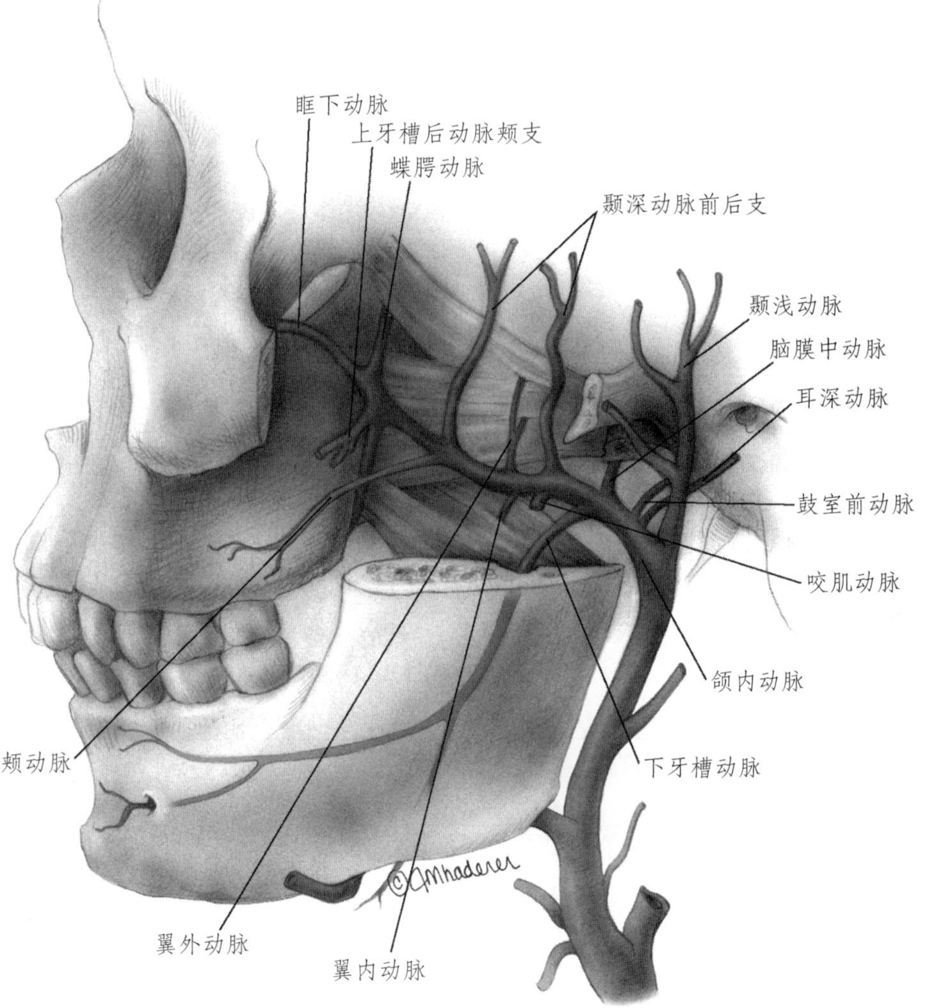

图 4.5　颌内动脉左侧位观及其主要分支。第一（外侧）部分包括耳深动脉，鼓室前动脉，脑膜中动脉，下牙槽动脉，副脑膜动脉（未显示）；第二（中间）部分包括 咬肌动脉，翼肌支，颞深前后支，颊动脉；第三（内侧）部分包括蝶腭动脉（中末支），腭降动脉（未显示），眶下动脉，翼管动脉（未显示），上牙槽动脉前中后支。（Used with permission from Levine HL，Clemente MP. eds，Sinus Surgery：Endoscopic and Microscopic Approaches. New York NY：Thieme；2005.）

153. 定义翼腭窝的边界。	• 位于颞下窝内侧。 • 前界:上颌窦的后内侧壁。 • 外侧:翼上颌裂和颞下窝。 • 内侧:腭骨垂直板。 • 上界:蝶骨体。 • 下界:翼腭管。 • 后界:翼状板根部。
154. 定义与翼腭窝连通的裂孔的边界。	• 前界:眶下裂。 • 外侧:翼上颌裂。 • 内侧:蝶腭孔。 • 内部:腭大管。 • 后界:翼管,圆孔。
155. 沿着翼管后方可能会发现什么重要的结构?	颈内动脉的第二膝段。
156. 定义颞窝的边界。	它位于颞肌筋膜的浅层和颞骨鳞部的骨膜之间,并且由颞肌为界分为浅层和深层。它含有颌内动脉和下牙槽神经。
157. 在下颌下腺切除术中,下颌缘神经不容易被识别。如何降低下颌缘神经损伤的风险?	因为下颌缘神经位于面总静脉的浅层,而面动脉位于下颌切迹区域,所以可以在低位找出,结扎及分离面总静脉。
158. 描述下颌下腺区域中舌下神经和舌神经的位置和走向。	它位于二腹肌和下颌舌骨肌深面及舌下肌浅面。舌神经位于舌下神经的头端。
159. 在2级颈淋巴清扫术中哪些标志可以用来识别副神经?	第一颈椎的横突,颈内静脉前外侧支,乳突尖下两指,或正好在胸锁乳突后1~2cm处的ERB点的上方。
160. 描述膈神经和上交感神经链的位置。	它位于前斜角肌的前面。膈神经走行于交感神经链外侧。
161. 舌下神经在二腹肌后方下行时被什么动脉“固定”?	枕动脉。
162. 描述五种在腮腺切除术中识别面神经的方法或标志。	耳屏点,中耳乳突缝合线,二腹肌沟水平(二腹肌前腹后肌),在下颌切痕逆行的下颌神经和沿着乳突垂直部分。
163. 在腮腺深叶切除术中,为了整块切除,必须分离哪些动脉?	颈外动脉、颞浅动脉、上颌内动脉。
164. 哪些颈神经分支与颈袢有关?	C1、C2 和 C3。

165. 哪些颈深间隙涉及整个颈部？	四个间隙：咽后间隙、危险间隙、椎前间隙、颈动脉间隙。
166. 描述腮腺的副交感系统的神经支配。	下泌涎核→第Ⅸ对脑神经（鼓室神经）→岩浅小神经→耳神经节→耳颞神经(V3)→腮腺。
167. 描述颌下腺和舌下腺的副交感系统的神经支配。	上泌涎核→中间神经→第Ⅶ对脑神经→鼓索神经舌神经→颌下神经节→颌下腺。
168. 描述泪腺的副交感系统的神经支配。	上泌涎核→岩浅大神经→翼管神经→蝶腭神经节→泪腺分支 V1 →泪腺。

良性颈部肿块

169. 描述良性对称性脂肪瘤病的表现。	这种病症涉及头、颈、肩和上肢近端的弥漫性脂肪沉积。男性比女性更常见。患者通常有酗酒和糖尿病的病史。
170. 判断题：大多数脂肪肉瘤是从已存在的良性脂肪瘤发展而来的。	错。大多数脂肪肉瘤是原发的。
171. 单型性腺瘤中最常见类型是什么？	基底细胞腺瘤。
172. 头颈部最常见的副神经节瘤是什么（图 4.6）？	颈动脉体肿瘤，来源于颈动脉分叉的外膜，并且是神经嵴的起源。

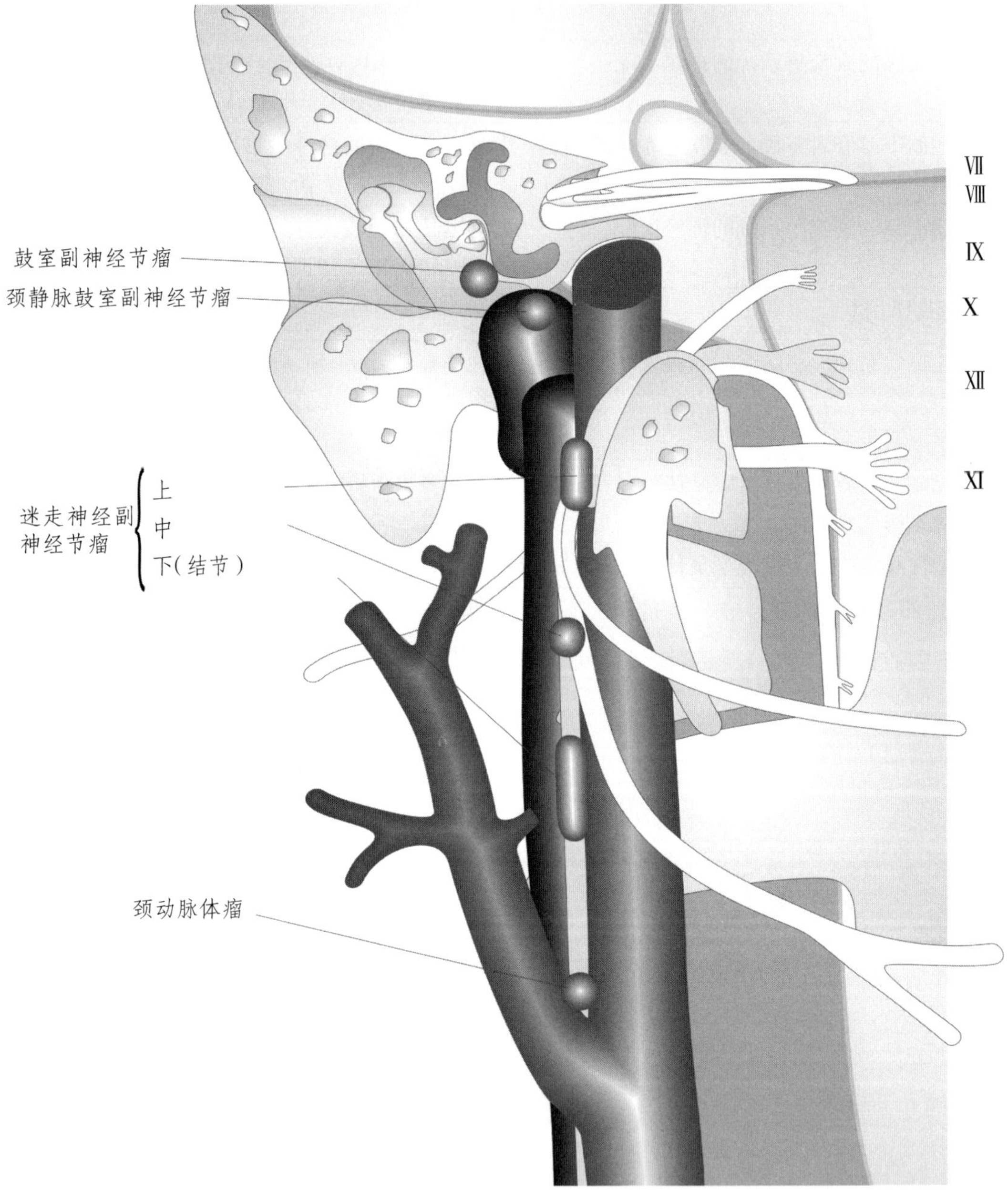

图 4.6 头颈部的副神经节瘤：鼓室副神经节瘤（鼓室球瘤）、颈静脉球副神经节瘤（颈静脉球瘤）、迷走神经副神经节瘤（迷走神经球瘤）及颈动脉体瘤（最常见）。（Used with permission from Sanna M，Piazza P，Shin SH，Flanagan S，Mancini F，eds，Microsurgery of Skull Base Paragangliomas. New York，NY：Thieme；2013.）

173. 描述竖琴现象（图 4.7）。	• 颈内动脉和颈外动脉在颈动脉分叉处的扩张。 • 可见颈动脉体肿瘤。 • 另一方面，迷走神经球瘤和交感神经链副神经节瘤使颈动脉系统向前移位。

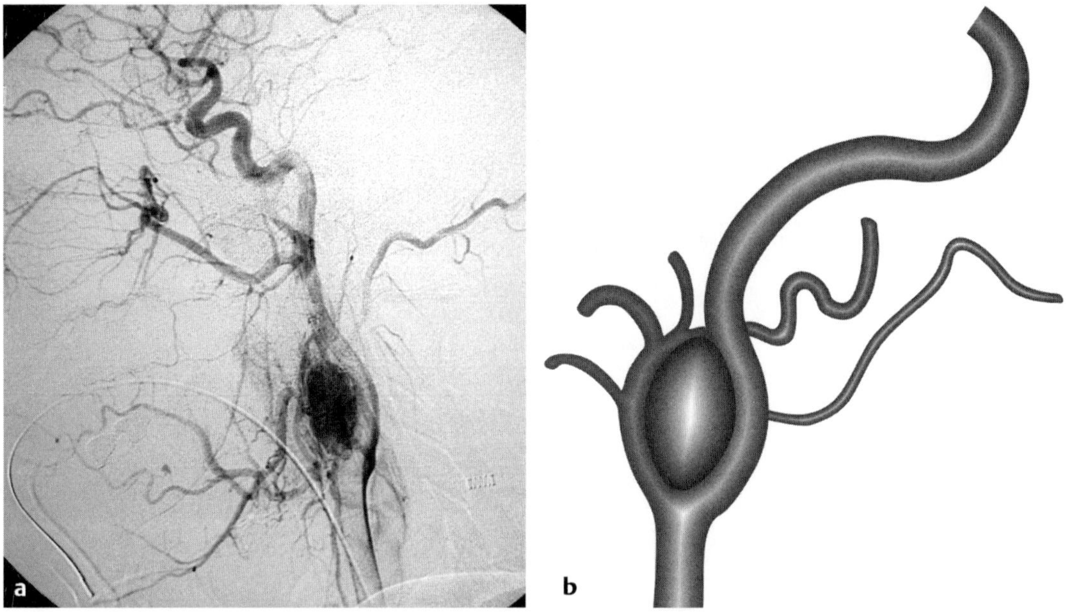

图 4.7　血管造影（a）和示意图（b）显示颈动脉体肿瘤使颈内动脉和颈外动脉在颈动脉分叉处扩张（竖琴现象）。（Used with permission from Sanna M, Piazza P, Shin SH, Flanagan S, Mancini F, eds. Microsurgery of Skull Base Paragangliomas. New York, NY: Thieme;2013.）

174. 百分之几的头颈部神经节瘤是有功能的？	<3%。
175. 在副神经节瘤中能看到什么特有的细胞模式？	多形细胞。肿瘤细胞的肺泡样团块被薄壁毛细血管网包围。胶原组织的厚带分割肿瘤。5~20 个上皮细胞组成一个巢或细胞群。
176. 恶性头颈部神经节瘤所占的百分比是多少？	少于 10%。副神经节瘤的发生取决于淋巴结的转移，而不是细胞异形或局部浸润。
177. 家族性副神经节瘤综合征是由编码哪种酶的基因突变引起的？	琥珀酸脱氢酶。
178. 判断题：与切除神经纤维瘤相比，切除神经鞘瘤时更容易保护神经束。	对。
179. 最常见的茎突后咽旁间隙肿瘤是什么？	迷走神经或交感神经链神经鞘瘤。

180. 哪些良性唾液腺肿瘤在 PET 成像中显示明显氟脱氧葡萄糖（FOG）摄取？	嗜酸细胞瘤和腺淋巴瘤。两种肿瘤由含有高线粒体浓度的大嗜酸性粒细胞组成。
181. 在茎突前咽旁间隙中出现的最常见的肿瘤类型是什么？	良性唾液腺肿瘤。
182. 描述多形性腺瘤的 MRI 表现。	在 T1 像显示界限分明的低信号团块影以及 T2 加权像显示的高信号影。通常显示均匀的钆摄取。
183. 最常见的茎突前咽旁间隙肿瘤是什么？	总的来说多形性腺瘤是最常见的。黏液表皮样癌是最常见的恶性肿瘤。
184. 进入咽旁间隙的主要入路有哪些？	颈椎入路、下颌下 / 颈椎入路、颈部腮腺入路、下颌骨断离术后腮腺入路、经口入路（不推荐）。
185. 咽旁间隙肿瘤应该在什么时候考虑下颌骨切开术？	• 肿瘤 > 5cm。 • 有广泛的颅底疾病。 • 广泛的侵犯。
186. 喉气囊是什么？	可能是先天性或获得性的喉室充气扩张。
187. 描述喉气囊的三个类型。	• 内源性：连接喉室和声门旁间隙，假声带和会厌皱襞。 • 外源性：喉室扩张通过甲状舌骨膜延伸到颈外侧。 • 混合型：内源性和外源性均有扩展。
188. 什么是潜突型舌下腺囊肿，以及其与非潜突型舌下囊肿有什么区别？	潜突型舌下腺囊肿是由于舌下腺导管阻塞引起的上皮潴留囊肿。它要求囊肿通过下颌舌骨肌延伸，最常见至颌下间隙。
189. 综述川崎病（黏膜皮肤淋巴结综合征）的特征性体征和症状。	发热超过 5 天，以下五个症状中至少出现四个： • 双侧非典型性结膜炎。 • 上呼吸道黏膜的一个或多个变化，包括咽部注射，嘴唇破裂或红斑，以及“草莓”舌。 • 四肢的一个或多个变化，包括外围红斑或水肿、甲周及全身脱皮。 • 多形性皮疹。 • 颈部淋巴结直径 >1.5cm（一般为单侧）。
190. 描述与川崎病相关的心脏并发症。	在未治疗患者中冠状动脉瘤发生率高达 25%。死亡可继发于冠状动脉血栓形成或动脉瘤破裂。应该在所有疑似患有川崎病的患者中进行心电图和超声心动图的检查。

191. 描述菊池－藤本病的临床表现。	一种良性自限性坏死性淋巴结炎，最常见于日本年轻女性。初始症状可包括不适、发热、疲劳、关节痛、体重减轻和肝脾大。
192. 描述 Castleman 症。	Castleman 症是一种罕见的淋巴增生性疾病，表现为局限性或多灶性疾病。通常与人类免疫缺陷病毒（HIV）和人类疱疹病毒 8 型相关。

颈部感染性疾病

193. 成年人颈深部间隙感染的最常见原因是什么？	牙源性感染。
194. 儿科人群中颈深部间隙感染的最常见原因是什么？	扁桃体炎。
195. 描述伊氏放线菌感染的头颈部表现？	出现“大颌病”和多处无痛、红色或蓝色凸起，硬性病变包含多个引流窦道。
196. 描述伊氏放线菌的组织学外观？	革兰阳性、非酸性、厌氧杆菌，表现出丝状真菌样生长，形成“硫颗粒”。
197. 头颈部最常见的发生分枝杆菌感染的部位是哪里？	颌下间隙邻近前上颈部区域，其次是颈后，颈中，和锁骨区域。非结核分枝杆菌感染有时发生于耳前区。
198. 对于涉及颈部的非结核分枝杆菌感染，最常见的表现是什么？	持续性质硬的无痛的颈部淋巴结肿大，伴有上覆紫罗兰色的皮肤变色。
199. 目前推荐的治疗涉及颈部的非结核分枝杆菌感染是什么？	持续性病变最好手术切除或切开和刮除。常见的抗生素选择包括克拉霉素、乙胺丁醇、异烟肼和利福平，取决于菌的种类。
200. 对于涉及头颈部的疑似分枝杆菌感染的患者应该进行什么检查？	PPD、胸部平片、培养（尼尔逊染色法，罗氏培养基）、核酸探针和 PCR。
201. PPD 检测通常在患有头颈部非结核分枝杆菌感染的患者中是阳性的吗？	不。PPD 试验通常为阴性或弱反应性。
202. 为什么分枝杆菌被称为抗酸菌？	它们一旦被红色染料染色，就不能用酸性溶液脱色。
203. 结核病最常见的头颈部表现是什么？	颈部淋巴结病变。
204. 怎样治疗与结核病相关的颈部淋巴结病？	异烟肼、利福平、乙胺丁醇和吡嗪酰胺。
205. 什么病原体与猫抓病有关？	汉赛巴尔通体免疫球蛋白。
206. 命名三种类型的朗格汉斯细胞组织细胞增多症。	• 嗜酸粒细胞性肉芽肿。 • Hand-Schüller-Christiam 病（慢性传播）。 • Letterer-Siwe 病（急性传播）。

207. 什么病症表现为颅骨溶骨性损伤、眼球突出症和尿崩症的三联征？	Hand-Schüller-Christiam 病（慢性传播）。
208. 哪种类型的朗格汉斯细胞组织细胞增多症与生命早期和快速进展过程有关？	Letterer-Siwe 病（急性传播）。
209. 什么是 Lemierre 症？	颈部的感染性血栓性静脉炎，最常见的是来自坏死梭杆菌。它通常由咽炎开始进而发展成淋巴结肿大、发热、畏寒和寒战。感染性栓子可涉及肺、脑、脾和肝等其他部位。
210. 儿童颈部淋巴结肿大最常见的原因是什么？	由于病毒感染引起的反应性淋巴结肿大。
211. 哪些是儿童化脓性淋巴结肿大的最常见的原因？	A 型链球菌和金黄色葡萄球菌。
212. 一期梅毒首选什么检测？	FTA-ABS 试验评估梅毒螺旋体抗体的存在。该试验在 90% 寻求原发性梅毒治疗的患者中是阳性的，并且终生保持阳性。
213. 脑膜神经梅毒的症状是什么？	头痛、颈部僵硬、恶心和呕吐。40% 的患者出现脑神经受累，导致听力丧失、面瘫和视觉障碍。
214. 什么是先天性梅毒的 Hutchinson 三联征？	小缺口牙、耳聋和间质性角膜炎。
215. 什么检测对神经梅毒的诊断是最有用的？	反应性脑脊液（CSF）性病研究实验室试验和脑脊液白细胞计数为 20/μL 或更高。
216. 耳梅毒的定义是什么？	存在 FTA-ABS 阳性的不明原因的感音神经性听力损失。
217. 梅毒相关声音嘶哑的原因是什么？	喉下疳，涉及上呼吸消化道的继发性梅毒的黏膜表现和喉的梅毒瘤可能直接导致声音嘶哑。长期梅毒可能导致门下狭窄、声带之间的粘连或杓状软骨固定。神经梅毒可导致喉返神经麻痹。
218. 描述弓形虫病的常见初期症状。	发热、不适、咽炎和肌痛，在大多数患者中出现颈部淋巴结肿大。
219. 导致兔热病发病的病原体、携带者和载体是什么？	依次是土拉弗朗西斯菌，美洲花蜱（孤星蜱），兔子和野鼠。
220. 兔热病感染的早期症状是什么？	发热、头痛、寒战、肌痛、畏光、视力下降和淋巴结肿大。
221. 两性霉素 B 的可能的副作用是什么？	肾毒性、贫血、发热、寒战、恶心和呕吐。
222. 唑类抗真菌药物的作用机制是什么？	抑制真菌剂。所有唑类药物通过抑制将羊毛固醇转化为麦角固醇所需的细胞色素 P450 依赖酶起作用。

223. 真菌性鼻窦炎公认的五种类型是什么?	• 急性暴发性侵袭性真菌性鼻窦炎。 • 慢性侵袭性真菌性鼻窦炎。 • 肉芽肿性侵袭性真菌性鼻窦炎。 • 真菌球。 • 变应性真菌性鼻窦炎。
224. 慢性侵袭性真菌性鼻窦炎最常见的病原体是什么?	烟曲霉。
225. 描述艾滋病淋巴结肿大的情况。	弥漫性淋巴结肿大(>2 cm),涉及两个或多个腹股沟以外区域,持续 3 个月以上。2/3 感染 HIV 的患者在血清转换后不久就会发展为这种综合征。
226. Ludwing 咽峡炎所涉及的颈深间隙的解剖学界限是什么?	颌下间隙的上界是口底黏膜,侧界和前界是下颌骨,下界是颈深筋膜浅层。它包含两个分区(舌下和颌下),由下颌舌骨肌分隔。
227. 颌下感染如何传播到其他颈深部间隔?	潜在间隔之间的沟通存在于颊咽间隙,其连接下颌下和咽侧间隙。
228. 为什么 Ludwing 咽峡炎患者没有牙关紧闭的症状?	牙关紧闭是刺激嵌入下颌支的咀嚼肌(咬肌和翼状肌)产生的。而颌下间隙与这些肌肉不相连。
229. Ludwing 咽峡炎患者气道损伤的机制是什么?	双侧颌下空间迅速肿胀,向上和向后推动舌,从而导致进行性气道阻塞。
230. 在患有颌下间隙进行性感染伴有气道损伤的患者中怎样处理气道效果最好?	清醒插管或气管切开。
231. 坏死性软组织感染中最常见的病原体是什么?	A 型链球菌。
232. 坏死性筋膜炎的临床特征是什么?	严重水肿、与检查不相符的疼痛、皮肤变色、水疱、坏死和捻发音。
233. 怎样治疗坏死性筋膜炎?	切开引流是不够的。坏死组织必须清除并且伤口包扎处保持开放。应使用广谱抗生素,并且在重症监护病房中监测患者。高压氧可提供更好的帮助。
234. 描述感染性单核细胞增多症的临床表现。	发热、乏力、全身淋巴结肿大、脾大和渗出性咽炎伴腺样体扁桃体肥大。

口腔概述

235. 定义以下术语: • 味觉缺失。 • 味觉减退。 • 味觉障碍。	• 味觉缺失:无法品尝。 • 味觉减退:品尝味道的能力下降。 • 味觉障碍:扭曲的味觉。

236. 描述以下每个上呼吸消化道位置的味觉神经支配： • 舌头的前 2/3。 • 舌头的后 2/3。 • 轮廓乳头。 • 咽部。 • 会厌。	• 面神经的腱索。 • 舌咽神经。 • 舌咽神经。 • 舌咽和迷走神经。 • 迷走神经喉上分支。
237. 味觉功能障碍的最常见的原因是什么？	嗅觉功能障碍。
238. 三叉神经能检测什么味道和气味？	香料和氨。
239. Burton 线是什么？	横跨上牙龈的深蓝色点状线，表示铅中毒。
240. 口腔痣最常发生在哪里？	在腭和齿龈上。
241. 描述 Peutz-Jeghers 综合征。	是以肠腺瘤性息肉和涉及唇和颊黏膜的黏膜色素斑为特征的常染色体显性遗传疾病。它与患 GI、肺部和生殖道恶性肿瘤的风险增加有关。
242. 最常见的口内色素性病变是什么？	由前期牙科工作中汞合金植入导致的汞合金色素沉着。
243. 综述黏膜黑色素瘤的危险因素。	没有已知的环境危险因素。吸烟、化学暴露和日晒不会增加其患病风险。一小部分可能从交界痣出现开始。
244. 哪些常见药物与牙龈增生相关？	苯妥英，钙离子通道阻滞剂和环孢菌素。
245. 列举几种与假性上皮瘤样增生相关的病症。	鼻硬结病、颗粒细胞瘤、芽生菌病、梅毒和坏死性涎腺化生。
246. 什么良性病症往往在临床和组织学上被误认为硬腭鳞状细胞癌？	坏死性涎腺化生。
247. 描述的头颈部颗粒细胞瘤的重要特征。	最常累及舌、腭，喉部少见。固有的灰色损伤可能是神经源性的，它们能被 s100 牢固染色，并且组织学上可能被误认为是鳞状细胞癌，因为它们表现出假性上皮瘤性增生。
248. 描述克罗恩病的常见口腔表现。	全身黏膜肿胀、颊黏膜和牙龈的卵石状结节、口疮性口炎及口角炎。
249. 描述干燥综合征的常见口腔表现。	改变主要来自口腔干燥，包括吞咽和进食困难、味觉和言语障碍、龋齿、舌头的卵石状结节和口腔念珠菌病风险的增加。
250. 淀粉样变性最常见的口腔表现是什么？	巨舌症，发生在 20% 的患者中。
251. 淀粉样变性的组织学表现是什么？	苹果绿双折射，刚果红染色。

252. 与艾滋病有关的最常见的口腔内恶性肿瘤是什么?	卡波西肉瘤。
253. 综述与毛状白斑的发展相关的条件。	免疫受损状态,如艾滋病和之前进行过器官移植。毛状白斑与人类疱疹病毒 4 型有关。

口腔感染性疾病

254. 原发性疱疹牙龈口腔炎的自然病史是什么?	平均持续时间: • 发热:4.4 ± 2.4 天。 • 口腔病变:12 ± 3.4 天。 • 口外病变:12 ± 3.9 天。 • 对食物的吞咽困难:9.1 ± 3 天。 • 对液体的吞咽困难:7.1 ± 2.5 天。 • 病毒脱落:7.1 ± 2.5 天。
255. 在儿科人群中最常见的原发性单纯疱疹病毒感染的表现是什么?	疱疹性齿龈口腔炎。
256. 与原发性疱疹性齿龈口腔炎相关的一般前驱症状包括什么?	全身无力、发热、厌食、易怒以及头痛。
257. 什么是原发性疱疹性龈口炎相关的主要和次要临床表现?	• 主要:疼痛的针尖大小的小水疱破裂形成溃疡性病变,形态不规则且被黄灰色膜覆盖。 • 次要:颌下淋巴结炎、口臭,以及由于拒绝摄入足够的水合物导致的脱水症。
258. 什么检测可以确诊第一型单纯疱疹病毒感染?	聚合酶链式反应,病毒分离培养,血清学检查,荧光免疫检验法。 注:细胞学检查对于区分一型和二型单纯疱疹病毒感染没有帮助。
259. 疱疹性齿龈口腔炎的潜在并发症是什么?	脱水症、疱疹性甲沟炎、疱疹性角膜炎、继发性细菌感染、食管炎、会厌炎、肺炎、脑炎和疱疹性湿疹。
260. 用于治疗疱疹性龈口炎的三种最常见的抗病毒药物是什么,它们的作用机制是什么?	阿昔洛韦、伐昔洛韦、泛昔洛韦。被病毒酶代谢形成代谢物,干扰 DNA 合成并导致细胞死亡。最好在 72 小时内启动。
261. 与阿昔洛韦相比,伐昔洛韦治疗疱疹性龈炎的优势在哪儿?	与每天 3~5 次给药相比,只须每天 2 次给药;然而,其价格是昂贵的。
262. 普遍接受口服阿昔洛韦治疗原发性疱疹性龈口炎的机会窗口是什么?	3 天。已经显示这种治疗可以减少病变(口腔内和口腔外)、发热、吞咽困难 / 吞咽痛和病毒脱落的持续时间。

263. 复发性口腔单纯疱疹病毒感染可引起哪些严重并发症?	• 毁容。 • 多形性红斑。 • 无菌性脑膜炎。 • 疱疹性湿疹。
264. 哪种非传染性急性牙龈炎是由常见细菌种类过度生长引起的,包括中间型普雷沃菌,α-溶血性链球菌,放线菌或螺旋体等等?	急性坏死性溃疡性龈炎(战壕口炎)。
265. 在患有急性坏死性龈口炎的患者中,如果疾病进展超过牙龈涉及其他黏膜表面,这种情况叫作什么?	坏疽性口炎(走马疳)。
266. 发展为急性坏死性溃疡性牙龈炎的常见风险因素是什么?	压力、免疫缺陷(如 HIV 感染)、营养不良、口腔卫生不良、抽烟或喝酒。这不是一种传染性疾病。
267. 急性坏死性溃疡性牙龈炎("战壕口炎")常见什么样的检查结果?	淋巴结肿大、口臭,伴或不伴假膜的黏膜水肿 / 溃疡 / 炎症。
268. 怎样治疗急性坏死性溃疡性牙龈炎?	• 镇痛(非甾体抗炎药、麻醉剂、利多卡因凝胶等)。 • 抗菌药(克林霉素、青霉素或红霉素)。 • 口腔卫生 [0.12% 双氯苯双胍己烷(洗必泰)漱口、刷牙、使用牙线清洁等]。 • 牙科会诊行清创治疗和确切的牙周治疗。 • 对存在潜在的免疫缺陷状态的管理很重要。
269. HIV 感染最常见的口腔表现是什么?	口腔念珠菌病。
270. 口腔念珠菌病的常见形式是什么?	• 伪膜念珠菌病(鹅口疮)。 • 红斑(萎缩性)念珠菌病。 • 口角炎(口角糜烂)。 • 增生型念珠菌病。
271. 在办公室内,可以通过何种测试来确诊口腔念珠菌病?	刮除侵袭性病变,然后用氢氧化钾(KOH)制备并寻找具有或不具有假菌丝的芽殖酵母。
272. 回顾口腔念珠菌病的初步治疗方案。	7~14 天的局部外用抗真菌锭剂或溶液:克霉唑锭剂、制霉菌素悬浮液或锭剂。
273. 对于中度至重度口腔念珠菌病或对局部治疗不起作用的口腔念珠菌病患者,可以提供何种治疗?	口服氟康唑 7~14 天。
274. 什么时候开始针对口腔念珠菌病进行抗真菌药物的日常抑制治疗?	抑制性治疗通常是不必要的(即使是 HIV 阳性的患者)。建议积极治疗感染和控制潜在的免疫缺陷状态。必要时(通常由传染病医师协助),治疗通常包括氟康唑,每周 3 次。

食管概述

275. 食管,一种胚胎前肠衍生物,在生命的第 8~10 周内期间经历了什么重要过程?	食管腔再通。
276. 描述食管的肌肉组成。	• 外部纵行纤维,内部环形纤维。 • 下 1/3 为平滑肌,中 1/3 为(平滑肌与骨骼肌)混合,上 1/3 为骨骼肌。
277. 食管的三个生理狭窄区域是什么?	• 食管上括约肌(环咽肌,C6,最窄段)。 • 主动脉和左主支气管在胸腔中部交叉处。 • 食管下括约肌(通过隔膜处)。
278. 食管的血供?	动脉 • 节段性供血,广泛黏膜下吻合。 • 食管上括约肌及颈段食管:甲状腺下动脉。 • 胸段食管:配对的食管动脉(支气管动脉终末端分支)。 • 食管下括约肌:胃左动脉和左膈动脉。 静脉 • 颈部:甲状腺下静脉。 • 纵隔:奇静脉和半奇静脉。 • 腹部:胃左静脉。
279. 食管的神经支配?	• T6~T10 双侧交感神经支配。 • 更大往往较少的内脏神经。 • 腹腔神经丛分支。 注:迷走神经沿着远端食管形成丛,然后通过隔膜再形成两个不同的神经。
280. 食管的上、中、下三段(淋巴)分别回流到哪里?	• 上 1/3:气管旁和颈淋巴结。 • 中 1/3:纵隔淋巴结。 • 下 1/3:胃肠和腹腔淋巴结。
281. 正常的食管内层上皮是什么?	非角化鳞状上皮细胞。
282. 食管壁有哪四层?	黏膜层。 黏膜下层。 固有肌层。 外膜层。
283. 在进行颈段食管手术时哪些关键外科标志必须牢记?	• 它位于中线稍偏左。 • 前方:气管,甲状腺和前方两侧气管食管沟内的喉返神经。 • 后方:脊柱和颈前肌群的肌肉。 • 侧面:左侧胸导管。

284. 当纵隔扩张食管狭窄时,哪些关键的外科手术标志是与之相关的?	• 上纵隔:中线略偏左。 • 后方:脊柱,胸导管(不直接接触,在左侧)。 • 前方:气管,左主支气管,主动脉弓。 • 左侧:降主动脉,左壁层胸膜(直接接触)。 • 右侧:奇静脉。 • 下纵隔:返回中线。 • 后方:脊柱;下方,主动脉后移至食管后方和食管。 • 前方:心包。 • 左侧:壁层胸膜(直接接触)。 • 右侧:壁层胸膜(直接接触)。
285. 食管裂孔位于胸椎什么位置?	T10。
286. 成年人从门齿到环咽肌,到主动脉弓,到左主支气管,及食管下括约肌和横膈的平均距离为多少?	• 15cm。 • 25cm。 • 40cm。
287. 哪两种类型的蠕动推动食物通过食管?	• 原发性蠕动:通过吞咽触发。 • 继发性蠕动:由食管扩张触发。
288. 食管上括约肌的功能性肌肉由什么组成?	环咽肌、甲状腺及近端颈段食管。 注:许多肌肉有助于食管上括约肌的功能(如喉、舌骨下肌肉的运动等)。
289. 食管上括约肌由什么神经支配?	休息时,食管上括约肌是收缩的,在口咽食管事件(吞咽、嗳气、呕吐)期间,括约肌是松弛的。主要是由第Ⅹ对脑神经支配的环咽肌收缩引起。传入信息主要通过第Ⅸ对脑神经传播。
290. 食管下括约肌受什么神经支配?	休息时,食管下端括约肌由于神经递质和激素的影响而收缩。吞咽后大约1~2秒内产生吞咽诱发的松弛。迷走神经传出运动神经元抑制肌间神经丛内的神经元。
291. 什么部位增加食管下括约肌的功能?	横膈肌。
292. 对抗食管反流的四个主要保护机制是什么?	• 食管上括约肌:关闭。 • 食管下括约肌:关闭。 • 食管酸清除:蠕动,重力。 • 上皮抵抗性:黏膜层、水样层、细胞膜和细胞内连接。
293. 腐蚀性食管摄入后什么时候可以考虑进行食管镜检查?	应在最初24小时内进行,因为穿孔和并发症的风险在受伤后2~3天可能会更大。

294. 怎样的内镜检查结果表明在腐蚀性食管摄入后狭窄形成的风险增加?	伴有渗出和穿孔的周围性红斑。
295. 大多数食管异物发生在食管什么水平?	颈段食管,环咽肌下方。
296. 描述 Boerhaave 综合征。	腹内压升高导致呕吐后远端食管壁发生穿壁撕裂。这通常发生在远端食管的后外侧壁。
297. 描述 Mallory-Weiss(食管贲门黏膜撕裂)综合征。	涉及食管黏膜和黏膜下动脉的食管壁不完全撕裂,常伴有呕吐。
298. 阿曼征的表现是什么?	• 纵隔气肿或心包气肿通常源自气管支气管断裂或 Boerhaave 综合征。 • 通过与心跳同步的嘎吱声表现出来。
299. 对可疑食管穿孔的患者应采用什么类型的影像学检查?	泛影葡胺吞咽检查。

食管评价和测试

300. 为什么要对食管憩室、复杂狭窄或贲门失弛缓症的患者应进行食管吞钡,而不是一开始就进行内镜检查?	吞钡对这些情况敏感,而且这些病症与内镜下食管穿孔风险高相关。
301. 吞钡检查是否始终使用液体钡?	不。可以用钡片或钡衣食品(如棉花糖或面包)进行,以鉴别出更细微的病变。
302. 什么是食管阻抗测试?	该测试通过导管测量多通道管腔内阻抗,其测量当食团(黏膜、气体、液体、固体)通过装置上的检测通道时的阻力差。它可以与压力测量或 pH 监测结合使用,并且可以识别食团运动的方向性。
303. 食管阻抗测试的适应证是什么?	• 食管功能障碍。 • 非心源性胸痛。 • 胃灼热感或反流。 • 对抗反流手术的术前评估。 • 在 pH 导管放置前确定食管下括约肌。
304. 在每天两次质子泵抑制剂(PPI)治疗失败并且食管胃十二指肠镜(EGD)检查正常的患者中,可以进行什么测试来确认胃食管反流性疾病(GERD)?	动态食管 pH 监测,也可以用来评估治疗的充分性。
305. 两种可行的动态 pH 值监测方法是什么?	动态 pH 监测需要 24~48 小时监测反流事件和临床症状,患者进食无须限制,同时停止服用抗酸药物至少 7 天。可以通过将经鼻导管置于食管下括约肌上方 5cm 处进行,或者将胶囊置于 Z 线近端 6cm 处的黏膜上进行。

306. 评估动态 pH 监测结果时采用什么主要的结果指标?	食管内 pH 值 <4 的时间百分比,以区分生理性和病理性反流。
307. 什么内镜检查可以用来评估口咽、食管、胃和十二指肠上部?	食管胃十二指肠镜(EGD)。
308. 通常推荐什么测试作为胃食管反流性疾病(GERD)的初始测试,因为它提供了诊断(可视的和组织学病变活检)和可能的治疗选项,以明确疾病分层?	食管胃十二指肠镜(EGD)。
309. 描述行食管内镜检查的三种方法。	• 患者在全身麻醉下进行硬性食管镜检查。 • 患者在清醒镇静情况下进行软性食管镜检查。 • 患者在局麻或清醒镇静下进行软性食管镜检查(TNE)。
310. 作为评估食管吞咽困难患者的第一步,内镜检查提供哪些好处?	内镜可以提供肉眼评估和病理组织样本,也可以介入并提供治疗益处。
311. 什么诊断性测试能同时评估食管上括约肌,食管体和食管下括约肌的管腔内压力和协调性?	食管测压法。
312. 在吞咽困难,非心源性胸痛或可能的食管动力障碍患者中,应该考虑哪些诊断性测试?	食管测压法。

食管吞咽困难

313. 在吞咽困难的患者中,如何根据症状区分口咽与食管吞咽困难?	• 食管吞咽困难:由于结构性或神经肌肉病变,食物在吞咽完成后被卡住,问题在食管体或食管下括约肌。 • 口咽吞咽困难:难以完成吞咽动作,疾病包括口咽,下咽和食管上括约肌。
314. 如果患有食管吞咽困难的患者仅在吞咽固态食物时产生困难,如何与吞咽固态和液态食物都产生困难的患者,进行鉴别诊断?	机械性梗阻通常造成吞咽固态食物困难(但它可发展到后来进食液态食物也困难)。动力紊乱性疾病通常导致同时发生吞咽固态和液态食物困难。
315. 固态食物食管吞咽困难患者最常见的表现是什么?	• 食管环(间歇性)。 • 消化性狭窄(渐进式)。 • 恶性肿瘤(进展性)。
316. 急性食管吞咽困难最常见的原因是什么?	食物嵌塞(肉);流涎。
317. 什么疾病的特点是食管下括约肌松弛减少或缺乏,食管蠕动减少或消失?	贲门失弛缓症(希腊语:“不放松”)。

318. Eagle 综合征与哪些解剖异常有关?	茎突延长(约 > 3cm)和(或)部分或全部椎间盘韧带的骨化或钙化。Wyatt Eagle 博士在 1937 年描述了这种综合征。
319. 吞咽障碍与什么解剖异常有关?	右锁骨下动脉异位。
320. 组织病理学怎样的表现支持贲门失弛缓症的诊断?	肌间神经丛内神经节细胞总数减少，T 细胞、嗜酸性粒细胞和肥大细胞浸润的存在，神经纤维化显著。
321. 贲门失弛缓症最常见的年龄段是什么?	20~60 岁。
322. 与食管下端括约肌松弛和食管不蠕动(贲门失弛缓症)相关的主要症状是什么?	固体和液体吞咽困难、体重减轻、慢性咳嗽、胸痛、打嗝、反胃、胃灼热和癔球症。
323. 在儿童中最常见的 3A 综合征(Allgrove 综合征)通常包括哪三联征?	• 贲门失弛缓症。 • 肾上腺功能不全。 • 无泪。
324. 什么传染病可导致贲门失弛缓症?	恰加斯病。
325. 什么治疗策略可以用来逆转或停止贲门失弛缓症的进展?	没有。治疗目的是减少食管下端括约肌张力和控制反流。
326. 什么是严重贲门失弛缓症患者的一线疗法?	可行手术扩张或肌切开术，除非患者不符合手术条件。
327. 治疗贲门失弛缓症有哪些医疗方案?	硝酸盐和钙离子通道阻滞剂，目的是降低食管下括约肌张力。
328. 哪些外科手术可用于贲门失弛缓症?	有较好手术条件的患者可行食管气囊扩张术或肌切开术。手术条件较差的患者可行探针扩张或肉毒杆菌毒素注射。
329. 什么病原体与恰加斯病有关?	克氏锥虫。
330. 克氏锥虫的载体是什么?	锥鼻虫。
331. 描述恰加斯病的食管表现。	• 具有扩张和肌肉肥大的巨型食管。 • 肌间神经丛中神经元的数量减少。
332. 与慢性恰加斯病有关的最常见症状是什么?	• 心肌病。 • 心律失常。 • 传导阻滞。
333. 硬皮病的临床表现有哪些?	皮肤紧绷、色素沉着过度、皮肤的色素减退、指趾硬皮病、雷诺现象、胃食管反流性疾病、关节痛、肌肉疼痛、干燥综合征以及吞咽困难。
334. 硬皮病患者中涉及食管的有多常见?	90%，其中 50% 症状明显。

335. 与硬皮病相关的食管平滑肌的进行性纤维化和萎缩，在食管测压和食管吞钡造影检查中有哪些典型表现？	• 测压法：远端 2/3 食管体蠕动逐步消失，食管下括约肌压力降低。 • 食管吞钡造影检查：食管扩张，胃食管交界处扩张，及进入远端食管的不可控制的反流事件。
336. 在硬皮病和胃食管反流性疾病患者中常见的并发症是什么？	Barrett 食管、食管炎及食管狭窄。
337. 什么测试对皮肌炎最敏感和特异？	肌酸激酶。
338. 皮肌炎通常如何治疗？	全身性类固醇治疗和潜在的免疫抑制和细胞毒性治疗，包括甲氨蝶呤、硫唑嘌呤和环磷酰胺。
339. 描述皮肌炎潜在的头颈部表现。	上眼睑紫红色皮疹，面颊红疹、发音困难、吞咽困难、鳞状头皮和脱发。
340. 消化道什么部位受多发性肌炎的影响？	下咽部和食管上 1/3。
341. 弥漫性食管痉挛的原因是什么？	由反流事件、压力、食物或饮料的极端温度变化，碳酸化或特殊气味引发的神经和肌肉损伤。
342. 弥漫性食管痉挛有什么症状？	间歇性食管吞咽困难、非心源性胸痛、反流 / 胃灼热。
343. 弥漫性食管痉挛患者的典型食管测压结果是什么？	在连续 10 次吞咽期间两次或多次不协调的收缩，咽水时超过 30% 蠕动停止，以及 1/5 同时收缩。

食管隔、憩室、环和蹼

344. 选择什么测试来评价环咽功能障碍？	食管镜下吞咽。
345. 环咽功能障碍与吞咽困难之间关系理论是什么？	环咽肌通常会紧张性收缩，但吞咽时并不会松弛。环咽肌松弛和食物推进之间缺乏协调。
346. 描述环咽肌切开术相对禁忌。	晚期胃食管反流性疾病，进行性神经系统病变，例如已知近端食管癌患者的延髓性麻痹，或有颈部放疗史的患者。
347. 膈上食管憩室可能的原因是什么？	食管贲门交界处以上产生的推进作用。
348. 牵引性食管憩室可能的原因是什么？	颈部淋巴结肿大或相邻纤维组织相关的炎症引起的牵引作用。
349. 咽食管憩室位于哪两个肌肉之间（图 4.8）？	下咽缩肌和环咽肌之间（Killian 三角）。

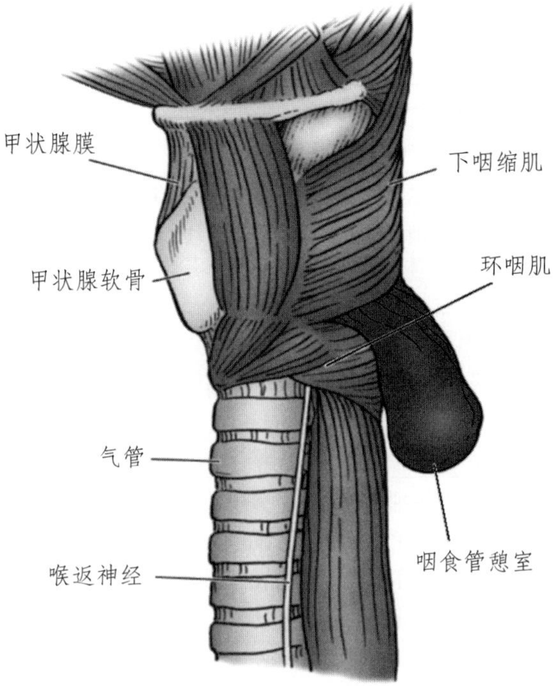

图 4.8　位于下咽缩肌和环咽肌之间（Killian 三角）的咽食管憩室。（Used with permission from Stewart MG，Selesnick SH，eds. Differential Diagnosis in Otolaryngology-Head and Neck Srugery. New York，NY：Thieme；2011.）

350. 咽食管憩室常涉及哪侧？为什么？	涉及左侧颈部约 90%，是从颈段食管向左侧的凸起和更偏左侧的颈动脉处，形成一个囊腔的突出空间。
351. 定义 Killian-Jamieson 区域。	环咽肌的斜肌和横肌纤维之间的裂开区域。
352. 定义 Laimer 三角。	环咽肌与食管近端肌肉之间的裂开区域。
353. 胃食管反流性疾病的哪个并发症表现为从吞咽固体食物困难开始，逐渐发展为固体和液体食物均吞咽困难的进行性食管吞咽困难？	消化性狭窄。
354. 描述发展为消化性狭窄的风险因素。	年龄较大、男性、长期反流症状病史、胃食管反流病、硬皮病、Zollinger-Ellison 综合征、鼻胃管放置、贲门失弛缓症手术治疗史（Heller 肌切开术）。
355. 什么是 Schatzki 环？	光滑、薄（<4mm）的在鳞柱状连接处的黏膜和黏膜下层网膜，标记出食管裂孔疝的近端边缘。
356. 描述肌肉食管环的特征。	食管体内的肥厚的肌肉组织，通常位于胃食管交界处 2cm 以内。
357. 什么疾病增加了发生食管环的可能性？	胃食管反流性疾病和嗜酸细胞食管炎。

358. 什么是食管蹼?	覆盖在鳞状上皮中的薄黏膜褶皱,延伸到食管腔,最常见于颈前食管。
359. 食管蹼最常见的原因是什么?	最常见的是突发性的和无症状的。
360. 形成食管蹼的常见危险因素是什么?	与 Plummer-Vinson 综合征相关的慢性胃食管反流病或铁缺乏症。
361. 描述 Plummer-Vinson 综合征的临床特征。	吞咽困难、缺铁性贫血和食管蹼三联征。另外与萎缩性舌炎和口腔、食管和下咽鳞状细胞癌相关。

胃食管反流性疾病

362. 胃食管反流性疾病常见的初始症状是什么?	进食 30 分钟至 2 小时后出现胃灼热感和反胃。躺着或弯腰时症状加重。不常见的症状包括胸痛、慢性咳嗽、喉炎、哮喘和龋齿。除了打嗝外,患者还可能抱怨吞咽疼痛和吞咽困难。
363. 什么症状比胃食管反流性疾病更严重?	吞咽困难、吞咽疼痛、窒息、体重减轻、胸痛、上消化道出血、对抗酸药经验性试验无反应或反应差。如果出现这些症状,或者患者在经验性治疗后没有改善,则应考虑内镜检查。
364. 为什么抗酸治疗的初步经验性试验在患有胃食管反流性疾病症状的患者中是合理的第一步?	该方式无创且性价比高,在大多数情况下是有诊断和治疗意义的。
365. 什么技术对患者食管黏膜的评估是最好的?	食管内镜检查。
366. 食管反流性食管炎患者常见的食管镜检查能观察到什么?	在鳞柱状上皮交界处(Z 线)的糜烂和溃疡。
367. 为了确定胃酸反流的严重程度,证明在具有正常内镜检查结果的患者中显示反流,或评估对治疗的反应,可以进行 24 小时 pH 探针测试。这个测试的主要局限是什么?	1/4 的糜烂性食管炎患者和 1/3 的非糜烂性食管炎患者将获得正常的结果。
368. 在讨论为控制胃食管反流性疾病而改变生活方式时,应避免哪些食物?	高脂肪食物、巧克力、咖啡、过量酒精、可乐、红酒、橙汁、薄荷,基本上任何会增加酸度或降低括约肌紧张度的食物。
369. 除饮食之外,应该考虑改变哪些生活方式来改善轻度胃食管反流性疾病?	睡觉时头部抬高些,避免在睡前进食,定期锻炼,减肥。
370. 哪些组胺 2(H2)阻滞剂对治疗胃食管反流性疾病最有效,症状与治疗之间的剂量依赖关系是什么?	为了调整效力,没有一种 H2 阻滞剂显示出更强或更有效。没有剂量依赖关系。如果患者接受了 6 周的标准治疗却没有反应,那么就该寻求额外干预。

371. 对于被诊断患有糜烂性反流性疾病的患者，需要采取什么医疗措施？	质子泵抑制剂治疗。
372. 比较每天一次的质子泵抑制剂治疗与更频繁的给药方案时，胃食管反流性疾病的治疗结果是否有差异？	是的。已经显示更频繁的给药方案（每天两次）能显著改善胃的 pH 值，并且效果持续时间更长。
373. 在停用质子泵抑制剂治疗胃食管反流性疾病后，大多数复发患者在什么时间开始出现复发性症状？	3 个月。
374. 哪些风险与慢性抑制性质子泵抑制剂治疗胃食管反流病有关？	潜在骨密度降低、感染和电解质紊乱。
375. 在长期存在食管反流病的患者中，内镜检查者确认了特异性肠上皮化生或化生立方形上皮，其向近端延伸到自然鳞柱状上皮交界处。什么疾病最有可能与这一发现有关？	Barrett 食管。
376. 为了将消化性食管炎按内镜检查分类，并降低观察者间差异性，已经确定了几种分类系统。洛杉矶分类系统是最常用的。描述该系统涉及的不同等级。	洛杉矶分类： • A 级：一个或多个黏膜破损，每个≤ 5mm。 • B 级：一个或多个黏膜破损 > 5mm，在相邻黏膜褶皱的顶部之间没有连续性。 • C 级：相邻黏膜褶皱顶部之间连续出现一个或多个黏膜破损；未环绕。 • D 级：环绕黏膜破损。 注：历史上，Savory-Miller 评分系统是最常用的，然而，由于变量定义，如今通常不再使用。
377. 在糜烂性食管炎的内镜检查中，Barrett 食管炎最强的预测因素是什么？	从胃肠道接合部延伸的柱状上皮出现上皮片段的长度（长段 >3cm，短段 <3cm）。病理学上需要特异的肠化生确认诊断。
378. Barrett 食管最严重的并发症是什么？	食管腺癌。Barrett 食管癌患者年发生率在 0.12%~0.5%。
379. Barrett 食管患者中，（1）没有发育不良的证据，（2）低度发育不良和（3）没有根除治疗的高度发育不良，各应多久检查一次内镜？	（1）每 3~5 年。 （2）每 6~12 个月。 （3）每 3 个月。
380. Barrett 食管有哪三种控制策略？	有关优化控制的争论仍在持续。包括以下内容： • 控制胃食管反流性疾病。 • 通过内镜检查监视。 • 试图消除发育异常。

381. Barrett 食管癌患者有什么内镜选择可用于消除发育不良?	• 射频消融术。 • 光动力疗法。 • 内镜黏膜切除术（推荐用于发育不良患者和评估为 T 期且有可见黏膜不规则的患者）。
382. 列举食管癌预后差的因素。	通常在疾病晚期才被发现,食管没有外浆膜层,可能导致早期传播。

阻塞性睡眠呼吸暂停

383. 描述 Müller 试验。	闭口捏鼻,最大吸气时内镜检查,试图在不同平面识别阻塞的解剖区域。
384. 什么是 Epworth 嗜睡量表?	一种常用的,经过统计学验证的日间嗜睡问卷。0~5 分是异常的; 5~10 分是正常的; 10~15 分是嗜睡的;15~20 分是过度嗜睡的;> 20 分是危险的嗜睡。
385. 什么是上呼吸道阻力综合征(UARS)?	UARS 的特点是白天过度嗜睡,但睡眠检查正常。食管压力监测显示,异常增高的胸腔内负压导致呼吸和睡眠觉醒增加。 UARS 与声音渐响的打鼾有关。与阻塞性睡眠呼吸暂停相反, UARS 在女性中更为常见,常发生在非肥胖患者中,而且年轻人比老年人更常见。
386. 怎样的头颅测量结果与阻塞性睡眠呼吸暂停(OSA)相关?	颅底较短。两个颌骨的矢状面积较小, 处于更后仰的位置。下颌骨后缩引起的脸的下半部上抬。下巴和舌头后移,软腭伸长,上部气道狭窄。
387. 阻塞性睡眠呼吸暂停的定义是什么?	阻塞性睡眠呼吸暂停是一种睡眠障碍,其特征为睡眠期间周期性上呼吸道阻塞,导致尽管持续努力呼吸,仍出现间歇性呼吸暂停,呼吸不足或两者都有。没有统一的定义,但通常呼吸障碍指数（RDI）≥ 5。其严重程度的测量基于呼吸障碍指数（RDI）、氧饱和度的情况和白天嗜睡的水平。
388. 阻塞性睡眠呼吸暂停有哪些治疗方法?	• 控制体重、CPAP(持续气道正压通气)和口腔矫正器。 • 应排除肢端肥大症和甲状腺功能减退等疾病。 • 应避免使用酒精、镇静安眠药、麻醉剂、麻醉药和有镇静作用的抗组胺药等药物或物质。
389. 腭垂腭咽成形术（UPPP）的潜在并发症或后遗症是什么?	持续打鼾或阻塞性睡眠呼吸暂停、出血、鼻咽液体反流、口咽干燥、吞咽困难以及咽狭窄。
390. Friedman 分期系统是用来评估什么疾病的?	该分期系统用可作为 UPPP 手术后患者能否成功改善其阻塞性睡眠呼吸暂停的预测指标。

391. 儿童阻塞性睡眠呼吸暂停最常见的手术治疗方法是什么?	增殖体扁桃体切除术。进行舌侧扁桃体切除术是较少见的。
392. 什么颅面综合征与打鼾和睡眠呼吸暂停密切相关?	软骨发育不全、Pierre Robin 综合征、Treacher Collins 综合征、Crouzon 综合征、唐氏综合征、Prader-Willi 综合征和 Apert 综合征。
393. 用于治疗打鼾的射频消融组织体积减少的机制是什么?	插入电极并施加热能将产生可限定的“热损伤”,随着时间的推移将被具有降低振动能力的硬纤维化组织所取代。
394. 描述用于治疗阻塞性睡眠呼吸暂停的舌根和舌骨悬吊手术。	一根螺钉,用两根缝合线钻入在下颌骨联合的舌皮质中。然后将两条缝合线黏膜下固定到舌根部或缠绕舌骨,并在张力下系紧。

第5章 喉科学

Jonathan J. Romak，Kathryn M. Van Abel，Daniel L. Price，Dale C. Ekbom

概述

1. 喉是由哪种胚胎结构发育而来的?	内胚层内层和前肠的内脏间质是由第四至第六鳃弓形成的。
2. 将鳃弓与其喉衍生物进行匹配: A. 小角软骨、杓状软骨和环状软骨；一些喉肌；喉返神经。 B. 舌骨上段和低位的舌骨大角。 C. 会厌、甲状软骨、楔状软骨、咽缩肌；一些喉部肌肉组织;喉上神经。 D. 舌骨下段及其大角。	A. 第五 / 六鳃弓。 B. 第二鳃弓。 C. 第四鳃弓。 D. 第三鳃弓。
3. 喉、气管、支气管和肺的原基是由哪些胚胎结构构成的?	气管支气管沟,前肠的腹内侧憩室。
4. 什么结构扼杀了胚胎发育过程中腹面的原始咽喉?	上皮细胞层。
5. 在出生以后,喉经历了轴位、形状、长度和位置的变化。描述喉的位置与婴儿和成人的颈椎的关系。	婴幼儿(<6 岁):C1~C4。 成人(>6 岁):C4~C7。
6. 9 个喉软骨是什么?	不成对的: 1:环状软骨。 2:甲状软骨。 3:会厌。 成对的: 4,5: 杓状软骨。 6,7: 小角软骨。 8,9: 楔状软骨。

7. 说出喉的 6 个固有肌肉，并描述它们的功能和神经支配（图 5.1 和图 5.2）。

- 环甲肌：延长声带；喉上神经外支 [第Ⅹ对脑神经（CN Ⅹ）]。
- 环杓后肌：外展声带；喉返神经（CN Ⅹ）。
- 环杓侧肌：内收声带；喉返神经（CN Ⅹ）。
- 杓斜肌：内收声带；喉返神经（CN Ⅹ）。
- 杓横肌：内收声带；喉返神经（CN Ⅹ）。
- 甲杓肌：松弛、缩短并内收声带；喉返神经（CN Ⅹ）。

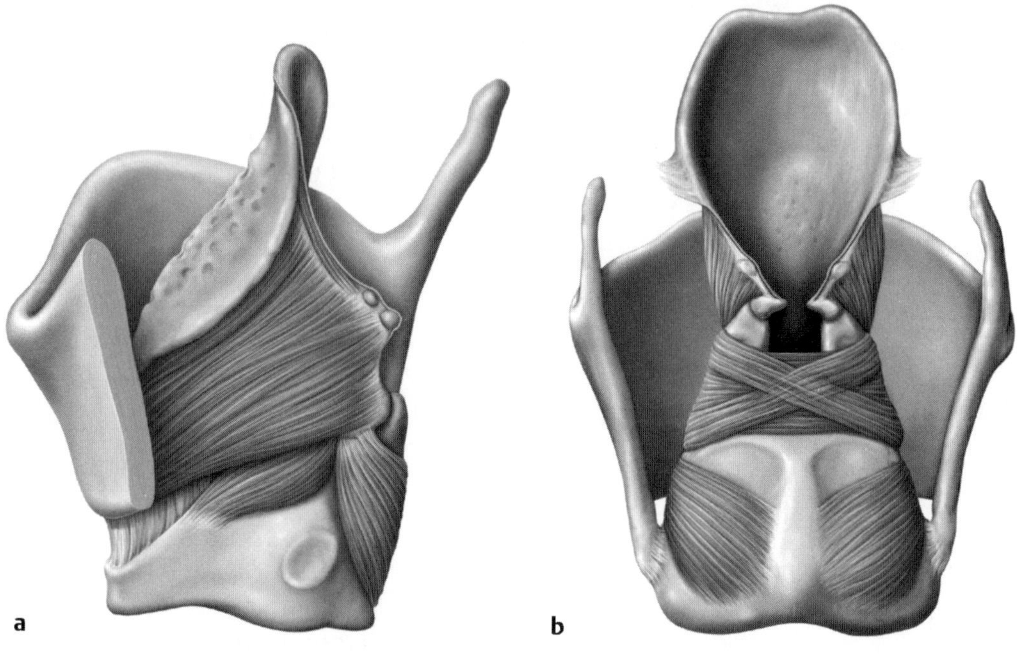

图 5.1　喉内肌：环甲肌，环杓后肌，环杓侧肌，杓横肌，甲杓肌。（a）左侧甲状软骨（隐藏左半部分）侧面观；（b）后面观。（Used with permission from Thieme Atlas of Anatomy：Head and Neuroanatomy. ©Thieme 2007，illustration by Markus Voll.）

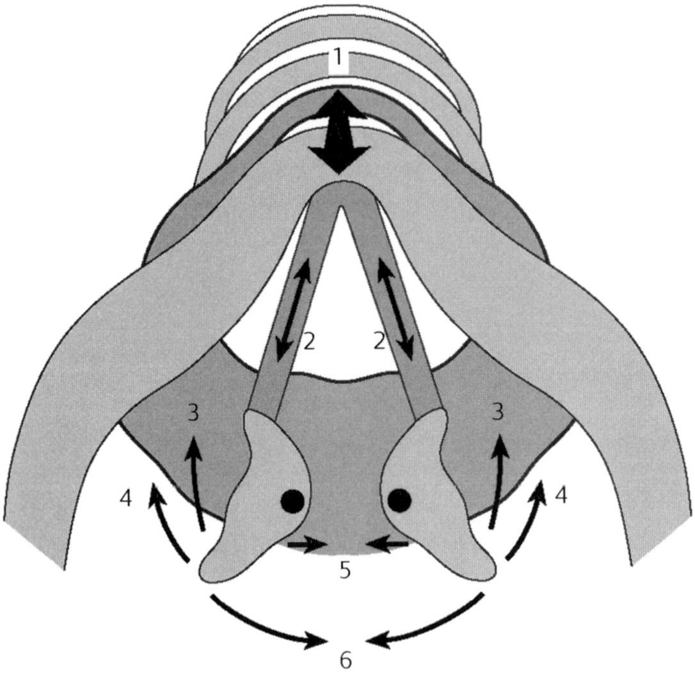

图 5.2 喉内肌及其运动方向。(1)环甲肌;(2)甲杓肌的内侧部分;(3)甲杓肌的外侧部分;(4)环杓侧肌;(5)杓间肌;(6)环杓后肌。(Used with permission from Behrbohm H, Kaschke O, Nawka T, Swift A. Ear, Nose, and Thorat Diseases: With Head and Neck Surgery. New York, NY: Thieme; 2009.)

8. 什么神经支配喉的感觉?	第X对脑神经经过分布于声门上方的喉上神经内支和分布于声门下方的喉返神经。 声门的感觉主要是由喉上神经以及喉返神经的一些感觉支支配。
9. 什么是喉外肌,以及其功能和神经支配是什么(图 5.3)?	• 胸骨舌骨肌:固定喉的尾部;颈袢神经。 • 胸骨甲状肌:固定喉的尾部;颈袢神经。 • 肩胛舌骨肌:固定喉的尾部;颈袢神经。 • 颏舌骨肌:固定喉的头部;C1 通过舌下神经(CN Ⅻ)。 • 二腹肌前腹:固定喉的头部;下颌舌骨神经(V3)。 • 下颌舌骨肌:固定喉的头部;下颌舌骨神经(V3)。 • 茎突舌骨肌:固定喉的头部;面神经(CN Ⅶ)。 • 甲状舌骨肌:固定喉的尾部;颈袢神经。

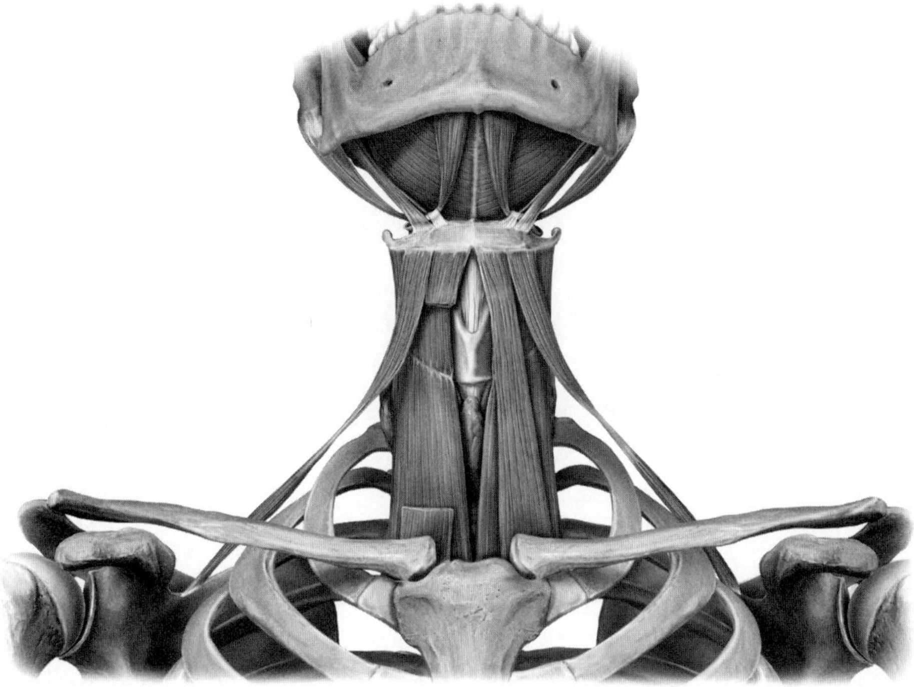

图 5.3　喉外肌：胸骨舌骨肌，胸骨甲状肌，肩胛舌骨肌，颏舌骨肌（未显示），二腹肌前腹，下颌舌骨肌，茎突舌骨肌，甲状舌骨肌。（Used with permission from Thieme Atlas of Anatomy：Head and Neuroanatomy，©Thieme 2007，illustration by Karl Wesker.）

10. 描述喉上皮的亚型。	• 声门上：假复柱状上皮（呼吸道上皮细胞）。 • 声门：复层鳞状上皮。 • 声门下：假复层柱状上皮（呼吸道上皮细胞）。 • 会厌舌面：复层鳞状上皮。 • 会厌喉面：复层扁平合并为假复层柱状上皮。
11. 真声带的层次从浅到深包括哪些结构（图 5.4）？	• 上皮。 • 浅表黏膜固有层（SLP）。 • 中间固有层。 • 深层固有层。 • 复合甲杓肌。

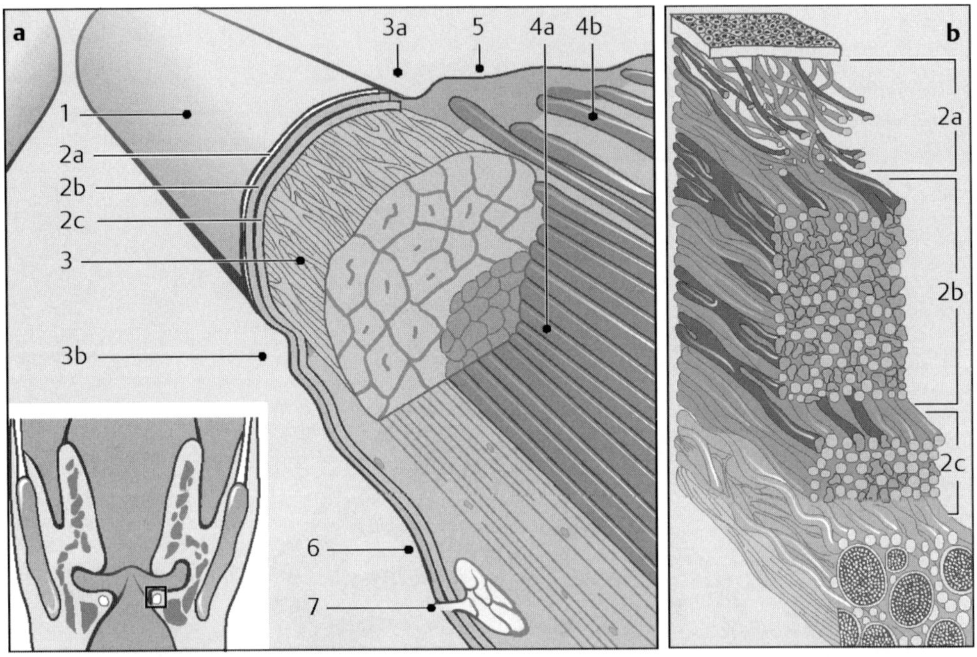

图 5.4 声带膜部的横截面。1,分层鳞状上皮；2a,固有层的表面层；2b,固有的中间层；2c,固有层的深层,2b 和 2c 构成声韧带；3,声韧带包绕声带肌；3a,上弓形线；3b,下弓形线；4a,甲杓肌的内侧部分；4b,甲杓肌的外侧部分；5,喉室的上皮细胞；6,声门下呼吸道圆柱形纤毛上皮区；7,黏液腺。(Used with permission from Behrbohm H, Kaschke O, Nawka T, Swift A. Ear, Nose, and Thorat Diseases: With Head and Neck Surgery. New York, NY: Thieme; 2009.)

12. 哪些层次组成了声带包膜部、韧带和本体部,分别怎样涉及发声的膜 - 体理论?	• 包膜部 = 上皮 + 浅表黏膜固有层(SLP)。 • 韧带 = 中间固有层 + 深层固有层。 • 本体部 = 甲杓肌。

语音和语音生理学

13. 判断题:单侧大脑皮层中风总是会导致声带麻痹。	错。真声带运动可通过脑干经由两侧锥体和锥体外系神经系统控制。运动神经的细胞体位于疑核内,而感觉神经则位于结状神经节内。因此,大脑皮层卒中很少导致麻痹。
14. 血管损伤到什么结构(多个),可能会导致在同侧和对侧身体疼痛 / 温度感觉丧失、患侧面部疼痛、共济失调、眼球震颤、眩晕、恶心、呕吐、发声困难、吞咽困难和 Horner 综合征(图 5.5)?	椎动脉或小脑后下动脉(Wallenberg 综合征)。

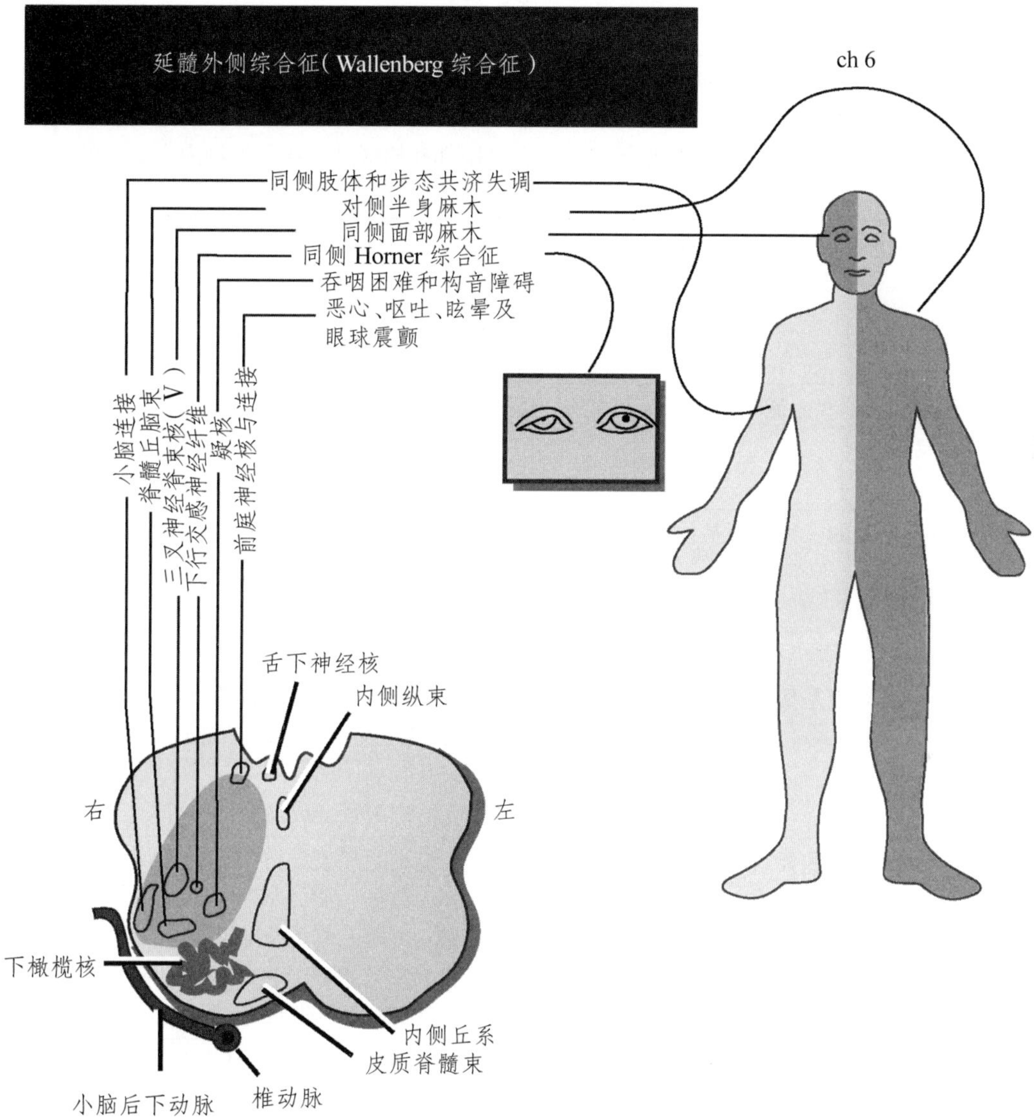

图 5.5 由椎动脉或小脑后下动脉损伤引起的延髓外侧综合征（Wallenberg 综合征）。（Used with permission from Albertstone CD，Benzel EC，Najm IM，Steinmetz MP. Anatomic Basis of Neurologic Diagnosis. New York，NY：Thieme；2009.）

15. 从迷走神经分出的喉上神经分支的尾部是 结状神经节。
哪个重要的神经结构？

16. 什么是喉部三级气道保护?	会厌。 假声带。 真声带。
17. 体检时,发现触及会厌的前端时患者出现保护性咳嗽反射,但当触及会厌喉面的根部或杓状软骨的黏膜时却没有反应。那么哪根神经最有可能受伤?	喉上神经。 会厌的前端是由舌咽神经(Ⅸ)感觉神经支配,而会厌跟部和杓区是由喉上神经内支支配的。
18. 喉关闭反射由哪四个不同的刺激产生。	• 温度。 • 机械。 • 化学。 • 气味。
19. 在插管过程中,哪些血流动力学反应可能是刺激喉部引起的?	心动过缓和低血压,心血管功能衰竭。 喉循环反射[喉上神经或者喉返神经→中枢神经元→迷走神经→心脏]。
20. 喉呼吸道感受器的三种类型是什么?	• 负压感受器:保持吸气期间呼吸道通畅。 • 气流感受器:通过空气流动刺激形成的低温感受器。 • 呼吸驱动感受器:提供喉部本体感觉。
21. 语音三个基本要素是什么?	• 发声:声带振动导致声音的产生。 • 共振:喉部发声的调节是通过声道内的振动感应实现的。 • 清晰度:把声音变成文字的操作。
22. 声音的产生需要哪些要素?	• 动力:充足的呼吸支持(肺)。 • 振动来源:喉。 • 谐振腔:声门上声道及咽部。 注:正常发声要求具有良好的振动介质;正常声带形状,以及调节真声带张力、长度和形状的能力。
23. 喉上神经损伤会对声音产生怎样的影响?	由于缺少了喉上神经外支对环甲肌支配的动力,引起上部音调的缺失,导致无法增加声带张力。
24. 声音产生的强度或响度与哪个位置的气压直接相关?	声门下。
25. 描述发声的体层-被覆层理论。	由于声门的质量和成分不同,当气流通过声门时被覆层(SLP)和体层(甲杓肌肉)以不同的速度移动通过。这个变化引起的振动会产生蜂鸣声。然后声门上声道调节这种声音以发声。

26. 音调（或频率）可以通过调整声带的长度和张力而改变。如果这是由甲杓肌和环甲肌的收缩完成的，那么涉及哪些神经呢？	甲杓肌：喉返神经（RLN）。 环甲肌：喉上神经（SLN）外支。
27. 如果通过声带的气流体积恒定，气流速度将在真声带的水平增加。速度的增加导致压力降低以及声带的内收运动。这种效应叫什么呢？	Bernoulli 效应。
28. 描述发声的肌弹性 - 空气动力学原理。	这是声音振荡的早期模型，该模型假设 Bernoulli 效应可以使声带闭合，而从肺部增加在声门下的压力将起到打开声门的作用。这将发生在很短时间内，致使空气的单个抽吸被释放。声音产生被认为是这些抽吸的汇总，依赖于声源强度、声源信号的频率和声门上喉部气道。
29. 演讲中的哪个部分描述了节奏、重复或延长的音节、语音、重音、语调？	韵律学。

评估

30. 第一个以患者为基础的语音专用结果指标是嗓音障碍指数。这是一个包含 30 个问题的评估，重点放在哪三个领域？	语音障碍的功能，身体和情感方面。
31. 哪些语音专用患者报告的测量结果使用 10 个问题来评估患者身体功能和的社会情感状态，以及它是如何衡量的？	V-RQOL。每个问题给出 1~5 分，其中 5 代表严重问题，1 代表没有问题。然后通过一个方程式来计算最终得分，总分为 100 分，分数越高代表生活质量越好。
32. 列举出三个重要的声音参数。	• 频率（音高）。 • 强度（响度）。 • 质量（音色）。
33. 什么术语是指声波波形中每秒的重复周期数（Hz）？	频率。
34. 定义成年男性和女性声音的基础频率和范围。	语音的主要音调成分： • 正常成年男性（70 岁之前）：100~125Hz。 • 正常成年女性：190~225Hz。
35. 我们用什么来表述通过频率（或基频）来判定声音的质量？	音调。
36. 哪个声术语用来定义语言的音量或声压等级？	强度（通常男性和女性的对话时的音量都为 70dB）。

37. 哪些因素是最常影响音量或强度的?	声门下区的压力,频率,语音取样,声门阻力和气流速率。 使用的设备的类型,声源的距离,以及环境噪声也可以影响音量测量。
38. 在语音的声学分析中,哪些参数最常用于评估频率?	• 平均口语基本频率。 • 最大发声频率范围。
39. 除了音调,强度和韵律,还有什么可以用来描述声音的质量或特性?	质量(音色):平度,呼吸音和应变力。
40. 什么是一个声波频率的感知相关成分?	音调(频率的感知归属关系)。
41. 什么是一个声波振幅的感知相关成分?	体积是振幅的感知相关成分。
42. 在语音的声学分析,jitter(基频微扰)在哪个参数中被定义为周期对周期的变化?	波的频率(正常 = 0.40%)。
43. 在语音的声学分析,shimmer(振幅微扰)在哪个参数中被定义为周期对周期的变化?	波的幅度(正常 = 0.50 dB)。
44. 在语音声学分析中什么是最常用于评估声音质量的?	短期微扰措施(唯一可靠的近周期信号): • jitter:在频率中周期对周期的变化。 • shimmer:在振幅中周期对周期的变化。 注:没有一种单一的测试可以可靠地评估语音质量。
45. GRBAS 量表是一个评估工具,它尝试规范语音质量的听觉感知评估。GRBAS 代表什么,是如何评分的?	G(级别):总体严重程度。 R(粗糙度):不规则声带振动的心理声学印象。 B(气息声):通过声门漏气的心理声学印象。 A(无力):虚弱或缺乏力量的声音。 S(紧张):发声功能亢进状态的心理声学印象。 0:正常。 1:轻度。 2:中度。 3:严重。
46. GRBAS 量表的主要缺点是什么?	它不提供具体的管理参考或分析指南。
47. 哪个听觉感知评估工具使用视觉模拟评分(100mm 线;增加与左侧的距离表明严重程度增加)用来评估语音的六个参数:整体严重程度、粗糙度、气息声、应变、音调和响度,以及它是如何评分的?	共识听觉感知语音评估(CAPE-V): 得分基于两个持续元音,六个标准句子和 20 秒以上自然表述的讲话。这六个参数是用来评估共振差异及参数是恒定的还是间歇性的。

48. 定义以下术语： （1）失声。 （2）呼吸音。 （3）复音。 （4）声嘶。 （5）颤振。 （6）声音沙哑。 （7）鼻音过重（嗡声，鼻音）。 （8）鼻音过轻。 （9）洪亮。 （10）过紧（刺耳，被勒住）。 （11）震颤。	（1）不能持续或间歇地使声带产生振动。注：停止发声为突然停止。 （2）在发声过程中含有吸气（呼气）的声音。 （3）发声时有两个独立的高音。 （4）发声异常。 （5）发声的振幅或频率始终在 8~12Hz。 （6）粗糙而又带有气息声的声音。 （7）过多的声能穿过开放的舌根连接到鼻道形成的音质。 （8）声能不能连接到鼻道形成的音质。 （9）环绕或控制很好的音质。 （10）需要努力发声的音质。 （11）一个循环参数为 1~5Hz 的调制参数（如振幅或基波频率），无论是在神经系统的神经还是神经和生物力学特性的相互作用。
49. 对发声困难患者听觉感知评估的重要辅助手段是视觉感知评估，其结果为引起相关语音发生的原因、维持或发音困难的效果的可见性和物理方面的评估。评估的五个方面是什么？	• 总体外观。 • 姿势、呼吸、骨骼肌肉紧张度。 • 神经功能障碍。 • 物理形态学异常。 • 疾病的临床表现。
50. 当评估一个怀疑由于肌紧张或肌力使用不当引起发音障碍的患者，可以在办公室完成哪些触觉感知测试，来提供功能障碍的临床评估？	• 在休息和发声时对舌骨上，甲状舌骨，环甲肌和咽部肌肉进行触诊。 • 评估甲状舌骨对声门上区前上间隙的压缩。 • 临床医师应评估紧张度，肌肉痉挛，甲状软骨和舌骨间间隙缩小或活动上的不适。
51. 用来测量患者在最大吸气后维持一个元音发音时间长度的空气动力评估是什么？	最大发声时间（指呼吸支持和发声效率）应报告三个试验中最长的。通常，成年女性为 15~25 秒，成年男性为 25~35 秒。
52. 声门下气压（力 / 单位面积）可以通过临床测量清辅音过程中的口腔内气压进行评估。是什么影响了正常的压力峰值变化的大小，男性和女性正常值是多少？	响度、年龄、性别、辅音和上下文语境。 • 男性：7.52 cm H_2O。 • 女性：6.43 cm H_2O。 注：1 cm $H_2O \approx 0.1$ kPa
53. 什么术语用来描述声带振动所需要的最小声门下压力？	发声压力阈值。

54. 定义跨声门气流和在不同性别的区间范围。	跨声门气流是在一个特定的周期通过声门的空气量。它能够在持续发声或连接发声中被跟踪，并与呼吸相关。 • 男性：100~183 mL/s。 • 女性：91~156 mL/s。
55. 经喉气压和经喉气流的比值的术语是什么？不同性别的正常值是多少，什么是知觉归属关系？	喉气道阻力。 • 男性：25~45 cm H_2O/（L·s）。 • 女性：27~51 cm H_2O/（L·s）。 发声力、强度、张力。
56. 把两个电极放在颈部检测它们表面的低频电极信号传导，以此来评估声带振动的试验叫什么？	电声门图。
57. 视网膜每秒最多能够区分多少图像，这与声带振动的速度相比得到什么结果？	• 视网膜：每秒 5 个图像（Talbot 定律）。 • 声带：每秒 75~1000 次。 因此，肉眼看不到声带振动。
58. 频闪喉镜采用氙气灯来观察喉部的短暂快照，融合图像，以及"减缓"的振动运动。这样人类通过视网膜就能看到了。为什么喉频闪观测仪需要一个麦克风呢？	麦克风被放置在患者的颈部以感应喉部振动，进而控制氙气灯点火的速率。光激活必须与喉部振动时不同步，以识别运动。
59. 给频闪喉镜分级的五个重要标准是什么？	• 对称性。 • 周期性。 • 幅度。 • 黏膜波。 • 闭合。
60. 定义下列术语： • 对称性。 • 周期性。 • 幅度。 • 黏膜波。 • 闭合。	• 对称性：两个声带镜面外观。 • 周期性：连续声门循环规律。 • 幅度：中间膜线横向偏移。 • 黏膜波：遍布本体（甲杓肌）的表层（浅表黏膜固有层）的垂直和水平运动。 • 闭合：声门的软骨和膜部分合拢。
61. 用频闪喉镜检测正常患者时，黏膜波将会出现在真声带上部的哪一小段？	从真声带的下边缘到内侧边缘，越过大约一半的上表面。
62. 判断题：频闪喉镜是对所有的包括那些没有真正的声带周期性振动的语音病症进行评估的优秀工具。	错。频闪喉镜分析只涉及声带周期振动。

63. 与频闪喉镜相比，电视波纹摄影术的主要优势是什么？	电视波纹摄影术能捕获单个声门周期的多个图像，且允许非周期声带振动分析。 频闪喉镜仅在周期性声带振动的设定中有效，且提供的是图像的平均值。
64. 什么改变了的音质、音调、响度、交流或与语音相关的生活质量？	发音困难。
65. 什么是发音困难（声音嘶哑）常见的危险因素？	• 上呼吸道感染。 • 近期或正处于感染。 • 过度使用、误用或滥用声音。 • 近期颈部创伤。 • 近期外科手术史（如呼吸道、颈部或胸部手术）。 • 近期插管。 • 抽烟和饮酒。 • 反流。 • 神经系统疾病。 • 精神疾病或应激。 • 甲状腺功能减退症。 • 近期窒息或异物误吸 / 误食。
66.（1）声门上、（2）声门、（3）声门下或（4）气管支气管气道阻塞时，可见什么类型的喘鸣？	（1）吸气性。 （2）吸气性或双相性。 （3）双相性。 （4）呼气性。
67. 当发生了疑似误吸事件时，描述一个情况稳定的患者的病史和评估的最重要的方面。	SPECS-R* S：在临床检查中梗阻的严重程度。 P：梗阻的进展。 E：无法进食，发育停滞。 C：发绀发作。 S：睡眠障碍。 R：影像学异常（仅当获取的信息将变更管理以及患者不处于急性窘迫时）。 * 临床疑似：亲历误吸等。

非手术治疗

68. 对于发声困难的患者，什么时候单独进行声音治疗是合适的？	当排除了医疗上和外科手术可治疗的原因后，患者仍然有声音相关的生活质量的下降。
69. 什么时候应该给声音嘶哑（发音困难）的患者开处方抗反流药物？	只有反流疾病或慢性喉炎的体征或症状时。

70. 判断题：质子泵抑制剂（PPI），可引起部分患者发声困难。	对。PPI 使用可引起喉干燥和念珠菌感染，导致发音困难。
71. 为什么组胺 2（H2）受体拮抗剂西咪替丁和雷尼替丁不论是和三环类抗抑郁药还是苯二氮䓬类药共同处方时都要慎用？	西咪替丁和雷尼替丁（在较小程度上）抑制了可以代谢这些药物的细胞色素 p450 酶，导致血液浓度升高。
72. PPI 治疗最常见的副作用是什么？	腹痛、腹泻、恶心、呕吐、肝功能指标升高、念珠菌病、头痛和骨质疏松症。
73. 哪种治疗哮喘的药物与声音的变化有关？	吸入性和全身性类固醇，β 受体激动剂和抗胆碱药。
74. 为什么要监测专业嗓音工作者甲状腺激素的水平？	甲状腺功能减退可能引起声音的变化。
75. 描述与激素疗法有关的声音变化（雄激素、雌激素、孕激素）。	基频降低，粗糙度增加。
76. 描述间接和直接声音治疗之间的差异。	间接语音治疗的重点是改善发音卫生和减少发音创伤。直接语音治疗的重点是改进发声。
77. 什么语音治疗技术已被证明可改善帕金森病患者的语音和语音相关的活动？	Lee Silverman 语音疗法（LSVT）。

良性疾病

78. 由于声音的滥用、误用和过度使用导致各种声带损伤。这种类型的损伤被称为？	发声创伤。
79. 声音滥用导致的真声带损伤最常见的部位在哪里？	中膜声带。
80. 真声带的前 1/3 和中间 1/3 的浅层良性增生称为什么？它可以是急性的（水肿、红斑、多血管）或慢性的（坚硬的、非血管性的、由于瘢痕沉积和纤维化引起的增厚）。	声带小结。
81. 声带小结的最常见的原因是什么？	发声创伤（如唱歌，尖叫）。
82. 在任何手术干预声带小结之前，优先处理的是什么？	语音治疗。
83. 除了语音治疗，对于声带小结患者的治疗，哪两个伴随的医学状况需要改善？	• 咽喉反流。 • 过敏。
84. 描述引起声带小结病理的生理顺序。	过度振动引起的创伤导致中膜部血管充血及黏膜下水肿。如果声带创伤持续，可能会出现浅表固有层透明变化和上皮层增厚。
85. 什么时候考虑手术切除声带小结是合适的？	当尝试过适当的语音治疗后声带受损情况仍然存在。

86. 描述声带小结和声带息肉之间的差异。	小结通常是双侧的，由炎性组织构成，对声音休息有反应。它们有众多的表现（出血 / 水肿、有蒂 / 无蒂、凝胶状 / 透明状）。息肉可以是单侧的或者双侧的，要么充满凝胶样物质，要么充满血液，通常对声音休息没有反应。
87. 声带息肉两种最常见的病因是什么？	发声创伤和出血。
88. 单侧声带息肉首选怎样的治疗方法？	语音疗法最初可提供优化语音使用的手段。然而，息肉很少对单一的治疗起反应，显微切除通常是必要的。应当切开上皮下至病变所累及的浅表黏膜固有层。
89. 当患者接受了声带息肉显微切除术后，在术后早期通常建议使用多大的声音？	彻底的声音休息。
90. 在最大用声期间突然失声，最有可能与什么类型的声带病变有关？	声带出血或单侧出血性息肉。
91. 声带出血首选什么治疗？	这是一种喉科紧急情况，首选的治疗为 7~14 天的彻底声音休息并进行随访以确保出血吸收，并确定一个可以治疗的变种。如果出血没有被再吸收，提示要行脊髓索切开术让血液流出。
92. 描述声带瘢痕和声带沟之间的差异。	在声带瘢痕，黏膜固有层被异常纤维和杂乱无章的组织替代。在声带沟，固有层已经退化或消失，留下上皮内层凹陷到声韧带或更深。
93. 描述不同类型声带沟。	• Ⅰ型（生理型）：上皮纵向凹陷至浅层固有层，但未及声韧带。 • Ⅱ型：上皮的纵向凹陷下至声韧带或更深的水平。 • Ⅲ型：上皮细胞的局灶性凹陷到达或穿越声韧带。
94. 描述治疗声带沟的常见手术。	• 冷冻仪器破坏和释放声带沟的基底，重新覆盖上上皮和浅表固有层。 • 激光破坏和重新覆盖。 • 冷冻仪切除。 • 冠状切割以释放瘢痕带。 • 脂肪、筋膜或人造真皮植入。 • KTP（磷酸钛氧钾）或 PDL（脉冲染料激光）治疗。 注：手术切除可改善症状，但技术和结果具有高度不确定性。

95. 继发于声带瘢痕或声带沟的发音困难的原因是什么?	真声带的表层黏膜固有层的硬化。
96. 哪些良性病变常发生在声带的后部,靠近声带突,要么是溃疡性要么是结节状息肉样突起?	声带肉芽肿。
97. 声带肉芽肿 / 接触性溃疡是什么结构受到慢性刺激和炎症引起的?	杓状软骨膜。
98. 描述与插管相关的声带肉芽肿和与插管不相关的声带肉芽肿之间的差异。	• 插管相关的肉芽肿往往在拔管的几个月内自行缓解。 • 非插管相关的声带肉芽肿通常是难以治疗的,需要进行全面评估,以识别和消除诱发因素,如反流、嗓音滥用、慢性咳嗽或过敏。
99. 声带肉芽肿的首选治疗是什么?	• 插管相关的肉芽肿可能会自行缓解。 • 非插管相关的肉芽肿除了消除影响因素(如抗反流药物,类固醇可能限制炎症反应)外,应采取基本语音保守治疗。 • 手术是最后手段(如巨大、带蒂病变)。
100. 你正在为一名 21 岁男性患者进行间隔气道检查,他在 10 天前的一场交通事故中幸免于难。他遭受了气管裂伤和多发性创伤,并且由于神经系统损伤严重,要求不断地给予镇静。他带有一根 8-0 的气管插管,尽管他的气管愈合良好,你注意到在真声带后部和声带突的位置有一个带蒂病变。应该立即采取什么措施进行干预?	缩小其气管内插管(ETT)。
101. 患者有发音障碍。喉镜检查发现双侧声带表面和边缘苍白、水样、无蒂、流动的液体聚集。最可能的诊断是什么?	任克水肿(也称为双侧弥漫性息肉或吸烟者息肉)。
102. 导致双侧声带弥漫性息肉样变(任克水肿)声音变化的机制是什么?	在浅表固有层凝胶状物的积聚增加了声带的质量。
103. 哪些危险因素与任克水肿的严重程度有关?	年龄、咽喉反流、声带滥用、声带功能亢进、吸烟和甲状腺功能减退。
104. 判断题:任克水肿相关的息肉样变是永久性的。	对。然而,水肿和膨胀的程度可能随声音使用和加剧因素而波动。
105. 什么样的初期治疗可以用于声带双侧弥漫性息肉病(任克水肿)?	戒烟,控制反流,减少发声创伤。

106. 如果对任克水肿患者保守治疗失败。怎样进行主要的手术干预？	黏膜微皮瓣息肉切除术，与声带剥离相比可以降低术后语音功能不全的发生。
107. 上呼吸道可能发生血管神经性水肿的两种机制是什么？	肥大细胞介导和缓激肽诱导。
108. 如果怀疑是遗传性血管水肿，需要做什么实验室检查来确诊？	C1 酯酶抑制剂水平。
109. 列举喉囊肿的三种类型。	• 袋状囊肿。 • 导管囊肿。 • 声带囊肿。
110. 声带囊肿一般发生在浅表固有层内（尽管它们可能出现在声韧带或声带上皮层）。它们可能开口于声带上皮层且与声带沟相关，并且它们通常与对侧的结节联系在一起。声带囊肿有哪两种最常见的亚型呢？	• 黏液潴留囊肿（时大时小）。 • 表皮样 / 角化囊肿（相当稳定，更白）。
111. 声带囊肿的首选治疗方法是什么？	对于保守治疗后病变持续存在的，包括尝试进行语音治疗，保留上皮层和浅表固有层的微皮瓣切除术，还可用生理盐水（或其他物质，如胶原）注入浅表黏膜固有层。
112. 哪个鳃裂产生的囊肿可能涉及喉？	第三鳃裂。
113. 会厌喉面发现一个大囊肿，造成部分阻塞。囊肿表面覆盖着圆形半透明的光滑的黏膜。怎样的治疗方法最好？	内镜下切开引流术随后袋形缝合（黏液潴留囊肿）。
114. 一名有插管史的患者在不到 24 小时内发生了喘鸣和呼吸困难，并发现有声门下囊肿。这种病变的发生最有可能的原因是什么？	获得性声门下（导管）囊肿导致黏膜损伤，阻塞了黏液腺的导管。
115. 什么结构包含位于假声带和甲状软骨之间的盲囊，其开口于喉室前 1/3，衬有呼吸道纤毛上皮和黏液腺，并负责润滑振动中的声带？	喉小囊（喉附器）。
116. 当囊腔开口被阻塞导致假声带内黏液填充扩张，会出现什么病理学表现？	袋状囊肿。
117. 什么是袋状囊肿形成（囊口阻塞）最常见的原因？	感染、近期插管、癌症或占位效应。
118. 什么类型的袋状囊肿向后延伸首先会涉及会厌皱襞？	侧袋状囊肿。
119. 什么类型的袋状囊肿的向内延伸到真假声带之间的喉腔？	前袋状囊肿。

120. 前袋状囊肿和侧袋状囊肿的区别在哪里?	前袋状囊肿位于真假声带之间。侧袋状囊肿位于假声带和会厌皱襞之间。
121. 与袋状囊肿相关的最常见的初始症状和体征是什么?	• 婴儿:呼吸窘迫、发绀、喘鸣、喂养困难。 • 成人:发声障碍、呼吸困难、吞咽困难、疼痛、颈部有肿块。
122. 袋状囊肿首选什么治疗?	袋形缝术或完全切除。成年人应进行活检,以排除癌症。
123. 什么是喉小囊的内侧和外侧边界?	小囊的内界是假声带,外界是甲状软骨。
124. 当囊腔变得扩张或突出,充满气体,并保留一个特有的孔,会导致怎样的结果?	喉气囊。
125. 描述喉气囊和袋状囊肿之间的相似性和差异。	无论是喉气囊还是囊性囊肿都属于囊腔扩张。喉气囊是与喉腔相通的充满气体的扩张囊腔。囊性囊肿是不与喉腔相通的充满液体的扩张囊腔。
126. 什么类型的喉气囊局限于喉内?	喉内型喉气囊。
127. 什么类型的喉气囊经甲状舌骨膜横向延伸到颈部?	喉外型或混合型喉气囊。
128. 描述喉内型喉气囊和喉外型或混合型喉气囊的差异?	• 喉内型喉气囊:位于甲状软骨内。 • 混合型(喉外型)喉气囊:延伸穿过甲状软骨膜。
129. 与喉气囊相关的最常见症状是什么?	大多数无症状。然而,症状可包括发声困难、呼吸困难、哭声无力和失声。喉外型喉气囊可能表现为颈部间歇性肿块。
130. 喉内型喉气囊怎么治疗?	可以通过内镜或外部入路完全切除。不建议袋形缝合。
131. 如何治疗较大的混合型或喉外型喉气囊?	一般来说,建议外部入路,经甲状软骨膜完全切除,并切断紧贴囊腔的开口。然而,即使是较大的病变,也有内镜下完整切除的案例。
132. 对于双侧合并喉气囊进行手术修复最大的风险是什么?	继发于双侧喉上神经内支损伤引起的误吸。
133. 当袋状囊肿内充满脓性残渣时,称之为什么?	喉脓囊肿。
134. 喉脓囊肿怎样处理?	喉脓囊肿为一种外科急症。要保持气道通畅,行内镜下切开引流及培养。无论引流时或确定急性感染期后,都建议进行内镜下或外部入路彻底切除。急性发作期的医疗处理包括静脉注射抗生素、退热药及类固醇。

135. 描述年龄对说话声音基本频率的正常影响。	男性与女性一样，说话声音的音调随着年龄达到某个点而降低，然后再开始升高。
136. 描述随年龄出现的喉部变化。	肌肉萎缩，声韧带变薄，黏液腺变性，软骨骨化和上皮增厚。
137. 说出三种有助于理解听上去“上了年纪”的声音的生理变化。	• 漏气。 • 喉紧张。 • 震颤。
138. 患者左喉上神经外置麻痹，他发高声调时会厌偏向哪个方向？	左侧。朝向环甲肌肌力弱的那侧。
139. 判断题：声带萎缩可能是老年患者对声音抱怨的唯一原因。	错。老年患者的声音障碍比起单独由声带萎缩引起，更有可能是衰老疾病及相关药物引起的，容易混淆。声带萎缩是排除了所有可能原因后的一种诊断。
140. 慢性咽喉炎与急性咽喉炎区别在哪里？	慢性咽喉炎导致慢性功能障碍。
141. 为了改善喉卫生，哪三个习惯应该被限制或禁止？	• 吸烟。 • 饮酒。 • 喝咖啡。
142. 与反流性咽喉炎相关的最常见症状是什么？	• 声嘶。 • 咳嗽。 • 梅核气。 • 清喉。 值得注意的是，只有不到50%的患者有反流的消化道症状。
143. 描述咽喉反流（LPR）和胃食管反流之间的关键区别。	咽喉反流的患者不太可能有食管炎（25%）或胃灼热感（<40%），而且不太可能有长时间的食管酸暴露或食管运动功能障碍。患者往往“白天”反流，其原因被认为是上部食管括约肌功能障碍。
144. 如何诊断咽喉反流？	有关于最佳诊断标准和测试的使用存在明显争议。然而，诊断通常基于以下几点： • 临床病史：直立时出现反流症状、发音困难/声音嘶哑、咳嗽、咽异物感、清喉及吞咽困难。 • 根据患者的反流结果评分，给予质子泵抑制剂的经验性治疗能使症状改善。 • 喉镜检查：黏膜水肿、损伤、炎症。 • 使用双pH探头、口咽探头或阻抗探头来监测反流。

145. 如何治疗咽喉反流？	推荐抑酸治疗和改变生活方式相结合。尽管美国科学院耳鼻咽喉－头颈外科（AAO-HNS）同意使用质子泵抑制剂和H2受体阻滞剂治疗，但对于孤立的咽喉反流，仍然有些争议。
146. 进行性喉软骨坏死（放射性坏死）最常见的危险因素是什么？	辐射的剂量 / 时间、感染、血管健康状况不佳（即吸烟、糖尿病以及相似情况）。
147. 描述Chandler分类系统对放射性喉坏死分类和相应治疗建议。	• Ⅰ级：轻度声嘶 / 干燥，轻度水肿、毛细血管扩张；对症护理：加湿、抗反流药物、戒烟。 • Ⅱ级：中度声音嘶哑 / 干燥；同Ⅰ级相似的症状和治疗。 • Ⅲ级：重度声嘶伴呼吸困难，中度吞咽疼痛及吞咽困难；声带运动严重受损或者一侧声带固定，明显水肿，皮肤变化；对症护理：类固醇、抗生素，必要时，行气管切开术或喉切除术。 • Ⅳ级：呼吸窘迫、严重吞咽困难、消瘦、脱水；瘘管、口臭、皮肤喉固定、气道阻塞、发热；对症护理：气管切开术和喉切除术。
148. 除了对症护理、抗生素和类固醇，在为了喉软骨坏死和放射性坏死而行喉切除术前，可以尝试哪些额外的保守措施？	高压氧疗法。

良性肿瘤

149. 喉软骨瘤最常见于何处？	后环状软骨板。
150. 据Myers-Cotton分级系统，气管管腔的90%梗阻的声门下狭窄属于哪一级（表5.1）？	Ⅲ级。

表5.1　Myers-Cotton分级：声门下狭窄

分级	管腔阻塞程度
Ⅰ	0~50%
Ⅱ	51%~70%
Ⅲ	71%~99%
Ⅳ	100%

Data from Myer CM, O'connor DM, Cotton RT. Proposed Grading System for Subglottic Stenosis Based on Endotracheal Tube Sizes. Ann Otol Rhinol Laryngol. 1994;103:19-3.

151. 气管插管导致的喉气管狭窄损伤机制是什么？	套管气囊或套管本身压力压迫导致黏膜缺血性坏死。继发性愈合导致纤维化和瘢痕收缩。

152. 判断题：喉软骨肿瘤的大约80%是软骨瘤。	错。软骨瘤最初约80%被认为是喉软骨肿瘤，但后来知道是将低度恶性的软骨肉瘤误诊为软骨瘤导致的过高估计。软骨瘤的真实数量远低于80%。
153. 喉软骨瘤怎样治疗？	如果可能，彻底切除至阴性边缘。
154. 大约有百分之几的良性喉部病变是神经源性的？	0.1%~1.5%。
155. 最常见的良性神经源性喉部肿瘤是什么？	喉神经鞘瘤（最常见）、神经纤维瘤和颗粒细胞肿瘤。神经鞘瘤和神经纤维瘤最常见于喉上神经的内支。
156. 喉内神经纤维瘤最常见于哪个部位？	杓状软骨复合体和杓会厌皱襞。 虽然可以发生在神经纤维瘤病Ⅰ型（von Recklinhausen病）患者中，但孤立的喉神经纤维瘤更常见。
157. 哪种神经源性的喉部肿瘤上覆黏膜假性上皮瘤样增生，通常被误诊为鳞状细胞癌？	颗粒细胞瘤。
158. 因为颗粒细胞瘤有恶性转化的危险（2%~3%），所以应该切除。应寻找怎样的病理表现验证其为良性肿瘤？	• 大的多面体细胞，可含有大量胶原蛋白、嗜酸颗粒状胞浆，以及位于中央的泡状核。 • （+）过碘酸希夫（PAS），（+）S-100，（+）神经元特异性烯醇化酶，（+）NK 1-C 3。
159. 颗粒细胞瘤可能起源于什么细胞？	施万细胞。
160. 良性神经源性喉肿瘤怎么处理？	内镜检查及活检。 • 小病变：内镜下完全切除。 • 大病变：通过外部入路完全切除。这些都是良性病变，因此，保守完全切除，保留发声功能应该是目标。
161. 喉部的最常见的良性肿瘤是什么？	复发性呼吸道乳头状瘤（RRP）。
162. 由最常见的人乳头状瘤病毒（HPV）的亚型引起的RRP中，哪种亚型具有更严重的临床病程？	HPV 11：更频繁的手术治疗及较高气道阻塞的发生率。HPV 6和11在RRP中最常见。
163. 幼年型和成年型RRP相比，哪一种更倾向于侵袭性的发病过程？	幼年型RRP多呈弥漫性、外生性，干预后常迅速复发。
164. 对于有症状的RRP患者，治疗护理标准是什么？	不破坏正常组织的手术切除。
165. 描述造成RRP的病毒的类型和结构	HPV是乳多空病毒科的乳头瘤病毒，含无包膜二十面体衣壳和双链环状DNA基因组。

166. 什么是喉部淋巴畸形?	• 在喉内中心充满浆液的淋巴管集合。 • 很少且仅局限于喉部。
167. 喉部淋巴畸形的表现是什么?	• 无症状与喘鸣、运动时呼吸困难和呼吸窘迫。 • 感染期间更严重。
168. 喉镜显示柔软、光滑、无痛、可压缩在喉部的肿块。成像显示由结缔组织包裹充满液体的区域。可能的诊断是什么?	淋巴畸形。
169. 怎样的治疗方法可用于喉部淋巴畸形?	对于有症状或有缺陷的病变,减容手术是首选的治疗。大囊性病变可考虑硬化剂治疗。50% 患有头颈部广泛病变的患者需要行气管切开术。
170. 判断题:水囊性淋巴管瘤和海绵状 / 微囊性淋巴管瘤都对手术切除反应良好。	错。水囊性淋巴瘤由大囊肿组成,适合进行手术切除。然而,海绵状 / 微囊性淋巴瘤是由非常小的囊肿组成,很难切除,手术后易复发。
171. 尽管成人喉血管瘤是罕见的,其表现如何?	呼吸道症状包括出血、喘鸣、发声困难、轻度呼吸困难、吞咽困难及打鼾。
172. 判断题:喉血管瘤在左侧比右侧更常见。	对。
173. 喉血管瘤如何诊断,它们是如何发展的?	检查中可见覆盖在血管间质上薄而易碎的黏膜。T2 加权 MRI 可有助于划定范围。这些常见于成人声门上区,一般不会自发消退。
174. 其他方面都健康的成人患者如有无症状的喉血管瘤,该选择怎样的治疗?	成人血管瘤不需要积极治疗,除非他们有症状。必要时,可以考虑使用皮质类固醇治疗或放疗。
175. 婴幼儿血管瘤一般在什么时候开始萎缩,以及何时会完全消退?	婴幼儿血管瘤在 12~24 个月时开始消退;50% 的患儿在 5 岁前完全消退,70% 在 7 岁前会完全消退。

感染性疾病

176. 哪些病毒与急性病毒性咽喉炎有关?	鼻病毒、副流感病毒、流感病毒、腺病毒、呼吸道合胞病毒、单纯疱疹病毒(HSV)、冠状病毒。
177. 什么药物已被证明可显著改善急性病毒性咽喉炎引起的相关不适?	非甾体抗炎药。 在一项前瞻性双盲研究中,氟比洛芬含片与安慰剂相比,能显著改善急性病毒性咽喉炎引起的喉咙痛。
178. 急性病毒性咽喉炎是否需要使用类固醇治疗?	治疗主要是支持疗法(雾化和语音休息),如有证据显示升级为气道损伤(类固醇、PPI、抗生素治疗二次感染、加湿)。然而,单剂量的地塞米松(0.16mg/kg)已显示出在注射后 24 小时内能减轻中重度喉气管炎儿科患者的总体严重程度。

179. 描述成人副流感病毒感染的临床表现。	• 免疫正常：轻度上呼吸道感染。 • 免疫力低下：肺炎（可能致命）。
180. 什么传染源是成人会厌炎的潜在感染原因？	• 一系列广泛的细菌 [b 型流感嗜血杆菌（乙型流感嗜血杆菌）、其他嗜血杆菌菌株，肺炎链球菌、金黄色葡萄球菌、β- 溶血性链球菌等]，病毒（单纯疱疹病毒 1 型、水痘带状疱疹病毒、副流感病毒 3 型、B 型流感病毒，EB 病毒），以及真菌（念珠菌）感染。 • 非感染性原因（热损伤、机械损伤或化学损伤）也是可能的。
181. 成人声门上喉炎（会厌炎）与儿童会厌炎有什么不同？	表现往往是不那么明显，最常见的最初症状和体征包括咽喉肿痛、吞咽困难、发热和呼吸困难。不到 20% 的病例需要气道介入。
182. 一个患有会厌炎的成年患者表现出轻度呼吸窘迫、喉入口 <50% 阻塞、无喘鸣、流涎或发绀，应选择怎样的治疗策略？	在重症监护室（ICU）密切观察，可优先使用气道处理急救车，以及经验性抗生素治疗包括第三代头孢菌素和对抗 MARS（耐甲氧西林金黄色葡萄球菌）有活性的抗葡萄球菌抗生素。糖皮质激素可以考虑，但通常不推荐。
183. 喉软骨原发感染可发生在创伤、辐射、气管插管、气管切开或异物吸入后。癌症和复发性多软骨炎也是危险因素。这种感染是什么？	软骨炎（主要影响软骨）或软骨膜炎（软骨外膜损伤伴或不伴软骨下损伤）。
184. 急性真菌性咽喉炎最常见的病因是什么？	白色念珠菌。
185. 如何确诊念珠菌性咽喉炎？	通常行组织活检排除癌症，或用拭子和真菌染色（不常使用）。
186. 慢性真菌性咽喉炎是由哪些真菌菌株引起的？	芽生菌（美国南部）、组织胞浆菌（美国俄亥俄河和密西西比河流域）、球孢子菌（美国西南部和墨西哥）、副球孢子菌和隐球菌。念珠菌性咽喉炎常为急性，但也可能是慢性的。
187. 真菌性咽喉炎的危险因素是什么？	咽喉反流、免疫抑制、全身使用或吸入类固醇、广谱抗生素治疗和吸烟。
188. 如何治疗真菌性咽喉炎？	全身性抗真菌药物（如两性霉素 B、酮康唑、伊曲康唑、氟康唑、制霉菌素）。外用疗法也可以片剂或锭剂的形式使用（如咪康唑、克霉唑、制霉菌素）；然而，不推荐这种治疗用于侵入性或全身性感染，常常不能长期控制。

189. 发展成慢性细菌性咽喉炎的易感风险因素是什么？	既往长时间插管，复发性多软骨炎，近期病毒性咽喉炎感染史，免疫功能下降和反流。

全身性疾病

190. 喉结节病最常影响的部位是哪里（图5.6）？	会厌。

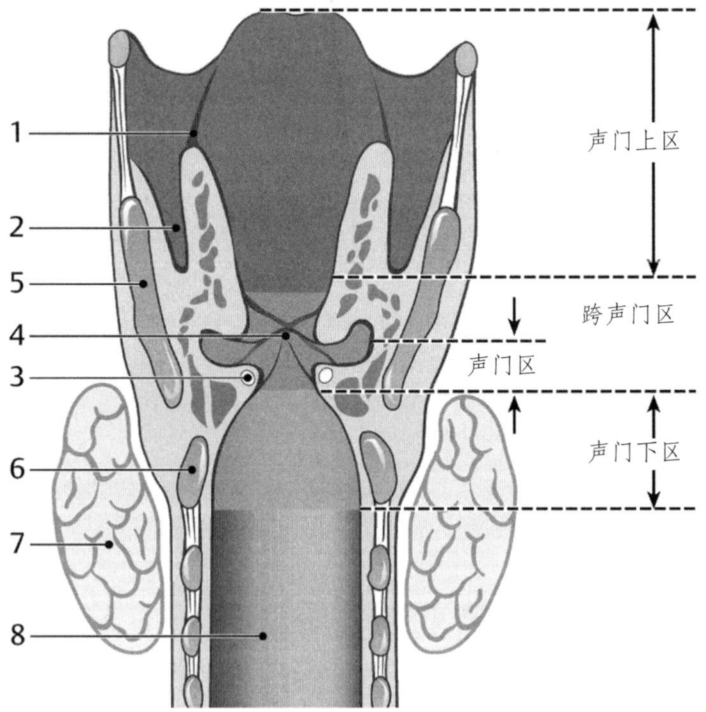

图 5.6 喉部结构：（1）会厌皱襞；（2）梨状窝；（3）声韧带；（4）前连合；（5）甲状软骨；（6）环状软骨；（7）甲状腺；（8）气管。（Used with permission from Behrbohm H, Kaschke O, Nawka T, Swift A. Ear, Nose, and Thorat Diseases: With Head and Neck Surgery. New York, NY: Thieme; 2009.）

191. 判断题：喉结节病可单独发生，而身体其他部位没有疾病表现。	对（1%~5%）。
192. 喉结节病在喉镜检查中的特征性表现是什么？	声门上区弥漫性苍白，水肿膨大。
193. 判断题：ACE（血管紧张素转化酶）水平是诊断结节病的首选检测。	错。ACE 水平对监测结节病患者的病情是有用的，但由于灵敏度低（60%）不建议作为诊断检测。
194. 肉芽肿性血管炎（韦格纳肉芽肿）患者中有多少会发展成声门下狭窄？	10%~20%。
195. 肉芽肿性血管炎（韦格纳肉芽肿）患者预期的活检结果是什么？	小动脉、微动脉、毛细血管和小静脉坏死性肉芽肿和坏死性血管炎。

196. 在继发于肉芽肿性血管炎（韦格纳肉芽肿）的有症状的声门下狭窄患者中，在检测肺功能的流速容量环时会发现什么？	在吸气和呼气阶段都变平，显示出固定的气道阻塞。
197. 喉内的哪个位置最常发生淀粉样变性？	真声带，假声带及喉室。
198. 在喉内发现的最常见的淀粉样蛋白沉积物类型是什么？	轻链淀粉样蛋白。
199. 哪种自身免疫性疾病会导致耳部、鼻部及喉支气管分支出现间歇性、严重的、渐进性的软骨炎症？	复发性多软骨炎。
200. 复发性多软骨炎发声呼吸窘迫的机制是什么？	有两种可能的机制：继发于纤维化的气道变窄和继发于软骨破坏和纤维化的气道塌陷。
201. 复发性多软骨炎中最常见的气道方面的表现是什么？	气管支气管软化。
202. 有多少类风湿关节炎患者会发展成环杓关节受累（如关节炎、关节强直等）？	25%~30%。还可见环甲关节功能障碍及真声带上的类风湿结节，但这些在文献中并不常见。喉部触诊有压痛。
203. 有多少类风湿关节炎患者有环杓关节受累的影像学证据？	54%~72%。CT 上最常见的表现是环杓软骨突出、密度和体积变化、半脱位、关节间隙缩小、梨状窝变窄。然而，放射性介入并不总是与症状有关。
204. 类风湿关节炎相关的环杓关节功能障碍应怎样治疗？	轻度症状：大剂量糖皮质激素或用于治疗类风湿性关节炎的免疫调节药物。如果失败，可以考虑环杓关节的类固醇注射。急性呼吸道阻塞（罕见）时，考虑气管切开术，杓状软骨切除术或杓状软骨固定术。

声带麻痹

205. 喉返神经的运动神经元起源于什么脑干核？	疑核。
206. 如何对神经元损伤进行分类？	感觉神经损害和恢复潜力的 Sunderland 和 Seddon 损伤表。
207. 如何解释少数患者患侧喉返神经损伤后可能存在持续的声带内收？	杓间肌的双侧神经支配。
208. 单侧声带麻痹的最常见原因是什么？	外科医源性损伤。
209. 哪种恶性肿瘤最容易引起单侧声带麻痹？	肺癌。
210. 不明原因的单侧声带固定必须得到哪些区域的影像学评估？	喉返神经从颅底至胸部上方全程。最常用 CT 或 MRI。

211. 单侧声带固定最常引起哪种吞咽问题?	液体吸入。
212. 单侧声带固定造成呼吸困难的机制是什么?	声门关闭不全导致讲话时漏气。
213. 哪些已知有神经毒性的药物会导致声带麻痹?	长春花属生物碱(长春新碱、长春碱)和顺铂。
214. 高位迷走神经损伤后,上腭会向受伤一侧抬高还是远离受伤一侧抬高?	上腭会从受伤一侧抬高。
215. 单侧声带麻痹时,频闪喉镜可发现怎样的黏膜波?	麻痹侧的振幅增加。
216. 患者已知脑卒中累及小脑后下动脉,后出现声音嘶哑和误吸。软性喉镜检查时可能看到什么?	同侧声带麻痹。 Wallenberg 综合征或延髓外侧综合征,导致继发于声带麻痹的声嘶、吞咽困难、同侧面部和对侧身体的疼痛和温度感觉缺失,以及同侧 Horner 综合征。
217. 喉肌电图在声带固定处理中的作用是什么?	EMG 可以区分麻痹还是固定,可能提供有关恢复运动的潜在预后信息。
218. 手术干预双侧声带麻痹的主要目的是什么?	在保持发音和吞咽的同时改善通气。
219. 在伤后早期,继发于双侧声带麻痹的气道损伤的处理,除了气管切开术,还有哪些选择?	• 气管插管。 • 偏侧化缝合。 • 注射肉毒素。
220. 对于因为双侧声带麻痹而行气管切开的患者,在声带后端切除术和内侧杓状软骨切除术后拔管的可能性有多大?	59%~100%。

神经源性疾病

221. 在讲话时间歇性卡住或出现拉紧的声音停顿,特别是在元音开头的单词,提示为什么诊断?	内收性肌痉挛性发音障碍。
222. 描述听觉感知评估过程中,内收性肌痉挛性发音障碍(ADSD)和肌肉紧张性发声障碍(MTD)之间的区别?	ADSD(内收性肌痉挛性发音障碍)与讲话内容相关,而 MTD(肌肉紧张性发声障碍)不是。这两种疾病的患者都会出现卡住或拉紧的声音,但 MTD 患者在讲话时会一直出现上述症状。ADSD 患者的在读含有较多浊辅音的句子或连续的发言时症状会加重,而在念持续元音和以清辅音为主的句子时症状会有所改善。
223. 为治疗内收性肌痉挛性发音障碍注射肉毒素时,应选择性注射哪些喉部肌肉?	甲杓肌。

224. 为治疗 ADSD 注射肉毒素最常见的副作用是什么?	呼吸声和液体吸入,这些通常都是自限性的。
225. 判断题:治疗内收性肌痉挛性发音障碍注射肉毒素后,出现呼吸声和液体吸入可能会持续 2 周的时间,然后自行消退。	对。
226. 描述与外展性肌痉挛性发音障碍相关的发声和语音的特点。	发言时间歇性气息音停顿,尤其是在紧接清辅音时。
227. 为治疗外展性肌痉挛性发音障碍注射肉毒素时,应选择性注射哪些喉部肌肉?	环杓后肌。
228. 描述反常的声带运动。	在吸气时,真声带内收不当。
229. 有哪些肺功能检查结果与反常声带运动相关?	吸气相平坦的流量环。
230. 如何在办公室测试疑似运动诱发的反常声带运动?	激发试验。让患者运动直至症状出现,然后立即行纤维喉镜检查。观察到吸气时声带内收即可确诊。
231. 反常声带运动怎样治疗?	• 语音治疗。 • 放松和呼吸练习,如喉控制疗法。
232. 有多少原发性震颤的患者会发展成声带震颤?	10%~20%。
233. 为治疗声带震颤注射肉毒素时,应选择性注射哪些肌肉?	可能注射带状肌和(或)喉内肌群,这主要取决于检查时哪些肌肉出现最严重的震颤。
234. 帕金森病患者有声带运动异常时,必须考虑什么诊断?	Shy-Drager 综合征,是多系统萎缩症的一种形式,是一种帕金森叠加综合征,可能会导致致命的睡眠呼吸暂停。可能需要行气管切开术。
235. 肌萎缩性侧索硬化症患者的声音和发声特点是什么?	声音单调嘶哑,伴有鼻音过重和构音障碍。
236. 描述痉挛性构音障碍独特的声音特点。	由于椎体和椎体外系传导束损伤造成的刺耳的音质,基本频率低,拉紧的或卡住的声音以及音调中断。
237. 什么结构损伤会导致弛缓性构音障碍?	任何涉及语言的脑神经(Ⅴ、Ⅶ、Ⅹ、Ⅻ)都可导致弛缓性构音障碍。
238. 描述与共济失调型构音障碍相关的言语模式。	共济失调型构音障碍与小脑疾病相关,其特点是刺耳,不自然颤抖的气声音质,且有波动的音调和音量。在发声时可见颤抖的喉肌收缩而休息时没有。
239. 描述与帕金森病相关构音障碍的特征。	运动过弱型构音障碍:音量低,音调变化少,短促发声,相关的关节运动减少。
240. 描述肌肉紧张型发声障碍的主要特点。	声门后裂隙、高喉、舌上肌群紧张、漏气音以及喉嗄音。

241. 判断题：肌肉紧张型发声障碍往往是一种无意识的尝试，以弥补声门松弛。	对。因此，治疗最初侧重于语音治疗。
242. 什么体格检查结果与喉部肌肉过度紧张有关？	喉部及喉外肌群触诊疼痛，甲状舌骨间隙小，舌骨和喉体高，喉部难以旋转。
243. 描述与假声带性发音障碍相关的声音特点。	假声带性发音障碍，或发生障碍的假声带发音，是指由假声带振动产生发音，而不是真声带振动引起的。由此产生的声音特点是音调低且嘶哑，间歇性破音和复音。

气道手术

244. 气道手术的适应证是什么？	• 有经验的喉镜医师插管失败超过三次。 • 诱导开始后超过 10 分钟。 • 在第一次或第二次尝试插管过程中氧饱和度 <65%。 • 面罩通气困难或无法进行。 • 经验丰富的气道专家认为额外的插管将不会成功。
245. 在一个紧急的“不能插管，无法通气”的情况下，传统上首选的气道手术方法是什么？	环甲膜切开术（有研究报告提出在实际操作中气管切开术比环甲膜切开术更常用）。
246. 描述环甲膜切开术的相对禁忌证。	• 12 岁以下的儿童。 • 无法触及标志物（颈外伤）。 • 颈椎扩展血肿。 • 已知喉部疾病延伸至声门下。
247. 描述涉及环甲膜切开的手术步骤。	• 触诊标志物（正确识别环甲间隙），用辅助手固定喉部，以食指保持环甲膜的位置。 • 纵行切开皮肤至喉软骨框架，但不要切穿。 • 水平切开环甲膜。 • 使用夹钳、手术刀的后端或其他可用的工具扩开空间。 • 小心置入套囊呼吸管（气管切开或气管内插管）。
248. 哪些情况下须使用环甲膜穿刺或经气管针通气术？	• 这只有在紧急的特殊情况下才使用，包括没有条件进行气管内插管及气道手术，或在儿童患者中，因为喉软骨框架的可压缩性而认为气道手术是不安全的。 • 它作为一个暂时应急的措施，直到气管安全条件成熟。对于成年患者，一般多作为院前急救措施。然而，工作人员必须妥帖地将器械准备好再进行这种具有挑战性的通气术。

249. 经气管针通气术在患者身上可以维持多久?	报道称 30 分钟到 2 小时。
250. 描述环甲膜穿刺及随后的通气技术。	• 将一个 12 或 14 号导管连接到一个装有少量盐水的 3mL 的注射器或市售可用的环甲膜穿刺设备,比如 Ravussin 导管。 • 确定环甲间隙后,保持针尾部 0°~30° 的角度将针头向里推进同时回抽注射器活塞。一旦吸出空气,将导管以 30°~45° 的角度越过针头插入。 • 然后将导管通过 Luer-Lok 连接器或附带氧气喷头的 Y 形氧气管,接上 50psi 压力的纯氧(首选)。如果不可行,导管可被连接到一个袋阀系统,由一个 3.5mm 的气管内导管连接器,一个不含活塞的 3mL 的注射器,以及一个 7.0mm 的气管内导管连接器,一个不含活塞的 10mL 的注射器和一个打足气囊的 7.0mm 气管内导管插入注射器中或切断静脉注射输液管与 2.5mm 的气管内导管连接。 • 喷气式的通气系统最有效,然而,气道可通过袋阀系统暂时缓解。
251. 描述气管切开术的主要适应证。	• 长期气管插管。 • 上呼吸道阻塞。 • 气管、支气管分泌物处理(肺部洁净)。 • 头颈部手术相关气道处理。 • 重大头颈部外伤处理。
252. 气管切开手术的非紧急适应证是什么?	P,肺部洁净:吸入、无法清除分泌物(如脑卒中,神经系统损伤等)。 O,梗阻:恶性肿瘤、阻塞性睡眠呼吸暂停(不适合无创治疗)。 P,预防与长期插管相关的并发症(如声门下狭窄、气管侵袭等)。
253. 气管切开术应该在气管插管后多少天进行?	尽管气管切开术一般是在插管后 14 天进行,但没有具体规定,应该根据持续插管的风险(即声门下狭窄)与拔管的可能性制订手术方案。
254. 在开放气管切开术中应该在哪个平面切开气管?	在第 2 至第 3 气管环之间(必要时在第 3 至第 4 气管环之间)。

255. 外科开放气管切开术的基本步骤是什么?	• 在胸骨切迹和环状软骨之间大约第2气管环行水平切口。 • 通过皮下组织解剖至带状肌。 • 沿胸骨舌骨和胸骨甲状肌的中线分开。 • 分离(电灼或钳夹及结扎)甲状腺峡部或将其移开。 • 确定环状软骨和气管环。 • 在第2至第3气管环或第3至第4气管环之间水平切开。 • 用手术刀或大剪刀制作一个Bjork皮瓣,并将皮瓣固定到皮下组织或皮肤上。 • 撤出气管内导管,如果需要,进行抽吸,并在合适的位置放置气管套管。 • 对气囊充气,缝合皮肤和气管切开结扎确保气管切开安全。 注:围绕气管外侧最小范围剥离将减少损伤供应气管的血管以及伤到喉返神经造成的狭窄。
256. 气管插管或气管切开套管的气囊最大可以承受的压力是多少?为什么?	30cm H_2O;不得超过黏膜毛细血管压力。
257. 气管切开套管的气囊应该什么时候放气?	当患者不再需要机械通气和吸引时。
258. 气管切开术的早期和晚期并发症是什么?	• 早期:气管切开导管阻塞,肉芽组织形成、假性通道、套管脱出、出血、伤口感染、皮下气肿(可能气胸或纵隔气肿)、术后肺水肿。 • 晚期:大出血(如气管无名动脉瘘),气管食管瘘、气管狭窄、持续皮肤气管瘘(拔管后)。
259. 气管切开套管何时可以拔除?	• 行气管切开术的原适应证疾病已经解决。 • 成功堵管/封管24~72小时。 • 近期无须全身麻醉或气管切开通气术。 • 患者有足够的肺部洁净能力。 • 没有证据显示有气管肉芽组织形成或其他潜在危害的病变。
260. 患者已经达到气管切开术拔管标准。在拔除套管、清洁伤口、拆线(如固定Bjork皮瓣)后,应放置什么类型的敷料?	封闭式敷料(每天更换一次,当浸透或不再有黏性时也需要更换)。

喉部手术

261. 在喉部手术中应使用什么尺寸的气管内插管?	能够保证足够通气并且长度足以从嘴唇延伸到声门下的最小的气管内插管。

262. 喉部手术中最常用的四种通气技术是什么?	• 气管插管。 • 喷射通气。 • 自主呼吸。 • 呼吸暂停技术。
263. 喷射通气的三种方式是什么?	• 声门上。 • 声门下。 • 经气管。
264. 什么是声门下喷射通气最常见的并发症?	空气潴留导致的气胸 / 纵隔气肿。
265. 什么样的体检结果可能与气管插管困难有关?	长门齿、下颌后缩、下颌突出不良、张口度小，Mallampati 3 或 4 级,上腭高弓、短颈、厚颈、甲颏间距不到三指、颈部活动受限。
266. 说明修改后的 Mallampati 分级。	口腔完全张开并伸出舌头: • 1 级:扁桃体柱、扁桃体和腭垂可见。 • 2 级:腭垂部分被舌根遮挡,扁桃体上部可见。 • 3 级:只有软腭和腭垂基底可见。 • 4 级:只有硬腭可见。
267. 使用以下材料进行真声带深部注射有效的持续时间分别是多长:泡沫凝胶、牛胶原蛋白、微粉化脱细胞真皮(真皮粉末)、脂肪、特氟龙、羟基磷灰石钙(微晶瓷)?	• 泡沫凝胶:4~6 周。 • 牛胶原蛋白:3~4 个月。 • 微粉化脱细胞真皮:3~4 个月。 • 脂肪:数年。 • 特氟龙:不定。 • 羟基磷灰石钙:2 年或更长。
268. 使用特氟龙进行真声带注射填充可被哪些并发症所限制?	特氟龙肉芽肿。
269. 患者从频闪喉镜检查中发现什么结果将被认为不大可能从真声带注射填充术中获益?	声门后间隙。喉支架手术有较高的成功率。
270. 在使用牛胶原蛋白进行真声带注射填充术前必须进行什么测试?	由于该材料的过敏反应风险,皮肤过敏测试是必须的。
271. 声带注射填充术有哪两种不同类型?	• 表浅的(声带内)。 • 深部注射填充。
272. 深部真声带注射填充术时推荐针头置于哪个部位?	理想的位置位于从声带突尖横向划线与上弓形线交叉处(从声带上表面到喉室)。如果需要行二次注射,通常沿着声带膜部中部水平的上弓形线。
273. 定义真声带的上弓形线。	上弓形线是从真声带上表面到喉室的过渡点。
274. 深部真声带注射填充术所需的注射深度为多少?	伸入甲杓肌 3~5mm。

275. 经颈部真声带注射填充术的三种路径是什么?	• 经甲状软骨。 • 经环状软骨。 • 经喉。
276. 定义四种甲状软骨成形术的每一种对真声带的预期效果。	• Ⅰ型:内侧位移。 • Ⅱ型:横向位移。 • Ⅲ型:缩短 / 松弛。 • Ⅳ型:延长 / 紧缩。
277. 为了避免甲状软骨喉成形术后出现气道损伤,对侧真声带应当是怎样的?	应当在吸气时能够完全外展。
278. 甲状软骨喉成形术通常使用什么植入材料?	硅橡胶、羟磷灰石,Groe-Tex 带。
279. 为了避免Ⅰ型甲状软骨成形术之后甲状软骨断裂,在甲状软骨成形术窗口下方至少保留多宽的软骨支撑?	3mm。
280. 从外部判断甲状软骨内真声带的水平面,必须将哪个解剖标志沿着甲状软骨下缘完全暴露出来?	甲状软骨下肌结节必须完全暴露来界定与真声带长轴平行的甲状软骨下缘平面。
281. 为什么在Ⅰ型甲状软骨成形术中植入硅胶的窗口,在男性中要比女性更靠后?	男性甲状软骨倾向于具有更锐利的角度。因此,植入窗口会更靠后些,为了避免真声带前部过度内移。
282. 除了Ⅰ型甲状软骨成形术,还有哪些是进行杓状软骨内移的适应证?	声门后间隙大或声带水平不匹配。
283. 什么标志可以用来帮助识别在杓状软骨内收过程中的杓状肌肌突?	在甲状软骨板后方开窗及梨状窝黏膜回缩后,必须识别出杓状肌的肌突。这可以通过触诊,沿着环杓后肌上缘的肌纤维到肌突的附着处,或通过查看环杓关节上方大约 1cm 处来完成。
284. 在真声带黏膜下病变微创切除术中,切口应该定位于哪里?	直接越过或在病变的旁边。
285. 在真声带黏膜下病变微创切除术中,应该在哪个平面进行?	尽可能在最表浅的平面上。
286. 描述喉返神经损伤后,喉神经移植的可用技术。	一期喉返神经吻合术,颈袢 - 喉返神经吻合术,颈袢 - 甲杓肌神经肌蒂吻合术,颈袢 - 甲杓肌神经植入术,舌下神经 - 喉返神经吻合和环甲肌 - 神经 - 肌肉神经移植术。

287. 判断题：喉神经移植术可使单侧声带麻痹的患者声带恢复正常运动。	错。喉神经移植程序通过维持喉内肌群的张力和体积来改善声音及单侧声带麻痹的其他症状，而不是通过恢复正常运动。
288. 在单侧声带麻痹的治疗中，喉神经移植技术与其他技术相比有什么优势？	• 避免甲杓肌肌肉萎缩。 • 保留了喉部解剖结构，以便在需要时进行额外的手术。 • 不改变声带的潜在振动。 • 可在全身麻醉下完成。
289. 上呼吸道狭窄手术修复的关键原则是什么？	提供足够的骨骼支撑。
290. 哪些系统性疾病已被证明会增加气管插管后的喉气管狭窄风险？	• 咽喉反流。 • 充血性心力衰竭。 • 糖尿病。 • 脑卒中。
291. 上呼吸道狭窄修复中使用喉内支架的适应证是什么？	• 保持软骨，移植骨或骨片固定。 • 稳定表皮的移植物，隔开被剥蚀的表面。 • 当瘢痕组织形成时，保持管腔通畅。
292. 丝裂霉素 C 的作用机制是什么？	丝裂霉素既是抗生素又是抗肿瘤药。它作为一种烷基化剂，使 DNA 交联并抑制 DNA 和 RNA 合成。这可能导致细胞分裂减少，成纤维细胞的活性的降低和蛋白质的产生的减少。
293. 修复完全气道狭窄的首选手术是什么？	切除吻合术。
294. 成人气管最多可切除多少后还能允许进行吻合术？	50%（5~7cm）。
295. 对于软骨完整的气管环纤维性狭窄，最好的手术治疗方法是什么？	阶段性部分切除纤维组织，为防止复发应隔开2~4周。

第6章　耳科学、神经科学与侧颅底手术

Matthew L. Carlson, Joseph T. Breen, Stanley Pelosi, Colin L.W. Driscoll

概述

1. 描述耳郭和外耳道(EAC)的感觉神经分布。	耳郭的感觉由耳大神经和枕小神经（来自颈丛），以及面神经和耳颞神经的细小分支支配。外耳道由第Ⅴ、Ⅶ、Ⅸ和Ⅹ对脑神经(CN)多重支配。
2. 什么是Huschke孔?	Huschke孔是由大、小鼓室棘不完全融合所引起的一种发育缺陷。当存在Huschke孔时,可使外耳道与腮腺、颞颌关节窝或颞下窝之间建立连接。
3. 什么是Santorini裂?	Santorini裂是外耳道软骨前壁和腮腺、颞颌关节窝之间淋巴流动的解剖通道。
4. 什么是Rivinus切迹?	Rivinus切迹是鼓环缺失的部分,鼓膜松弛部在此附着于颞骨鳞状部分。
5. 鼓膜松弛部和紧张部在结构上有何不同?	松弛部,状如其名,比紧张部的张力小。紧张部较厚,中间含纤维层,其外侧为表皮层,内侧为黏膜层。
6. 鼓膜由什么胚胎层形成的?	外侧的表皮层来自第一鳃裂（外胚层的起源）;中间纤维层来自神经嵴间质（中胚层的起源）;内侧黏膜层来自第一咽囊(内胚层的起源)。
7. 颈动脉与咽鼓管的关系?	颈动脉走行于咽鼓管前方软骨部分的内侧。
8. 腭裂患者的哪块肌肉的功能障碍与中耳炎反复发作有关?	腭帆张肌。
9. 面神经骨裂最常见于颞骨内哪一部位?	面神经骨裂最常见于前庭窗附近,其次见于第二膝部。
10. 描述鼓膜张肌的起始端、附着处,及其作用。	鼓膜张肌起自蝶骨大翼、咽鼓管软骨部和鼓膜张肌半管,其肌腱绕过匙突,附着于锤骨柄上方的内侧,其作用是使鼓膜向内移位并增加听骨链的阻抗。
11. 中耳手术时,可使用什么标志辨认面神经?	Jacobson神经,位于鼓岬,顺神经向上可达匙突。面神经紧邻匙突和鼓膜张肌的内上方,在前庭窗上方也可快速识别面神经。

12. 除了面部表情肌，面神经还分布于哪些肌肉？	除了面部表情肌外，面神经还分布于第二鳃弓衍生的所有其他肌肉，尤其是镫骨肌、茎突舌骨肌和二腹肌后腹。
13. 什么是齿状突（cog）？	齿状突是一个冠状位的骨性间隔，位于锤骨前方，将上鼓室前隐窝（管上隐窝）和上鼓室分隔。
14. 观察乳突皮质外表面时，可用什么标志来估计中颅窝底水平？	可以用颞线为标志，其为颞肌下缘的附着点。
15. 描述 Macewen 三角（道上三角）的边界。	Macewen 三角与鼓窦接近，为外耳道后壁向上延伸与颞线相交所形成的三角形区域。
16. 什么是 Korner 隔？	Korner 隔是分隔鼓窦外侧乳突气房的骨板，从胚胎学来说，是颞骨岩部和鳞部的连接面，在乳突根治术中形成“假底”。
17. 哪种细胞主要负责将声能量转换成神经信号？	内毛细胞是主要换能细胞，传入听觉神经（螺旋神经节）与其形成突触。外毛细胞也有助于声能量转换成神经信号，但其主要在“调节”耳蜗以改善频率特异性和敏感性方面起作用。
18. 中阶的边界是什么（图 6.1）？	在耳蜗横切面，前庭膜分隔中阶和前庭阶，基底膜及骨螺旋板分隔中阶和鼓阶，中阶外侧壁为血管纹和螺旋韧带。

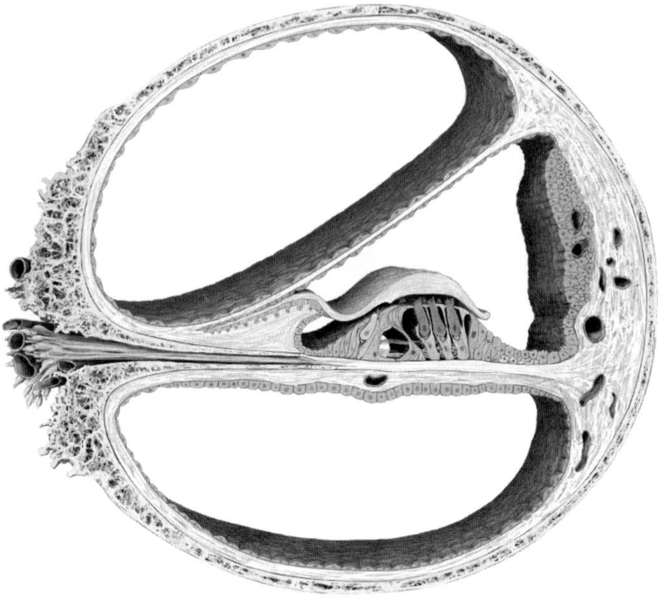

图 6.1 耳蜗横切面及螺旋器。（Used with permission from Thieme Atlas of Anatomy: Head and Neuroanatomy, © Thieme 2007, illustration by Karl Wesker.）

19. 哪两种结构与外淋巴(耳周)管相连?	外淋巴管位于骨性耳蜗导水管内,与耳蜗的鼓阶和后颅窝的蛛网膜下隙相连。
20. 前庭上神经和前庭下神经分别支配哪些结构?	前庭上神经支配上半规管、外侧半规管和椭圆囊。前庭下神经支配后半规管和球囊。
21. 初级听皮质位于哪里?	上颞叶 Brodmann 区的 41 和 42 区。
22. 描述半规管的几何解剖及其生理意义。	三个半规管位于三个相互垂直的平面,这种定位可以使前庭系统分别在三个不同轴线上感受旋转运动(水平位、冠状位、矢状位)。
23. 描述中间神经的走行及其功能。	面神经的味觉、分泌和感觉纤维构成中间神经,在桥小脑角(CPA)和内听道(IAC)内独立存在,而在进入内听道口时,这些神经纤维存在于面神经内部。
24. 膝状神经节内有哪些细胞体?	鼓索神经携带的特殊感觉味觉神经元细胞体。
25. 岩浅大神经是哪类神经纤维?	节前副交感神经纤维,在翼腭神经节内换元,也是软腭感受味觉的特殊感觉传入神经纤维。
26. 在颞骨标本中,中颅窝底发生膝状神经节裂的概率是多少?	16%。
27. 中颅窝底发生颈内动脉裂的概率是多少?	约 20%。
28. 描述 Glasscock 三角(后外侧三角)的边界。	岩浅大神经、V3、棘孔和弓状隆起间的连线。
29. 描述 Kawase 三角(后内侧三角)的边界。	V3、岩浅大神经、弓状隆起和岩上窦。此 Kawase 三角可作为前岩骨切除术中通向后颅窝的标识。
30. 颞骨外面神经哪些分支位于面神经腮腺丛的近心端?	耳后神经、茎突舌骨肌神经和二腹肌后腹神经。
31. 外耳由中胚层的哪些结构形成(图 6.2)?	外耳的 6 个丘起: • 第一鳃弓: 1:耳屏。 2:耳轮脚。 3:耳轮。 • 第二鳃弓: 4:对耳轮。 5:对耳屏。 6:耳垂。

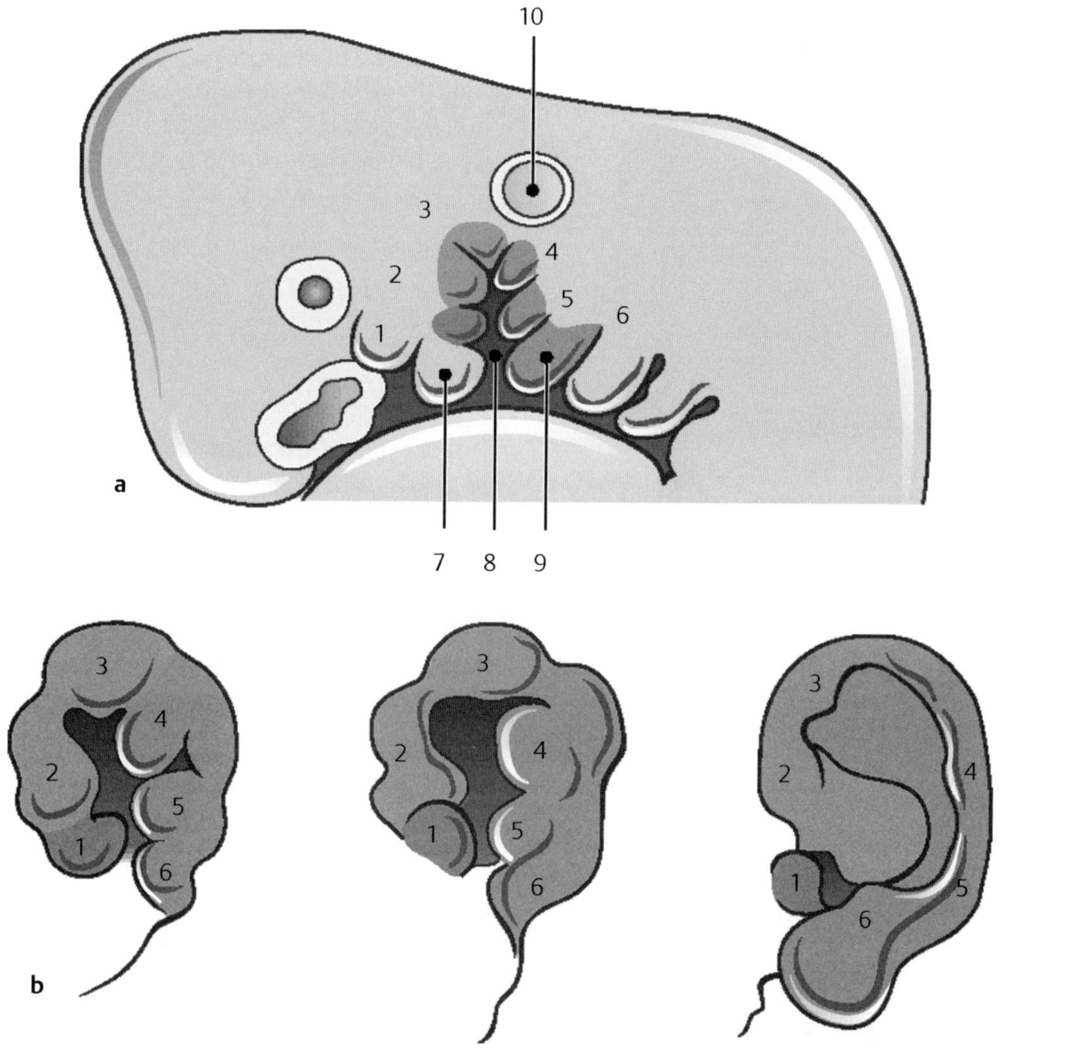

图 6.2　外耳的胚胎发育。(a)胚胎，外侧观；(b)外耳由 6 个小丘起发育而来(1~3 源自第一鳃弓；4~6 源自第二鳃弓)。1，耳屏；2，耳轮脚；3，耳轮；4，对耳轮脚；5，对耳轮；6，对耳屏；7，第一鳃弓；8，鳃裂；9，第二鳃弓；10，耳板。(Used with permission from Behrbohm H，Kaschke O，Nawka T，Swift A，Ear，Nose，and Throat Disease：With Head and Neck Surgery. New York，NY：Thieme；2009.)

32. 外耳小丘融合不完全或多生发育可能引起什么情况？	耳前囊肿、瘘管或附耳。
33. 描述持续性镫骨动脉的胚胎学基础。	镫骨动脉起源于第二鳃弓，正常情况下，此结构暂时存在，但少数情况下，其可持续到成年。

34. 通常哪种颅底畸形与持续性镫骨动脉共存?	同侧棘孔缺失。
35. 描述听小骨的胚胎起源。	锤骨头部和锤骨颈部以及砧骨体和砧骨体和短突起源于第一鳃弓（Meckel 软骨）。锤骨柄、砧骨长突和豆状突及镫骨上部结构起源于第二鳃弓（Reichert 软骨）。许多权威专家认为,镫骨足板的前庭面和环韧带起源于耳囊。
36. 耳囊起源于哪些生殖细胞层和鳃弓?	耳基板最初见于发育的第 3 周结束时,是第一鳃沟外胚层表面的增厚层。耳基板内陷覆盖于中胚层,最终发育为耳囊。这个结构继续发育为耳迷路。
37. 列举外耳的主要听觉功能。	• 过滤声音以降低低频背景噪声。 • 产生共鸣以放大中频声音(可达 20dB)。 • 根据方向过滤声音以增加高频声音的空间感知力。
38. 与成人相比,幼儿咽鼓管的什么解剖特点容易导致急性中耳炎?	幼儿咽鼓管更窄、更短、更平,使鼻咽部分泌物更易进入中耳,使其通气较差。
39. 描述中耳的声音传导机制。	以下三个“杠杆”可平均增加 20~30dB: • 悬链索杠杆:拉伸的鼓膜纤维具有弹性,可将声音集中传向锤骨。 • 听骨杠杆:锤骨柄的长度与砧骨长突的长度之比(比值为 1∶3)。 • 液压杠杆:鼓膜与前庭窗之比为 22∶1。
40. 描述耳蜗液中电解质的组成。	外淋巴位于前庭阶和鼓阶,其电解质成分（高钠低钾）类似于血清和脑脊液。内淋巴液位于中阶,其电解质组成(低钠高钾)类似于细胞内液。
41. 前庭窗膜（镫骨足板）和蜗窗膜之间的运动有何关联?	两者的运动相位相差 180°,也就是说,前庭窗向前庭活动导致蜗窗膜向中耳运动,若同时对蜗窗和前庭窗均等地施加压力,则相位抵消,可导致明显的听力下降。
42. 描述耳蜗的音频定位结构。	耳蜗（尤其是基底膜）可进行音频定位,即高频音主要在耳蜗底回转导换能,而低频音则主要在耳蜗顶回转导换能。
43. 半规管动纤毛向壶腹和离壶腹移位对前庭神经的放电率有何影响?	水平半规管壶腹嵴的动纤毛(朝向前庭)移位和上半规管、后半规管壶腹嵴的动纤毛（远离前庭）移位可增加前庭神经的放电率。

前庭评估

44. 定义Ⅰ级、Ⅱ级、Ⅲ级眼震。	• Ⅰ级：向快相凝视时出现眼震。 • Ⅱ级：向快相或中间凝视时出现眼震。 • Ⅲ级：向所有方向凝视时都出现眼震。
45. 描述 Alexander 定律。	患者注视快相时眼震的幅度变强。Alexander 定律描述了单侧周围性前庭功能受损时，患者的眼震模式。
46. 描述 Ewald 三定律。	第一定律：眼震的轴线与导致眼震的半规管解剖轴线平行。 第二定律：在外半规管，内淋巴向壶腹运动比离壶腹运动产生更大的刺激。 第三定律：上半规管和后半规管与外半规管正好相反。
47. 描述鉴别中枢性和外周性前庭功能障碍的检查结果。	• 中枢性前庭功能障碍可出现任意方向的眼震（垂直、水平或扭转），方向可变，不抑制视觉固定，不疲劳，极少伴有听力下降，通常伴有其他异常的神经系统体征，体位改变后眼震潜伏期极短，通常不严重。 • 外周性前庭功能障碍的眼震方向是单向的，单纯水平方向（无垂直部分），有固视抑制，常同时伴有听力下降，神经系统检查表现正常，位置性眼震通常伴有 2 秒以上的潜伏期，眼震通常更严重。
48. 描述兴奋性和抑制性前庭病变的眼震方向。	兴奋性前庭病变的快相眼震指向患耳，而抑制性前庭病变的快相眼震则远离患耳。
49.Frenzel 眼镜的作用是什么？	• Frenzel 眼镜有助于评估眼震。 • Frenzel 眼镜可放大并照亮眼部，可防止固视。
50. 冷热试验与内耳的哪种结构和神经有关？	冷热试验可检测水平半规管（和前庭上神经）对温度刺激的反应，是少数能独立检测双耳的定量评估方法之一。
51. 描述冷热试验过程中冷热灌注的反应。	冷灌注时，快相眼震指向对侧耳，而热灌注时，快相眼震指向同侧耳。
52. 评估眩晕患者时，眼震电图或眼震视图有何作用？	眼震图有多种形式（眼震电图或眼震视图），进行位置试验或冷热试验时，可定量检测眼球的活动。

53. 什么是计算机动态姿势图？	此技术，即在静态或动态条件下，用来定量直立位（站立）姿势控制力的技术，需要感觉输入、运动输出和中枢整合之间的协调。
54.VEMP 检测与哪种内耳结构和脑神经有关？	球囊和前庭下神经。
55. 如何进行计算机动态姿势图描记？	让患者站立于一个能多角度运动，并可以检测和记录患者摆动（晃动）的平台上。此外，将一个可视背景置于患者前方，其可固定，也可移动。然后对患者进行难度逐步提升的 6 项试验。
56. 诈病患者在行计算机动态姿势图检查时，可能出现哪种结果？	患者在简易任务评分较低，但随着任务难度提升，患者反而评分可能较高。
57. 什么是动态视力测试仪？	可在检测头部运动时，准确察觉目标能力的受损情况。正常情况下，头部运动时，前庭眼反射可使眼球向头部运动相反的方向移动，从而保证可以凝视固定不动的目标。
58. 轮替运动障碍是哪种结构功能障碍的标志？	轮替运动障碍，指难以进行快速交替运动，被认为是小脑病变的体征。
59. 如何进行 Fukuda 试验，其用途是什么？	要求患者闭眼原地踏步 50 步，出现成角偏离（>30°）提示迷路功能不对称，通常向病变侧偏离。
60. 前庭 - 眼反射的意义是什么？	此反射可通过周围前庭系统感知头部运动而引起眼球的相应运动，从而保证头部运动时，可以注视目标。
61. 如何进行甩头试验？	检查者告知患者注视检查者的鼻子，同时将患者头部快速向一侧半规管旋转。正常情况下，患者能够始终注视检查者的鼻子。
62. 如何判断甩头试验阳性？	左侧迷路功能减退时，前庭 - 眼反射受损，甩头试验向左侧阳性，检查者可记录到患者眼球和头部同向转动，短暂的延迟之后，出现向右侧的“快速扫视”，使眼睛再次凝视检查者。
63. 描述 Hennebert 征。	随着外耳道压力变化（按压耳屏、鼓气耳镜检查）而引起的眼震或眩晕。
64. 哪些情况可伴有 Hennebert 征阳性？	上半规管裂、外淋巴瘘、慢性耳病或耳梅毒引起的外半规管瘘。
65. 描述 Tullio 现象阳性表现。	Tullio 现象是由噪声引起的前庭系统激活现象，可导致眩晕和（或）眼震，病史上与梅毒有关，但也可能发生于内耳瘘和（或）上半规管裂综合征。

66. 如何进行 Romberg 试验?	患者站立,双脚并拢,双臂放于身体两侧,临床医师评估患者闭眼和睁眼时身体摇动的相对量。
67.Romberg 试验可评估什么?	由小脑和背柱–内侧丘系所支配的躯体感觉和本体感觉。
68. 转椅试验用于哪些临床疾病?	由于转椅试验可同时评估双侧半规管功能(不同于冷热试验),故可用于评估可疑的双侧前庭功能丧失(脑膜炎、前庭毒性药物治疗后等)。
69. 哪种典型症状与严重的双侧周围性前庭功能减退有关?	振动幻视。

前庭平衡障碍

70. 简述梅尼埃病的鉴别诊断。	外淋巴瘘、前庭性偏头痛、Cogan 综合征、自身免疫性听力损失、梅毒、流行性腮腺炎、Mondini 畸形。
71. 有多少梅尼埃病患者会发展为双耳受累?	约 30%。
72. 发作期梅尼埃病最常见的治疗手段是什么?	• 前庭抑制剂(如苯二氮䓬类异丙嗪)。 • 休息。 • 可能的皮质类固醇。
73. 前庭神经切除术最常见的两种手术入路是什么?	• 颅中窝或乙状窦后径路。 • 经迷路内听道入路也常用。
74. 与内淋巴囊减压术相比,内淋巴分流术治疗梅尼埃病的疗效如何?	尚无明确的试验表明其中一种疗法明显优于另一种。
75. 简述梅尼埃病的临床表现。	低频感音神经性听力下降(波动性和进行性)、轰鸣性耳鸣、耳闷和常持续数小时的发作性眩晕。
76. 描述 Lermoyez 综合征。	突发眩晕后,耳鸣和耳聋随之相继消失。
77. 定义可疑、疑似、临床确诊、确诊梅尼埃病。	• 可疑:发作性眩晕,不伴确切的听力下降或感音神经性听力损失(波动性或持续性)伴平衡障碍,但无明确的眩晕发作,排除其他病因。 • 疑似:至少一次出现眩晕、听力测试记录的听力损失、耳鸣或耳闷,排除其他病因。 • 临床确诊:两次或两次以上持续 20 分钟或更长时间的自发性眩晕发作,听力检查至少一次记录到听力下降,患耳有耳鸣、耳闷,排除其他病因。 • 确诊:临床已确诊梅尼埃病加上组织病理学证明。

78. 描述通过改善饮食习惯治疗梅尼埃病的做法。	• 避免饮酒、咖啡因、吸烟和味精。 • 坚持低盐饮食（每天 <2g）。
79. 如何用耳蜗电图诊断梅尼埃病。	若产生于螺旋器的总和电位与产生于听神经的动作电位的比值升高，提示可能为梅尼埃病，若比值 ≥ 0.5 初步考虑为梅尼埃病。
80. 如何进行耳蜗电图描记？	通过一个电极记录神经对声音的反应，此电极可放置在中耳内（经鼓膜针电极）、鼓膜表面或在锡箔包裹的耳塞上。
81. 鼓室内注射庆大霉素治疗梅尼埃病的作用是什么？	• 是一种针对单侧梅尼埃病的选择性前庭毒性消融性治疗，通常在低盐饮食、避免饮用咖啡、利尿治疗和鼓室内皮质类固醇注射等保守措施失败后进行的治疗方案。 • 导致严重的感音神经性聋的概率为 5%~20%。
82. 鼓室内注射皮质类固醇治疗梅尼埃病的作用是什么？	这类注射被认为是药物治疗的一种非公开辅助疗法，其诱发听力损失的风险很小。若激素药物温度不当，注射时患者可出现短暂的眩晕。造成持续性鼓膜穿孔的风险很低。
83. 患者何时可考虑行内淋巴囊手术？	保守治疗后仍然频发眩晕者，并且不宜行消融手术（双侧受累、残余听力良好、对侧前庭功能减退）。
84. 什么是 Donaldson 线？	Donaldson 线是一条假想线，平行于外半规管，向后延伸，并向下穿过后半规管中部，位于后颅窝脑膜的内淋巴囊恰在此线的下方。
85. 上半规管裂患者的纯音听阈测听有何表现？	有时可见传导性听觉过敏，偶伴骨导听阈下降 < 0dB。即使气导听阈正常，也可能出现气骨导差。
86. 描述第三窗现象。	第三窗是指除蜗窗和前庭窗外，内耳的第三个开口，第三窗可使外淋巴在迷路内发生病理性波动，可能会导致眩晕。
87. 描述上半规管裂综合征的临床表现。	耳闷、自听增强、听力下降（通常伴气骨导差和超常骨导）和与大声、劳累或用力相关的头晕。
88. 如何区分耳硬化症和上半规管裂综合征？	耳硬化症患者常为 A_s 型鼓室图，镫骨肌反射为双相或消失，颈部前庭诱发肌源性电位升高或缺失。通常上半规管裂患者镫骨肌反射正常，鼓室图为 A 型，前庭诱发肌源性电位阈值降低（<70dB）。

89. 如何操作和解析 Dix-Hallpike 试验?	患者采取坐位,将患者头部向左或向右旋转 45°,然后平躺,保持头部轻度后仰(约 20°),观察眼球约 45 秒,观察是否有旋转性眼震,若发生旋转性眼震,则试验阳性,快相眼震方向为患侧。
90. 描述良性阵发性位置性眩晕的临床表现。	头位改变诱发短暂的(<60 秒)、房屋旋转性眩晕。
91. 良性阵发性位置性眩晕中最常累及哪条半规管?	后半规管。5% 累及外半规管,上半规管最少见。
92. 良性阵发性位置性眩晕耳石来源于哪种解剖结构?	椭圆囊。
93. 发生良性阵发性位置性眩晕的危险因素有哪些?	• 高龄、头部创伤、手术、偏头痛。 • 大部分患者无明确的病因(特发性)。
94. 描述单孔神经切断术治疗良性阵发性位置性眩晕的机制。	单孔神经所分布的后半规管是良性阵发性位置性眩晕最常受累的半规管,切断该神经可能会减轻难治性眩晕的症状。
95. 哪些保守疗法可用于治疗良性阵发性位置性眩晕?	• 对此病的本质进行讲解和宣教,可对患者起到安慰作用; • 无有效的治疗药物; • 耳石手法复位,包括使患者通过一系列的设计体位让脱位的耳石重新回到前庭,是最有效的非手术疗法。
96. 怀疑为椎 - 基底动脉供血不足时,应进行哪些检查?	• MRI 和 MRA 显示急性和慢性血管梗死效果最佳,也可显示头颈部血管梗死的部位和严重程度。 • 不能进行 MRI 检查的患者应用 CT 和 CTA 进行评估。 • 多普勒超声也可显示近端椎动脉。
97. 与椎 - 基底动脉供血不足相关的发作性眩晕可能会伴随哪些症状?	复视、视力敏锐度降低、共济失调、构音障碍、吞咽困难和其他局部神经症状。
98. 描述 Wallenberg 综合征的表现。	• 同侧面部和对侧肢体痛温觉消失、吞咽困难、构音障碍、共济失调、眩晕、Horner 综合征、复视。 • 由小脑后下动脉供应的外侧髓质梗死引起的。
99. 前庭神经元炎的典型初期症状是什么?	• 突发严重眩晕、恶心和呕吐,持续数天至数周,通常前期有上呼吸道病毒感染史。 • 与迷路炎不同,听力稳定。
100. 前庭神经元炎的主要治疗方法是什么?	大剂量皮质类固醇,急性期使用前庭抑制剂、止吐剂以及卧床休息。

101. 慢性主观性头晕的诊断标准是什么?	• 主观不稳感或非旋转性头晕,持续 3 个月以上,大多数时间都在发作状态。 • 对自身运动和环境中物体的移动过度敏感。 • 处于复合性视觉刺激中(杂货店),或进行精细视觉刺激时(电脑阅读或工作),视觉性头晕症状加重。
102. 慢性主观性头晕的治疗有哪些?	一线药物治疗包括选择性血清素再摄取抑制剂,对于并发偏头痛的患者,可使用选择性 5- 羟色胺去甲肾上腺素再摄取抑制剂或三环类抗抑郁药,辅以行为干预和心理健康教育。
103. 描述 mal de débarguement 综合征的典型症状。	晃动感或来回摇摆感,不伴眩晕,注意力难以集中,易疲劳,最常发生于航海 1 周后的中年女性,症状平均持续 3.5 年。
104. 晕动病的机制是什么?	前庭信号与视觉及躯体感觉的输入信号不协调。
105. 排除良性阵发性位置性眩晕后,人群中最常见的眩晕病是什么?	据估计,前庭性偏头痛或偏头痛相关性眩晕在人群中的发病率约 1%。
106. 前庭性偏头痛的诊断标准是什么?	确诊前庭性偏头痛: • 反复发作中度及以上的前庭症状; • 当前或既往有偏头痛病史; • 偏头痛症状同时伴有眩晕发作≥ 2 次; • 通过恰当的调查排除其他病因。 疑似前庭性偏头痛: • 反复发作中度及以上的前庭症状; • 包含以下任一项: ○ 当前或既往有偏头痛病史; ○ 偏头痛症状同时伴有眩晕发作≥ 2 次; ○ 眩晕发作前突发偏头痛概率≥ 50%; ○ 偏头痛药物治疗有效的概率≥ 50%; ○ 通过恰当的调查排除其他病因。
107. 描述前庭性偏头痛和梅尼埃病的关系。	两者间有很多相似点,接近 1/4 梅尼埃病患者也符合前庭性偏头痛的诊断标准。
108. 描述基底型偏头痛的临床表现。	• 与椎 - 基底动脉供血不足伴头痛者的症状相似。 • 大部分患者会出现头晕,但也可能发生过共济失调、听力下降、耳鸣、构音障碍、复视和昏厥。 • 最常见于年轻女性。

109. 描述多发性硬化患者的常见神经学检查表现。	平滑跟踪试验异常（96%），扫视试验异常（76%），视动性眼震试验异常（53%），眼震视觉抑制不完全（43%）。
110. 什么是 Charcot 三联征？	眼震、吟诗状言语、意向性震颤，多发性硬化的相关症状。
111. 定义平衡再训练疗法。	针对改善静、动态平衡和步态的专业物理疗法。利用中枢平衡途径的固有可塑性来提高中枢前庭代偿。
112. 急性前庭损害后的前庭康复分为哪两期？	• 静态康复（初期）：通过中枢适应途径实现，即对前庭神经核间的紧张性神经元功能进行再平衡。 • 动态康复（二期）：涉及大脑和小脑对头、眼活动的反射途径进行重新校准。
113. 描述静态代偿期和动态代偿期的临床表现。	在静态代偿期，患者常有明显的自发性眼震和持续数天至数周的眩晕。在动态代偿期，患者快速转头时，可能会出现躯体不平衡感和不稳感。
114. 关于前庭康复，请描述前庭适应的策略。	以提高前庭眼反射（VOR）增益为目的前庭训练。最初，要求患者在来回移动头部时凝视固定目标。可重复相同的训练，但目标与头位反方向移动。这是通过提高前庭眼反射的反应来增强固视能力。
115. 关于前庭康复，请描述前庭习服策略。	使患者进行重复性视觉、前庭或运动训练，以激发失衡的发作，重复训练，可使反应减弱或修正。
116. 关于前庭康复，请描述前庭替代策略。	利用完整的交互性平衡机制（维持前庭功能、视觉输入、体感输入）进行前庭训练，用来弥补特定平衡系统的缺陷。
117. 描述适合前庭康复训练的理想患者。	稳定的单侧前庭功能减退患者，持续感觉躯体失衡，快速转头时症状会加重。
118. 哪些患者不适合前庭康复？	中枢代偿需要稳定的、可预测的前庭周围神经的输入，因此，前庭功能不稳定的患者（如活动期梅尼埃病、急性病毒性迷路炎）在病情稳定之前不应进行前庭康复训练。

119. 列举不利于前庭康复的情况。	与单纯的稳定的前庭功能减退患者相比，影响平衡的多种疾病并存可能导致不理想的结果，例如，中枢神经系统功能疾病（脑卒中、多发性硬化、帕金森病）、感觉神经病变（糖尿病、周围血管病）、运动功能障碍和前庭性偏头痛等。
120. 在前庭康复期间，哪些药物可能对前庭康复产生潜在风险？	抗惊厥药和镇静剂可能会延长前庭康复时间，另外，前庭抑制剂也可阻碍初期的静态代偿。
121. 什么是老年性眩晕？	老年性眩晕是指躯体平衡障碍的老年患者，其前庭反应、视觉敏锐度、本体感觉和运动控制能力的减退与年龄相关。

耳聋的评估

122. 列举老年性耳聋的 4 种不同亚类。	• 感音性：基底节感觉毛细胞缺失，导致陡峭型高频感音神经性聋，言语识别率尚可。 • 神经性：第Ⅷ对脑神经纤维缺失，因此言语识别率可能会不成比例地受到影响。 • 代谢性：由血管纹萎缩引起，可影响所有频率（平坦型听力图），言语识别率通常尚可。 • 机械性：由基底膜硬化引起，可导致渐进下降型感音神经性聋，伴言语识别率成比例下降。
123. 定义轻度、中度、中重度、重度和极重度耳聋。	• 轻度：26~40dB。 • 中度：41~55dB。 • 中重度：56~70dB。 • 重度：71~90dB。 • 极重度 >91dB。
124. 进行 Rinne 试验（音叉 512Hz）气骨导差范围为多少时，对提示为传导性耳聋最为可信？	17~30dB；更低或更高很可能导致假阴性结果。
125. 一般情况下，最严重的传导性耳聋气骨导差可达多大？	约 60dB。
126.Weber 试验能检测出两耳间多大分贝数的差异？	声音偏向于传导性聋严重侧或“神经更好”的一侧，至少需要 5dB 的差距。
127. 描述床边听力筛查的可靠性（图 6.3 和图 6.4）。	手指摩擦声、秒表滴答声、耳语声、Rinne 试验和 Weber 试验均具有相对良好的特异性（60%~100%），但敏感性较低（<50%）。

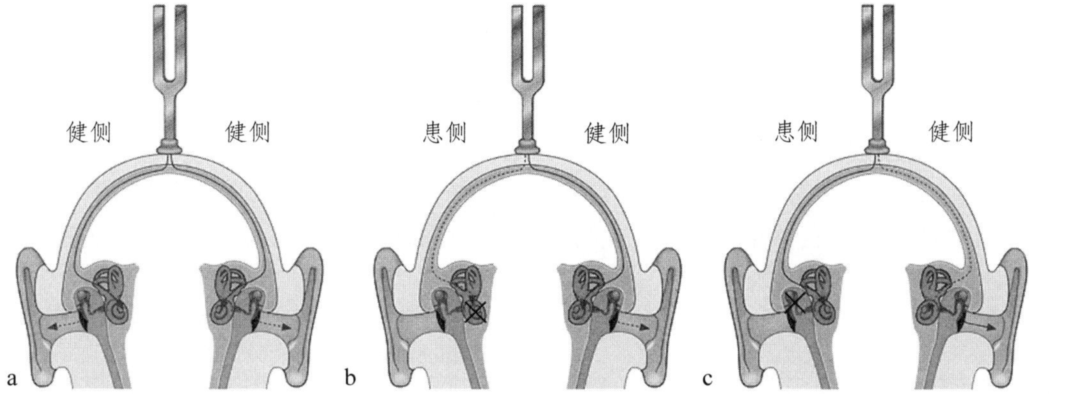

图 6.3　Weber 试验。将振动音叉置于头颅中线上。(a)听力正常或听力下降对称,声音在双耳感知同等的响度。(b)单纯的单侧感音神经性聋,声音偏向于健侧耳。(c)单纯的单侧传导性聋,声音偏向于患侧耳。(Used with permission from Probst R, Grevers G, Iro H. Basic Otorhinolaryngology: A Step-by-Step Learning Guide. New York, NY: Thieme; 2006.)

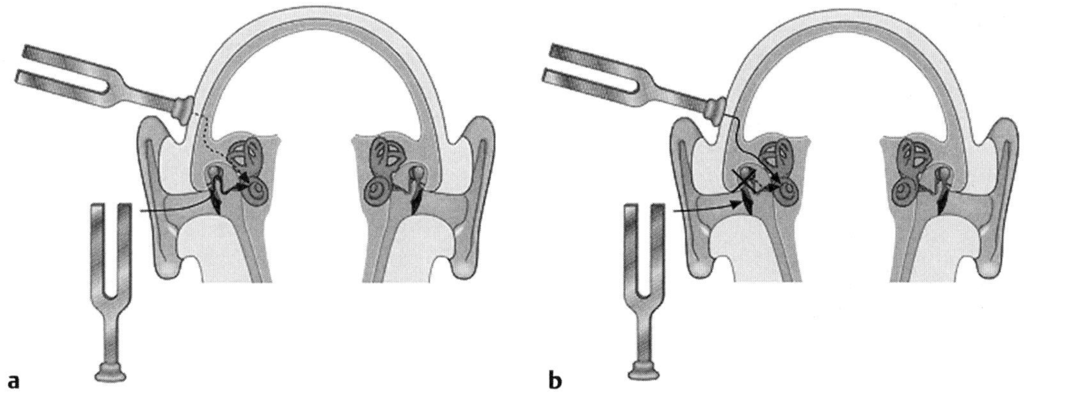

图 6.4　Rinne 试验。使用振动音叉,比较同一侧耳的气导和骨导听阈。(a)无传导性聋,气导大于骨导。(b)有传导性聋(通常气骨导差 >20dB),骨导大于气导。(Used with permission from Probst R, Grevers G, Iro H. Basic Otorhinolaryngology: A Step-by-Step Learning Guide. New York, NY: Thieme; 2006.)

128. 定义听力级与声强度的关系。	听力级是与健耳参考值相关的测量值(分贝)。以正常听力作为听力级 0 级。由于人类健耳在不同频率的平均敏感性不同,故在不同频率上,绝对声强度是不同的。

129. 描述纯音听阈测定中两次检测之间可允许的差异值。	两次检测的差异值应≤ 10dB。
130. 定义不对称型听力损失。	两个以上频率的纯音听阈耳间差异≥ 15dB，或言语识别率差异≥ 15%。
131. 双耳听觉的优势是什么？	水平面的声音定位和通过总和作用，静噪和头颅屏蔽效应提高在噪声环境下的言语理解力。
132. 描述“偏心”声源的声音在水平面（左侧或右侧）定位的两种机制。	• 双耳间时间差：声音会优先到达靠近耳（低频为主）。 • 双耳间强度差：声音到达远离耳时，声强度会因头部的屏蔽效应而衰减（高频为主）。
133. 听力测定时为什么要加掩蔽？	若对受试耳给声太大，声音会传导到非受试耳。耳间衰减是指声音在到达非受试耳之前发生的强度损失，加掩蔽可使测试更准确。气导和骨导的耳间衰减分别约为 40dB 和 0dB。
134. 听力测试时，超掩蔽是什么意思？	掩蔽声太大，将会传导到测试耳，从而引起超掩蔽，最常发生于双侧重度传导性耳聋患者。
135. 描述复响现象。	复响的特点是听轻音相对容易，听大声出现不成比例的严重噪声敏感。
136. 描述回跌（rollover）现象。	回跌现象的特点是随着声强的增加，出现言语识别力反常下降的现象。与蜗后病变相关。
137. 用不同方法对儿童进行行为听力测试的适宜年龄是多少？	• 0~5 个月：行为观察测听。 • 5 个月 ~2 岁：视觉强化测听。 • 2~5 岁：条件化游戏测听。 • 5 岁以上：常规听力测试。
138. 描述如何进行行为观察测听。	给予患者声音刺激后，测试者评估其行为的变化（如平静、睁眼、惊愕）。
139. 描述如何进行视觉强化测听。	当受试者能够听到声音时提供特定的响应。如当儿童将头转向声音源时，点亮一个玩具作为奖励。
140. 描述如何进行条件化游戏测听。	当受试者能够听到声音时，限制其进行某种游戏活动（如扔球、丢木块等）。当儿童表现出理解了该“游戏”后，声音会以不同水平呈现，以确定频率特异性听阈和言语反应阈值。

141. 什么生理途径产生听性脑干反应？	听觉通路中的特定神经元同步反应，随后的波形所对应的神经元及核团如下： • 波 1：远端（外侧）听神经。 • 波 2：近端（内侧）听神经。 • 波 3：耳蜗神经核。 • 波 4：上橄榄核复合体。 • 波 5：外侧丘系 / 下丘。
142. 为什么 ABR 检测有助于评估蜗后病变？	波间期（第 1 至第 5 波峰间潜伏期）异常延长提示存在病变，如前庭神经鞘瘤，其可影响听觉传导通路中核团间的神经元传导。
143. 哪些听力测试可用来评估 2 个月大婴儿的先天性耳聋？	行为观察测听、ABR 和耳声发射。
144. 什么是耳声发射？	耳声发射是产生于外毛细胞的声音，可自发产生，也可由声音刺激诱发，并可被话筒探测到。因为其不依赖于患者的参与，所以被认为是一种客观听力测试。一般情况下，这种类型的测试可检测到大于 30~40dB 的听力损失。
145. 与瞬态诱发耳声发射相比，畸变产物耳声发射的优势是什么？	可提供频率特异性信息。
146. 听神经病变的儿童会出现什么模式的 ABR 结果？	ABR 重度异常或缺失，存在耳蜗微音电位和耳声发射反应。
147. 描述以下声导抗测试图类型（改良的 Jerger 分类）：A_s、A、A_d、B 和 C 型（图 6.5）。	声导抗测试可检测鼓膜顺应性（导纳对中耳压力）。 • A 型：正常。 • A_s 型（低峰）：鼓膜硬化或活动度降低，听小骨固定（如耳硬化、鼓室硬化、锤骨固定）或胶耳。 • A_d 型（高峰）：鼓膜松弛或过度活动，听小骨中断。 • B 型：曲线平坦，无顺应性波峰，必须结合耳道容积（儿童至成人正常值为 0.5~1.5mL）。 • B 型（大容积）：鼓膜穿孔或鼓膜置管通畅。 • B 型（正常容积）：中耳积液。 • B 型（小容积）：耵聍栓塞或探头接触外耳道侧壁。 • C 型：波峰左移（中耳负压）与咽鼓管功能障碍有关。

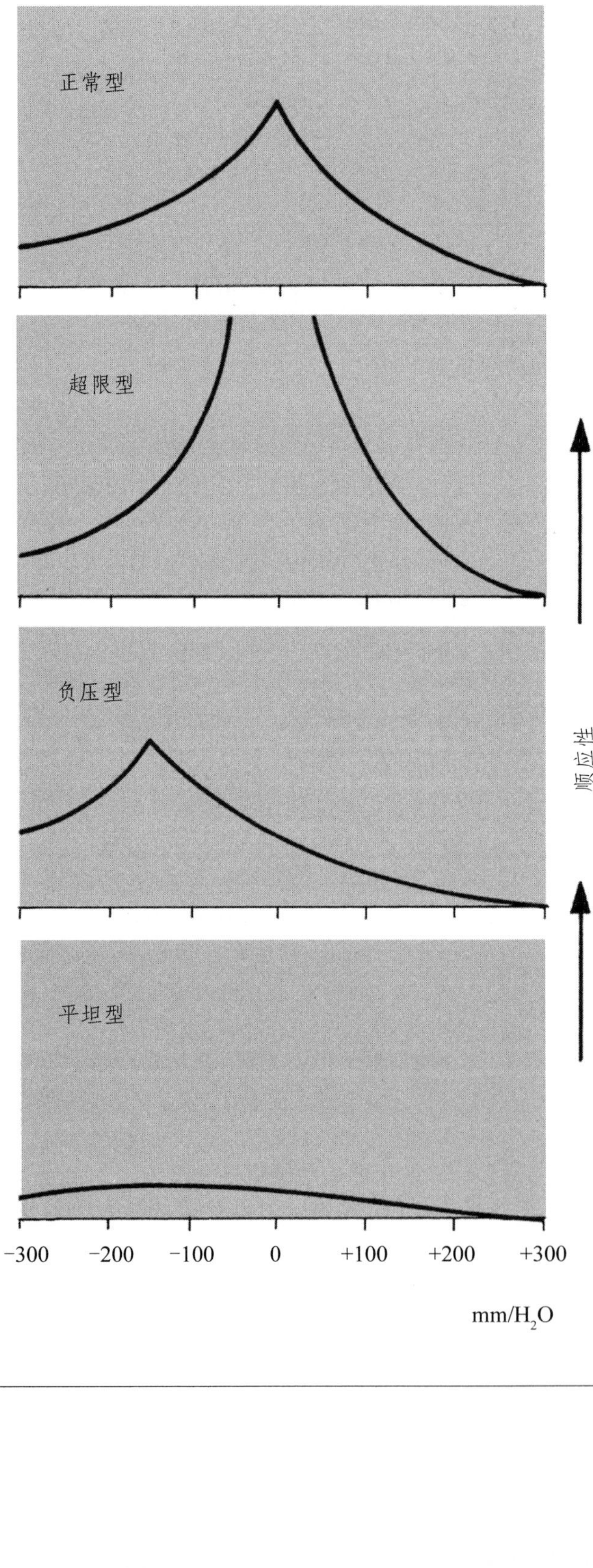

图 6.5 声导抗测试图（从上到下）：A 型，正常；A_d 型（高峰），鼓膜松弛或过度活动。听骨链中断或鼓膜松弛；C 型，波峰左移（中耳负压），与咽鼓管功能障碍有关；B 型，平坦曲线，无顺应性波峰。对于此病例，容积小可能提示耵聍栓塞或探头抵触到外耳道侧壁，而容积大则可能提示鼓膜穿孔。（Used with permission from Becker W，Naumann HH，Pfaltz CR. Ear，Nose，and Throat Diseases. New York，NY：Thieme；1994.）

148. 描述如何操作镫骨肌反射检查。	在不同频率（500、1000、2000和4000Hz）应用于耳朵时，检测同侧和对侧鼓膜的声导抗测试图，通常为80~100dB。镫骨肌反射检查时可见顺应性的下降，这是镫骨肌收缩导致的。
149. 描述可导致镫骨肌反射缺失或异常的情况。	传导性耳聋（如耳硬化、中耳疾病）、严重的感音神经性聋、第Ⅷ对脑神经病变（如前庭神经鞘瘤）、同侧第Ⅶ脑神经病变（如Bell面瘫）。
150. 描述右侧蜗后病变镫骨肌反射检测的结果。	• 同侧耳受到刺激时，通常此反射均缺失。 • 左侧刺激：左侧反射存在，右侧反射存在。 • 右侧刺激：左侧反射缺失/提高，右侧反射缺失/提高。
151. 描述右耳含黏稠分泌物（B型声导抗测试图）导致严重的传导性聋时，镫骨肌反射检测的结果。	• 中耳积液可抑制声音信号的传入，同时，由于鼓膜顺应性降低，对镫骨肌反射也会造成影响。 • 左侧刺激：左侧反射存在，右侧反射缺失/提高。 • 右侧刺激：左侧反射缺失/提高，右侧反射缺失/提高。
152. 描述双侧中耳黏稠分泌物（B型声导抗测试图）导致严重的传导性聋时，镫骨肌反射检测的结果。	• 左侧刺激：左侧反射缺失，右侧反射缺失。 • 右侧刺激：左侧反射缺失，右侧反射缺失。
153. 描述右侧近心端面神经病变时，镫骨肌反射的结果。	• 同侧的反射会受影响。 • 左侧刺激：左侧反射存在，右侧反射缺失。 • 右侧刺激：左侧反射存在，右侧反射缺失。
154. 描述严重的髓内脑干病变时，镫骨反射的结果。	• 事实上，此反射主要取决于病变部位。然而，如果髓内病变较大且影响了双侧耳蜗核和（或）双侧第Ⅶ对脑神经运动核，则会引起如下反射结果。 • 左侧刺激：左侧反射缺失，右侧反射缺失。 • 右侧刺激：左侧反射缺失，右侧反射缺失。
155. 描述声音衰减现象。	对受试耳给声，同时在对侧耳置入探头，以大于镫骨肌反射阈10dB的纯音刺激给声，持续10秒，如果反射幅度在10秒内下降超过50%，则为阳性。
156. 言语察觉阈和言语识别阈的区别是什么？	• 言语察觉阈，指受检者能够察觉50%言语刺激（受检者无须识别词汇）的最小音量（dB HL）。 • 言语感知阈，指受检者能正确识别50%词汇（通常为扬扬格）的最小音量。

157. 若一患者纯音听阈测试水平为 40dB，预测此患者的言语察觉阈和言语识别阈为多少？	两者符合纯音听阈测试值（在 500、1000 和 2000Hz 处的纯音听阈平均值），在 5~10dB 差异范围内。
158. 如果纯音听阈平均值与言语察觉阈之间明显不一致，应考虑什么诊断？	夸大性聋或伪聋（装聋）。
159. 描述可用来鉴别伪聋的检查方法。	• 客观听力测试：OAE 和 ABR。 • 行为听力测试：言语识别测试（SRT）和纯音听阈测试（PTA）之间的差异；反复测试之间存在明显差异（>15dB）。 • 声反射测试。 • Lombard 测试和 Stenger 测试。
160. 描述 Stenger 测试。	基于如下理论：如果双耳同时给予相同频率的声音，只能听到较响的一个声音。在匹配的频率上同时给声，但所谓的较差耳接收更强的声音（通常 >20dB）。听力正常的真实患者将会汇报给予最大声音耳内声音，听力不正常的真实患者将会汇报听力较好耳内声音，伪聋患者会否认听到任何声音。
161. 描述 Lombard 测试。	对所谓的听力损失耳给予噪声，同时要求患者进行朗读，逐渐提高噪声水平，直至患者提高其朗读声音或停止阅读，如果阅读声音强度无变化，则诊断为真聋。

儿童耳聋

162. 哪些宫内感染与先天性耳聋的发育有关？	• 弓形虫病。 • 其他病毒，包括梅毒、水痘和细小病毒 B19。 • 风疹。 • 巨细胞病毒。 • 单纯疱疹病毒。
163. 哪些因素极可能引起儿童早期感音神经性聋？	• 宫内感染史。 • 先天性聋家族遗传史。 • 低出生体重（<1500g）。 • 高胆红素血症。 • 长期新生儿重症监护或长期机械通气。 • 并发颅面畸形。 • 使用过耳毒性药物。 • 1 分钟 Apgar 评分 <5 分，5 分钟 Apgar 评分 <7 分。 • 细菌性脑膜炎。
164. 先天性耳聋是基因遗传性的概率是多少？	约 50%。

165. 基因遗传性耳聋患者与综合征相关的概率是多少?	约 70% 的基因遗传性耳聋为非综合征性的，30% 为综合征性的。
166. 基因遗传性耳聋患者继发于常染色体显性遗传的概率是多少?	80% 为常染色体隐性遗传，20% 为常染色体显性遗传。
167. 常染色体显性遗传性耳聋最常见的类型是什么?	Waardenburg 综合征。
168. 描述 Waardenburg 综合征的四种亚型。	• WS1：常染色体显性遗传，内眦外移，感音神经性聋，虹膜色素紊乱，毛发色素减退； • WS2：常染色体显性遗传，无内眦外移，感音神经性聋，虹膜色素紊乱，毛发色素减退； • WS3：常染色体显性遗传，内眦外移，上肢畸形，虹膜色素紊乱，毛发色素减退； • WS4：常染色体隐性遗传，无内眦外移，先天性巨结肠症，感音神经性聋，虹膜色素紊乱，毛发色素减退。
169. 常染色体隐性遗传综合性感音神经性聋最常见的三个原因是什么?	Usher 综合征，Pendred 综合征，Jervell 和 Lange-Nielsen 综合征。
170. 描述 Usher 综合征的三个亚型。	• 1 型：出生时双侧重度耳聋和前庭病，青春期前色素性视网膜炎导致的“夜盲”(最严重的类型)。 • 2 型：出生时中度至重度耳聋，中青年期视力恶化，前庭功能正常。 • 3 型：出生时听力正常，青春期渐进性加重的听力下降和视网膜病变，不同程度的前庭受累（轻度类型)。
171. 在美国聋盲的最常见病因是什么?	Usher 综合征。
172.Alport 综合征涉及哪种蛋白基因突变?	Ⅳ型胶原蛋白。
173. 描述 Norrie 病的临床表现。	一种 X 染色体连锁隐性遗传综合征，可导致早期发生迅速渐进性盲，约 1/3 的患者会发展为渐进性感音神经性聋，通常会持续 20~30 年。
174. 描述 Pendred 综合征的典型头颈部表现。	感音神经性聋（通常合并大前庭导水管和 Mondini 畸形)和甲状腺功能正常的甲状腺肿。
175. 描述 Pendred 综合征中典型的甲状腺病变。	患者常在 10~20 岁出现多发性结节性甲状腺肿，但通常甲状腺功能正常，极少需要干预。

176. 大前庭导水管综合征患者应采取怎样的具体措施来防止进一步的听力损失?	轻度的头部撞击后可出现阶梯式发展的耳聋。一般应避免参加与“轻度头部撞击”有关的接触性运动或活动。
177. 描述大前庭导水管综合征的典型临床表现。	感音神经性聋通常首发于儿童,常呈阶梯式发展,前庭症状和混合性耳聋也可能发生。
178. 哪种基因突变可导致接近 50% 的基因遗传性耳聋?	GJB2 编码连接蛋白 26,位于 13 号染色体,为常染色体隐性遗传。
179.GJB2 基因编码什么蛋白?	β-2 缝隙连接蛋白,负责内耳钾离子的交换。
180. 描述 Jervell 和 Lange-Nielsen 综合征的临床表现。	• 一种常染色体隐性遗传综合征,以双侧先天性极重度感音神经性聋和心律不齐为特点。 • 压力或运动可能诱发晕厥发作。 • 如果不治疗,心律不齐可能导致突发性心源性死亡。 • 由于血管纹钾离子通道缺陷引起。
181. 描述 Jervell 和 Lange-Nielsen 综合征的心电图表现。	QT 间期延长(>500ms),伴潜在的心律不齐。
182. 描述 MELAS 综合征的表现。	ME:线粒体脑病(mitochondrial encephalopathy)。 LA:乳酸酸中毒(lactic acidosis)。 S:脑卒中(stroke)。 临床表现不一,其中包括听力损失、四肢乏力、局部瘫痪、失明和癫痫。
183. 描述 Michel 型发育不全的临床特点。	Michel 型发育不全以内耳完全不发育导致先天性聋为特点。
184. 描述 Mondini 畸形的影像学表现。	Mondini 畸形在耳蜗畸形中超过 50%,特点包括耳蜗不完全分隔或无分隔,小于 2.5 圈。
185. 描述共同腔畸形的成像表现。	耳蜗和前庭融合为一个大腔,这类患者通常有重度至极重度感音神经性聋。
186.Scheibe 型发育不全,可见哪些内耳异常?	Scheibe 型发育不全(亦称耳蜗球囊畸形或下部畸形)包括螺旋器和球囊发育障碍,然而骨迷路、膜半规管和椭圆囊不受影响。
187. 膜迷路发育不全的最常见类型是什么?	Scheibe 型发育不全。
188. Alexander 型发育不全最常影响哪些频率?	蜗管和耳蜗基底畸形导致高频受影响。

成年耳聋

189. 慢性噪声性感音神经性聋的受损部位是什么?	长期接触较大噪声可损伤外毛细胞,短暂接触极大的声音(如爆炸声),冲击波会损伤耳蜗基底膜。

190. 描述噪声性聋的听力测试特点。	4kHz 切迹。听力下降几乎总是双侧的，高频比低频听力下降更明显。
191. 描述美国职业安全健康管理（OSHA）标准对声音水平的要求。	如果工作场所的平均噪声水平 >85dB，且接触超过 8 小时，需要采取听力保护措施并定期进行听力测试。 所允许的噪声暴露水平基于暴露的持续时间：90dB 持续 8 小时；92dB 持续 6 小时；95dB 持续 4 小时；97dB 持续 3 小时；100dB 持续 2 小时；102dB 持续 1.5 小时；105dB 持续 1 小时；110dB 持续 0.5 小时；115dB 持续 0.25 小时。
192. 突发性感音神经性聋的定义是什么？	3 个以上连续频率的纯音听阈在 3 天内下降超过 30dB。
193. 有多少突发性感音神经性聋患者会有一定程度的自愈？	约 2/3 的患者。
194. 描述对突发性感音神经性聋的评估。	应评估患者的蜗后病变（钆增强 MRI），但是不必进行常规的实验室检查，除非临床上怀疑存在基于既往病史或体格检查的潜在的病因。
195. 简述特发性突发性感音神经性聋的治疗。	诊断后 3 个月内，可选择早期口服皮质类固醇，并行高压氧治疗。初期治疗后未完全恢复的患者可鼓室内注射皮质类固醇。应避免常规应用抗病毒药、溶栓剂、血管扩张剂、活血药或抗氧化类药物。
196.CT 在评估突发性感音神经性聋患者方面的作用是什么？	一般情况下，MRI 优于 CT 检查。例外的情况包括局灶性中枢神经性病变、近期有头部创伤、严重的幽闭恐怖症或装有不宜行 MRI 扫描的装置（如某些起搏器）的患者。
197. 对于突发性感音神经性聋患者，哪些临床因素有利于预后？	年轻，听力下降不明显，无头晕症状，低频听力下降，早期治疗。
198. 描述原发性自身免疫性内耳疾病的诊断标准。	以双侧渐进性（超过数周至数月）感音神经性聋为特点，且对免疫抑制治疗（皮质类固醇）有效，排除渐进性感音神经性聋的其他病因。
199. 疑似自身免疫性内耳疾病的一线治疗是什么？	大剂量皮质类固醇，长疗程，逐渐减量。
200. 什么是 68kD 内耳抗原？	20%~80% 的自身免疫性内耳疾病患者抗 68kDa 抗体阳性检测。
201. 描述 Susac 综合征的临床表现。	一种自身免疫性小血管病，以脑病、视网膜分支动脉阻塞和感音神经性聋三联征为特点。

202. 描述 Cogan 综合征的临床表现。	一种非梅毒性间质性角膜炎和听觉－前庭综合征。大部分患者患有双侧突发渐进性感音神经性聋，头晕通常是偶发性的，尽管会发生双侧间质性角膜炎，却很少出现失明，全身表现通常包括头痛和发热。
203. 脑膜炎患者可通过哪种潜在途径波及内耳？	耳蜗导水管和蜗轴。
204. 哪些微生物是引起脑膜炎后感音神经性聋的高风险因素？	• 肺炎链球菌。 • 脑膜炎奈瑟菌。 • 流感嗜血杆菌。
205. 有多少细菌性脑膜炎患者会发展成感音神经性聋？	15%~20%，5% 为重度耳聋。
206. 简述韦格纳肉芽肿的常见耳科学表现。	传导性耳聋和慢性浆液性中耳炎最常见，但也可见耳痛、面瘫、眩晕、感音神经性聋和外耳受侵。

耳鸣

207. 描述与血管搏动不同步的搏动性“颤振”耳鸣的鉴别诊断。	鼓膜张肌、镫骨肌或腭肌阵挛。
208. 列举搏动性耳鸣的鉴别诊断。	• 动脉性：颈内动脉畸形、颈动脉粥样硬化、持续性镫骨动脉、动静脉畸形、动脉瘤、颈动脉夹层、第Ⅷ脑神经血管压迫、血管瘤（球体瘤）。 • 静脉性：颈静脉球异常（高位、骨裂、憩室）、特发性颅内高压、特发性搏动性耳鸣（静脉杂音）。 • 非血管性：腭肌、镫骨肌和鼓膜张肌阵挛。
209. 中耳颈动脉裂发生的概率是多少？	约 10%，但在鼓膜切开术中极少遇到颈动脉走行异常的风险。
210. 哪些耳镜检查指征有助于怀疑颈静脉球裂或高位？	中耳颈静脉球裂最容易看到的区域位于鼓膜后下象限，可能见到深蓝色或搏动结构。
211. 搏动性耳鸣的患者，空蝶鞍的临床意义是什么？	与升高的颅内高压相关（特发性颅内高压）。
212. 描述特发性颅内高压综合征的临床表现。	最常见的症状是头痛（约 90%）和搏动性耳鸣（约 70%）。其他症状和体征包括四肢感觉异常、全身性无力、嗅觉减退、外展神经麻痹、面瘫，共济失调的报道更加少见。
213. 咽鼓管扩张的常见症状有哪些？	耳鸣、耳闷、自听过强、呼吸声可听和眩晕。

214. 列举可导致耳鸣的常见药物。	含阿司匹林的药物（最常见）、其他非固醇类抗炎药（NSAID）、氨基糖苷类、质子泵阻滞剂（奥美拉唑、埃索美拉唑）和某些抗抑郁药。
215. 哪些装置（非医疗的）适用于主观性非搏动性特发性耳鸣？	助听器、掩蔽装置（发送恒定的窄带白噪声来掩盖耳鸣）和耳鸣习服治疗（与患者耳鸣声相匹配，从理论上使中枢听觉系统适应噪声，最终忽略它）。耳蜗植入可改善某些患者的耳鸣，但耳鸣本身不是植入的适应证。

助听器和可植入式听力装置

216. 什么是辅助听力装置？	是一种听觉和非听觉技术，它克服了声源和患者之间物理距离的限制。
217. 举例听力和非听力辅助听力装置。	• 听力：麦克风系统，可捕获声源附近所需要的声音，并通过调频、红外线、感应圈、蓝牙或硬线系统将此信号传递给听者。 • 非听力：通过震动或视觉信向患者发出警报的报警系统，如电话铃或门铃响起。
218. 需要与听力受损患者讨论哪些保守治疗措施？	在会议中或大会中有策略地就座（更好地朝向讲者，靠前坐），与讲者保持眼神交流，减少背景噪声。
219. 描述助听器的基本构成。	麦克风、放大器、接收器、电源。
220. 定义“增益”，其与传统助听器相关。	在任一特定频率上，增益是输入电平和输出电平之间的差值。
221. 通风助听器有哪些优点？	外耳道的湿度降低，堵塞效应降低和低频输入的耗散（对于高频听力下降患者更有优势）。
222. 在预测患者对传统助听器的满意度时，应考虑哪些因素？	最好的选配者是能积极接受助听器使用的患者。高频为主耳聋患者普遍比低频耳聋患者效果更好。重度至极重度耳聋患者通常效果不佳。阈上言语和言语识别率很重要；使用声音放大器时，言语识别率良好的患者可能更满意，并持续佩戴该装置。
223. 描述言语接受阈和言语识别率之间的区别。	言语识别阈是指受检者能正确识别 50% 扬扬格词汇的最小音量（dB），而言语识别率是指正确辨别词汇的百分比。
224. 描述完全耳道式和耳道式助听器的优缺点。	• 优点：尺寸小巧，更加美观；利用耳部的本身形状辅助放大自然声，且限制风噪声。 • 缺点：电量有限、耵聍栓塞、耳闷和耳堵效应、佩戴困难、灵巧度要求高、昂贵、外耳道刺激。

225. 描述耳内式助听器的优缺点。	• 优点：可传递足够的能量来改善轻度至中度耳聋，功率更大，比耳道式助听器更易操作。 • 缺点：需要灵活地手动控制音量和放置，且不如耳道内式助听器美观。
226. 描述耳背式助听器的优缺点。	• 优点：最易适应的助听器，可传递足够的能量来改善中重度至重度耳聋，通常可提供更多的信号编程，对于手部灵活性较差的患者，比小型助听器更易操作。 • 缺点：尺寸大，美观性差，刺激耳郭。
227. 体佩式助听器的优点是什么？	适用于重度至极重度耳聋患者，反馈问题发生在耳部平面，因为此时麦克风非常靠近接收器。体佩式助听器的麦克风与扩大器相距较远，常位于皮带上或口袋内。
228. 关于助听器技术，与模拟编程相比，数字编程的优点有哪些？	除了提供多个程序外，数字信号处理器能够选择性地放大特定频率，降低声反馈和背景噪声，可以自动检测环境的变化，从而动态优化信号，与外界声源连接更加紧密。
229. 什么是定向麦克风？比标准全向技术具有哪些优势？	定向麦克风可选择性放大听者前方的声音，提高信噪比。自适应定向麦克风更具优势，能改变最大放大的方向。
230. 描述 CROS 和 BiCROS 的用处。	CROS（单耳信号对传）助听器能够将较差耳的声信号延迟传递到较好的对侧耳。BiCROS（双耳信号对传）助听器同样可将声音传导至较好耳，但同时也放大了接收耳的声音。
231. 哪类患者适合安装骨锚式助听器？	目前认为，骨锚式助听器适用于 5 岁及以上的儿童、传导性或混合性耳聋（可从扩声中受益）的患者以及单侧耳聋而对侧听力正常的患者。

232. 耳蜗电极植入可直接刺激什么细胞？	位于蜗轴的螺旋神经节细胞。
233. 若耳蜗植入造成面神经刺激，应如何处理？	可选择性地关闭刺激电极，或将其从患者的编程中移除。
234. 美国食品药品管理局对耳蜗植入的听力入选标准是什么？	重度至极重度耳聋（PTA>70dB），植入耳语句测试 <50%，且对侧耳或最佳助听状态下，语句测试 <60%。
235. 列举耳蜗植入的绝对禁忌证。	耳蜗缺失、先天性蜗神经缺失、继发于脑干损伤的耳聋、蜗神经已切断。

236. 描述影响耳蜗植入成功的临床因素。	植入年龄、语前聋还是语后聋、耳聋持续时间、植入前的听力情况、耳蜗植入使用时间。
237. 进行耳蜗植入修正术（再植入）的最常见指征是什么？	已确认内部装置失灵。
238. 耳蜗植入后，非听觉刺激（疼痛、眩晕、面神经激活）发生率高与什么情况有关？	• 耳硬化症：迷路骨囊被低密度的海绵状骨所替代，而海绵状骨可允许电刺激通过，从而导致面神经刺激发病率较高。 • 颞骨骨折：同样地，既往的颞骨骨折可允许电刺激异常通过，这通常和术后疼痛相关。
239. 描述双侧耳蜗植入术的优势。	提高噪声下的言语理解能力和方向感，并确保“功能最佳耳”已耳蜗植入。
240. 理论上，耳蜗植入电极在耳蜗内的理想位置在哪？	蜗轴周围的鼓阶内。
241. 描述可植入式中耳助听器的潜在优势。	更加美观、舒适，分辨率高，声反馈最小化，无耳堵效应，沐浴或游泳时也可正常佩戴。
242. 简述可植入式中耳助听器的植入标准。	候选者≥ 18 岁，中度至重度感音神经性聋，且植入前试戴过传统助听器。患有复发性或慢性中耳炎的儿童患者、文字识别能力差、听力波动性下降者，不宜行此植入术。
243. 可植入式中耳助听器的作用机制是什么？	使用压电式或电磁式平台，将声音信号转换成机械能，并直接与听骨链相耦合。
244. 简述美国听觉脑干植入的主要植入标准。	双侧第Ⅷ对脑神经鞘瘤（神经纤维鞘瘤 2 型或 NF-2 型），年龄≥ 12 岁。
245.NF-2 患者行听觉脑干植入后，其典型的结果是什么？	大部分患者的声音感知能力有限，无法阅读唇语。极少数患者能体验到开放式的言语理解。

外耳疾病

246. 耵聍栓塞形成的危险因素是什么？	使用棉签掏耳，耳道狭窄，使用助听器、耳塞或耳机，毛发进入外耳道，发育迟缓，高龄。
247. 描述耵聍的作用。	• 清洁、润滑和抑菌（细菌和真菌）。 • 含有溶菌酶、饱和脂肪酸，pH 值低，可抑制细菌和真菌。
248. 严重的耵聍栓塞患者会有怎样的听力学检查结果？	• 显著的高频传导性耳聋。 • 低容量 B 型鼓室图。
249. 描述慢性耳轮结节性软骨皮炎的临床表现。	耳轮或对耳轮有剧烈疼痛的结节，通常为灰白色或红斑样。

250. 双侧小耳畸形和先天性耳道闭锁患者最适宜的治疗年龄是?	通常,患者≥ 6 岁时可修复小耳畸形或耳道闭锁。
251. 简述小耳畸形修复手术的一般步骤。	(1)以肋软骨进行耳轮成形。 (2)耳垂成形。 (3)耳道闭锁成形。 (4)耳屏成形。 (5)耳后松解。
252. 对于双侧先天性耳道闭锁的婴幼儿,最合适的初步治疗是什么(表 6.1)?	最合适的治疗是应用骨传导助听器。尽管一般情况下,患者至少 5 岁才能做手术(安装骨锚式助听器或行耳道闭锁成形术),但提供放大的声音对于早期听力及语言发育至关重要。

表 6.1 先天性耳道闭锁的 Jahrsdoerfer 分级评分

解剖结构	评分
镫骨	2
前庭窗开放	1
中耳腔	1
面神经	1
锤骨 - 砧骨复合体	1
乳突气化	1
砧骨 - 镫骨连接	1
蜗窗	1
外耳	1
总评分	10

Data from Jahrsdoerfer RA , Yeakley JW , Aguilar EA , Cole RR, Gray LC, Grading system for the selection of patients with congenital aural atresia. Am J Otol. 1992;13(1):6-12.

253. 外耳道外生骨疣手术治疗的适应证是什么?	对于慢性或复发性外耳道炎患者,如发现碎屑滞留或导致传导性聋,应进行手术治疗。
254. 临床上,外生骨疣与骨瘤如何鉴别?	外生骨疣通常多发,位于外耳道内侧,且为双侧,而骨瘤为单一病变。
255. 外耳道骨瘤最可能发生于何处?	骨与软骨交界处。
256. 简述耳镜下取出耳道异物(而不是盲目冲洗取出)的适应证。	异物类型(边缘尖锐、纽扣电池、植物性异物),部位邻近鼓膜,在耳道的时间 >24h,之前尝试取出失败,4 岁以下儿童。

257. 对于严重的耳郭冻伤患者，最恰当的初始治疗是什么？	迅速用温热（38℃ ~42℃）的盐水浸过的纱布复温耳部。
258. 描述外耳道阻塞性角化病的检查结果。	外耳道阻塞性角化病表现为角蛋白性致密栓，完全阻塞外耳道，也可能使外耳道扩大。阻塞性角化病和外耳道胆脂瘤的主要区别在于，阻塞性角化病累及整个耳道，而外耳胆脂瘤通常局灶性侵袭。
259. 描述外耳道牛皮癣的治疗。	这种情况的治疗与其他部位的牛皮癣的治疗方式类似。一线治疗方法包括简单的温水浸泡，塞入软膏（如凡士林），避免创伤，局部外用皮质类固醇。其他专门的局部或全身疗法（甲氨蝶呤、环孢霉素、类维生素 A）则通常用于广泛病变者。
260. 复发性多软骨炎的临床表现是什么？	最常见的初始症状是除耳垂外的耳郭感染。其他器官系统包括关节、鼻（鼻软骨炎）、眼（结膜炎、巩膜炎、虹膜炎、角膜炎）、呼吸道（喉或气管感染）、内耳、心血管系统和皮肤。
261. 描述耳郭脂溢性皮炎的临床表现。	• 皮肤发炎性，一般局限于油脂分泌旺盛的部位。 • 它的严重程度范围较广，从轻度的头皮屑脱落，到广泛的片状蜕皮的红皮病。 • 可以局限于耳部，但经常涉及其他部位，如头皮、面部、上躯干和腋窝。
262. 描述耳郭痛风结节的临床表现。	中度疼痛的粉红色结节，最常累及耳轮，内含白垩色物质。
263. 外耳道炎患者的外耳道培养最常见的微生物是什么？	铜绿假单胞菌。
264. 为什么水暴露是急性外耳道炎的危险因素？	它会使外耳道失去酸性环境，而且不洁净的水可能会携带大量细菌。
265. 存在鼓膜置管或鼓膜穿孔时，应如何改良急性外耳道炎的治疗？	避免使用有潜在耳毒性的药物，尤其不应使用酒精类和酸性滴耳液，以及已知的耳蜗毒性抗生素，包括氨基糖苷类抗生素。
266. 单纯急性外耳道炎的一线治疗是什么？	• 镇痛、耳道冲洗、耳局部治疗（酸化 / 干燥剂、含或不含皮质类固醇的抗生素制剂），以及避免接触水和耳外伤的危险因素。 • 不推荐全身性抗生素用于其他方面都健康的单纯急性外耳道炎患者。
267. 描述真菌性外耳道炎的常用初始治疗。	• 酸化剂（硫酸铝 - 醋酸钙）或干燥剂（硼酸）。 • 也可使用抗真菌乳膏，如克霉唑。

268. 针对药物治疗无效的慢性增生性外耳道炎患者可使用什么治疗?	以裂层皮瓣覆盖外耳道的耳道成形术和宽阔的耳甲腔成形术。
269. 描述耳郭软骨膜炎和软骨炎的临床特点。	最常见的症状是耳痛和瘙痒。耳郭触痛,有红斑,耳郭软骨部可能伴有脱屑 / 渗液,耳垂正常。危险因素包括外伤和外耳道炎。
270. 在耳真菌病患者中最常见的培养真菌是什么?	曲霉菌。
271. 定义坏死性外耳道炎。	坏死性外耳道炎症是源自外耳道的进行性颞骨骨髓炎,最常见的致病微生物是铜绿假单胞菌,几乎只发生在免疫力低下的人群(通常为高龄糖尿病患者)。
272. 哪种核医学研究最有助于确定坏死性外耳道炎的诊断?	^{99}Tc 骨扫描,可检测成骨细胞的活性,有助于早期骨髓炎的诊断。然而,即使在感染已经解决的情况下,扫描仍可呈阳性,监测治疗反应效果不佳。
273. 哪种核医学研究最有助于评估坏死性外耳道炎的疗效?	^{67}Ga 核医学扫描有助于检测炎症,尽管其空间分辨率较弱。在诊断坏死性外耳道炎方面,它是一种有效的 MRI 辅助,也有助于对后续疗效进行监测。
274. 描述坏死性外耳道炎的治疗。	坏死性外耳道炎主要以药物治疗为主,包括 6 周以上的广谱抗生素(包括假瘤 SPP),须积极进行耳道冲洗,对于糖尿病患者须严格控制血糖。高压氧治疗对于难治性或晚期的患者有一定疗效。对于难治性患者或并发脓肿的患者可行外科手术干预。
275. 大疱性鼓膜炎的治疗有哪些?	• 对疼痛的大疱进行减压,口服止痛药和全身性应用抗生素。 • 类固醇可用于感音神经性聋患者。

中耳疾病

276. 对于患有急性中耳炎但其他方面都很健康的儿童,哪种抗生素被认为是一线药物?	阿莫西林,每天 90mg/kg,每天分两次使用,共 10 天。
277. 哪些可能因素会导致儿童反复发作中耳炎?	• 接触二手烟、集体日托、鼻腔过敏、免疫缺陷、颅面畸形、腺样体肥大、胃食管反流、疫苗接种、仰卧位喂奶和使用安抚奶嘴。 • 出生后前 6 个月进行母乳喂养,可能会预防中耳炎反复发作。
278. 哪些因素可能影响需要手术治疗分泌性中耳炎患儿的候选资格?	听力水平、相关并发症、积液持续时间(>4 个月)、鼓膜或中耳结构损伤、发育迟缓或合并发育迟缓的危险因素(综合征儿童、自闭症谱系障碍、不能矫正的视觉障碍等)、颅面畸形 / 腭裂。

279. 对于单侧持续性中耳积液的成年患者，应排除什么疾病？	• 应用鼻咽镜排除鼻咽癌。 • 如果存在耳痛，也应检查口咽、下咽和喉部。
280. 定义上鼓室切开术，并描述慢性耳病患者行此路径手术的典型手术指征。	上鼓室切开术包括切除部分盾板（上鼓室外侧壁），以直视和进入上鼓室。此技术常用于有局限性胆脂瘤或内陷袋和硬化性乳突的患者，也可联合进行鼓室成形术和听骨链重建术。
281. 定义先天性胆脂瘤。	由中耳腔内胚胎上皮组织的持续残留所引起。患者鼓膜紧张部和松弛部外观正常，无耳漏病史，无耳科手术史。
282. 鉴别原发获得性和继发获得性胆脂瘤。	原发获得性胆脂瘤起源于鼓膜内陷袋，最常累及松弛部；继发获得性胆脂瘤则由鼓膜损伤（如鼓膜置管术、手术、意外创伤），上皮细胞进入中耳腔所引起。
283. 描述原发获得性胆脂瘤形成的内陷理论。	婴儿出生后不久即可患有无菌性中耳炎。黏液被吸收之前，可发生黏膜纤维化，导致上鼓室阻塞，形成负压，从而导致乳突气化不良和鼓膜松弛部内陷。
284. 描述获得性胆脂瘤形成的化生理论。	由于复发性中耳炎的反复感染，可引起中耳腔的柱状上皮产生鳞状上皮化生。
285. 描述胆脂瘤骨侵袭的机制。	• 压力侵袭：由逐渐增大的胆脂瘤囊的机械压力引起。 • 生化侵袭：细菌产物、炎性肉芽组织和胆脂瘤本身的酶代谢产物。 • 细胞介导侵袭：破骨细胞溶解。
286. 定义 Prussak 间隙。	Prussak 间隙是外界为鼓膜松弛部，上界为盾板和锤骨外侧韧带，下界为锤骨短脚，内界为锤骨颈所围成的隐窝。
287. 列举三个胆脂瘤最常见的起源部位。	上鼓室的后方、前方和中鼓室的后上方。
288. 描述鼓室窦的解剖范围。	上邻岬小桥，下接岬下脚，外邻面神经乳突部，内侧为后半规管。
289. 慢性耳病继发的迷路瘘形成的最常见的部位是什么？	水平半规管。
290. 描述慢性中耳炎继发的迷路瘘的体征和症状。	迷路瘘通常累及外半规管，典型表现为混合性耳聋、间歇性头晕和潜在声诱导性眩晕（Tullio 现象），但实际上大部分患者无此表现。

291. 描述胆脂瘤患者行鼓气耳镜检查时发生眩晕的可能机制。	胆脂瘤侵袭骨迷路很可能导致内耳瘘。由于迷路暴露,因此中耳压力的增加导致外淋巴液发生流动,从而继发眩晕。
292. 慢性耳病导致的外半规管瘘应如何治疗?	在"唯一听力耳"或"听力较好耳",通常建议行开放式手术,使瘘管部位的胆脂瘤上皮外翻。如果另一只耳的听力很好,可去除上皮并用筋膜进行修复,或二期探查去除上皮,从而维持半规管壁的完整。较大的或复杂的瘘管极易导致感音神经性聋,通常行开放式手术治疗。
293. 乳突根治术和改良乳突根治术的区别是什么?	乳突根治术须完全切除锤骨、砧骨、鼓膜和中耳黏膜,开放中耳腔。 改良乳突根治术,则须重建中耳腔。 Bondy 式改良乳突根治术是应用开放式技术,但不进入中耳腔或重建中耳腔。
294. 描述鼓室成形术的 Wullstein 分类方法。	• 1 型:所有听小骨都存在并可移动。 • 2 型:将鼓膜移植到完整的砧骨和镫骨上。 • 3 型:将鼓膜移植到镫骨的上部。 • 4 型:将鼓膜移植到镫骨足板上。 • 5 型:半规管开窗术。
295. 开放式乳突根治术的常见手术指征有哪些?	严重的胆脂瘤伴有明显的管壁糜烂,存在迷路瘘,单耳胆脂瘤。
296. 开放式乳突根治术后发生顽固性耳漏的最常见原因是什么?	耳甲腔成形不当,面神经嵴过高,黏膜化,咽鼓管暴露。
297. 描述胆脂瘤的组织学表现。	中央为角蛋白碎屑的角化鳞状上皮囊。
298. 对于患胆脂瘤且无其他耳科手术史的健康患者,其主要手术指征是什么?	目前尚无有效的治疗胆脂瘤的药物,只有通过手术切除和旷置的治疗是有效的。手术的主要目的是创造一个安全的、干燥的术耳。对于健康的患者,几乎都建议手术治疗。
299. 外植法鼓膜成形术的优缺点是什么?	选择外植法主要是基于术者的喜好,通常用于鼓膜完全穿孔、近全穿孔或前方穿孔的患者。主要的缺点是手术存在难度,可能钝角愈合(耳道前方的锐角丧失)和外侧愈合(移植膜与锤骨分离)。
300. 外植法鼓膜成形术中,为什么易对颞下颌关节造成潜在的损伤?	传统的外植法鼓膜成形术包括暂时掀起前方耳道壁皮肤的耳道成形术,清除骨性突出,以便于通过耳道看见鼓膜全貌。过度磨除耳道可增加进入关节窝的风险。

301. 描述鼓膜穿孔患者发生听力下降的机制。	鼓膜与镫骨足板表面积的比例（变压比）有所下降。此外，声音同时冲击前庭窗和蜗窗（通过穿孔）可能会导致相位抵消。
302. 鼓膜置管术后发生持续性鼓膜穿孔的概率是多少？	2%~5%。
303. 描述软骨移植修补鼓膜穿孔的优点。	软骨比其他移植材料更坚硬，使其更能抵抗收缩和吸收。长期的研究表明，软骨和筋膜移植后最终听力结果相似。
304. 描述鼓膜内陷的 Sade 分级方法。	• Ⅰ级：简单、浅、通常可自洁、无粘连。 • Ⅱ级：与砧骨或镫骨接触。 • Ⅲ级：与鼓岬接触而不粘连。 • Ⅳ级：与鼓岬粘连。 • Ⅴ级：Ⅲ级或Ⅳ级伴鼓膜穿孔。
305. 为什么紧张部后上象限尤其容易内陷？	此区域富含血管，可能会加重感染导致其变薄。此区域的中间纤维层也不完整，且通常缺失，从而缺少支撑。
306. 慢性中耳炎细菌培养，最常见的病原体是什么？	多种微生物，包括铜绿假单胞菌、金黄色葡萄球菌、大肠杆菌、克雷伯菌属和变形杆菌属。
307. 对于急性中耳炎伴面部神经麻痹的儿童患者，除了抗生素，还应考虑辅以哪些治疗。	• 通常建议行广泛鼓膜切开术或联合鼓膜置管的鼓膜切开术。 • 也有建议辅以全身性皮质类固醇。
308. 对于继发于急性中耳炎的面神经麻痹儿童，如果给予恰当的治疗，其面神经恢复的预后如何？	通常结果非常好。95% 以上的患者会完全康复。治疗包括全身性应用抗生素，并低位鼓膜置管。合并有乳突炎时，应考虑行乳突皮质切开术，但不宜行面神经减压术。
309. 中耳炎引起颅内感染的三种主要机制是什么？	• 侵袭骨质后直接漫延，或通过先天性或获得性存在的裂隙直接漫延。 • 来源于乳突静脉通道的播散性血栓性静脉炎。 • 血行性播散。
310. 中耳炎的哪种颅内并发症与“栅栏”高热有关？	• 侧窦血栓性静脉炎。 • 来源于血栓的脓毒性栓塞被认为导致了这种高热。
311. 什么是 Tobey-Ayer 或 Queckenstedt 检查？	为了评估是否侧窦血栓形成，压迫一侧颈内静脉，同时监测颅内压。在测试阳性病例，压迫血栓同侧，应没有变化，而压迫血栓对侧时，可导致颅内压快速上升。

312. 鼓膜完整的非融合性乳突炎的最恰当的初始治疗是什么?	全身性应用抗生素,并行鼓膜切开术和鼓膜置管术。
313. 鼓膜置管术的最常见并发症是什么?	鼓室切开术后耳漏(约 75%)。
314. 可能由侧窦和上矢状窦血栓形成引起的中耳炎性脑积水患者进行腰椎穿刺可能的结果是什么?	脑脊液压力升高,但其组成成分正常。
315. 什么是 Gradenigo 综合征?	Gradenigo 三联征,即中耳炎、三叉神经刺激引起的眶后痛、Dorello 管内水肿所致的外展神经麻痹。这是一种典型的岩尖炎。
316. 为什么在岩尖炎患者中,外展神经是最常受累的脑神经?	外展神经穿过岩尖的 Dorello 管,当其周围有炎症时,容易受到挤压。
317. 乳突骨膜下脓肿是怎样形成的?	急性融合性乳突炎可导致乳突皮质受侵,脓液进入到骨膜下平面,表现为局部波动感。
318. 什么是 Griesinger 征?	耳后水肿、压痛,被认为由乳突导静脉的脓毒血栓所致。
319. 急性中耳炎的最常见的颅内并发症是什么?	• 脑膜炎是最常见的并发症,但由于抗生素的使用,发病率显著下降。 • 脑脓肿是中耳炎最常见的致命性颅内并发症。
320. 锤骨固定的发生率是多少?	0.5%~2%。
321. 对于镫骨手术,什么是外淋巴井喷?	镫骨手术时,打开前庭遇到外淋巴大量流出的现象。
322. 镫骨切除术或耳蜗植入术中,易使患者发生外淋巴井喷的情况有哪些?	耳蜗和迷路畸形患者,尤其是前庭导水管扩大和 Mondini 畸形,发生井喷的风险最高。混合性耳聋的年轻男性患者应警惕 X 染色体连锁的镫骨井喷综合征。
323. 简述耳硬化症的鉴别诊断。	可导致传导性耳聋的任何疾病,包括鼓室硬化、锤骨固定、先天性镫骨足板固定、成骨不全症、鼓膜穿孔、胆脂瘤和上半规管裂。
324. 哪种遗传性骨骼发育疾病可引起与耳硬化症相似的临床表现?	成骨不全。
325. 耳硬化症患者行声导抗测试可有哪些典型发现?	该病也许不会影响声导抗测试,尽管也许能见到 A_s 型鼓室图。然而,声反射极有可能出现异常,当声音出现在两侧时,受试耳都没有反应。
326. 耳硬化症最常见的耳镜检查表现是什么?	检查正常。检查的目的是为了排除其他病因,包括鼓室硬化、锤骨固定、胆脂瘤、鼓膜穿孔和其他可导致传导性耳聋的病因。

327. 什么是 Schwartze 征？	在耳硬化症活动期，由于鼓岬周围显著充血，通过透明的鼓膜可见玫瑰色改变。
328. 描述耳硬化症听力损失的类型。	最初，耳硬化症表现为低频传导性耳聋，可能进行性累及所有频率。通常可在 2 kHz 处看到骨导听阈的下降（Carhart 切迹），混合性耳聋较少见，可能表现为所谓的窗后性或蜗性耳硬化症。
329. 描述镫骨切除术中面神经脱垂和开裂的处理。	治疗取决于医师的经验和舒适度。镫骨切除术后，大约 50% 的面神经麻痹患者的听力结果与不伴面神经麻痹患者的听力相似。由经验丰富的团队进行手术，统计学上，未提示面神经功能受损的风险增加。然而，最安全的选择是停止手术，并提供助听器。
330. 什么是 Carhart 切迹？	Carhart 切迹是一个于 2 kHz 处记录到骨导听阈的压迹，被认为是由于镫骨关节强直使听小骨共振中断。镫骨切除后，Carhart 切迹常会颠倒过来，它不是耳蜗损伤的衡量标准，也不是耳硬化症的特异性标志。
331. 关于镫骨切除术，气骨导差“过度闭合”是指什么？	镫骨切除术成功者，骨导听阈压迹通常会得以解决，也会潜在地导致气导听阈优于术前骨导听阈水平。
332.Carhart 切迹对耳硬化症具有特异性吗？	没有。2kHz 处的相同的切迹也常见于其他情况，如砧镫关节受侵或锤骨和砧骨固定，也可见于鼓膜穿孔和中耳炎。
333. 描述 Willis 误听现象。	在这种情况下，传导性耳聋患者在噪声环境中听力更好。这是由于传导性耳聋抑制了背景噪声和人们为了盖过背景噪声，倾向于更大声地、更直接地讲话。
334. 哪些术前情况可使患者行镫骨切除术时具有较高的感音神经性聋的风险？	闭塞性耳硬化症、中耳炎、耳蜗畸形、内淋巴积水。
335. 小窗镫骨底板造孔术对于镫骨切除术的主要优势有哪些？	在高频处（3~8 kHz）可改善气骨导差。
336. 镫骨切除术后，显著性感音神经性聋的总发病率是多少？	0.5%~1%。
337. 高分辨率 CT 诊断耳硬化症的敏感性如何？	约 95%。
338. 早期镫骨切除术失败的最常见原因是什么？	假体移位或滑脱。

339. 镫骨切除术中，应如何处理凹陷的镫骨足板（进入前庭内）？	如果镫骨足板下陷很深可见或不可见，则不应试图将其移除。如果镫骨足板可见且可触及，在镫骨切除术中可以用小钩取出，然后以静脉或筋膜移植瓣来封闭前庭窗，然后再置入假体。
340. 描述镫骨切除术后，修复性肉芽肿的发生时间和症状？	大多数情况下，发生于术后 1~2 周，表现为头晕、感音神经性聋和耳鸣。
341. 唯一听力耳的耳硬化症应如何治疗？	通常这是镫骨开窗术的手术禁忌证，因为可导致唯一听力耳发展为重度感音神经性聋。佩戴助听器是首选治疗方案。
342. 为什么镫骨假体尺寸合适很重要？	如果假体太短，可能会脱位，或无法改善传导性耳聋。假体太长，可能碰撞膜迷路，引起眩晕或感音神经性聋。
343. 镫骨切除术中，如果遇到镫骨动脉残留，应如何处理？	可用双极或激光将残留的镫骨动脉凝固。如果镫骨足板固定，且此血管只占据镫骨足板的一部分，镫骨足板的可视部分足够行开窗术，则可以进行镫骨切除术。然而，如果血管较粗，应放弃手术。
344. 镫骨切除术后，进行跳伞运动和潜水运动的注意事项有哪些？	如果患者咽鼓管功能良好的话，不会对内耳造成危险。
345. 由耳科手术导致鼓索神经损伤后，味觉障碍的自然病程如何？	超过 90% 的患者在 1 年内可完全恢复。

内耳和侧颅底疾病

346. 立体定向放射性手术和立体定向放射性治疗的区别是什么？	立体定向放射性手术指单次照射（一次性），而立体定向放射性治疗指分次照射。
347.NF-2 基因编码什么蛋白？	NF-2 基因是位于染色体 22q12.2 上的肿瘤抑制基因，编码神经鞘蛋白或 Merlin 蛋白。
348.NF-2 的诊断标准是什么？	• 双侧前庭神经鞘瘤。 • 与 NF-2 呈一级相关，单侧前庭神经鞘瘤或以下任意两种疾病：脑膜瘤、神经纤维瘤、神经鞘瘤、神经胶质瘤或晶状体后囊混浊。 • 单侧前庭神经鞘瘤并伴发以下任意两种疾病：脑膜瘤、神经纤维瘤、神经鞘瘤、神经胶质瘤、晶状体后囊混浊。 • 多发性脑膜瘤并伴发单侧前庭神经鞘瘤或以下任意两种疾病：神经鞘瘤、神经胶质瘤、神经纤维瘤、白内障。

349.NF-2 患者有家族遗传病史的比例占多少?	大约 50% 的病例是遗传性的,另 50% 则是由基因突变引起的。
350.NF-2 的两个亚型是什么?	• Gardner(轻度)表型:少数颅内肿瘤在晚期缓慢发展。 • Wishart(严重)表型:大量颅内和脊髓肿瘤在早期迅速发展。
351. 目前对 NF-2 患者的治疗方案是什么?	连续影像检查随访、立体定位放射(聚焦放射)、显微手术切除(全切、近全切或次全切)或贝伐珠单抗(靶点为血管内皮生长因子的单克隆抗体)。
352. 前庭神经鞘瘤切除术常用的三种手术入路是什么(图 6.6)?	• 经迷路入路。 • 颅中窝入路。 • 乙状窦后入路。

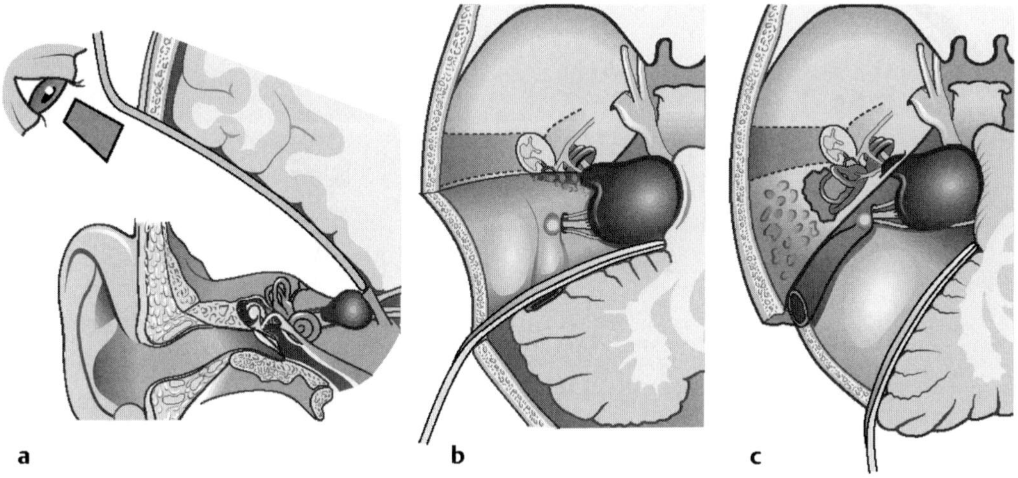

图 6.6　侧颅底的手术入路:(a)颅中窝;(b)经迷路;(c)乙状窦后颅骨切开术。(Used with permission from Behrbohm H, Kaschke O, Nawka T, Swift A. Ear, Nose, and Throat Diseases: With Head and Neck Surgery. New York, NY; Thieme; 2009.)

353. 经迷路前庭神经鞘瘤切除术的常见手术指征有哪些?	无残余有效听力的患者(美国耳鼻咽喉头颈外科协会评定为 C 级或 D 级),或者肿瘤直径 > 2cm,保留听力的可能性很低。此手术的主要优势包括脑组织收缩最小,长期头痛的风险较小,有助于早期识别内听道底部的面神经。

354. 描述 Trautmann 三角。	以骨迷路为前界、乙状窦为后界、岩上窦为上界和颈静脉球为下界的颅后窝硬脑膜区域。
355. 乙状窦大出血引起静脉气体栓塞的初始治疗是什么?	冲洗伤口,并将湿润的明胶海绵置于开口处以阻挡“空气吸入”。患者呈左侧卧位(Durant 法)和 Trendelenburg 卧位,让气体栓子进入右心房。给予 100% 氧气吸入。如果继发心肺衰竭,则进行心肺复苏术。
356. 描述内听道底部的第Ⅶ、Ⅷ脑神经束的定位(图 6.7)。	• 面神经(第Ⅶ脑神经):前上方。 • 前庭上神经:后上方。 • 耳蜗神经:前下方。 • 前庭下神经:后下方。

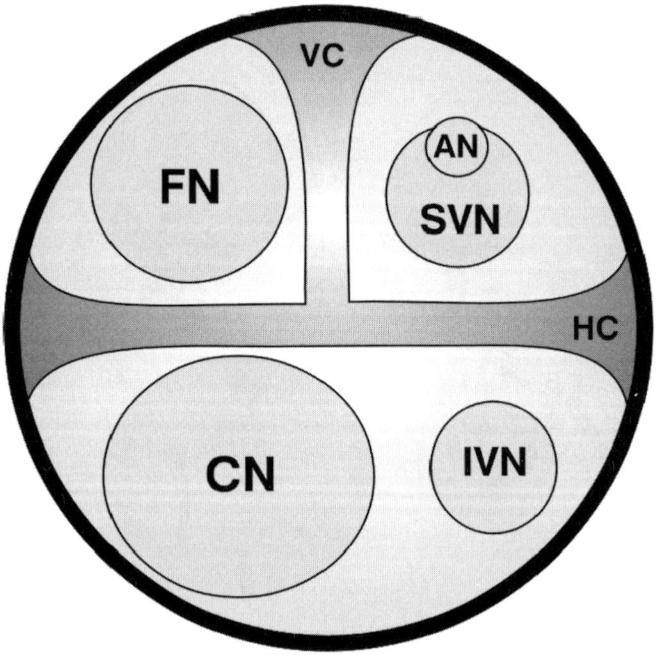

图 6.7 内听道远端的横截面。面神经(FN),前上;前庭上神经(SVN),后下;蜗神经(CN),前下;前庭下神经(IVN),后下。也可见垂直嵴(VC)、水平嵴(HC)和上壶腹神经(AN)和前庭上神经重叠。(Used with permission from Sanna M, Mancini M, Russo A, Taibah A, Falcioni M, Di Trapani G. Atlas of Acoustic Neurinoma Microsurgery. New York, NY: Thieme: 2011.)

357. 描述 Mike 点。	为前庭内侧壁的前庭上神经的起点。
358. 经颅中窝入路切除前庭神经鞘瘤的常见适应证是什么?	存在残余听力的内听道肿瘤或者肿瘤向桥小脑角内侵犯不超过 0.5~1cm 的患者。手术优势为约 50% 的患者可保留听力,缺点是由于肿瘤和颞叶的收缩,容易损伤面神经。

359. 颅中窝手术时用什么标志来定位内听道？	内听道通常与外耳道的长轴平行，大致位于岩浅大神经和弓状隆起（上半规管）夹角的平分线上。
360. 在颅中窝入路手术中，为了减少对岩浅大神经的损伤，应沿什么方向分离硬脑膜？	从后向前。
361. 经乙状窦后入路切除前庭神经鞘瘤的常见适应证是什么？	有效残余听力且肿瘤近中线的患者，或许可考虑此入路方式。肿瘤侵犯内听道底时，由于后半规管和前庭的限制，肿瘤很难被清除。较大的近中线的肿瘤也可能被清除，但不易保留听力。缺点包括小脑收缩、头痛，以及尝试保留听力，进入内听道外侧可能受限。
362. 描述接近横窦和乙状窦的表浅标志。	星点接近横窦和乙状窦的交界处，通常在乙状窦后颅骨切开术中作为定位标志。星点指人字缝、顶乳缝和枕乳缝的交汇点。
363. 前庭神经鞘瘤行立体定位放射手术后，患者“有效”听力丧失的比例是多少？	不到 25% 的患者在接受立体定位放射手术 10 年后仍保留有效听力。
364. 有多少前庭神经鞘瘤与 NF-2 相关？	5%。
365. 在确诊内听道前庭神经鞘瘤的 5 年内，肿瘤大小保持不变的概率是多少？	50%~80%。
366. 前庭神经鞘瘤被认为起源于第Ⅷ脑神经的哪里？	Obersteiner-Redlich 区，近内耳门，距脑干 1cm。
367. 什么是 Hitselberger 征？	第Ⅶ脑神经感觉支支配的外耳道和耳甲腔后上方感觉丧失。
368. 前庭神经鞘瘤最常见的组织学分类是什么？	Antoni A 型或 B 型。A 型表现为栅栏样核、细胞排列紧密、伴有 Verocay 小体，而 B 型表现为少量细胞在黏液样基质中呈松散的网状排列。
369. 在影像学上如何鉴别桥小脑角脑膜瘤和前庭神经鞘瘤？	脑膜瘤不带蒂，沿岩骨嵴显示出广泛的基底，有硬脑膜“尾”，常引起相邻底部骨质增生和瘤内钙化。相比之下，前庭神经鞘瘤呈球状生长，位于内听道中心。
370. 脑膜瘤起源于脑膜的哪一层？	蛛网膜外层的蛛网膜帽细胞。
371. 有多少副神经节瘤是恶性的？	约 4%。
372. 鼓室球体瘤起源于什么细胞？	神经嵴细胞，来源于舌咽神经的鼓室支（Jacobson 神经）。
373. 描述颞骨副神经节瘤的 Fisch 分类。	（表 6.2 至表 6.4）

表 6.2 颞骨球体瘤的 Fisch 分类

分类	描述
A	局限于中耳裂
B	局限于颞骨的鼓室乳突腔
C	局限于颞骨的迷路下,并向岩尖扩展
C1	局限于颈动脉管的垂直部分
C2	侵犯颈动脉管的垂直部分
C3	侵犯颈动脉管的水平部分
D	侵犯颅内
D1	颅内硬膜下侵犯,范围 <2cm
D2	颅内硬膜下侵犯,范围 >2cm
D3	侵犯颅内硬膜下,不宜手术

Data from Fisch U. Infratemporal fossa approach for glomus tumors of the temporal bone. Ann Otol Rhinol Laryngol 91: 474-479, 1982; and Fisch U, Mattox D: Classification of glomus temporal tumors. In Fisch U, Mattox D(eds): Microsurgery of the Skull Base. Stuttgart and New York, Georg Thieme, 1988, pp149-153.

表 6.3 鼓室球体瘤的 Glasscock-Jackson 分类

分类	描述
Ⅰ	局限于鼓岬的小肿块
Ⅱ	瘤体完全充满中耳腔
Ⅲ	瘤体充满中耳腔,并侵犯乳突
Ⅳ	瘤体充满中耳腔,并侵犯乳突或穿透鼓膜达外耳道;可能延伸至颈动脉前

Data from Jackson CG, Glasscock ME, Harris PF, Glomus tumors: Diagnosis, classification, and management of large lesions. Arch Otolaryngol 108:401-410, 1982.

表 6.4 颈静脉球体瘤的 Glasscock-Jackson 分类

分类	描述
Ⅰ	局限于颈静脉球、中耳和乳突的小肿块
Ⅱ	瘤体侵犯内听道下方;可能侵犯颅内
Ⅲ	瘤体侵犯岩尖;可能侵犯颅内
Ⅳ	瘤体侵犯超过岩尖,累及斜坡或颞下窝;可能侵犯颅内

Data from Jackson CG, Glasscock ME, Harris PF, Glomus tumors: Diagnosis, classification, and management of large lesions. Arch Otolaryngol 108:401-410, 1982.

374. 描述 Brown 征阳性表现。

- 进行鼓气耳镜检查时,可见中耳肿瘤褪色变白。
- 可能看到鼓室球体瘤或颈静脉球体瘤。

375. 对于不断长大并局限于鼓岬的鼓室球体瘤，最适当的治疗方法是什么？	经耳道肿瘤切除。
376. 对于充满中耳腔并侵犯乳突气房的鼓室球体瘤，最适当的治疗方法是什么？	通过鼓室乳突切除术联合面神经隐窝入路切除肿瘤。
377. 有多少球体瘤患者的实验室检查会出现儿茶酚胺水平升高的情况？	1%~3% 的球体瘤可大量分泌儿茶酚胺。
378. 描述颈静脉球瘤行颞骨 CT 平扫的典型影像学表现。	以扩大的颈静脉孔为中心的均匀软组织肿块，有"虫蛀的"不规则的骨质边缘。
379. 可用哪些核医学扫描来评估头颈副神经节瘤？	间碘苯甲胍扫描、PET 扫描、111 铟－喷曲肽闪烁扫描法。
380. 治疗岩尖胆固醇肉芽肿的常规径路是什么？	可用引流而不是切除的方法来治疗胆固醇肉芽肿，保留内耳功能的引流方法包括：经耳道（耳蜗下）、经乳突（迷路后、迷路下、弓状隆起下）和经蝶内镜入路。
381. 影像学上，如何鉴别胆固醇肉芽肿和表皮样囊肿？	典型的胆固醇肉芽肿表现为岩尖部 T1 和 T2 高信号扩张性病变，注射钆后无显影增强。然而，表皮样瘤最常表现为 T1 低信号而 T2 高信号。此外，弥散加权 MRI 显示表皮样囊肿弥散受限。CT 结果两者相似。
382. 决定最佳手术路径引流岩尖胆固醇肉芽肿时，应考虑什么？	应考虑病变与颈静脉球、蝶窦、咽鼓管、耳囊，尤其是颈内动脉的位置关系，还应考虑患者的术前听力水平。扩大的鼻内入路越来越多地被采用，但对于病变位于岩尖后下方（颈动脉孔和颈静脉孔之间）的患者，通常最好选择经耳道耳蜗下入路。
383. 岩尖表皮样囊肿的主要影像学特征是什么？	表皮样囊肿和其他病变之间的主要区别是前者在弥散加权成像表现为高信号。表皮样囊肿表现为明显的弥散受限，因此，在弥散加权 MRI 成像上呈高信号。
384. 如何从影像学上鉴别内听道 / 桥小脑角部位的脂肪瘤和前庭神经鞘瘤或脑膜瘤？	脂肪瘤的 T1 加权 MRI 呈高信号，经脂肪抑制技术处理后信号降低。
385. 描述桥小脑角 / 内听道脂肪瘤的治疗方法。	大多数桥小脑角 / 内听道脂肪瘤不生长，通常采取"监视－扫描"的方法即可。如肿瘤明确引起患者难治性症状，可手术切除。
386. 颅底软骨肉瘤最常见于何处？	岩斜区软骨结合处的破裂孔软骨细胞。
387. 颅底脊索瘤最常见于何处？	脊索瘤来源于残留的脊索组织，可发生于躯干纵轴的任何部位，但在颅底，几乎总见于斜坡。

388.Von Hippel-Lindau 病患者发展为内淋巴囊肿瘤的概率是多少?	约 10%。
389. 内淋巴囊肿瘤的主要治疗策略是什么?	手术完整切除。

面神经疾病

390. 神经类肉瘤病最常见于哪些脑神经的病变?	• 视神经、面神经、第Ⅷ脑神经。 • 多达 50% 的患者至少会有一个脑神经麻痹。
391.Melkersson-Rosenthal 综合征的典型特征是什么?	• 复发性口面水肿、复发性面神经麻痹和裂纹舌(裂舌)。 • 典型的三联征只见于少数患者。
392. 描述面瘫的 House-Brackmann 分级。	(表 6.5)

表 6.5　面瘫的 House-Brackmann 分级方法

分级	描述
Ⅰ	功能正常
Ⅱ	轻度功能障碍:静止时表情对称,伴有轻度功能减弱,运动时不对称
Ⅲ	中度功能障碍:能完全闭眼,静止时表情对称,而活动时双侧表情明显不同,有部分联动反应
Ⅳ	中重度功能障碍:畸形不对称,闭眼不全
Ⅴ	重度功能障碍:几乎无面肌活动
Ⅵ	完全瘫痪

Data from House JW, Brackmann DE. Facial nerve grading system. Otolaryngol Head Neck Surg 1985;93(2):146-147.

393. 什么是 Bell 现象?	闭眼时,眼球反射性向上和向外活动。不伴 Bell 现象的面神经麻痹所引起的眼睑闭合不全患者更易发生角膜并发症。
394. 哪种微生物导致 Lyme 病?	伯氏疏螺旋体。
395. 继发于 Lyme 病的面瘫与特发性面瘫(Bell 面瘫)的治疗有何不同?	对于 Lyme 病引起的面瘫,抗生素治疗(静脉注射头孢曲松或静脉注射 / 口服多西环素)可改善预后。
396. 与 Bell 面瘫相比, Ramsay Hunt 综合征患者面神经康复的预后如何?	Ramsay Hunt 综合征患者面神经的远期预后通常较差,如果伴更严重的面瘫,完全康复的概率更低。
397. 水痘病毒可在耳带状疱疹(Ramsay Hunt 综合征)患者中重新激活,哪个感觉神经节被认为可藏匿水痘病毒?	膝状神经节。

398. 特发性面瘫（Bell 面瘫）患者面神经康复的预后如何？	80%~90% 未接受治疗的患者可以完全康复。没有发展为完全性面瘫的患者预后更好，其中≥95% 的患者可完全康复。有证据表明，皮质类固醇加或不加抗病毒药都可改善预后，尽管数据不具备决定性，尤其是抗病毒药物。
399. 面神经管最狭窄处在哪？	在内耳道面神经孔处，是迷路段起始的标志。
400. 描述如何进行神经电图检查。	神经电图（诱发性肌电图）用于评估运动肌对面神经超强刺激的反应，并对比患侧和正常侧之间的峰值差异。将双极刺激电极放置在茎乳孔处，将表面电极放置在鼻唇沟处，逐渐增加刺激水平，直到复合肌动作电位达到最大幅度。患侧和正常侧之间的差异可提供"下降的百分比"。
401. 对于 Bell 面瘫患者，神经电图（ENoG）的临界值为多少时，可考虑行面神经加压手术？	比正常的对侧下降≥ 90%。
402. 进行肌电图检查时，出现多相运动单位动作电位的意义是什么？	神经再生。
403. 进行肌电图检查时，出现纤颤电位的意义是什么？	纤颤电位是由去神经肌纤维产生的自发性动作电位，一般在去神经后 21 天才出现。
404. 描述如何进行最大刺激试验。	在茎乳孔处，经皮给予可引出最大面部活动的电刺激，目的是检测所有神经的功能。将面神经麻痹一侧与正常侧的反应进行对比并分级。
405. 描述如何进行神经兴奋性测试。	表面电极放置于茎乳孔附近。对正常侧给以强度增加的恒定电流脉冲，直到面部出现抽搐，在患侧重复此步骤，计算刺激电流的差异。
406. 轴突损伤后神经再生的预期速率是多少？	1mm/d。
407. 根据 Sunderland 分类，描述神经损伤的五个等级（表 6.6 和图 6.8）。	• 无轴突变性的传导阻滞（神经失用）。 • 单一的轴突损伤，导致 Wallerian 变性（轴突断裂）。 • 轴突损伤伴神经内膜丧失，但神经束膜和神经外膜完整。 • 轴突损伤伴神经内膜和神经束膜丧失，但神经外膜完整。 • 轴突损伤伴所有周围结构丧失（横断）。

表 6.6　神经损伤和预后的 Seddon 和 Sunderland 分级方法

Seddon	Sunderland	损伤	预后
神经失用	Ⅰ级	轴突传导受阻	完全康复(数天/数月)
轴突断裂	Ⅱ级	轴突损伤(Wallerian 变性)	完全恢复(数月)
神经断裂	Ⅲ级	轴突、神经内膜	功能轻度/中度下降
神经断裂	Ⅳ级	轴突、神经内膜、神经束膜	功能中度下降
神经断裂	Ⅴ级	所有结构	功能显著下降

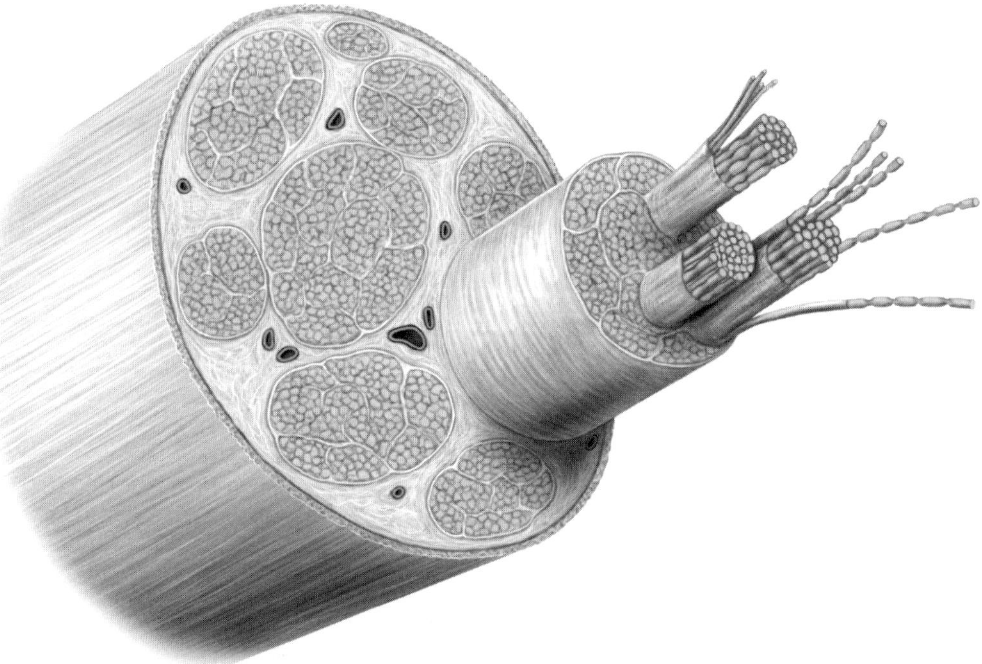

图 6.8　外周神经结构。(Used with permission from Thieme Atlas of Anatomy: Head and Neuroanatomy, ©Thiem 2007, illustration by Markus Voll.)

408. 根据 Seddon 分类法描述神经损伤的三个等级。	• 神经失用：轴突完整，但有短暂的传导阻滞，可完全康复。 • 轴突断裂：轴突受损，但神经内膜完整，将发生 Wallerian 变性，但可完全康复，没有联动。 • 神经断裂：轴突和周围的支撑结构(神经内膜小管)中断，会发生 Wallerian 变性，康复情况不确定。

409. 肌肉移植动态修复面瘫（如颞肌肌腱移植）的主要适应证是什么？	长期面瘫（> 2 年）不宜行再吻合术、游离神经移植或迁移移植，因为面部运动终板不可再生。希望恢复面部活动的患者或许可行肌肉转移术（颞肌转移、咬肌转移、游离股薄肌等）。
410. 面瘫患者眼部康复的主要适应证是什么？	主要的目的是保护眼球和视力，避免长期暴露和干燥引起的损伤。面瘫可伴发角膜磨损、溃疡、云翳和溢泪，若不积极治疗，可能会导致视力下降。
411. 哪类面瘫患者适合用面神经－舌下神经吻合术来治疗？	直接神经移植术（端端吻合或游离神经移植），但当神经近端不可得且靶器官面部运动终板仍可再生时（12~18 个月内），可选择面神经－舌下神经移植术。
412. 哪些药物适合治疗颞骨创伤后迟发性完全性面瘫？	眼部护理（滴眼液、药膏、夜间湿房）和皮质类固醇。
413. 手术结束时，用强电流刺激面神经近心端时，面神经完全无反应，有何意义？	表示完整的神经传导阻滞，但是没有后续检查来确定是否发生了 Wallerian 变性。单一的测试并不能区分单纯的神经失用和神经横断。
414. 面神经损伤后，味觉减退、溢泪的机制是什么？	由膝状神经节近端损伤引起，该处的神经纤维支配颌下腺 / 舌下腺，重新控制泪腺。
415. 创伤性面神经损伤后，应如何处理连带运动？	对受影响的肌肉注射肉毒素或选择性切除受累肌肉。
416. 鼓室乳突切开术中，面神经部分断裂，约 75% 的横截面仍然完整，下一步应如何处理？	因为大多数神经仍然完好无损，无须进一步干预。可考虑行面神经近端和远端局部减压术，以减轻缺血与肿胀的症状。
417. 创伤性面神经损伤后，初级无张力神经吻合术的最理想的结果是什么？	House-Brackmann Ⅲ级。患者可以达到静态对称，眼部闭合良好，口腔括约肌功能良好。
418. 鼓室乳突切除术清除胆脂瘤的患者苏醒时，意外地出现完全性面瘫，下一步应如何治疗？	应观察患者 4~6 小时，待局部麻醉作用完全消失。
419. 腮腺内面神经鞘瘤的最常见表现是什么？	不断增大的无症状肿块。
420. 颞骨内面神经鞘瘤的最常见初始症状是什么？	约 50% 的患者发生缓慢进行性或间歇性的面神经麻痹，约 75% 的患者发生一定程度的听力损失。

骨质发育不良

421. 描述骨纤维发育不良的组织学表现。	正常骨质被良性纤维组织和不规则的未成熟编织状骨小梁（"汉字"型）取代。
422. 颅底或颅面部骨纤维结构发育不良的手术适应证是什么？	一般来说，患者有症状才可进行手术治疗（脑神经病变、视力丧失、畸形）。对于无症状的、影像学检查提示视神经管受侵犯的患者，一些学者提倡进行视神经管减压术，但这仍存在争议。

423.McCune-Albright 综合征有哪些临床表现?	多发性骨纤维发育不良、皮肤色素沉着异常（如皮肤咖啡斑）和内分泌功能障碍（如女孩性早熟）。
424. 常染色体隐性遗传性骨硬化病患者出现听力下降的原因是什么?	大多数情况下是传导性听力下降，伴听骨链骨质骨质增生异常、外耳道狭窄、镫骨固定、颞骨气化损失和咽鼓管狭窄引起的复发性中耳炎。也能发生感音神经性聋，很可能由内听道的狭窄所致。
425. 骨硬化症患者反复发生面瘫的病因和最常用的治疗是什么?	骨硬化症患者骨密度显著增加，使面神经在整个骨性管道内受压迫，导致间歇性、复发性面神经功能下降。因为在每次发作之后，通常都会残留缓慢进展性面瘫，所以可尝试完全性面神经减压。
426. 因 Paget 骨病累及颞骨所引起的听力下降，应如何治疗?	主要的药物治疗包括双膦酸盐和降钙素。也可使用助听器。一般来说，手术不能改善 Paget 骨病所引起的听力下降。

颞骨恶性肿瘤

427. 最常见的耳郭皮肤恶性肿瘤是什么?	基底细胞癌是最常见的耳部恶性肿瘤，也是最常见的皮肤恶性肿瘤。
428. 最常见的外耳道耵聍腺恶性肿瘤是什么?	腺样囊性癌。
429. 对于左耳垂不规则的、色素沉着的、溃疡性病灶的患者，怀疑为恶性肿瘤时，应采取哪些活检技术以便于确诊?	全层活检是诊断所必需的，应包括表皮、真皮和一些皮下组织。对有色素沉着的皮肤恶性肿瘤，不宜行刮检或细针穿刺，因为不能进行肿瘤分期。
430. 列举引起颞骨恶性肿瘤的常见危险因素。	肤白、阳光照射、免疫力低下、复发性外耳道炎、既往放射史。
431. 列举颞骨恶性肿瘤的最常见类型。	约 70% 为鳞状细胞癌，约 11% 为基底细胞癌，腺癌占 4%，腺样囊性细胞癌占 4%。
432. 描述外耳道鳞状细胞癌的临床表现。	约 80% 有耳漏和耳痛，约 70% 有听力下降，30% 有面神经功能障碍。
433. 描述外耳道恶性肿瘤的 T 分级。	• T1：局限于外耳道，未侵袭骨质。 • T2：局限于外耳道伴局部（没有全层）骨质侵袭。 • T3：肿瘤超过外耳道侵袭中耳或乳突，或发生面神经衰弱。 • T4：肿瘤侵犯耳囊、颈静脉孔、颈动脉管或硬脑膜。 （Pittsburgh 分级系统）
434. 外耳道鳞状细胞癌患者何时接受放疗?	T3~T4 期，边缘狭窄，多发阳性淋巴结，伴囊外扩展，周围神经受侵犯。

435. 颞骨外侧切除术治疗外耳道鳞状细胞癌的适应证是什么?	局限于外耳道的疾病,不伴明显的乳突、中耳或更远处扩展(Tl 和 T2 期)。
436. 最常见的岩尖部恶性肿瘤是什么?	岩尖转移瘤(乳腺),岩尖部的低流动性骨髓尤其容易发生血源性转移。
437. 儿童最常见的颞骨恶性肿瘤是什么?	横纹肌肉瘤,胚胎亚型。
438. 对于中耳类癌,恰当的初期治疗策略是什么?	一篇综述(Ramsey 等, 2005)认为此种罕见肿瘤为低度恶性,具有局部复发和区域转移的可能性。建议完整切除肿瘤并长期监测。
439. 对于穿透性面部创伤,怀疑面神经分支被切断,为什么 3 天内就要进行探查?	神经被横断后 3 天,在发生 Wallerian 变性前,其远端分支仍然可以被刺激。
440. 描述两种最常见的颞骨骨折类型(图 6.9)。	骨折线的方向(纵行、横行或混合)或耳囊的累及。

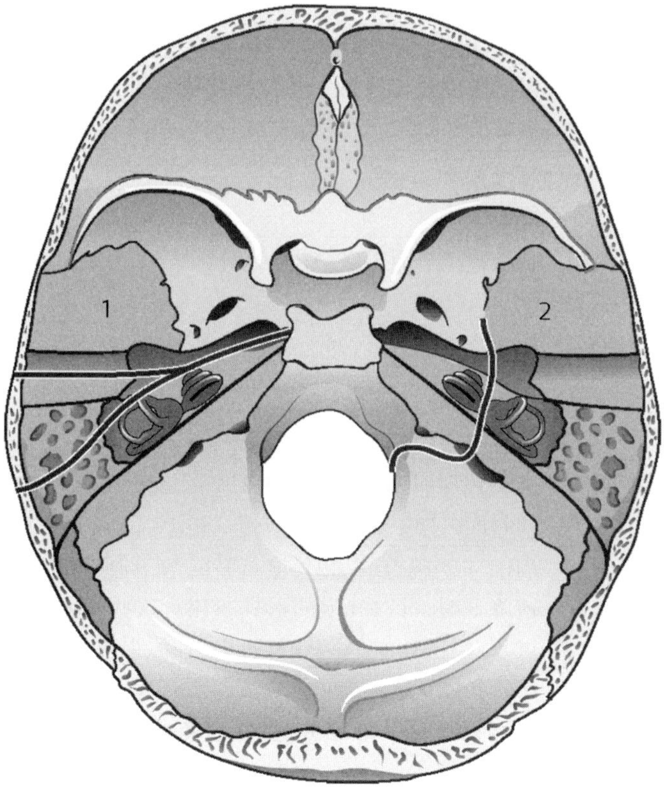

图 6.9 颞骨骨折示意图:(1)纵行骨折;(2)横行骨折。(Used with permission from Behrbohm H, Kaschke O, Nawka T, Swift A. Ear, Nose, and Throat Diseases: With Head and Neck Surgery. New York, NY: Thieme; 2009.)

441. 描述颞骨纵行骨折的相关后遗症。	脑脊液漏、鼓膜穿孔、外耳道撕裂、鼓室积血或听小骨中断导致的传导性聋,血性耳漏、面神经损伤不常见(20%)

442. 描述颞骨横行骨折的相关后遗症。	眩晕、感音神经性聋、面神经损伤更为常见，且通常更为严重(30%~50%)。
443. 哪种头部外伤易引起颞骨纵行骨折？	颞骨（外侧）受击更易造成纵行骨折，而额部或枕骨受击可能导致横行骨折。
444. 描述创伤性脑脊液漏的初始治疗。	大部分脑脊液漏可通过保守治疗得到解决，包括卧床休息、床头抬高和使用软便剂。一般来说，若损伤后脑脊液漏持续超过1周，则应进行手术修复。
445. 简述颞骨外伤性脑脊液漏时使用抗生素的作用。	有争议。一篇Cochrane数据库综述不支持使用预防性抗生素来降低颅底骨折后发生脑膜炎的风险。
446. 简述耳科和神经科围术期使用抗生素的作用。	现有数据不支持在常规耳科围术期使用抗生素。若有活动性感染，抗生素的作用更具争议性。在耳蜗植入术和颅底手术的围术期，通常建议使用单剂抗生素，也有许多外科医师将其延长至术后24小时。
447. 颞骨骨折伴鼓室积血所致传导性耳聋，但耳囊、鼓膜完整，应如何进行治疗？	4~8周内进行听力检查。若有耳道撕裂或出血，可以考虑使用滴耳液。持续的传导耳性聋可能提示听骨链中断。
448. 颞骨骨折时，听骨链最常见的断裂部位在哪？	砧镫关节。
449. 颞骨骨折时，面神经损伤的最常见部位在哪？	膝状神经节周围区域(>80%)。
450. 描述非爆炸性损伤所致鼓膜穿孔的初期治疗，如头部一侧被扇耳光。	保守治疗和观察，绝大多数穿孔会自动愈合。
451. 雷击后，最常见的耳部后遗症是什么？	鼓膜穿孔。
452. 在耳后皮下包埋创伤撕脱的耳郭前，需要做什么？	皮下包埋时，撕脱部分的皮肤应经皮剥除，以便去除表面上皮。
453. 减压病导致感音神经性聋的机制是什么？	周围环境压力增加时，氮可暂时溶于血液，压力迅速降低时，可以气泡的形式析出。这些“微栓子”可累及耳部微循环，导致听力下降，很难与内耳气压伤相区别。
454. 外淋巴瘘的症状是什么？	波动性听力下降和剧烈眩晕，随着鼓气或用力会加重。
455. 描述迷路震荡的临床表现和影像学发现。	短暂意识丧失伴短暂的（数天至数周）前庭症状，可能有听力下降和耳鸣，Dix-Hallpike试验不会诱发症状。CT扫描未显示急性颅内并发症或耳囊骨折。

456. 描述锤骨柄骨折的最常见机制。	通常是由于把潮湿的手指插入耳道内。在密封的耳道内撤回手指，可产生耳道负压，导致锤骨骨折。患者通常会听到“啵”的一声，伴剧烈的疼痛和迅速的听力下降。
457. 颞骨骨折后稳定且清醒的患者出现血性耳漏时，应如何处理？	耳显微镜下清除外耳道血痂。不应冲洗或堵塞（除非有大量渗血）外耳道，因为可增加脑膜炎的风险。
458. 评估外伤性脑脊液漏时，描述“光晕”或“光环”征的用途。	不敏感或无特异性。当血液中混有脑脊液、生理盐水、鼻腔黏液和自来水时，可能见到“光晕”征。而且，只有脑脊液和血液达到特定浓度时，才能看到“光晕”征。
459. 在哪些体液中可发现 β-2 转铁蛋白。	脑脊液、内耳外淋巴液、眼球玻璃体。
460. 怀疑脑脊液漏时，应进行哪些初筛试验？	β-2 转铁蛋白和全颅底的精准冠状位和轴位薄层 CT 扫描。
461. 室温下，脑脊液（β-2 转铁蛋白）可稳定多久？	室温下约 4 小时，冷藏（不是冷冻）下约 3 天。
462. 描述 Dandy 操作。	进行鼓气时，患者向前倾斜，这种操作可导致脑脊液漏患者出现清亮的鼻漏液体。出现鼻漏的鼻孔一般提示为缺损侧。
463. 在任何特定的时间，蛛网膜下隙内可容纳多少脑脊液？	约 150mL，每天可产生大约 500mL，这意味着脑脊液每天回流 3 次。
464. 描述蓄水池征阳性表现。	脑脊液蓄积在鼻窦的某个部位，头位发生变化时会喷出，从而出现间歇性脑脊液漏。
465. 描述 Hyrtl 裂。	Hyrtl 裂是胚胎发育异常所致的中耳和颅后窝之间（颈静脉球和耳囊之间）残留的通道。它可能是脑脊液漏、脑膜炎或肿瘤扩散的通道（也被称作鼓室脑膜裂）。
466. 简述累及颞骨的先天性脑脊液漏的可能原因。	• Hyrtl 裂。 • 耳蜗导水管扩张。 • 面神经管扩张。 • 岩乳管扩大（弓状隆起下管）。 • 内听道和内耳之间沟通异常（耳蜗畸形）。
467. 对于颅底骨折所致的外伤性颈动脉海绵窦瘘，应优先选择哪种治疗策略？	血管内修复（使用气囊 / 置入支架 / 置入线圈）。

第 7 章 头颈肿瘤外科

Joshua J. Thom, William R. Schmitt, David G. Stoddard Jr., Kathryn M. Van Abel, Daniel L. Price

肿瘤生物学与致癌

1. 细胞周期分为哪 5 个时期？每一个时期有哪些具体表现？	• 静止期(G0):细胞处于静息状态。 • G1 期：准备细胞分裂,增加转录 / 翻译,使大分子数量加倍。 • 合成期(S):染色体复制。 • G2 期:细胞继续生长。 • 分裂期(M):染色体分裂,产生两个子细胞。
2. 细胞处于稳定的周期停顿时期是什么期？	静止期。
3. 细胞周期内关键的检查点有哪些：	• G1/S 期检查点（“限制点”)：阻止进入 S 期,是重要的限速步骤。 • S 期检查点：如果检测到受损 DNA 就阻止 S 期的进展。 • G2/M 期检查点:阻止进入 M 期。 • M 期检查点：确保 DNA 正确的复制,如果有错误发生,就阻止继续分裂。
4. 如果在检查点发现病变（例如,部分复制的 DNA、DNA 链断裂或其他错误发生),将会激活什么程序？	• 募集 DNA 修复因子复合体。 • 暂时性细胞周期停滞,可能导致细胞衰老或凋亡,这取决于不同的细胞和损伤的程度。
5. 在 G1/S 检查点和 G2/M 检查点,有什么关键肿瘤抑制蛋白控制进程？	*p53*[活化 p21 →抑制细胞周期蛋白和细胞周期蛋白依赖性激酶(CDK)复合体的活性]。
6. 哪两类关键分子调节细胞在细胞周期中的进程？	• *CDK*:催化亚单位;需要细胞周期蛋白激活;导致磷酸化(激活 / 灭活在细胞周期中所需的分子)。 • *cyclin*：调节亚单位和 CDK 结合成异二聚体激活 CDK 分子。
7. 尽管已经鉴定出 15 种 CDK 分子,但是只有 4 种 CDK 分子在细胞周期调节中具有重要生物学功能,它们分别是哪 4 种 CDK 分子？其功能分别是什么？	• *CDK1*：调节 G2 期和 M 期(前期)→ cyclin A 依赖性。 • *CDK2*：调节 G1~S 期的转换和 S 期的功能→ cyclin E(和 cyclin A)依赖性。 • *CDK4*：调节 G0~G1 期的转换→ cyclin D 依赖性。 • *CDK6*：调节 G0~G1 期的转换→ cylin D 依赖性。

8. 活化剂和抑制剂的特定家族调节 CDK 复合体的功能活性，它们分别是？	• 活化剂：CDK 活化激酶（CAK），Cdc-25。 • 抑制剂：激酶 4（INK4a）的 CDK 抑制蛋白（CKI），CDK 相互作用蛋白 / 激酶抑制蛋白（Cip/Kip）。
9. 哪一类基因有助于控制细胞生长和细胞周期进展？	肿瘤抑制基因（又称抗癌基因）。
10. 哪一类基因促进细胞生长和细胞周期进展？	原癌基因。一旦原癌基因突变，就变成了癌基因。
11. 经典的人视网膜母细胞瘤抑制蛋白（pRb）的功能是抑制哪个转录因子，从而有效地阻止细胞周期相关蛋白的形成和阻止细胞进入 G0 期？	E2F 因子。
12. 哪种 CDK 复合体磷酸化 pRb 蛋白致 pRb 从 E2F 上脱离因而进入细胞周期？	cyclin D-CDK4 和 cyclin D-CDK6。
13.pRb 蛋白从 E2F 上脱离导致进入细胞周期所需的多个基因转录。哪个重要的细胞周期蛋白的转录导致 CDK2 的激活，细胞周期从 G1 进入 S 期，另外导致 pRb 的失活和 p27 的降解？	cyclin E 。
14. 哪些基因被认为是肿瘤抑制基因 Cip/Kip 家族的成员？在哪个细胞周期中起抑制 cyclin-CDK 复合体的功能？	• *p21*、*p27* 和 *p57*。 • G1 期。
15.DNA 的损伤激活哪个重要肿瘤抑制基因 / 促凋亡基因引起 *p21*（Cip/Kip CDK 复合体抑制蛋白）的激活，导致细胞周期在 G1 期停滞？	*p53*。
16. 转化生长因子 -β 是一种生长抑制因子，它能激活哪种 INK4 肿瘤抑制基因导致细胞周期停滞在 G1 期？	*p27*。
17. 哪些基因被认为是肿瘤抑制基因 INK4a 家族的成员？在哪一细胞周期它们抑制 cyclin-CDK 复合体？	• *p16* 和 *p19*。 • G1 期。
18. 哪个 INK4a 家族的肿瘤抑制基因能阻止 p53 的降解从而致细胞周期停滞在 G1 期？	*p19*。
19. 哪个 INK4a 家族的肿瘤抑制基因能抑制 cyclin D-CDK 4/6 复合体的功能从而致细胞周期停滞在 G1 期？	*p16*。

20. 哪些重要的酶功能使 cyclin-CDK 复合体的底物(例如 pRb)去磷酸化?	PP1 和 PP2A(磷酸酶)。
21. 为使细胞周期的有序进行，cyclin-CDK 复合体必须被降解从而允许下一个细胞周期不间断地进行。例如，S 期的复合体在 M 期不能被激活。哪种酶解过程选择性地降解这些复合体?	泛素依赖性蛋白降解(泛素化)。
22.G1 期、S 期和 G2 期统称为什么期?	分裂间期。
23. 分裂期又分为哪五个阶段?	• 前期：预备阶段；cyclin A–CDK1 激活；染色质凝结，中心体极化；有丝分裂的纺锤体开始形成。 • 前中期：核膜破裂，有丝分裂纺锤体附着在染色体上。 • 中期：染色体在赤道板的排列。 • 后期：姐妹染色单体的分离。 • 终末期：细胞质分离成两个子细胞，染色质疏松(扩展)。
24. 描述肿瘤发生的“二次打击”假说(Knudson，1971)?	肿瘤抑制基因的两个等位基因缺失是导致功能丧失和肿瘤发生的必要条件。这个假说不适用于原癌基因和显性阴性肿瘤抑制基因(例如 *p53*)。
25. 为了说明肿瘤的发生，Fearon 和 Vogelstein(Cell，1990)提出了一个肿瘤发展的模型，该模型包括哪三个假说?	• 肿瘤抑制基因的失活或原癌基因的激活导致肿瘤的形成。 • 一系列确定的基因事件导致肿瘤的发展。 • 尽管肿瘤发生的线性过程可能不同，但是最终基因事件的累积导致了恶性表型的发展。
26. 估计需要多长时间积累足够的基因变异才能发展为经典的头颈部鳞状细胞癌(Renan，1993)?	20~25 年。
27. 肿瘤发生的模型描述了从癌前病变到明确的恶性肿瘤的一系列过程。请描述以下两种模型中所包含的步骤? (1)头颈癌的基因进展模型。 (2)多步骤致癌过程。	(1)增生→不典型增生(轻度、中度、重度)→原位癌→浸润癌。 (2)肿瘤的起始→肿瘤的促进→肿瘤的进展。
28. 在上呼吸消化道肿瘤中，用什么术语来描述浸润性癌周围上皮的组织病理变化，并导致第二原发肿瘤的发病率增加?	区域性癌变(Slaughter，1953)。

29. 哪种假说针对肿瘤生长所需的克隆性异常并用之来解释区域性癌变？	• 暴露于类似的致癌环境中，异常的、独特的克隆体在多个位置独立形成。 • 一个单独的肿瘤克隆形成，通过黏膜的横向运动进行迁移（这种假设在一些研究证实是准确的）。
30. 和头颈部肿瘤相关的两个主要的环境致癌因子显示剂量反应并且相互协同作用，分别是什么？	• 香烟。 • 酒精。
31. 为什么酒精，特别是作为一种协同作用的致癌因子能和其他环境致癌因子相互作用？	酒精可能降低局部和全身的解毒酶（如细胞色素 p450）的效力。
32. 戒烟和停止饮酒能减少头颈部肿瘤的发病风险吗？如果这样的话，需要多长时间才能达到非吸烟者的水平？	是的。一些研究显示可能需要 20 年或更长时间。
33. 饮食对于上呼吸消化道肿瘤的发生有什么影响？	水果和蔬菜的高摄取量和瘦肉或加工肉制品的低摄取量能降低头颈部癌的发病风险。（INHANCE Consortium，2012）。
34. 描述一些与环境相关头颈癌患者常见的细胞周期失调表现？	（Posner，Goldman's Cecil Medicine，第 24 版，第 196 章） • *p16* 缺失（p16 通常抑制 cyclin D 的功能）。 • cyclin D 的上调。 • *p53* 的缺失（通常抑制细胞周期进程并促进凋亡）。 • EGFR 的上调（增强细胞分裂信号传导）。 • 上调 COX-2（增加血管生成，减少凋亡）。 • 增加染色体的不稳定性（非整倍体增加）。
35. 什么遗传条件与头颈癌风险增加有关？	• Fanconi 贫血（AR；DNA 修复基因突变）。 • Cowden 综合征（AD：PTEN 错构瘤综合征；PTEN 是肿瘤抑制基因）。 • 细胞色素 P450 酶突变（亚洲人群中的 CYP1A1 突变）。
36. 哪种环状双链 DNA 病毒通常感染黏膜鳞状上皮的皮肤基底层并通过性接触传播？	人乳头状瘤病毒（HPV）。
37. 哪两种 HPV 亚型被认为是癌症发展的"低风险"菌株，但经常与乳头状瘤和疣相关？	HPV 6 和 11。
38. 哪两种 HPV 亚型被认为是宫颈癌、生殖器癌，以及头颈部恶性肿瘤（主要是口咽癌）的高风险亚型？	HPV 6* 和 18。 *90% 的 HPV 阳性头颈癌。

39. HPV DNA 在其双链环状 DNA 的单链上编码 9 个开放阅读框（基因）。其中 7 个被认为是早期基因（E），2 个被认为是晚期基因（L）。E 基因和 L 基因的一般功能分别是什么?	• E 基因：调节转录病毒 DNA。 • L 基因：编码参与病毒传播的衣壳蛋白。
40. 列举与 HPV 相关肿瘤发生有关的两个病毒肿瘤蛋白，以及转录调控这些病毒蛋白质的两个基因。	• E6/E7：癌基因。 • E1/E2：转录调控因子。
41. 当 HPV DNA 整合到宿主 DNA 中时，这个过程会导致 E1 和 E2 病毒基因的缺失或功能丧失。反过来会导致什么?	对 E6 和 E7 的抑制减弱，以及随后这些病毒基因的转录增加。
42. 通过以哪个 HPV 蛋白为靶点的泛素依赖性降解来抑制 p53 的功能? 结果如何?	• E6。 • 通过 G1 检查点，实现抑制凋亡。
43. 什么样的 HPV 蛋白磷酸化 pRb，从而成为泛素依赖性降解的靶点? 主要结果是什么?	• E7。 • 释放 pRb 抑制 E2F，激活细胞周期相关转录，通过 G1 检查点进行。
44. 除了 E2F 相关转录，p53 的降解导致哪种蛋白的过度表达? 这对细胞周期进程有什么影响?	• *p16*。 • 正常情况下抑制 CDK4/6，但 p53 和 pRb 的降低不会显著影响细胞周期抑制。可作为 HPV 活动性的生物标志物。
45. 除了 HPV，还有哪些病毒与头颈癌有关?	• EB 病毒：鼻咽癌。 • 人类免疫缺陷病毒（HIV）：增加头颈癌风险。 • Merkel 细胞多瘤病毒：Merkel 细胞癌。 • 人类 T- 淋巴细胞病毒（HTLV-1）：人类 T 细胞淋巴瘤 / 白血病。 • 卡波西肉瘤相关疱疹病毒（KSHV）：卡波西肉瘤。
46. 虽然表皮生长因子受体（EGFR）通常在几种器官系统（真皮、胃肠道、肾脏）的上皮细胞中表达，但在头颈部（鳞状细胞）癌症中，发现它功能异常的百分比是多少?	80%~90%。
47.EGFR 是一种跨膜糖蛋白，当与细胞外配体激活时，会导致二聚体化，酪氨酸激酶激活，复杂的下游途径被激活，会产生什么主要后果?	• 细胞生长和增殖。 • 细胞凋亡。 • 血管再生。 • 肿瘤侵袭。 • 肿瘤转移。

48.EGFR 的表达对于头颈部鳞状细胞癌的预后有什么影响?	EGFR 的表达增高和扩增会降低患者的无复发生存率和肿瘤特异性生存率。
49. 基于对 EGFR 通路更好的理解,可以采取什么策略来针对头颈部鳞状细胞癌的异常信号通路进行治疗?	• 酪氨酸激酶抑制剂(吉非替尼)。 • 抑制二聚体的单克隆抗体(西妥昔单抗)。 • 反义寡聚脱氧核苷酸　或干扰 mRNA 抑制 mRNA 的表达。
50. 哪种免疫细胞能够识别被病毒或肿瘤改变了的人体细胞? 这些细胞在头颈部肿瘤中起什么作用?	T 细胞。 T 淋巴细胞在头颈部肿瘤中的免疫活性下降: T 细胞能促进凋亡,减少从胸腺募集细胞,降低增殖。总体来说是免疫抑制状态。
51. 有什么重要的免疫系统功能是通过无缓解、免疫抑制或者免疫忽略过程防止自身被识别? 这导致激活以自身细胞演变而来的肿瘤细胞为目标的免疫系统受到挑战?	免疫耐受。
52. 什么样的细胞治疗模式已经在头颈部癌症中进行了研究,并取得了一定效果(尽管是早期的),其重点是利用免疫系统特异性地靶向癌细胞?	免疫治疗重点在于以下操作: • 细胞信号转导通路(如细胞因子 IL-2)。 • 疫苗(如加卫疫苗、全细胞疫苗、树突状细胞疫苗等)。 • T 细胞、树突状细胞或抗体等。
53. 哪种疗法有望阻止头颈部肿瘤的发生发展或复发?	化学预防。
54. 哪些化学预防药物可用于头颈部肿瘤?	• 类视黄醇和维生素 A(β- 胡萝卜素)。 • COX-2 抑制剂。 • 阿司匹林。 • 硒。 • 维生素 D。 • 干扰素 α-2a。 • α- 生育醇(维生素 E)。 还有很多其他药物,但是因为这些药物的研究结果相互矛盾故有很大的争议性。
55. 类视黄醇对头颈部肿瘤有什么化学预防作用?	它能延缓口腔癌前病变(黏膜白斑病和黏膜红斑病)的进展,还能降低第二原发肿瘤的发生率。随后的研究对这些结果提出了质疑。
56. 判断题: 在维生素 A 中毒的情况下,头颈癌的风险增加。	错。维生素 A 缺乏会增加风险。
57. 头颈部肿瘤细胞中哪个炎症介质会升高?	COX-1 和 COX-2 的上调导致前列腺素升高。

肿瘤分期评估的原则和预后

58. 为了给医师提供一种衔接系统便于预测患者的预后，为患者提供咨询，选择不同的治疗方式和进行更加一致的临床研究，1959 年美国肿瘤联合委员会（AJCC）提出哪种分期系统来描述肿瘤的原发大小，淋巴结转移和肿瘤的远处转移情况？	TNM 肿瘤分期系统。
59. 使用 TNM 分期系统，怎么区分临床分期和病理分期？	• 临床分期用“c”表示，它是建立在体格检查或影像学检查的基础上的（如 cT、cN、cM）。 • 病理分期用“p”表示，它是以患者的病理分析结果为基础的（如 pT、pN、pM）。
60. 哪些部位的肿瘤分期采用以下标准（除了一些特殊亚区外）？ • T1：<2cm 。 • T2：2~4cm。 • T3：>4cm。	• 唇和口腔肿瘤。 • 口咽部肿瘤。 • 下咽癌（附加一些标准）。 • 大唾液腺癌（附加一些标准）。 • 分化良好的甲状腺癌和甲状腺髓样癌（T1a 和 T1b 有另外的分类标准）。
61. 在现今的治疗策略下，为了更好地预测预后，在第 7 版 AJCC 分期中“可切除的肿瘤”和“不可切除的肿瘤”被“中等晚期局部（T4a）”和“非常晚期局部（T4b）”替代，什么是非常晚期局部肿瘤？	非常晚期局部肿瘤与周围关键结构的延伸有关，这些结构大多被认为是不可切除或不可治愈的。
62. 哪些部位的头颈部肿瘤适用 表 7.1 中的淋巴结分期系统？ • 口腔。 • 口咽。 • 下咽。 • 喉。 • 鼻腔和鼻窦。 • 大唾液腺。	（表 7.1）

表 7.1　头颈部肿瘤 AJCC 颈部淋巴结分期（不适用鼻咽和甲状腺）

分期	描述
NX	不能评估
N0	无区域转移
N1	单个同侧转移淋巴结，≤ 3cm
N2a	单个同侧转移淋巴结，>3cm 且≤ 6cm
N2b	多个同侧转移淋巴结，≤ 6cm
N2c	双侧或对侧转移淋巴结，≤ 6cm
N3	转移淋巴结 >6cm

Data from Edge SB，Byrd DR，Compton CC，Fritz AG，Greene FL，Trotti A，eds. AJCC Cancer Staging Manual 7th Edition.New York，NY：Springer；2010.

63. 哪两个部位的头颈恶性肿瘤有别于其他主要肿瘤的淋巴结分期系统？	• 鼻咽。 • 甲状腺。
64.唇、口腔、口咽、下咽、喉、鼻腔、鼻窦和大唾液腺的肿瘤适用于怎样的 TNM 分期系统？	（表 7.2）

表 7.2　头颈部恶性肿瘤的 TNM 分期系统（适用于唇、口腔、口咽、下咽、喉、鼻腔、鼻窦和大唾液腺的肿瘤）

分期	TNM 描述
Ⅰ	T1 N0 M0
Ⅱ	T2 N0 M0
Ⅲ	T3 N0 M0、T1~T3 N1 M0
ⅣA	T4a N0~N2 M0、T1~T3 N2 M
ⅣB	T4b 任何 N M0、任何 T N3 M
ⅣC	任何 T 任何 N M1

Data from Edge SB，Byrd DR，Compton CC，Fritz AG，Greene FL，Trotti A，eds. AJCC Cancer Staging Manual 7th Edition.New York，NY：Springer；2010.

65. 肿瘤侵犯哪些亚区被认为是不可切除的？	• 鼻咽部。 • 椎前筋膜。 • 颅底。 • 颅内扩张。 • 纵隔。 • 皮下淋巴结。 • 颈动脉包封（一般 >270°）。

66.AJCC 如何显示肿瘤治疗后有无残留。	• RX:肿瘤残留情况无法确定。 • R0:没有肿瘤残留。 • R1:镜下肿瘤残留。 • R2:肉眼可见肿瘤残留。
67.AJCC 定义的肿瘤分级是什么样的?	• GX:分级无法确定。 • G1:分化良好。 • G2:中等分化。 • G3:低分化。 • G4:未分化。
68. 头颈部肿瘤患者常有一些与肿瘤特定部位或肿瘤侵犯相关的症状,与头颈部肿瘤患者一起思考有哪些危险信号或体征?	疼痛、脑神经症状、出血、无症状的体重下降、淋巴结肿大、萎靡不振、食欲不振。
69. 对于有可能患有头颈部肿瘤的患者进行病史采集时,须顾及哪些危险因素?	• 香烟 *(有烟香烟和无烟香烟)和酒精 *。 • 病毒感染(EBV 和 HPV*)。 • 放射暴露。 • 水果和蔬菜的低摄取、瘦肉和加工肉制品高摄取的饮食习惯。 • 职业风险因素,如木工、纺织工、镍精炼工人。 • 阳光照射。 • 头颈部肿瘤个人史。 • 肿瘤家族史。 • 较差的牙列、慢性感染或慢性刺激。 • 免疫抑制。 • 槟榔(嚼食或饮用)(亚洲)。 * 发达国家的主要危险因素。
70. 头颈部恶性肿瘤到晚期才被发现危险因素有哪些?	• 低收入人群。 • 黑色人种。 • 低分化肿瘤。 • 患者忽视。

71. 描述美国东部肿瘤协作组（ECOG）定义的体能状态系统？	• 0 级：完全活动能力，可以不受限制地从事发病前的所有活动。 • 1 级：不能参加体力活动，但是可以行走，能够从事一些轻体力活动或者坐着工作。 • 2 级：能够行走和自理，但是不能进行任何工作活动。清醒时间 >50%。 • 3 级：仅能部分自理，50% 以上的清醒时间要限制在床上。 • 4 级：彻底不能活动，不能自理，晚期限制在床上或椅子上。 • 5 级：死亡。
72. 在成人头颈部检查中发现单侧的分泌性中耳炎，在做纤维内镜检查时，需要特别注意哪个部位？	后鼻腔，鼻咽部，咽隐窝和咽鼓管口。
73. 在纤维喉镜或间接喉镜检查中，完整的头颈肿瘤学检查需要完成哪些重要的操作？	• 发音→评估声带的活动性。 • 伸舌→观察完整的会厌和会厌谷。 • 鼓腮→观察完整的梨状窦和环后区。
74. 患者主诉耳痛的但在耳内镜检查中未发现明显的病变，这种牵涉性耳痛中，可能有哪些神经受累？	三叉神经第三支，舌咽神经（通过 Jacobson 神经），迷走神经（通过 Arnold 神经），面神经（通过 Ramsay Hunt 分支），还有来自 C2 和 C3 的耳大神经。
75. 在对原发性头颈部肿瘤进行评估时，除了肿瘤的位置大小以外，还可以从触诊中获得哪些对诊断有用的信息？	肿瘤的活动性。 注：淋巴结转移灶的活动性也需要记录。
76. 哪种癌前病变表现为增厚的白色斑块且不能从上呼吸消化道黏膜被擦除掉。若干年后，超过 30% 的患者会发展为侵袭性癌。	白斑病。
77. 哪种黏膜癌前病变表现为红色扁平的斑块？经过一段时间，这种斑块恶化的可能增至 60%。	红斑病。
78. 肺部病变（转移或原发肺部肿瘤）最常见的初筛测试有哪些？	胸片检查。PET/CT 也用来筛查有无远处转移。
79. 哪种扫描模式最常用于检查头颈部恶性肿瘤的初步检查中，最常用哪种成像方式？	造影增强 CT。
80.CT 检查常被作为第一线的成像方式，用来评估原发肿瘤的大小、范围、位置、血供情况和淋巴结转移情况，这种扫描需要增强吗？	需要做增强检查（只要患者不过敏和肾功能允许）。但是在分化型甲状腺癌的初步检查中，需要避免使用含碘增强剂。

81. 在 CT 检查中界定恶性的淋巴结的标准是什么?	• >1cm。 • 中央性坏死(100% 特异性)。 • 球形(提示为恶性)。 • 淋巴结位于肿瘤的引流淋巴结群组中,而且淋巴结 >1cm。
82. 对于有牙齿填充物的口腔或口咽肿瘤患者,CT 检查有什么主要缺点?	牙齿填充物的伪影会使解剖或病理界限模糊不清。
83. 什么情况下用 MRI 评估头颈部肿瘤最有效?	• 软组织肿瘤(如舌根、颞下窝、咽旁间隙、腮腺的肿瘤)。 • 颅内侵犯或颅底受累的肿瘤。 • 鼻窦疾病(如区分鼻窦内浓缩的分泌物和肿瘤)。 • 鼻咽肿瘤。 • 颞骨肿瘤。 • 神经周浸润的评估。
84. 在治疗头颈部肿瘤的过程中,什么时候进行 PET/CT 扫描检查?	• 评估可疑病例。 • 评估未知的原发肿瘤(能够识别出大约 1/3 的原发肿瘤)。 • 评估淋巴结转移情况(有研究结果反对其用于 cN0 患者的颈部检查)。 • 评估肿瘤的远处转移情况(尽管有相当高的假阳性率,但是有很高的阴性预测值)。 • 治疗后的监测。
85. 判断题:所有的头颈部肿瘤都对 PET 敏感,因为其高代谢活性。	错。一些头颈部肿瘤有多样的或不一致的 FDG 代谢活性或根本不具有 FDG 代谢活性,包括: • 高分化甲状腺癌。 • 甲状腺髓样癌。 • 惰性淋巴瘤。 • 神经内分泌肿瘤。 • 畸胎瘤。 • 软组织肉瘤。
86. 为什么难以用 PET/CT 扫描确定颅底肿瘤的范围?	因为大脑的代谢活性非常高,所以会模糊颅底肿瘤的诊断和肿瘤的颅内侵犯。

87. 哪些情况会导致 PET/CT 检查的假阳性结果?	• 感染。 • 正常的生理活动。 • 炎症(如放疗、手术切除或活检、抽吸后)。 • 放射性骨坏死。 • 肉芽肿病。 • 患者活动。
88.PET/CT 扫描产生假阴性结果的主要限制条件是什么?	对于直径 <1cm 的肿瘤的探测是不可靠的(据报道称,有些扫描仪可以检测出 <5mm 的淋巴结)。
89. 鳞状细胞癌放疗结束后 1 个月内，PET/CT 检出肿瘤复发的敏感性如何? 放疗结束 1 个月后 PET/CT 检出肿瘤复发的敏感性如何?	分别为 55% 和 95%。 要点:放疗后 3 个月再进行 PET/CT 检查可以减少因放疗后炎症或肿瘤持续衰退导致的假阳性率。应在治疗期间或治疗后对肿瘤的进展临床评估,持续进展或巨大的(N3 期)肿瘤可能需要尽快恢复和治疗。
90. 对于肿瘤侵犯需要接受下颌骨切除术或者放疗的患者的术前检查,除了 CT 扫描,还有什么影像学检查?	环口放射线影像检查。
91. 尽管常被用于评估淋巴结和原发性头颈部肿瘤(除甲状腺外),超声检查还常被用于辅助哪种重要的诊断?	细针穿刺活检。CT 引导下的活检也可被采用。
92. 哪种情况下考虑切除性淋巴结活检?	不适用于大多数头部癌(如鳞状细胞癌)。但是如果考虑到是血管增生性恶性肿瘤,切除活检通常是必要的,以提供足够的组织评估。
93. 对于可触及的肿瘤,如口腔或口咽肿瘤的切口活检通常在门诊进行,一些临床医师建议须做完哪项重要检查后再做切除性活检?	影像学检查。
94. 头颈部肿瘤(除唾液腺和甲状腺肿瘤外)最常见的病理类型是?	鳞状细胞癌(>90%)。
95. 哪种免疫组织化学标志物常被用来标记神经 / 软骨肿瘤、黑色素瘤和朗格汉斯细胞增生症?	S-100。
96. 哪种免疫组织化学标志物常和肉瘤和乳头状瘤相关?	细胞角蛋白。
97. 哪些免疫组织化学标志与黑色素瘤有关?	• S-100。 • HMB-45。 • T 细胞可识别黑色素瘤相关抗原(MART-1)。

98. 哪些免疫组织化学标志与神经内分泌肿瘤（如 Merkel 细胞瘤、副神经节瘤）相关？	• 神经元特异性烯醇化酶（NSE）。 • 嗜铬粒蛋白。 • 突触蛋白。
99. 哪些免疫组织化学标志常见于淋巴瘤？	• 白细胞共同抗原（LCA/CD45）。 • CD-20 → B 细胞特异性抗原。 • CD-3 → T 细胞特异性抗原。
100. 哪些肿瘤波形蛋白免疫组织化学染色呈阳性？哪些肌间线蛋白染色呈阳性？	• 波形蛋白→肉瘤、脂肪瘤、肌瘤。 • 肌间线蛋白→肉瘤、肌瘤。
101. 描述世界卫生组织（WHO）关于轻度、中度和重度非典型增生的分类？	（表 7.3）

表 7.3　世界卫生组织关于非典型增生的分类

分级	描述
轻度非典型增生	核异型和上皮成熟细胞的结构异常局限于上皮细胞层基底的 1/3
中度非典型增生	异常扩展至上皮细胞层中部的 1/3
重度非典型增生	异常扩展至上皮细胞层浅表的 1/3.
原位癌	上皮全层异常，基底膜外无侵入

102. 哪些头颈部鳞状细胞癌的亚型具有明显的临床表现？	• 基底细胞癌。 • 疣状癌（<5%）。 • 梭形细胞癌。 • 腺鳞癌。
103. 哪种鳞状细胞癌的亚型常见于 HPV 阳性患者的口咽部（扁桃体和舌根）？因其早期的淋巴结转移和远处转移更可能出现在晚期。	基底细胞癌。 注：尽管基底细胞癌早期就出现局部转移，但是这种肿瘤对治疗敏感，所以比传统的鳞状细胞癌预后要好。
104. 描述梭形细胞癌的组织病理学特征？	梭形细胞癌又叫癌肉瘤或假性肉瘤，因为表面是鳞状上皮，表层之下是明显的恶性梭形细胞成分。目前认为该肿瘤起源于上皮细胞，然后向间叶细胞分化。
105. 为什么梭形细胞癌是鳞状细胞的一个亚型，最常见于口腔或喉部，也被称为肉瘤样癌，癌肉瘤或假性肉瘤？	• 因为该肿瘤表面有一非常浅表的鳞状上皮成分而深部是恶性的梭形细胞成分。 • 该肿瘤角质蛋白（上皮细胞）染色阳性，波形蛋白（间叶细胞）染色阳性。 • 该肿瘤起源于上皮细胞，然后向间叶细胞分化。

106. 梭形细胞的治疗策略是什么?	该肿瘤的治疗策略是有争议的,因为难以收集到足够的文献病例报告。大多数人建议手术治疗。对于该肿瘤的放射敏感性也是有争议的。
107. 如何区分腺鳞癌和黏液表皮样癌?	黏液表皮样癌不包含黏膜成分。腺鳞癌主要由黏膜鳞状细胞和深层腺癌组成。
108. 哪种鳞状细胞亚型多发于老年患者,表现为生长缓慢的、柔软的、外突的疣状肿块?它有什么样的病理特征决定了其预后?	• 疣状癌。 • 病理切片可见重点区域的高级别鳞状细胞癌。
109. 局部疣状癌的首选治疗方法是什么?	完整手术切除。5 年生存率优于原发性放疗(分别为 89% 和 58%)。
110. 头颈部鳞状细胞癌最常见远处转移部位是?	• 肺(66%)。 • 骨(22%)。 • 肝脏(10%)。 • 很少转移至皮肤、纵隔和骨髓。
111. 传统上,什么预后因素能使总生存率降低 50%?	区域淋巴结转移。
112. 关于淋巴结转移,哪些危险因素不利于患者预后?	• 淋巴结疾病生存率降低 50% 以上。 • 淋巴结尺寸的增大。 • 淋巴结囊外播散。 • 双侧淋巴结肿大。 • 淋巴结融合。 • 扩散至Ⅳ区和Ⅴ区。 • 跳跃性的淋巴结转移。 • 淋巴结转移侵犯至局部解剖结构。 • 原发肿瘤和淋巴结转移肿瘤融合。 • 受累的淋巴结总数。
113. 在头颈部癌的放射治疗中,除了需要提供肿瘤的 TNM 分期信息外,关于原发肿瘤大小的哪个放疗学参数可被看作肿瘤负性预后的参考因素?	总的肿瘤体积(局部控制和总生存率较差)。 注:PET/CT 检查的标准吸收值(SUV)也被研究过,但结果有争议。
114. 哪些肿瘤标志物可以用来帮助确定头颈部癌预后?	• EGFR 扩增和超表达。 • HPV 感染状态。 • 杂合性缺失(提示肿瘤抑制基因功能缺失)。 • 非整倍体。
115. 对于头颈部癌,导致肿瘤致死的原因是什么?	• 局部区域复发(50%~60%)。 • 远处转移(20%~30%)。 • 第二原发肿瘤(10%~20%)。

116. 哪些合并症通常会影响头颈部肿瘤的治疗选择?	• 严重的肺部疾病和肺功能不良(不适合做声门上喉切除术)。 • 肾衰竭、听力下降、神经功能失调(影响化疗药物的选择)。 • 严重的动脉粥样硬化疾病(可能不适合自由皮瓣移植的血管重建)。
117. 哪些合并症不利于头颈部癌的预后?	• 近期心肌梗死或室性心律失常。 • 严重的高血压。 • 严重的肝病。 • 近期严重的脑卒中。

肿瘤治疗概述

118. 用什么参数来定义治疗效果和毒性效果(死亡结果)的比率?	疗效比或疗效指数。
119. 哪种治疗模式是只使用手术或放疗来达到治疗目的?	单一治疗模式。任何使用多个治疗模式的方法都被视为多模式治疗或组合治疗。
120. 哪种治疗模式在确定性治疗之前采用化疗和(或)放疗?	新辅助治疗 / 诱导性治疗。
121. 哪种治疗模式同时使用化疗和放疗作为初步治疗?	同步治疗。
122. 哪种治疗模式是初次手术治疗后使用放疗合并或不合并化疗?	辅助治疗。
123. 对于复发性或者远处转移的肿瘤患者,采用手术、化疗和(或)放疗手段,哪种治疗模式不以治愈肿瘤为目的? 哪种治疗模式以治愈肿瘤为目的?	• 姑息治疗。 • 挽救治疗。
124. 定义三个阶段的临床试验?	• Ⅰ期临床试验:确定一种药物或侵入性医疗设备的最大耐受剂量或致死剂量。 • Ⅱ期临床试验:比Ⅰ期临床试验纳入更多的患者;评估药物的疗效和副作用或毒性。 • Ⅲ期临床试验:随机前瞻性试验,对比感兴趣的干预和护理标准;结束后,向 FDA 申请批准的感兴趣干预治疗方案提供资料。
125. 什么样的肿瘤被美国国家综合癌症网络(NCCN, 2011)定义为非常晚期肿瘤因而采取独特治疗方式而无须考虑肿瘤的位置?	T4b 任何 N M0 或不可切除的转移性淋巴结。

126. 对于非常晚期头颈部肿瘤患者，NCCN（2011）推荐临床试验或标准治疗。个性化标准治疗方案是怎样的？ 包括哪些内容？	ECOG 性能状态（PS）： • PS 0~1：使用顺铂的同步放化疗或诱导化疗再行放疗或放化疗。 • PS 2：根治性放疗或同步放化疗。 • PS 3：放疗对单剂化疗对最佳支持治疗。 注：随着外科技术和重建技术的进步，一些作者认为对于一些 T4b 患者也可采用手术治疗。
127.NCCN（2011）认为初次治疗后复发或肿瘤持续存在的头颈部肿瘤患者为非常晚期的头颈部肿瘤。对于没有远处转移的患者，有哪些治疗选择？	• 没有经过放疗的局部复发肿瘤： 　◦ 可切除的肿瘤：手术 ± 辅助性治疗对原发性放化疗。 　◦ 不可切除的肿瘤：基于不能手术治疗的体能状态，采用个性化治疗。 • 有放疗史的局部复发肿瘤或第二原发肿瘤： 　◦ 可切除的肿瘤：手术 ± 再放疗 ± 化疗。 　◦ 不可切除的肿瘤：再放疗 ± 化疗对姑息治疗。
128.NCCN（2011）对于远处转移的头颈部肿瘤推荐的标准治疗方法是？	基于 ECOG 的体能状态（PS）： • PS 0~1：单剂化疗或联合化疗→最佳支持治疗。 • PS 2：单剂化疗或最佳支持治疗→最佳支持治疗。 • PS 3：最佳支持治疗。
129. 局部晚期头颈部肿瘤患者 5 年内死于局部复发的概率是多少？	30%~50%。
130. 局部晚期或远处转移的头颈部肿瘤的中位生存期是多少？	6~9 个月。
131. 姑息治疗的主要目标是？	• 提高生活质量。 • 延长生命。
132. 哪些因素预示着不可治愈的头颈部鳞状细胞癌的不良预后？	• 体能状态不佳。 • 广泛的肿瘤负担。 • 营养不良。 • 广泛的明确治疗介入史。 • 迅速地复发或进展。

133.NCCN(2011)推荐的头颈部肿瘤的体格检查和影像学检查随访日程是怎么样的?	体格检查: • 第 1 年:每 1~3 个月一次。 • 第 2 年:每 2~4 个月一次。 • 第 3~5 年: 每 4~6 个月一次。 • 5 年以上: 每 6~12 个月一次。 影像学检查: • T3~4 或 N2~N3 的口咽癌、下咽癌、声门喉癌、声门上喉癌和鼻咽癌在治疗结束 6 个月内进行影像学检查。 • 另外的影像学检查须根据患者的症状和体征来决定。
134. 完成头颈部肿瘤的治疗后,什么时候评估患者的甲状腺激素(TSH)水平?	如果有颈部放疗史,需要每隔 6~12 个月检查一次 TSH 。
135. 头颈部恶性肿瘤的治疗需要考虑哪三个功能结果?	• 呼吸功能。 • 言语功能。 • 吞咽功能。
136. 患者在接受治疗前、治疗中和治疗后关注的焦点是什么?	健康相关的生命质量。
137. 健康相关的生活质量通常包括哪些内容?	• 生理上 / 身体上。 • 功能性。 • 社会的。 • 心理的 / 情感方面。

外科治疗概述

138. 当确定对头颈部肿瘤的患者进行外科手术时,需要考量哪三个主要方面?	• 生理上: 心肺适能、凝血功能、免疫状态、体重下降(体重下降超过 10% 提示外科治疗的不良预后)。 • 解剖上: 感兴趣的外科区域可接近性(如牙关紧闭影响口咽部肿瘤的暴露,脆弱的颈椎和大片的骨赘影响喉癌的手术入路)。 • 肿瘤学: 获得干净的手术切缘,完整切除术后可接受的发病率。
139. 对于原发性头颈部肿瘤进行外科治疗时,成功治疗的关键因素是什么?	手术切缘阴性。
140. 对于上呼吸消化道肿瘤,为获得阴性切缘,最小的组织切缘宽度是多少?	最小切缘宽度有争议。切缘标本发现浸润性癌即提示阳性切缘。在很多解剖部位,因接近重要的相邻结构,切缘的宽度标准被放弃,而采用窄切缘分析。

141. 判断题：整块肿瘤切除是治疗原发性头颈部肿瘤唯一正确的治疗方法。	错。窄切缘分析、片状切除或使用快速冰冻病理分析切缘进行肿瘤定位，不影响肿瘤学结果（Hinni，2013）。
142. 如果肿瘤侵犯了感觉或运动神经，建议采用什么手术？	切除受侵神经的近端和远端，两端切缘都进行冰冻切片分析以确保切缘阴性。
143. 经活检证实的颈部淋巴结转移性鳞状细胞癌，最常见的原发部位和亚位点是？	不明原发灶的肿瘤： 最常见的部位：上呼吸消化道。 最常见的亚位点：口咽。
144. 从预后和治疗的角度来看，为什么确定肿瘤的原发灶在临床上很重要？	未能发现肿瘤的原发灶将会导致： • 5 年生存率明显下降（下降 50%）。 • 需要做宽视场放射治疗，导致并发症发病率增加。
145. 哪种影像检查可以帮助识别 30% 的未知的颈部转移肿瘤的原发灶？	PET/CT。
146. 不明原发灶的头颈部肿瘤的外科处理方案是什么？	• 触诊上呼吸消化道。 • 用肉眼评估、硬管内镜、喉镜或显微镜评估肿瘤。 • 直接活检和冰冻切片分析，如果为阴性，则进行下一步骤操作。 • 肿大颈部淋巴结同侧的腭扁桃体和舌扁桃体切除术，送快速冰冻切片病理，如果阴性，前进至下一步骤。 • 肿大颈部淋巴结的对侧腭舌扁桃体和舌扁桃体切除术，送快速病理切片，如果阴性，继续下一步骤。 • 鼻咽部活检，送冰冻病理切片，如果阴性，继续下一步。 • 颈淋巴结清扫术，切除标本连续冰冻切片。 注：如果以上任何步骤确定原发灶，建议完整切除（Karni，2011；Nagel，2013）。

放射治疗概述

147. 为什么在生成因子、营养素和氧气浓度升高的环境下，肿瘤细胞更容易对放射治疗和化疗敏感？	因为在这些环境下，众多细胞要从 G0 期转换至 G1 期，进入细胞周期，这时细胞的 DNA 对抗肿瘤治疗更敏感。
148. 在细胞周期哪个阶段细胞对放疗最敏感？哪个阶段对放疗最抵抗？	• 放疗敏感：M 期和 G2 期。 • 放疗抵抗（不敏感）：S 期。 注：和放射损伤有关的最重要的两个检查点是 G1 和 G2。

149. 肿瘤细胞的增殖率决定了其放射敏感性吗?	有争议。增殖性和非增殖性组织都可对放射线敏感,但是非增殖性组织或缓慢增殖组织的放射治疗中效果通常出现延迟。每种肿瘤的放射敏感性各不相同。
150. 放射治疗是如何导致细胞死亡的?	放射治疗产生细胞间电离化→破坏化学键,产生自由基→DNA 损伤→细胞死亡。DNA 双股断裂是非常重要的过程,放射线可导致致命的伤害。
151. 什么决定了能够安全地传送到组织的最大放疗剂量?	邻近的重要组织抵抗放疗和有效修复损伤的能力。
152. 尽管有些肿瘤细胞在放疗后迅速死亡(凋亡),但有些细胞在试图有丝分裂前不会死亡,另一些细胞继续分裂数次后才死亡。这种延迟的细胞杀伤作用叫什么?	有丝分裂细胞死亡。这就是放疗后肿瘤没有立即缩小,而是几周后才表现出放疗的效果的原因(简单解释)。
153. 临床放疗的基本原则(即"4R")是什么?	• 修复:肿瘤细胞的亚致死性放射损伤。 • 细胞周期的再分布:进入细胞周期的放疗敏感阶段。 • 细胞再增生:须增加放疗时间。 • 再氧合作用:氧合良好的细胞对电离辐射反应增加 1.5~3 倍,放疗也使以前缺氧的细胞增加了氧气供应。
154. 用来表示吸收的放射剂量的单位是什么?	• Gray(Gy)=1kg 被辐照物质吸收 1 焦耳的能量。 • 1Gy=100 centigray(cGy)=100 rads(旧单位) 注:放疗能量决定组织穿透的深度。
155. 电离辐射的两种形式是什么?	• 粒子辐射:有质量的粒子携带能量,如电子、质子或中子。 • 电子辐射:无质量、不带电的能量包以光速运动,包括 X 线和伽马射线。
156. 常用于头颈部癌治疗的三种主要的放疗方法是什么?	• 电子:由直线加速器产生;在组织内的传播距离较短。 • 光子 /X 线:由直线加速器产生;在组织内进一步传播;广泛使用(如调强放疗)。 • 质子:由回旋加速器产生;带电的粒子;显著的能量沉淀峰值,且沉积的剂量很小(Bragg 峰)。 注:可以混合使用光子和电子。
157. 什么设备可以把电子加速到高能量状态后把电子发射出去,或让电子与一些特殊目标相撞,发射出光子(这两种粒子都可以用于放疗)。	直线加速器。

158. 哪种模式放疗的放射源放置在患者体外?	外照射放疗(EBRT)。
159. 哪种放疗模式可以根据分辨率的影像学检查(如 CT 或 MRI)匹配目标区域高放射剂量,而周围正常组织减少放射剂量?	适形放疗(三维适形放疗)。 注:为实现这一目标首选调强放疗。
160. 哪种放疗模式能够在不同的放疗过程中动态地调整放疗的强度?	调强放疗(IMRT)。
161. 哪种放疗模式使用 ^{60}Co 或直线加速器产生的光子在一次(或几次)放疗过程中释放全部的放疗剂量?	立体定向放疗,是指颅内或颅底放疗中的立体定向放射手术。
162. 哪种放疗是利用放射核在人体特殊解剖部位衰变而作用于特定靶向器官?	靶向放射性核素放疗(如 ^{131}I 治疗甲状腺癌)。
163. 哪种放疗能量能够将绝大多数能量(Bragg 峰)集中于特定目标,而尽量减少周围组织器官的放射剂量?	质子放疗。
164. 准备用质子放疗治疗头颈部浅表部位的肿瘤,为了肿瘤保证放疗剂量释放在浅表部位,常制作一个密度与皮肤类似的材料覆盖在肿瘤表面,这种材料是什么?	Bolus(组织等效物)。
165. 哪种放疗方法是每天分割安排(一天多次照射)放射剂量,与传统每天一次的放射治疗模式相比总的放射剂量不变? 为什么尽管总剂量更高,但却有可能降低晚期发病率。	超分隔放疗。正常组织对每次放疗剂量更敏感。因此,如果减少每次的放射剂量同时增加总剂量,会增加肿瘤细胞的杀死率而减少对正常组织的影响。
166. 相对于传统的每日放疗方案,哪种放疗方案分割每日的放疗剂量(一日多次放疗照射),增加总的放疗剂量,缩短总的放疗时间?	加速分割放疗。
167. 目前有哪三种主要的放疗增敏策略?	• 减少缺氧(由于肿瘤内间质压力增加或合并贫血):高压氧治疗 *,吸入卡波金,缺氧细胞增敏(尼莫拉唑,替拉扎明),重组人促红细胞生成素 **。 • 同步化疗:添加剂(杀灭微转移灶 - 停滞,二者的毒性作用不重叠)对协调效应(增加细胞毒性)。 • 靶向治疗:目的是减少副作用,增加放疗效果;EGFR 单克隆抗体(西妥昔单抗)。 * 5 年生存率无变化。 ** 局部控制率和总生存率下降。

168. 放射治疗的五个基本步骤是什么？	• 模拟。 • 计划（确定目标的体积、影像、剂量、日程规划）。 • 验证。 • 剂量输送。 • 质保。
169. 通常用CT或MRI影像来描绘目标和治疗的体积，这通常是在患者被固定前，还是固定后？	固定后再做影像学检查。这样治疗的精确度更高。
170. 当为放疗目标制订计划时，必须考虑到哪三个体积？	• 大体肿瘤体积：描绘肿瘤的边界。 • 临床靶体积：识别有可能显微转移的区域。 • 计划靶体积：包括允许的边缘和不同体位情况的分区放疗。
171. 什么组织有发生急性放疗相关性毒性的风险？什么组织有发生延迟放疗相关毒性的风险？	• 急性放疗相关性毒性：快速分裂的细胞；皮肤、黏膜、骨髓、肿瘤细胞。与总的治疗时间、每次的放射剂量、总剂量和放疗时间间隔有关。 • 延迟放疗相关毒性：分裂细胞更慢；神经和结缔组织。与总放疗剂量和每次的放疗剂量有关。
172. 急性放疗相关毒性发生于放疗后数天到数周内，头颈部肿瘤最常发生的急性放疗毒性有哪些？	• 黏膜炎。 • 皮炎。 • 干燥症。 • 声音嘶哑。 • 吞咽痛。 • 吞咽困难。 • 体重下降。
173. 延迟放疗相关毒性发生于治疗后数月到数年内。头颈部肿瘤最常发生的延迟放疗毒性有哪些？	• 干燥症。 • 龋齿或牙齿坏死。 • 放射性骨坏死和软骨坏死。 • 纤维化。 • 甲状腺功减退。 • 神经损伤。
174. 相比于二维或三维适形放疗技术，调强放疗可以使哪些头颈部器官免于不必要的照射？	• 唾液腺。 • 咽肌。 • 耳。 • 眼。 • 颞下颌关节。 • 脑。

175. 为了减少放射性骨坏死的发生，什么时候需要拔除龋齿或坏死的牙齿？	放疗前。
176. 术前放疗有哪些理论上的优越性？	• 不可切除肿瘤缩小至可切除的程度。 • 减少必要的切除范围。 • 显微镜下的肿瘤通常在术前对放射线更加敏感，因为其有良好的血供。 • 相对于术后放疗，术前放疗后患者手术时细胞存活率可能会降低。 • 术前放疗所必需的照射量要小于术后放疗。
177. 术后放疗有哪些理论上的优势？	• 手术可以明确肿瘤的范围。 • 放疗前做手术更容易。 • 可以根据手术后肿瘤残留情况调整放疗剂量。 • 减少并发症。
178. 哪种放疗分割方案比起传统的分割放疗在局部控制率和总生存率方面更有优势？	超分割放疗。 注：合并同步放化疗，并没有显示优势。这是个复杂的问题。

化疗概述

179. 化疗在头颈部肿瘤治疗中有什么作用？	• 对于接受治疗的患者，化疗常和放疗联合使用来提高疾病的局部控制，无论作为根治性放疗还是作为辅助治疗的方式（外科完整切除术后放化疗）。诱导化疗（在根治性放化疗之前采用的多药化疗）是头颈部肿瘤的另一种化疗方式。 • 对于不能接受治疗的复发性或远处转移的患者，化疗可以作为姑息治疗手段以控制疾病和改善肿瘤相关症状。
180. 判断题：头颈部鳞状细胞癌通常对实体瘤化疗敏感。	对。
181. 在头颈部肿瘤治疗中，顺铂和 5-FU 方案的化疗已被证实有高达 90% 的总缓解率。有多少患者能完全缓解？有多少完全缓解的患者可被认为是治愈？	• 完全缓解率：20%~50%。 • 治愈率：约 0%，化疗不以治愈为目的。
182. 研究表明未做过手术或放疗的患者对化疗的缓解率是做过手术或放疗患者的 2 倍，怎么解释这种现象？	• 有更好的体能状态。 • 肿瘤有完整的血供。 • 先前的放疗可能会筛选出化疗耐药细胞的肿瘤克隆群体。

183. 哪类化疗药物以 DNA 为治疗靶点，能引起 DNA 交联、双链断裂和替代，从而干扰 DNA 复制并最终导致突变和（或）细胞死亡？	烷化剂。
184. 哪种无机铂类化学治疗药物能导致 DNA 交联、链变性，和 DNA 碱基共价结合，以及 DNA 链内交联？	顺铂。
185. 顺铂有什么常见的副作用？	肾毒性、耳毒性、神经毒性、恶心 / 呕吐、电解质紊乱和骨髓毒性。
186. 能够和 DNA 结合引起链间和链内交联，以及蛋白 DNA 交联最终导致细胞周期的中断和凋亡的第二代铂类药物是什么？	卡铂。
187. 哪类化疗药物能够模拟 DNA 复制自然代谢过程从而准确的抑制 DNA 复制？举例说明。	抗代谢化疗药。 • 甲氨蝶呤：与二氢叶酸还原酶结合，二氢叶酸还原酶对于胸苷和嘌呤的从头合成是必需的。 • 5-FU：于胸苷酸合成酶不可逆结合，阻断尿苷向胸苷的转变，从而阻止 DNA 的合成。
188. 链球菌培养后产生的化合物可作为抗生素的化疗药物，这类药物能够：（1）从碱基对中插入；（2）和金属离子形成复合物，诱导产生过氧化物和羟基自由基，导致 DNA 链的断裂；（3）引起 DNA 交联、烷化、氧自由基。这类药物是？	抗肿瘤抗生素。 • 阿霉素。 • 博来霉素。 • 丝裂霉素。
189. 哪类化疗药物能够结合游离微管蛋白二聚体从而引起微管蛋白的聚合和解聚，最终导致细胞周期的中断？举例说明。	生物碱。 • 长春新碱：在 S 期微管蛋白和纺锤体蛋白不可逆结合，干扰有丝分裂纺锤体→停滞在 M 期。 • 长春碱：与微管蛋白结合，抑制微管的形成，扰乱有丝分裂纺锤体的形成→停滞在 M 期。
190. 哪类化疗药物能够稳定微管蛋白，阻止微管蛋白在 G2/M 期的分解和阻滞以及细胞凋亡来抑制正常的细胞周期？举例说明。	紫杉醇类。 • 多西他赛。 • 紫杉醇。
191. 哪类嵌合型的单克隆抗体以 EGFR 为目标？EFGR 在头颈部鳞状细胞癌通常高表达，此疗法已经证明有效。	西妥昔单抗。
192. 哪种重组人源化单克隆抗体以 EGFR 为目标，目前在头颈部肿瘤的应用仍在研究中？	贝伐珠单抗。

193. 在头颈部鳞状细胞癌根治性治疗之后，诱导性化疗潜在的优点和缺点是什么？	优点： • 在根治性治疗前缩小肿瘤的体积。 • 增加肿瘤对局部根治性治疗的反应（放疗和手术对治疗小的肿瘤可能更有效）。 • 理论上降低远处转移的风险。 • 评估肿瘤对化疗的反应（也是放疗敏感性评估的替代品）。 缺点： • 难以确定肿瘤范围。 • 诱导化疗的毒性可能难以耐受，影响后续根治性的治疗。 • 增加了费用和治疗的复杂性。 • 降低了治疗的依从性。
194. 第二阶段的临床试验已经证明了诱导治疗或新辅助治疗对头颈部鳞状细胞癌有很好的疗效，后续的第三阶段临床试验的结果如何？	结果充满争议。最初的三期临床试验证明没有生存优势。然而最近的三期临床试验（药物包括多西他赛、顺铂和 5-FU）显示出无进展生存率和总生存率的优势 [欧洲癌症治疗研究组织（EORTC），24971；TAX 324]。
195. 美国国家癌症研究所运行的头颈部合同计划和头颈部协作组研究 0034 共同证实初次手术或放疗后的辅助化疗有可能降低什么关键的肿瘤测量结果？	• 远处转移。 • 不影响总的生存率。 • 可以被认为是“维持”化疗。
196. 哪些高风险的头颈部肿瘤患者能够受益于辅助化疗？	• 外科切缘阳性。 • 包膜外侵犯。 • T3/T4 期原发性肿瘤。 • 高淋巴转移分期。 • 神经周围侵犯。 • 血管淋巴侵犯。 • 颈部Ⅳ或Ⅴ 区淋巴结受累。
197. 合并使用化疗和放疗治疗头颈部鳞状细胞癌的理论基础是？	放疗和化疗两种治疗模式的功能是独立的，但是合并使用会协同产生增敏效应。
198. 三期临床试验证明高风险的头颈部肿瘤采用辅助化疗可以提高无瘤生存率。这些研究中的高风险是指？	• 手术切缘阳性。 • 包膜外侵犯。
199. 哪些药物作为单药物同步化疗展现出生存优势？	• 顺铂（每日低剂量化疗；每 3 周高剂量化疗）。 • 卡铂。 • 5-FU。

200. 在一些研究中，积极的多药化疗合并放疗方案在头颈部癌的治疗中产生了 90% 以上的局部控制率。在这些患者中，最有可能治疗失败的是哪类患者？	远处转移。可能暗示了诱导化疗的作用。 注：多药化疗的益处和风险的是有争议的。因此，单剂化疗仍然是治疗该类疾病的标准模式。
201. 什么临床结果推动了头颈部癌的根治性放化疗治疗策略？列举两个支持这一治疗策略的研究。	器官保留。 退伍军人事务部喉癌研究组。 肿瘤放射治疗协助组（RTOG）91-11。

颈部解剖

202. 颈部淋巴结的分区是什么样的（图 7.1）？	头颈部淋巴结基于解剖以及外科和影像学标准分为以下群组： • Ⅰ区（ⅠA/ⅠB）。 　∘ IA ：颏下三角淋巴结。 　∘ IB：下颌下三角淋巴结。 • Ⅱ区（ⅡA/ⅡB）。 　∘ ⅡA：上颈链淋巴结。 　∘ ⅡB：肌下隐窝淋巴结。 • Ⅲ区：中颈链淋巴结。 • Ⅳ区：下颈链淋巴结。 • Ⅴ区（ⅤA/ⅤB）：颈后三角淋巴结。 　∘ ⅤA：脊副链。 　∘ ⅤB：锁骨上三角和颈横链淋巴结。 • Ⅵ区：颈前链淋巴结。

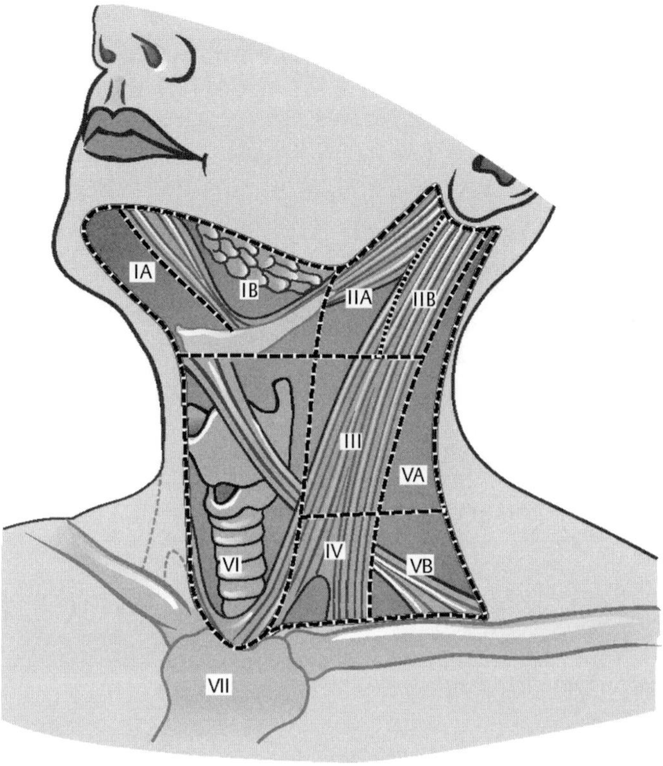

图 7.1　颈部的淋巴结分区。(Used with permission from Bradley P, Guntinas-Lichius O. Salivary Gland Disorders and Diseases: Diagnosis and Management. New York, NY: Thieme; 2011.)

203. 除了 6 个淋巴结分区以外,颈部外科治疗中还有一些未分类的淋巴结组群,分别是什么?位置在哪里?	• 枕骨下淋巴结:深入到斜方肌。 • 耳后淋巴结:耳后的浅表区。 • 腮腺淋巴结:腮腺表面、内部或深层部的淋巴结。 • 咽后淋巴结:在椎前筋膜和咽缩肌之间。 • 面淋巴结:面动脉和静脉的浅层和深层的淋巴结。
204. 哪个分区的淋巴是不成对的?	ⅠA 区。ⅠA 区淋巴结分为左右两半但是通常被认为是一个整体合为 ⅠA 区。
205. ⅠB 和ⅡA 区的淋巴结怎么在外科上和影像学上区分?	以颌下腺的后界为分界。
206. 影像学上怎么区分ⅡA 区的侧方边界?	颈内静脉的后界。
207. ⅡA 和ⅡB 区靠什么解剖结构分界?	副神经。
208. 外科上怎么确定ⅡA 区的上界和下界?	• 上界:颅底。 • 下界:颈总动脉分叉处。
209. 颈部Ⅱ和Ⅲ区有什么影像学或外科标志进行区分?	影像学是以舌骨的下界分界的。外科学上是以颈总动脉分叉处为分界的。

210. 影像学上Ⅲ区的上界和下界是什么?	• 上界:舌骨下界所在的水平面。 • 下界:环状软骨下界所在的水平面。
211. Ⅲ区和Ⅳ区有什么影像学和外科学分界标志?	影像学标志为环状软骨的下界;外科学标志为肩胛舌骨肌。
212. 什么解剖结构把Ⅴ区分为ⅤA区和ⅤB区?	环状软骨下界所在的水平面。 注:ⅤA区包括脊副淋巴结。ⅤB包括锁骨上淋巴结和颈横淋巴结。前哨淋巴结就在锁骨下方或Virchow淋巴结。
213. 什么外科标志限定了Ⅵ区淋巴结(中央组淋巴结)?	上界标志为舌骨,下界标志为胸骨上切迹,侧面标志为颈总动脉。
214. 哪些原发部位的肿瘤具有向Ⅵ区转移的高风险?	• 声门下喉。 • 梨状窝。 • 颈段食管。 • 甲状腺。
215. 颈部筋膜有哪几个重要分部?	• 颈浅筋膜。 • 颈深筋膜:浅层(包裹层),中层(内脏筋膜)和深层。
216. 哪层颈筋膜覆盖在颈阔肌的浅表面,并和面部表浅肌肉筋膜系统(SMAS)和覆盖胸部、肩部和腋下的筋膜相连?	颈浅筋膜。
217. 哪层筋膜起自椎棘突,包裹SCM和斜方肌,覆盖肩胛舌骨肌和二腹肌的前腹,向前附着于舌骨,构成颌下三角和颈后三角的底部,包裹颌下腺和腮腺,在下颌骨处分裂成内层,内层位于翼内肌的内面,并与颅底相连,外层穿过咬肌表面并插入颧弓?	颈深筋膜的浅层(包裹层)。
218. 颈深筋膜的中间层又分为哪两个部分?	• 肌肉部分:包绕舌骨下肌群,位于舌骨和甲状软骨的上方,位于胸骨下方。 • 内脏部分:包裹甲状腺、气管食管,延伸至纵隔与心包相连,向上可和与颊咽筋膜融合(有争议)。
219. 包裹咽缩肌的内层(咽侧)和外层(颈侧)筋膜是什么?	• 内层:咽颅底筋膜。 • 外层:颊咽筋膜。
220. 颈深筋膜的深层又分为哪两个部分?	• 椎前筋膜:与椎体横突融合,向内侧扩展覆盖椎前肌肉组织和椎体,向后覆盖伸肌并插入椎体棘突。 • 翼筋膜:位于椎前筋膜和颈深筋膜的中层内脏部分之间。

221. 颈鞘由哪一层颈部筋膜组成?	颈深筋膜的浅层(包裹层)、中层(内脏层)和深层。
222. 颈深筋膜的浅层(包裹层)包裹了哪些结构?	• 两组肌肉(胸锁乳突肌和斜方肌)。 • 两个腺体(腮腺和颌下腺)。 • 两个区域(颈后三角和胸骨上间隙)。
223. 颈阔肌的血供和神经支配是什么?	• 神经支配:面神经的颈支(CN Ⅶ)。 • 动脉血供:面动脉的颏下支和肩胛上动脉。
224. 胸锁乳突肌从颞骨的乳突延伸至锁骨和胸骨柄,并在此分为两个独立的头(内侧头/胸骨头和外侧头/锁骨头)形成锁骨上小窝。胸锁乳突肌的支配神经和血供是什么?	• 支配神经:副神经(CN Ⅺ)和C2~C4的腹侧分支。 • 血供: ∘ 枕动脉和耳后动脉。 ∘ 甲状腺上动脉。 ∘ 肩胛上动脉。
225. 二腹肌的前腹和后腹的动脉血供和神经支配是什么?	• 支配神经: ∘ 前腹:下牙槽神经(CN V_3)的下颌舌骨支。 ∘ 后腹:面神经(CN Ⅶ)。 • 动脉血供: ∘ 前腹:面动脉的颏下支。 ∘ 后腹:耳后动脉和枕动脉。
226. 从浅至深说出舌骨下肌群的四对肌肉?	• 浅层:胸骨舌骨肌和肩胛舌骨肌。 • 深层:胸骨甲状肌和甲状舌骨肌。
227. 舌骨下肌群主要的支配神经和血供是什么?	• 支配神经:颈袢(C1~C3)。 • 动脉血供:甲状腺上动脉和舌动脉。
228. 哪条颈侧部的肌肉从C3~C6的横突延伸至第一肋骨,穿过膈神经的后方,锁骨下动脉的前方和臂丛的内侧?	前斜角肌。
229. 哪根神经提供支配颈部皮肤的感觉支?	颈丛的C2~C4的腹侧支。 • 枕小神经(C2):后部头皮和耳部。 • 耳大神经(C2、C3):前支→腮腺浅面的皮肤;后支→乳突区、耳下部和耳垂。 • 颈横神经(C2、C3):升支和降支→颈部前侧方皮肤。 • 锁骨上神经(C3、C4):中央支、侧支(后支)和中间支→从第二肋骨至肩部的锁骨上皮肤。
230. 颈丛皮支从胸锁乳突肌的后方穿出,这个解剖位点叫什么?这个解剖位点和副神经有什么关系?	Erb点。 副神经大约在Erb点上方1 cm的胸锁乳突肌深部穿过。

231. 构成颈丛的肌肉分支是什么?	• 膈神经(C3~C5)。 • 颈袢的下支(C1~C3)。 • 副神经的颈支(C1~C4)。
232. 哪个解剖结构在颈深筋膜的深部和前斜角肌之间穿行,当解剖Ⅲ区和Ⅳ区时能够发现?	膈神经(C3~C5)。
233. 颌下管穿行于哪两根神经之间?	舌神经和舌下神经。
234. 颈交感干在颈鞘的深部和内侧穿行,位于于椎前筋膜和哪条肌肉的浅面?	颈长肌。
235. 什么结构来源于迷走神经在T1~T2水平的分支,从前向后包绕锁骨下动脉,沿气管食管沟上行到颈部,一般在甲状腺下动脉的后方,以30°~45°角穿过下缩肌和环甲关节进入喉?	右侧喉返神经。
236. 左侧喉返神经绕过主动脉弓,向上走行于气管食管沟,以0°~30°角穿过下缩肌和哪个喉分区?	环甲(关节)区。
237. 描述甲状腺下动脉和喉返神经的关系?	• 50%:喉返神经走行于甲状腺下动脉的之后。 • 25%:喉返神经走行于甲状腺下动脉的分支之间。 • 25%:喉返神经走行于甲状腺下动脉之前。 • 注:二者的位置关系非常多变,不能为寻找喉返神经提供一个可靠的标志。
238. 右侧喉不返/喉返神经发生概率是多少?	0.5%~1%。
239. 右侧食管后锁骨下动脉异常与什么异常有关?内脏逆位与什么有关?	• 右侧喉不返/喉下神经。 • 左侧喉不返/喉下神经。
240. 喉返神经的后部(背侧)纤维分支和喉上神经的内支的(背侧)纤维分支吻合形成了什么结构?功能是什么?	盖仑吻合(喉上下神经的交通支)。
241. 哪条动脉起源于主动脉弓,从左向右越过气管,分支有右侧颈总动脉的和右锁骨下动脉?	无名(头臂)动脉。

242. 右侧锁骨下动脉有哪些主要分支？	• 第一部分：右侧锁骨下动脉起源于无名动脉，从胸锁关节后方穿过，到前斜角肌的内侧；可能走行于锁骨上 2 cm。左侧锁骨下动脉在 T3~T4 水平起源于主动脉弓，至前斜角肌的内侧。 • 第二部分：最高点，跨过前斜角肌的宽度。 • 第三部分：从前斜角肌的外侧到第一肋动脉的外侧，分出腋窝动脉。
243. 哪个动脉分支于锁骨下动脉的第一段，向上穿过颈椎 C1~C6 横突孔，进入枕骨大孔和对侧成对的血管汇合形成基底动脉？	椎动脉。
244. 锁骨下动脉的第一段分出哪三个重要动脉？	• 椎动脉。 • 甲状颈干。 • 胸廓内动脉。
245. 从锁骨下动脉第一段在前斜角肌内侧分出的甲状颈干的主要分支有哪些？	• 甲状腺下动脉。 • 肩胛上动脉。 • 颈横 / 浅动脉。
246. 左侧肋颈干起源于锁骨下动脉的第一段，在右侧肋颈干起源于锁骨下动脉的第二段，它有哪些分支？	• 颈深动脉。 • 上肋间动脉。
247. 颈鞘内包含哪些结构？	• 颈动脉：内侧。 • 颈内静脉：侧方。 • 迷走神经：后方。
248. 大多数人颈动脉分叉在脊椎的哪个位置？	C3~C4（大约在甲状软骨的上缘）。
249. 哪个骨性颅底结构在颈内动脉和颈外动脉之间？	茎突。
250. 颈外动脉有哪些分支？这些分支又分出哪些动脉（图 7.2）？	• 甲状腺上动脉→舌骨下动脉、喉上动脉、环甲动脉和胸锁乳突肌动脉。 • 咽升动脉→咽动脉、下鼓室动脉和脑膜动脉。 • 舌动脉→舌骨上动脉、舌背动脉和舌下动脉。 • 面动脉→腭升动脉、扁桃体动脉、颏下动脉和腺动脉。 • 枕动脉→胸锁乳突肌的上下分支。 • 耳后动脉→茎突动脉。 • 上颌内动脉→见下文。 • 颞浅动脉→额支和顶支。

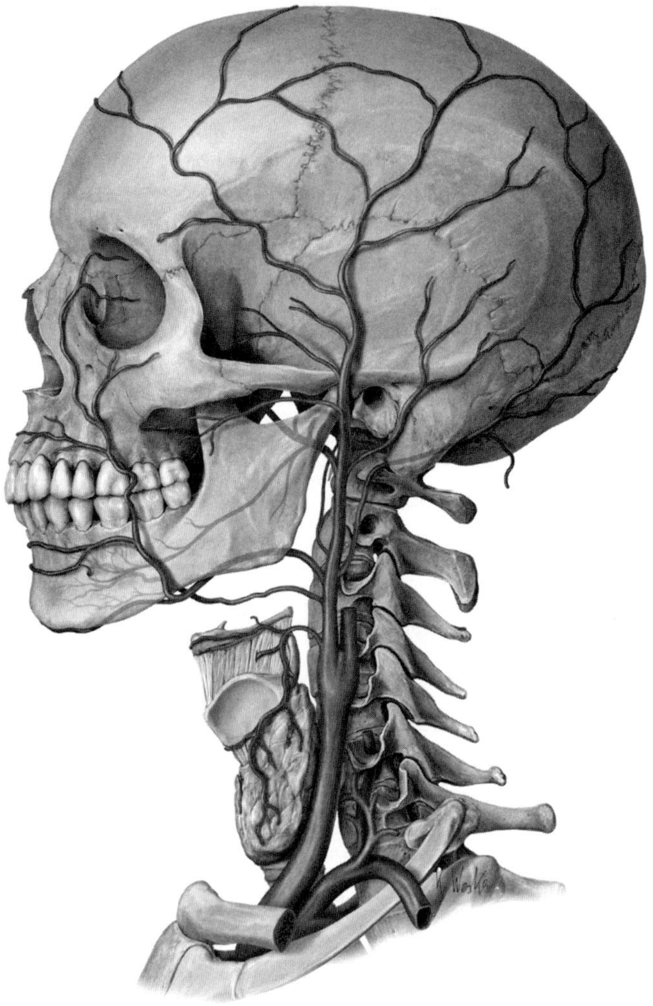

图 7.2　颈外动脉的分支。（Used with permission from Thieme Atlas of Anatomy：Head and Neuroanatomy，© Thieme 2007，illustration by Karl Wesker.）

251. 什么动脉在舌骨大角水平起源于颈外动脉，在二腹肌后腹和茎突舌骨肌的深部走行，在咽中缩肌转向，沿颌下腺的后缘和翼内肌的内侧走行，在面切迹水平绕下颌骨走行？	面动脉。
252. 哪个动脉或其分支常横穿ⅡB 区并在ⅡA 区“拴住”舌下神经？	枕动脉。
253. 上颌内动脉分为哪三段？	• 第一段 / 下颌肌：起源于下颌骨升支和蝶下颌韧带之间，走行于翼外肌的后缘。 • 第二段 / 翼肌段：走行于翼外肌的内部。 • 第三段 / 翼腭段：翼腭窝内。

254. 上颌内动脉第一段（下颌段）有哪些分支？	• 耳深动脉。 • 鼓室前动脉。 • 脑膜中动脉。 • 脑膜副动脉（脑膜中动脉的脑膜副支）。 • 下牙槽动脉。 • 下颌舌骨动脉。
255. 上颌内动脉的第二段（翼肌段）有哪些分支？	• 颞深前动脉。 • 颞深后动脉。 • 翼肌支。 • 咬肌动脉。 • 颊肌动脉。
256. 上颌内动脉的第三段（翼腭段）有哪些分支？	• 上牙槽后动脉。 • 眶下动脉。 • 蝶腭动脉。 • 翼管动脉。 • 咽动脉。
257. 颈总动脉分叉处有什么感觉器官？支配神经是？	• 颈动脉窦→颈内动脉，压力感受器，舌咽神经、迷走神经、交感神经。 • 颈动脉体→颈动脉分叉之间或后方，化学感受器，相同的支配神经。
258. 颈外静脉由哪些静脉构成？引流哪些部位的静脉血？引流向哪里？	• 下颌后静脉和耳后静脉。 • 汇集头皮和面部的静脉血。 • 注入锁骨下静脉。
259. 哪条浅表静脉收集颈前部的血液汇入颈外静脉或锁骨下静脉，并且在甲状腺切除术和气管切开术中容易受损？	颈前静脉。
260. 什么结构通过颈内静脉的颈静脉孔离开颅底？	舌咽神经（Ⅸ）、迷走神经（Ⅹ）、副神经（Ⅺ）、岩下窦和颈内静脉。
261. 收集大部分头颈部血液的颈内静脉注入什么静脉？	锁骨下静脉→头臂静脉。
262. 什么结构通常经上纵隔从胸廓入口进入左侧Ⅳ区，在膈神经和前斜角肌的前方颈鞘的后方走行，大多数终止与左侧锁骨下动脉和颈内静脉的汇合处？	胸导管。
263. 右侧胸导管的发生率有多高？双侧胸导管的发生率呢？	• 单纯右侧胸导管发生率：4%。 • 双侧胸导管发生率：12%~15%。

颈部疾病的评估和治疗

264. 颈部恶性肿瘤多是转移性的（通常来源于上呼吸消化道），颈部恶性肿瘤有多少原发于颈部？通常来源于哪些部位？	15%。甲状腺、唾液腺的淋巴瘤。
265. 儿童颈部肿瘤有多少是良性的？	>90%，绝大多数是炎症。
266. 成人颈部肿瘤约有多少是恶性的？	约 80%。
267. 最常见的儿童头颈部恶性肿瘤是？成人头颈部恶性肿瘤仅次于鳞状细胞癌的是？	淋巴瘤。
268. 局部转移至颈部淋巴结恶性肿瘤的常见的原发部位是？	• 上呼吸消化道。 • 头颈部皮肤。 • 大唾液腺和小唾液腺。 • 甲状腺。
269. 远处转移至颈部淋巴结的恶性肿瘤的常见的原发部位是？	• 肺。 • 胸段食管。 • 卵巢。 • 前列腺。 • 肾脏。
270. 转移至头颈部淋巴结的不明原发灶的鳞状细胞癌，其最有可能的原发部位是？	口咽（扁桃体和舌根）。
271. 颈部淋巴结转移性肿瘤最常见的症状是？	• 可触及的颈部肿块。 • 压迫所产生的症状（如吞咽困难，发音困难）。 • 肿瘤侵犯引起的症状（如喉返神经麻痹，副神经病变，疼痛）。
272. 通过体格检查诊断的最常见的前颈部肿块是？	甲状腺结节。
273. 通过仔细的体格检查可以明确哪些淋巴结病的重要特征？	• 位置。 • 触诊移动性，随吞咽的活动性。 • 潜在的深部受侵结构。 • 硬度（无弹性）。 • 皮肤受累情况。
274. 判断题：头颈部恶性肿瘤的转移淋巴结通常非常疼痛。	错。
275. 当颈部恶性淋巴结是不可移动，怀疑侵犯或者与深部的结构粘连，这称为什么？这预示着什么？	淋巴结固定。这预示着肿块不可完整切除。

276. 对不明原发灶的头颈部肿瘤最好的诊断性检查是?	细针穿刺。
277. 对于不明原发灶的可疑颈部淋巴结进行细针穿刺活检,病理显示为淋巴细胞,则需要进一步做什么检查?	淋巴结切除活检,通常在手术室里进行。
278. 尽管有相当多的头颈部肿瘤前哨淋巴结活检的研究,但目前文献仍支持其常规用于哪种肿瘤?	皮肤恶性肿瘤(特别是黑色素瘤)。也可以用于 cN0 期的口腔癌。
279. 前哨淋巴结活检主要的步骤是?	• 原发肿瘤在放射科注射 ^{99}Tc 硫胶体。 • 进行淋巴结闪烁造影,确定前哨淋巴结。 • 患者被送入手术室(通常 4 小时内)。 • 使用伽马探头确定前哨淋巴结的位置,并设计外科切开。 • 皮内(不是皮下)缓慢注射 0.3mL 异舒泛蓝,将会在皮下产生带花边的图案。这需要在局麻注射前至少 10 分钟进行(如需要局部注射)。 • 暴露疑似包围前哨淋巴结的周围组织。 • 使用伽马探头(探头朝向背离原发注射部位的方向以避免干扰)确定包含前哨淋巴结的区域。最好用肉眼确认蓝色淋巴结(如果伽马探头确认后,则无须肉眼确认)。 • 切除淋巴结。进行一个 10 秒钟的伽马射线计数以确定前哨淋巴结已被切除。 • 探头朝向背离原发注射部位的方向,使用伽马探头进行前哨淋巴结部位的 10 秒钟伽马射线计数,以确定切除了相应的淋巴结。 • 切除原发灶,保持适当的安全切缘。如果前哨淋巴结与原发灶非常接近,可能需要先切除原发灶。 • 根据病理报告,缝合伤口或进行颈部淋巴结清扫术。 注:多个淋巴结被确定的情况也并不罕见。如果前哨淋巴结被切除后解剖床的伽马射线计数大于前哨淋巴结切除前计数的 10%,需要进一步检查剩余的淋巴结。
280. 对于被肿瘤侵犯的颈总动脉或颈内动脉,在手术切除受侵的动脉之前需要做什么试验?	颈动脉球囊闭塞试验。

281. 成人颈部肿瘤最常用的影像学检查是?	CT 增强检查。
282. 评估头颈部肿瘤引起的神经周围扩散情况最好的影像学检查是?	MRI。
283. 用来确定有无远处转移的最好的影像学检查,同时也是不明原发灶肿瘤的辅助检查手段的是?	PET/CT。
284. 头颈部肿瘤(包括唾液腺,不包括鼻咽部和甲状腺肿瘤)的 AJCC 淋巴结分期系统是怎样的?	• Nx:不能确定有无局部淋巴结转移。 • N0:无局部淋巴结转移。 • N1:一个淋巴结转移,且≤ 3cm。 • N2a:同侧淋巴结转移,>3cm 且≤ 6cm。 • N2b: 同侧多个淋巴结转移,且≤ 6cm。 • N2c: 对侧或双侧淋巴结转移,且≤ 6cm。 • N3:转移淋巴结 >6cm。
285. 鼻咽癌的 AJCC 淋巴结分级系统是怎样的?	• Nx:不能确定有无局部淋巴结转移。 • N0:无局部淋巴结转移。 • N1: 锁骨上窝上方一个或多个颈部淋巴结单侧转移,且≤ 6cm。 • N2: 锁骨上窝上方双侧颈部淋巴结转移,且≤ 6cm。 • N3a:>6cm。 • N3b:锁骨上窝淋巴转移。
286. 软组织肉瘤的 AJCC 转移淋巴结分级系统是怎样的?	Nx:不能确定有无局部淋巴结转移。 N0: 无局部淋巴结转移。 N1: 局部淋巴结转移。
287. 甲状腺癌的 AJCC 淋巴结分期系统是怎样的?	Nx:不能确定有无局部淋巴结转移。 N0: 无局部淋巴结转移。 N1a: 转移至Ⅵ区淋巴结(气管前、气管旁和喉前淋巴结)。 N1b: 远处转移至单侧、双侧或对侧颈部淋巴结或上纵隔淋巴结。
288. 头颈部鳞状细胞癌出现淋巴结转移的 5 年生存率是多少?	50%。
289. 对于分化良好的甲状腺癌,哪些人群出现的淋巴结转移并不影响其总生存期或预后?	年龄小于 45 岁的患者。

290. 头颈部肿瘤的转移淋巴结的哪些病理特征与较差的预后有关?	• 包膜外播散（HPV 阳性的患者可能不影响预后）。 • 淋巴结跳跃性转移。 • 侵犯Ⅳ区或Ⅴ区淋巴结。 • 转移淋巴结的数量。 • 转移淋巴结的大小。 • 双侧淋巴结转移。 • 淋巴结融合。
291. 选择性淋巴结清扫和治疗性淋巴结清扫有什么区别?	• 选择性淋巴结清扫：适用于临床 N0 期但有高风险(>20%)隐匿性淋巴结转移的患者。 • 治疗性淋巴结清扫：适合于临床有颈部淋巴结转移的患者。
292. 哪种类型的淋巴结清扫被推迟到初次的放化疗完成后进行?	分期颈淋巴结清扫术。
293. 哪种类型的淋巴结清扫术针对在初次根治性治疗后的肿瘤复发?	挽救性颈部淋巴结清扫术。
294. 根治性颈淋巴结清扫术需要切除哪些结构?	• Ⅰ~Ⅴ区的淋巴结。 • 胸锁乳突肌。 • 副神经。 • 颈内静脉。
295. 改良性颈部淋巴结清扫术有哪三种类型?	三种改良性颈部淋巴结清扫术都需要切除Ⅰ~Ⅴ区的淋巴结，每种类型保留的器官不同，有的保留胸锁乳突肌，有的保留颈内静脉和（或）保留副神经： Ⅰ型：保留副神经。 Ⅱ型：保留副神经 + 颈内静脉。 Ⅲ型：保留副神经 + 颈内静脉 + 胸锁乳突肌。
296.NCCN(2011)推荐用综合性（全）颈淋巴结清扫术替代改良性或根治性颈淋巴结清扫术，其定义是?	切除Ⅰ~Ⅴ区的淋巴结，不考虑是否保留胸锁乳突肌、副神经或颈内静脉。
297. 择区性颈淋巴结清扫术中，外科医师会根据肿瘤的位置和每位患者不同的特点，切除高风险区域的淋巴结，择区性颈淋巴结清扫术的最准确的定义是?	在择区性颈部淋巴结清扫术中，每位患者的清扫淋巴结区域各不相同。该概念与一些相关专业术语有关(见下文)。
298. 在哪种淋巴结清扫术中，切除Ⅰ~Ⅲ区的淋巴结，保留该区的非淋巴组织结构?	舌骨上颈部淋巴结清扫术。择区性颈淋巴结清扫术(Ⅰ~Ⅲ区)。

299. 在哪种类型颈部淋巴结清扫术中，切除Ⅰ～Ⅳ区淋巴结，保留该区的非淋巴器官？	侧颈淋巴结清扫术。择区性颈淋巴结清扫术（Ⅰ～Ⅳ区）。
300. 在哪种类型颈部淋巴结清扫术中，切除Ⅲ～Ⅴ区淋巴结，保留该区的非淋巴结构？	后颈淋巴结清扫术。择区性颈淋巴结清扫术（Ⅲ～Ⅴ区）。
301. 在哪种类型颈部淋巴结清扫术中，切除Ⅵ区淋巴结，保留该区的非淋巴结构？	前（中央区）颈淋巴结清扫术。择区性颈淋巴结清扫术（Ⅵ区）。
302. 清扫区域超出常见的Ⅰ～Ⅴ区的颈部淋巴结清扫术有哪几种类型？	• 扩大颈淋巴结清扫术，这可能包括根治性颈淋巴结清扫术、改良性颈淋巴结清扫术或择区性颈淋巴结清扫术。 • 可能由基于分区和额外切除淋巴结而定义的择区淋巴结清扫术。
303. 口腔癌推荐采用哪种颈部淋巴结清扫术？	至少采用择区性颈淋巴结清扫术（Ⅰ～Ⅲ区），舌癌还须切除Ⅳ区淋巴结。口底癌、舌腹或舌中线受累的患者，如果不计划做术后行同侧颈淋巴结清扫术，应行双侧颈淋巴结清扫术。
304. 口咽癌推荐采用哪种颈部淋巴结清扫术？	择区性淋巴结清扫术（Ⅱ～Ⅳ区）。舌根、口咽后部或过中线的肿瘤须采用双侧颈部淋巴结清扫术。咽后淋巴结也需要被切除。对于 cN0 患者是否常规清扫ⅡB 区的淋巴结是有争议的。
305. 喉癌和下咽癌推荐采用哪种颈部淋巴结清扫术？	择区性颈淋巴结清扫术（Ⅱ～Ⅳ区），有时候需要加做Ⅵ区淋巴结清扫术。
306. 在哪种类型的颈部淋巴结清扫术中，外科医师根据第一站淋巴结或者引流特别部位淋巴结来确定肿瘤是否局部转移？	前哨淋巴结活检。
307. 关于 EORTC（NO.2293）和 RTOG（NO. 9501）的一个 Meta 分析显示：局部晚期的口腔、口咽、喉和下咽鳞状细胞癌的术后同步放化疗在什么情况下有益？	切缘阳性和或包膜外播散。
308. 颈部淋巴结清扫术中哪个迷走神经的分支最容易受损？	喉返神经和喉上神经及其分支。
309. 在择区性颈淋巴结清扫术（ⅠA、ⅠB、ⅡA、ⅡB 和Ⅲ区）后，如果发现患者的降口角肌和降下唇肌肌力减弱和微笑时两侧口角不对称，这可能是什么结构损伤？	面神经的下颌缘支。

310. 在颈部淋巴结清扫术中，有什么外科技巧可以减少下颌缘支的受损？	• 在下颌骨下 3~4cm（或两指宽度）做切口。 • 在颈深筋膜的浅层结扎面总静脉并保留结扎线，和颈部皮瓣一起翻起（这可能限制肿瘤的切除）。 • 在颌下腺和颈深筋膜的浅层之间层面翻起（这可能限制肿瘤的切除）。 • 从面神经颈支的分支中寻找下颌缘支。
311. 颈部淋巴结清扫术（特别是ⅡB 区清扫术，偶尔有ⅡA 区淋巴结清扫术）后报告的下颌缘支损伤的发生率是多少？术后一般的 House-Brackmann 分级为多少？	急性损伤：约 20%。 永久性损伤：<5%。 House –Brackmann 分级：Ⅱ~Ⅲ/ Ⅵ级。
312. 副神经切除术后有什么后遗症？	肩综合征。斜方肌的失神经支配导致肩胛骨的不稳定和肩外展不能超过 30°，疼痛和肩周外形改变。ⅡB 和ⅤA 区的副神经损伤也会导致肩综合征。
313. Ⅳ区颈部淋巴结清扫术中哪条神经的损伤会导致同侧半横膈膜麻痹？	膈神经。
314. 哪些因素可能会增加颈淋巴结清扫术后伤口感染或裂开的风险？	• 先前的放疗。 • 咽皮瘘或咽颈瘘伴有唾液污染。 • 乳糜漏。 • 血肿。 • 伴有血管功能不良的高张力缝合切口。 • 合并症：免疫受损、营养不良、外周血管疾病、控制不良的糖尿病等。
315. 在颈淋巴结清扫术中，为什么在主切口呈 90° 的位置做T 型分支切口？	最大限度地保护血供和减少皮瓣坏死。
316. 颈淋巴结清扫术后的颈动脉暴露怎么处理？	用有血管的组织覆盖，最好是肌皮瓣（如胸大肌皮瓣）。
317. 头颈部肿瘤治疗后引起颈动脉或其颈动脉系统的分支破裂的危险因素有？	• 放疗（颈部放疗剂量≥ 70Gy；加速分段放疗）。 • 颈淋巴结清扫术（根治性颈清扫术增加了动脉破裂 8 倍的风险）。 • 伤口感染、裂开、咽瘘并唾液污染。 • 可移动的异物（干或湿的敷料）。 • 肿瘤侵犯血管。 • 营养不良。
318. 颈部淋巴结清扫术后颈动脉破裂的发生率和死亡率是多少？	• 发生率：<4%（发生在诊断和治疗后数月至数年内）。 • 死亡率：3%~50%。

319. 为什么急性颈动脉破裂后血管内处理（更少的神经并发症）远比急性外科处理效果好？	因为外科处理后更容易出现急性大出血，颈总动脉破裂和血流动力学的不稳定。
320. 同时牺牲双侧的颈内静脉会出现什么并发症？	面部和脑水肿、颅内压升高、神经状态改变、抗利尿激素分泌不当综合征、外展神经麻痹和失明。
321. Ⅳ区淋巴结清扫术后持续性乳糜漏的发生率是多少？	1%~3%。多发于左颈，单仍有 25% 发生在右颈。
322. 一般每天有多少乳糜液通过淋巴导管？其包含什么？	2~4L/d。包含脂肪（乳糜微粒、长链脂肪酸）、蛋白质电解质和淋巴细胞。
323. 持续的乳糜漏可能的后遗症是什么？	低血容量、电解质紊乱、低白蛋白血症、凝血病、免疫低下、感染（脓毒病、伤口感染）、外周水肿、可能的乳糜胸（如果不治疗，死亡率为 50%）、死亡（治疗后死亡率为 0.25%）。
324. 检查可疑的乳糜液为什么成分就能确诊乳糜？	• 乳糜微粒。 • 甘油三酯（>5g/L）。 • 苏丹－Ⅲ染色阳性。
325. 颈淋巴结清扫术后持续性乳糜漏，如果引流量<500mL/d，可以初步采取哪些步骤处理？	• 低脂肪，仅含中链脂肪酸饮食。 • 伤口负压引流。 • 加压包扎。 • 咨询营养师或饮食师，密切实验室检查。 • 如果不成功，建议全肠外营养支持。引流量<500mL/d 者推荐 5 天或更长时间肠外营养。
326. 颈淋巴结清扫术后，如果出现了大量的乳糜漏，尽管已采用最大限度治疗或是否有其他并发症，推荐采用什么治疗方法？	颈部探查术和结扎胸导管。也可考虑其他外科处理方法（胸腔镜或腹腔镜入路）。
327. 颈部放疗后的患者每年需要做什么实验室检查？	甲状腺功能检查（TSH）。
328. 根治性颈淋巴结清扫术和改良性颈淋巴结清扫术对患者生活质量的影响有什么不同？	根治性颈淋巴结清扫术导致肩功能的显著恶化，并有增加疼痛的趋势。 二者对患者的主观外观、活动、娱乐、咀嚼、吞咽和发音功能的影响没有区别。

口腔解剖

329. 口腔的边界在哪里？	• 前：嘴唇的唇红缘。 • 后 / 上：软腭和硬腭交界处。 • 后 / 下：轮廓乳头。 • 侧：扁桃体前柱和舌骨皱褶。

330. 口腔分为哪几个解剖亚区?	• 唇:上唇和下唇,从唇红缘到颊黏膜。
	• 颊黏膜:颊部的内衬黏膜,唇的背面的黏膜,从上颌和下颌前庭皱褶到翼突下颌缝(或扁桃体前柱)。
	• 磨牙后三角区:见下文。
	• 牙槽嵴:
	  ∘ 上(上颌):从硬腭水平部到上颌前庭和翼突腭弓的后上部。
	  ∘ 下(下颌):口底过渡至下颌前庭,向后至上颌骨升支。
	• 硬腭:从软腭的上方至上颌骨牙槽嵴。
	• 口底:从下牙槽嵴至口舌和扁桃体前柱,被前方的舌系带分开。
	• 口腔舌:舌的前 2/3 部分,从轮廓乳头至舌尖。

331. 磨牙后三角区的解剖边界是?	黏膜覆盖下颌升支: • 上界:上颌粗隆。 • 前界:第二下颌磨牙的后侧面。 • 侧界:颊黏膜。 • 中间界:扁桃体前柱。
332. 哪两个原发部位的口腔肿瘤具有最高的骨侵犯风险?	• 牙槽嵴。 • 磨牙后三角区。
333. 从腺体至口腔的腮腺导管走行如何?	腮腺前缘→咬肌浅面→颊脂肪垫→旋转 90° 穿入颊肌→走行于颊肌和口腔黏膜之间→上颌第二磨牙对面的颊黏膜乳头。
334. 从腺体至口底颌下腺导管的走行如何?与舌神经的关系如何?	颌下腺深叶的前缘→在舌神经和舌下神经之间走行于舌骨舌肌的表面→在颏舌肌和舌下腺之间上升至前浅面走行→越过舌神经→紧靠舌系带侧方的舌下乳头出口。
335. 口腔的动脉血供如何?	颈外动脉提供血供。 • 舌动脉→口舌。 • 腭大动脉→硬腭。 • 上牙槽动脉(前、中、后三支)→上颌齿龈、牙槽嵴、牙齿、颊黏膜。 • 面横动脉(颞浅动脉)→颊黏膜。 • 面动脉→唇(唇动脉)。 • 颊动脉→颊黏膜。 • 下牙槽动脉→下颌骨、下颌牙。 • 咽升动脉 + 腭小动脉→磨牙后三角、口底的后部。 • 颏下动脉(面动脉)和舌下动脉(舌动脉)→口底。

336. 描述口腔的静脉引流。	所有部位最终都汇入颈静脉系统。硬腭首先汇入翼丛。
337. 舌动脉静脉、舌下神经、舌骨舌肌和下颌舌骨肌的关系如何?	由浅至深(或由外侧到内侧的顺序): • 下颌舌骨肌。 • 舌下神经和舌静脉。 • 舌骨舌肌。 • 舌动脉。 • 颏舌肌。
338. 上下唇的感觉神经支配是什么?	• 上唇:眶下神经。 • 下唇:颏神经。
339. 磨牙后三角的感觉神经支配是什么?	• 腭小神经。 • 舌咽神经。
340. 舌的感觉神经支配是什么?	• 舌前 2/3 部分: 　∘ 一般感觉:舌神经 　∘ 特殊感觉:鼓索神经(通过舌神经)。 • 舌后 1/3 部分: 　∘ 一般和特殊感觉:舌咽神经。
341. 口底的感觉支配神经是什么?	舌神经。
342. 硬腭的感觉神经支配神经是什么?	经门齿管的鼻腭神经。
343. 四条舌固有肌和四条舌外肌分别是?	所有的肌肉都是成对的,并在舌中线除被舌中隔分开。 • 舌固有肌肉:控制舌的形状。 　∘ 上纵肌。 　∘ 下纵肌。 　∘ 横肌。 　∘ 垂直肌。 • 舌外肌: 　∘ 颏舌肌。 　∘ 舌骨舌肌。 　∘ 舌腭肌。 　∘ 茎突舌肌。
344. 哪条舌肌不受舌下神经支配?其支配神经是?	舌腭肌受迷走神经的咽支支配。

345. 内侧有颊肌和颊筋膜，下界为下颌骨，上界为颧弓，外侧为笑肌、颧大肌、提上唇肌，前方为口轮匝肌、咬肌前缘和腮腺后缘，以上所围成的间隙叫什么？	颊间隙。
346. 以下两层筋膜之间的间隙的名称是？ （1）颈深筋膜层在下颌骨下缘分为两层，然后在下颌骨升支的背侧和腹侧融合，因而包绕翼外肌。 （2）筋膜包绕翼内肌、咬肌和颞肌。	咀嚼肌间隙。
347. 口腔的淋巴引流哪些淋巴结？	Ⅰ～Ⅲ区。也可能会引流Ⅳ区。
348. 唇部的淋巴引流如何？	• 颌下淋巴结（ⅠB 区）：引流上下唇的淋巴液。 • 颏下淋巴结（ⅠA 区）：引流下唇近中线的淋巴液。 • 其他：耳前淋巴结、腮腺淋巴结、面周淋巴结→引流上唇的淋巴液。
349. 口腔舌的典型的淋巴引流途径是什么？	• 舌尖→颏下淋巴结（ⅠA）。 • 舌腹→颏下淋巴结和颌下淋巴结（ⅠA 和ⅠB）。 • 舌侧→颌下淋巴结（ⅠB）、颈内静脉二腹肌淋巴结（ⅡA），直接汇入Ⅲ和Ⅳ区淋巴结。 注：因为由于舌纤维性中隔的分割而没有淋巴管吻合，口腔舌侧的淋巴管引流与舌根的淋巴引流是不同的。
350. 磨牙后三角的淋巴引流向哪个淋巴区域？	上颈淋巴结（ⅡA）。
351. 口底的淋巴引流如何？	• 前部→ⅠA 和ⅠB（通常双侧引流）。 • 后部→ⅡA（同侧引流）。
352. 颊黏膜的淋巴引流向哪里？	ⅠA 和ⅠB 区。
353. 硬腭的淋巴引流向哪里？	Ⅰ和Ⅱ区。

口腔癌的评估和治疗

354. 西方国家最常见的对口腔鳞状细胞癌形成有协同作用的环境危险因子是？	吸烟和饮酒。

355. 除了吸烟和饮酒，口腔癌还有哪些高危致病因子？	• 咀嚼槟榔。 • 咀嚼烟草或其他口腔烟草。 • 慢性牙周病或刺激。 • 头颈部的放疗史。 • 头颈部肿瘤史。 • 免疫缺陷。 • 阳光照射（口唇）。 其他：Plummer-Vinson 综合征（缺铁性吞咽困难综合征）、慢性梅毒。
356.HPV 感染是口腔癌发病的主要危险因子吗？	不是。尽管 HPV 感染是一个危险因子，但不是主要的危险因子，其在口腔癌变中的作用尚不明确。
357. 口腔癌最常见的病理类型是？	鳞状细胞癌（约 95%）。 注：在硬腭，最常见的肿瘤来源于小唾液腺。
358. 口腔内最常见的鳞状细胞癌亚型是？	• 肉瘤样癌。 • 基底细胞样癌。 • 疣状癌。
359. 除了鳞状细胞癌，最常见的口腔恶性肿瘤有哪些？	• 淋巴瘤。 • 小涎腺肿瘤：腺样囊性癌、黏液表皮样癌、多形性低分化腺癌、腺癌。 • 肉瘤：骨肉瘤、软骨肉瘤、恶性纤维组织肉瘤、横纹肌肉瘤、脂肪肉瘤、卡波西肉瘤。 • 黑色素瘤：恶性黏膜黑色素瘤。
360. 哪些癌前病变有发展为口腔鳞状细胞癌的风险？	• 白斑病：白色斑块、不能被清除，低恶变风险（<30%）。 • 红斑病：红色斑块，没有明显的诱因，高恶变风险（<60%）。 • 扁平苔藓：黏膜或萎缩病变（红色、光滑）或腐蚀性病损（边缘下陷、覆盖纤维性渗出物）白色纹理的斑块，常见于女性（40~50 岁），10 年内恶变概率 <1%。 • 黏膜下纤维化：增厚的纤维性的颊黏膜和黏膜深部组织；和咀嚼槟榔、口腔卫生差有关。
361. 哪种癌前病变可被误诊为疣状癌，但由于其不侵犯固有层而能在病理上鉴别？	疣状增生。常发生于 40 多岁男性的颊黏膜。
362. 哪种良性病变表现为常发生在软硬腭交界处与压力损伤有关的蝴蝶状溃疡？	坏死性涎腺化生。

363. 哪种良性病变常发生在黏膜或唾液腺组织，外观与鳞状细胞癌类似？	假上皮瘤样增生。
364. 哪种常见的良性外生骨疣常表现为发生在舌颌骨和硬腭中线坚实的黏膜下包块？	分别为下颌隆突和腭隆突。
365. 口腔癌常见的初始症状和体征是什么？	出血、疼痛、口臭、吞咽困难和构音障碍。
366. 口腔疣状癌最常见的部位是？	颊黏膜。
367. 口腔舌鳞状细胞癌最常见的发病部位是？	后外侧舌。
368. 颊黏膜鳞状细胞癌最常见的发病部位是？	靠近下颌第三磨牙。
369.NCCN（2013）推荐口腔癌患者什么时候进行 PET/CT 检查？	Ⅲ ~ Ⅳ期肿瘤。
370. 早期（Ⅰ期和Ⅱ期）口腔癌的一般特征是什么（表 7.4）？	• 原发肿瘤 <4cm（T1~T2）。 • 没有侵犯邻近结构。 • 没有颈部淋巴结转移（N0）。 • 没有远处转移（M0）。

表 7.4　AJCC 口腔肿瘤（T）分期（原发齿龈肿瘤仅侵犯浅层骨质 / 牙槽不能归为 T4）

T 分期	描述
TX	原发肿瘤不能评估
T0	无原发肿瘤
Tis	原位癌
T1	≤ 2cm
T2	>2cm 且≤ 4cm
T3	≥ 4cm
T4（唇）	侵犯骨皮质、下牙槽神经、口底或面部皮肤
T4a（口腔）	仅侵犯邻近的结构（例如，侵犯皮质骨，进入舌深部肌肉）
T4b（口腔）	侵犯咀嚼肌间隙、翼状板、颅底和（或）包绕颈内动脉

Data from Edge SB，Byrd DR，Compton CC，Fritz AG，Greene FL，Trotti A，eds.AJCC Cancer Staging Manual 7th Edition.New York，NY：Springer；2010.

371. 如何定义口腔肿瘤的 T4a 期？	中等晚期局部肿瘤： • 唇癌：侵犯骨皮质、下牙槽神经、口底或面部皮肤。 • 口腔癌：仅侵犯邻近的结构（例如，侵犯皮质骨，进入舌深部结构、上颌窦、面部皮肤）。

372. 判断题：侵犯浅表的骨皮质或牙槽符合肿瘤的 T4a 期标准。	错。
373. 如何定义口腔肿瘤的 T4b 期？	• 非常晚期局部肿瘤。 • 肿瘤侵犯咀嚼肌间隙、翼状板、颅底和（或）包绕颈内动脉。
374. 哪些口腔癌的病理因素和患者的预后直接相关？	• 肿瘤的厚度（>5mm 则会增加隐匿性淋巴结转移风险，降低肿瘤无复发生存率和总生存率）。 • 分化。 • 淋巴血管侵犯。
375. 上唇癌和下唇癌的预后哪个更差？	上唇癌更具有侵袭性，容易早期转移。
376. NCCN（2011）计算法则中，口腔癌治疗中哪些特征是预后的不良风险因子？	• 淋巴结包膜外播散。 • 切缘阳性。 • 原发肿瘤病理分期 T3 或 T4（pT3 或 pT4）。 • 淋巴结分期 N2 或 N3。 • 淋巴结转移至Ⅳ或Ⅴ区。 • 神经周围侵犯。 • 血管栓塞。
377.NCCN（2013）推荐的早期（Ⅰ期和Ⅱ期）口腔癌的治疗策略是？	• 外科切除 ± 颈淋巴结清扫术（根据肿瘤的深度和位置）（推荐）。 　◦ 没有不良风险因子→随访监视。 　◦ 一个阳性淋巴结，没有不良风险因子→选择性的辅助放疗。 　◦ 包膜外播散和（或）切缘阳性→放化疗（推荐）对再切除术对放疗。 　◦ 其他不良风险因子→放疗对放化疗。 • 放疗 ± 近距离放疗。
378. 对于晚期肿瘤患者（T1~T3 N1~N3；T3 N0；T4a 任何 N），排除 T4b 和不可切除的淋巴结，NCCN（2013）推荐什么样的主要治疗策略？	• 外科切除术和同侧颈部淋巴结清扫术或对侧颈部淋巴结清扫术（N2c 或有转移至对侧淋巴结的高风险型）。 • 没有不良风险因子的患者：放疗（可选择）。 • 包膜外播散和（或）切缘阳性：放化疗（推荐）对再切除术对放疗。 • 其他风险特征：放疗对放化疗。 • 参加多种治疗模式的临床试验。

379. 如果口腔癌侵犯下颌骨骨膜、骨皮质、骨髓腔，在术中或术前的准备中怎么处理下颌骨？	• 下颌骨缘切除术：骨膜或上颌骨浅表皮质侵犯。 • 下颌骨部分切除术：侵犯范围超过浅表骨皮质，骨髓侵犯，通过颏孔的骨膜播散，下颌骨发育不全 / 萎缩 / 缺牙，使下颌骨缘切除术变得不安全，牙周韧带或牙槽肿瘤侵犯。
380. 当需要进行下颌骨切开术时，直切口和阶梯状切口哪种更可取？中间切口还是旁正中切口？	• 阶梯状下颌骨切开：更好地对齐和稳定性。 • 旁正中切开：颏舌肌、颏舌骨肌和二腹肌的损伤最小化。
381.NCCN（2013）按临床淋巴分期的推荐的口腔癌颈部淋巴结清扫范围是？	• 无须行颈淋巴结清扫术：T1 N0 期下唇癌，侵犯深度＜2mm 的 T1~T2 N0 期口腔舌癌，T1~T2 N0 期上牙槽嵴和硬腭肿瘤。对于侵犯深度 2~4mm 的肿瘤，可做选择性颈淋巴结清扫（根据患者的依从性，其他风险因子等决定）。 • N0：择区性颈淋巴结清扫，口腔肿瘤 >4mm，推荐舌骨上淋巴结清扫术（Ⅰ~Ⅲ区）；ⅡB 区是否清扫是有争议的；早期肿瘤可以不做。T2 期的下唇癌考虑做舌骨上颈淋巴结清扫术（ⅠA 和ⅠB 区）。 • N1~N2c：择区性或全颈淋巴结清扫术。 • N3：全颈淋巴结清扫术。
382.NCCN（2013）对肉眼可见的转移淋巴结的口腔癌的根治性放疗方案是？	• 常规分割放疗方案：60~74Gy，每天 1 次，周一至周五，共计 7 周。 • 其他的分割放疗方案： 　∘ 6 次 / 周的加速放疗方案：66~74Gy（肉眼可见病灶），44~64Gy（亚临床病灶）。 　∘ 同步推量加速放疗方案：66~74Gy，持续 6 周（加速方案实施时间为放疗最后 12 天，作为当天第二次照射）。 　∘ 超分割放疗方案：81.6Gy，每天放疗 2 次，周一至周五，共计 7 周。
383. 口腔癌的根治性放疗通过对有隐匿性转移风险的淋巴结分区给予大少放疗剂量？	44~64Gy。
384. 口腔癌切除术后多长时间开始进行辅助性放疗或放化疗？	6 周或更短时间（通常 3~4 周）。理想的状态是所有治疗在口腔癌确诊后的 12 周内完成。通常 6 周用于常规的辅助治疗，从诊断到开始辅助治疗大概需要 6 周。

385. 口腔癌推荐的辅助放疗剂量是?	• 原发灶:60~66Gy,周一至周五,共计 6 周。 • N+ 淋巴结分区:60~66Gy。 • N0 淋巴结分区:44~64Gy。
386. 如果对口腔癌治疗采用辅助放化疗方案,推荐什么化疗方案?	顺铂同步化疗(100mg/m²,每 3 周一次)。
387. 对于下唇缺损 <1/3 唇的重建方法是? 1/3~2/3 下唇缺损的重建方法是? >2/3 的下唇缺损的重建方法是(图 7.3)?	• <1/3:直接缝合。 • 1/3~2/3:Abbe-Estlander 瓣。 • >2/3: Karapandzic 瓣、Webster-Bernard 瓣或带有掌长肌肌腱的桡侧前臂游离皮瓣。

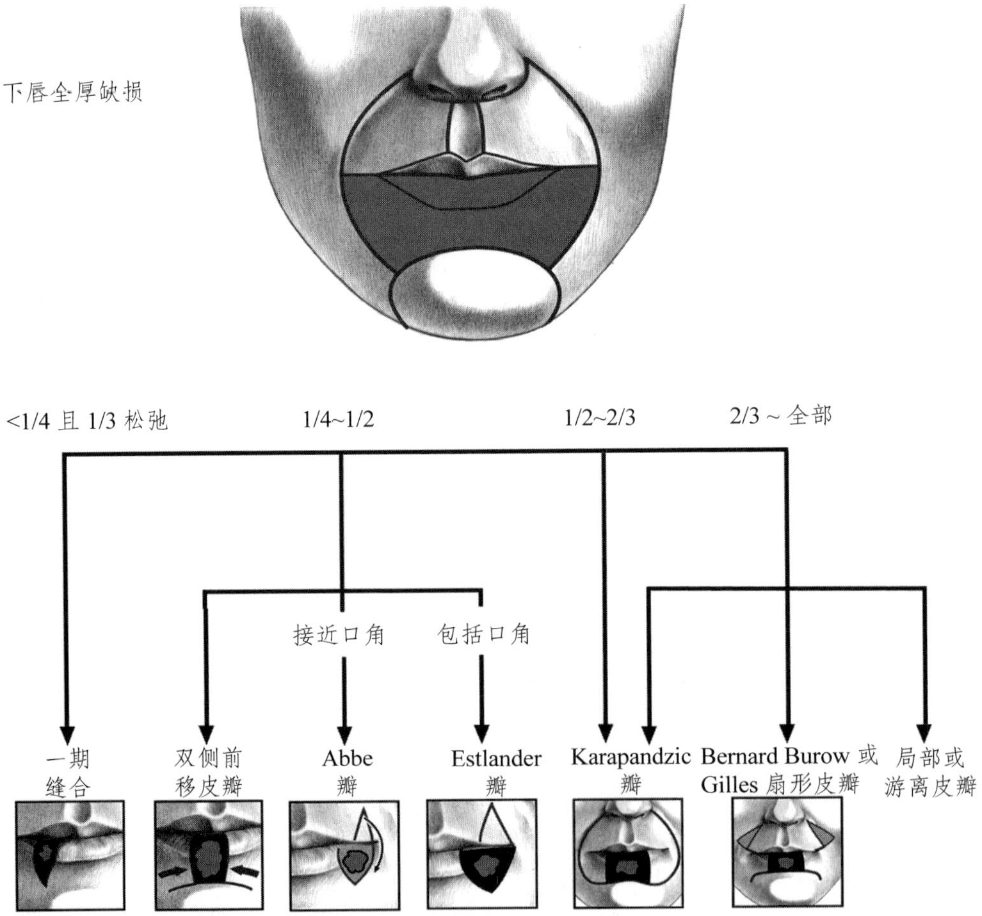

图 7.3 下唇全厚缺损的重建程序。(Used with permission from Sherris DA, Larrabee WF. Principles of Facial Reconstruction 2nd Edition. New York, NY: Thieme; 2010.)

388. 哪种利用面动脉的局部皮瓣可用于修复口腔内缺损?	面动脉肌黏膜瓣(FAMM)。
389. 口底癌或口腔舌癌切除术后,对于较大的缺损,如果直接缝合伤口会产生什么样的长期并发症?	系带舌。
390. 直径 >3cm 的颊黏膜缺损什么重建方法可用避免张口困难?	皮瓣移植或游离组织移植。
391. 下颌骨前段切除术后,采用什么方法重建?	带血管化骨的游离组织瓣(如腓骨游离瓣)。
392. 口腔舌切除术后缺损超过 50%,采用什么重建方法?	游离筋膜皮瓣,桡侧前臂游离瓣。
393. 不适合做游离组织移植的患者在下颌骨部分切除术后,最佳的重建方法是?	复合重建板的带蒂软组织瓣。重建板须小心地使用(不要连带下面的骨组织),其易折断、暴露和感染。
394. 硬腭或上牙槽嵴肿瘤切除术后产生口鼻瘘或口上颌窦瘘,使用什么样的非手术方法恢复语言和吞咽功能?	闭塞假体。

口咽解剖

395. 头颈部的哪个亚区以咽后壁、咽侧缩肌为界,上界为硬腭,下界为会厌谷和舌骨,前界为轮廓乳头和腭舌肌?	口咽部。
396. 口咽分为哪几个解剖亚区?怎么分区的?	• 扁桃体:以扁桃体前后柱、舌扁桃体沟(三角皱襞)、扁桃体柱与软腭汇合处(半月状皱)和咽上缩肌为界。 • 舌根 *:前界为轮廓乳头,侧界为舌扁桃体沟,下界为舌骨 / 会厌谷。 • 软腭:前界为硬腭,后界为腭咽肌和腭垂,侧界为咽上缩肌,下界为三角皱襞,上界为鼻咽部。 • 口咽后壁:下界为舌骨 / 会厌谷水平面,上界为软腭水平面,侧界以扁桃体后柱和梨状窝。 * 为最常受累的亚区。
397. 会厌舌口咽面的前方,舌根的后方,舌骨会厌韧带的浅面(构成了会厌前间隙的上半部分)为界限的解剖空间(口咽部的一个亚区)是什么?	会厌谷。

398. 鼻咽和口咽部的淋巴组织,包括咽扁桃体、腭扁桃体和舌扁桃体,组成了什么重要的复合结构?	Waldeyer 环。
399. 什么解剖结构在咽上缩肌和咽中缩肌之间和扁桃体的下方进入咽?	茎突咽肌、茎突舌肌、茎突舌骨韧带、舌咽神经。
340. 哪个重要的筋膜将扁桃体区和咽旁间隙分开?	颊咽筋膜。
401. 咽后壁的解剖层次有哪些?	黏膜→咽上缩肌→颊咽筋膜→咽后间隙（包括侧方脂肪垫和咽后淋巴结）→翼状筋膜→椎前筋膜→椎前肌（外侧）或前纵韧带（内侧）→椎体。
402. 软腭的肌肉构成有哪些? 其神经支配是什么?	• 咽上缩肌(舌咽神经、迷走神经支配)。 • 腭咽肌(迷走神经支配)。 • 腭舌肌(迷走神经支配)。 • 腭帆张肌(三叉神经第三支支配)。 • 腭帆提肌(迷走神经支配)。 • 腭垂肌(迷走神经支配)。
403. 每个口咽亚区的动脉血供如何?	颈外动脉系统供血: • 扁桃体:咽升动脉的扁桃体支、腭降动脉、面动脉的扁桃体支*、舌背动脉和腭升动脉。 • 舌根:舌动脉及其分支(舌骨上支、舌背动脉和舌深动脉)。 • 软腭:腭小动脉*、咽升动脉、舌背动脉的扁桃体支和腭升动脉。 • 咽后壁:咽升动脉*。 *为主要动脉血供。
404. 颈内动脉与扁桃体的位置关系如何?	• 颈内动脉在口咽侧壁的侧后方。 • 二者之间有上缩肌和颊咽筋膜分隔。 • 从扁桃体窝到颈内动脉的平均距离，1岁儿童为1.4cm,成人为2.5cm。
405. 口咽部的静脉血引流向何方?	引流入颈静脉系统: • 扁桃体:扁桃体静脉丛和咽静脉丛,舌静脉和面静脉。 • 舌根:舌静脉和下颌后静脉。 • 软腭:咽静脉丛和翼静脉丛,腭外静脉。 • 咽后壁:咽静脉丛。

406. 如果舌根手术需要切除舌骨肌至舌骨水平，可能会损伤哪根神经（图 7.4）？	舌下神经。

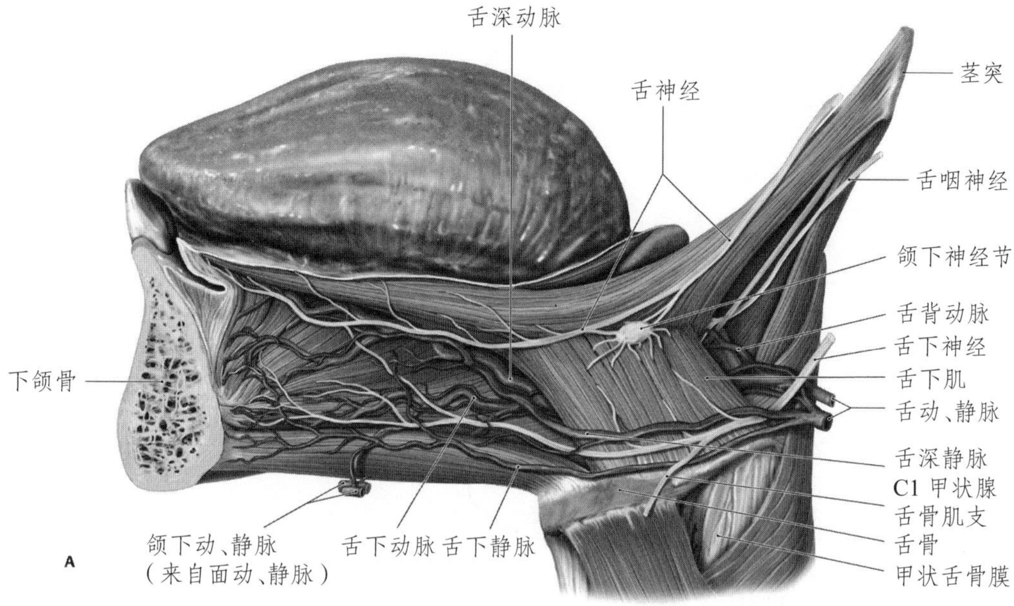

图 7.4 舌和口底的解剖。（Used with permission from Thieme Atlas of Anatomy：Head and Neuroanatomy. © Thieme 2007. illustration by Karl Wesker.）

407. 咽神经丛由哪些神经组成？	迷走神经、舌咽神经、颈上神经节的交感纤维。
408. 口咽癌常播散至哪些淋巴结区域（图 7.5 和图 7.6）？	颈淋巴结Ⅱ、Ⅲ、Ⅳ区。

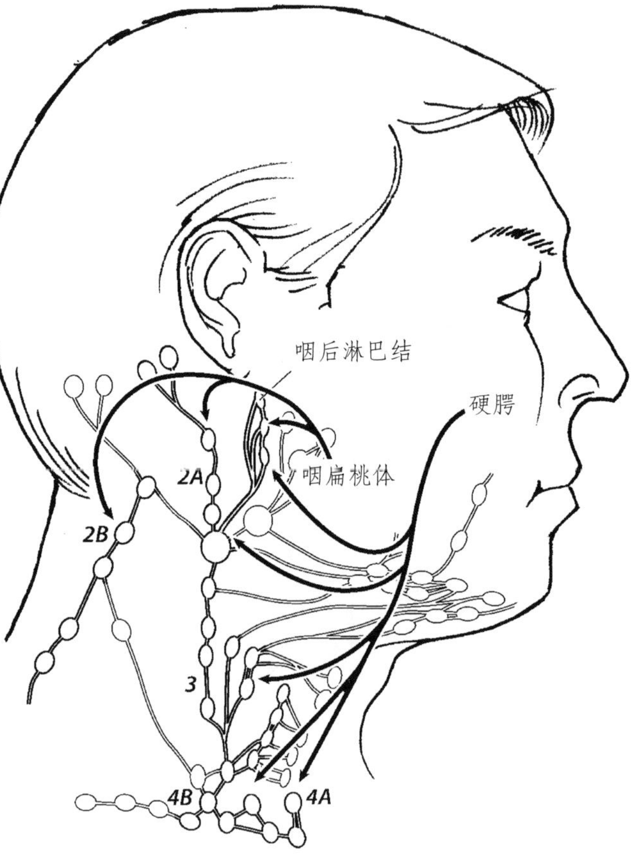

图 7.5　扁桃体和硬腭的淋巴引流。（Used with permission from Genden EM，Varvares MA，eds. Head and Neck Cancer：An Evidence-Based Team Approach. New York，NY：Thieme；2008.）

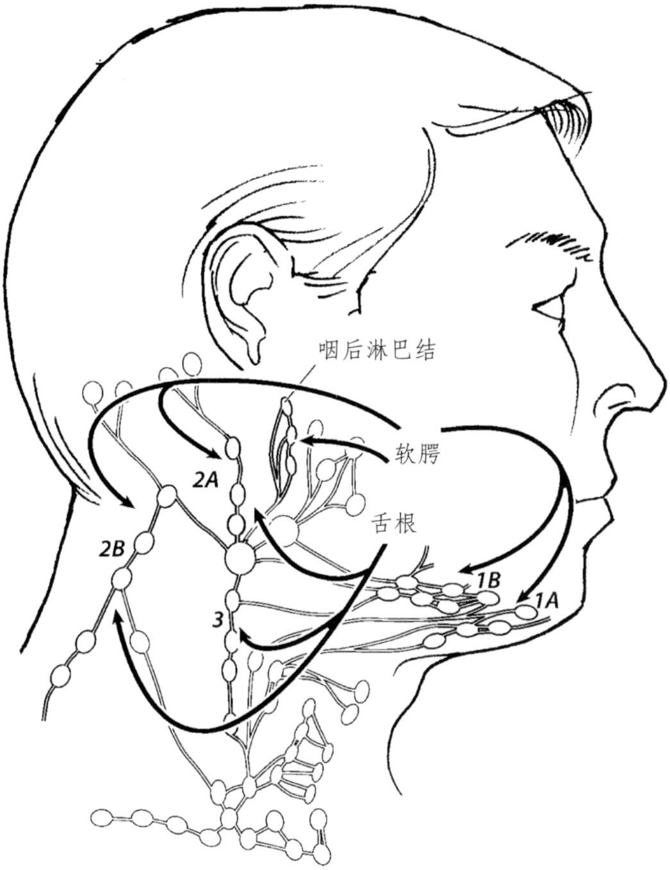

图 7.6　软腭和舌根的淋巴引流。(Used with permission from Genden EM, Varvares MA, eds. Head and Neck Cancer: An Evidence-Based Team Approach.New York, NY: Thieme;2008.)

409. 扁桃体、软腭和咽后壁癌除了转移至Ⅱ、Ⅲ、Ⅳ区淋巴结外,还转移至哪些淋巴结群?	咽后淋巴结群。
410. 为什么舌根癌有双侧颈淋巴结转移的高风险性?	因为舌根的淋巴管网可以跨过中线向对侧引流(高达 30%)。Ⅱ区淋巴结是双侧淋巴结转移的高发区。
411. 描述与软腭相关的三个淋巴系统。	• 中部→颈静脉链的中 1/3 部(Ⅲ区)。 • 侧方→咽后淋巴结。 • 前部→硬腭→颏下淋巴结和颌下淋巴结(ⅠA 和ⅠB)。 注:腭垂淋巴首先引流入ⅡA 区淋巴结。
412. 咽后壁的淋巴引流如何?	咽后淋巴结(高达 44%),Ⅱ区和Ⅲ区。

口咽癌的诊断和治疗

413. 口咽癌的最重要的两个致病危险因子是?	HPV 感染和吸烟。头颈部鳞状细胞癌传统的致病危险因子也与之相关(见肿瘤章节)。
414. 口咽鳞状细胞癌相关的 HPV 亚型有哪些?	HPV 16(主要的)、18、31 和 33。
415. 口咽部最常见的恶性肿瘤是?	鳞状细胞癌。
416. 口咽部(主要是舌根和扁桃体)罕见的恶性肿瘤伴反应性淋巴浆细胞浸润有关的低分化鳞状细胞癌或未分化癌胞的名称是?	淋巴上皮癌(瘤)。
417. 口咽部最常见的淋巴瘤类型是?	非霍奇金淋巴瘤。最常见的亚型是弥漫大 B 细胞淋巴瘤。
418. 在 Waldeyer 环中发现结外头颈部淋巴瘤的比例是多少?	36%。
419. 艾滋病患者口咽部(主要是软腭)常发现的一种局部浸润性口腔和上皮恶性肿瘤是?	卡波西肉瘤。
420. 口咽部常见的两种唾液腺肿瘤是?	多起源于软腭、扁桃体和舌根的小唾液腺: • 腺样囊性癌(圆柱瘤状或筛状)。 • 黏液表皮样癌。
421. 起源于口咽黏膜黑色素细胞的一种罕见的肿瘤是?	恶性黏膜黑色素瘤。
422. 口咽恶性肿瘤最常见的初始症状是?	吞咽疼痛、放射性耳痛、吞咽障碍、语音改变、出血、癔球症(异物感)、无痛性颈部包块。
423. 为什么口咽癌的最初常被诊断为Ⅲ期或Ⅳ期?	在良性疾病也有类似的模糊症状。
424. 如果口咽部肿瘤发展为严重的张口困难,这提示什么?	肿瘤侵入咀嚼肌间隙侵犯翼肌。
425. 右侧舌根部有可触及的肿块,伸舌时发现右半舌萎缩和震颤,肿瘤可能侵犯了哪条神经?	舌下神经。
426. 如果考虑患者患有口咽恶性肿瘤,可以采用哪种辅助物理检查工具?	纤维内镜;评估肿瘤的范围,喉的状态等。如果没有纤维喉镜可以使用间接喉镜,或作为纤维喉镜的辅助。
427. 对于可能患有口咽癌的患者,除了该部位的直视检查,还需要进行什么重要的体格检查操作?	手指触诊黏膜下病变、脆性、活动性。颈部的触诊也是必要的。

428. 如果患者出现了不可移动的口咽肿瘤,可能是因为侵犯了哪些结构?	• 翼内肌。 • 下颌骨。 • 上颌粗隆。 • 舌骨。 • 咽旁结构。
429. 哪些部位的口咽肿瘤能在早期视觉检查就能发现?	软腭。它们一般发生在软腭的口咽前表面。
430. 口咽癌患者体格检查出现哪些个体 / 解剖原因提示其不适合做经口入路手术?	• 因肿瘤侵犯或纤维化导致的张口困难。 • 狭窄的下颌弓。 • 口咽部拥挤,使软组织移位比较困难。 • 切牙很长。 • 高体重指数(BMI)。 • 下颌退缩症。 • 高 Mallampati 评分。 • 下颌骨隆突(下颌环面)。
431. 体格检查发现具有哪些特点的肿瘤可以做经口外科治疗?	• 外生性肿物。 • 可以活动的肿物。 • 最接近口咽部的肿物。 • 没有侵犯下颌骨,翼肌,上颌粗隆,舌骨或咽旁结构等深部组织。 • 预计切除 <50% 的舌根或 <75% 的软腭。
432. 经口手术切除口咽癌的手术禁忌证有哪些?	• 侵犯颅底。 • 侵犯或包绕大血管。 • 侵犯下颌骨。 • 原发肿瘤和颈部转移淋巴结融合。 • 肿瘤的范围只能 R1 或 R2 切除。
433. 口咽癌 T4a 期是怎么定义的(表 7.5)?	中等晚期局部肿瘤:肿瘤侵犯喉、舌外肌(颏舌肌、舌骨舌肌、茎突舌骨肌腭舌肌)、翼内肌、硬腭或下颌骨。

表 7.5 AJCC 关于口咽癌的 T 分期

分期	描述
T1	≤ 2cm
T2	> 2cm 且≤ 4cm
T3	≥ 4cm
T4a	侵犯喉、舌深肌 / 舌外肌、翼内肌、硬腭、下颌骨
T4b	侵犯翼外肌、翼板、鼻咽侧壁、颅底或包绕颈动脉

Data from Edge SB, Byrd DR, Compton CC, Fritz AG, Greene FL, Trotti A, eds. AJCC Cancer Staging Manual 7th Edition. New York, NY: Springer; 2010.

434. 口咽癌 T4b 期是怎么定义的?	非常晚期局部肿瘤：肿瘤侵犯翼外肌、翼板、鼻咽侧壁、颅底或包绕颈动脉。
435. 原发于舌根的肿瘤如果黏膜侵犯范围达会厌舌面是否可以定义肿瘤侵犯了喉，成为 T4a 期肿瘤?	不是的。
436. 判断题：肿瘤淋巴结转移至Ⅶ区（上纵隔淋巴结：侧方为颈总动脉，上界为胸骨柄和无名动脉）不是肿瘤的远处转移。	对。
437. 目前，还没有被广泛接受的肿瘤分期系统将 HPV 的状态考虑在内。然而，NCCN（2013）的确推荐将 HPV 检测作为更好判断预后的一个工具。目前推荐的检测方式是什么?	p16 免疫组化染色。 注：诊断 HPV 感染状态的最佳方法存在争议。
438.HPV 阳性对口咽鳞状细胞癌的预后有什么影响?	和 HPV 阴性的口咽鳞状细胞癌相比，有更好的无肿瘤生存期和总生存率。
439.NCCN（2013）认定的肿瘤的不良预后特征是?	• 包膜外播散。 • 切缘阳性。 • 初诊 pT3 或 pT4。 • N2 或 N3。 • 淋巴结转移至Ⅳ或Ⅴ区。 • 神经周围侵犯。 • 血管内癌栓。

440. 对于 T1~T2　N0~N1 的口咽癌，NCCN（2013）推荐的治疗方案是？	• 根治性放疗。 • 原发肿瘤的切除 ± 同侧或双侧颈淋巴结清扫术（根据指征）；根据有无不良预后特征，选择另加其他治疗模式： 　◦ 没有不良预后因子，无淋巴结转移→无须另加其他治疗方法。 　◦ 一个阳性淋巴结，没有不良预后特征，考虑放疗。 　◦ 切缘阳性→再切除术或放疗（T2 肿瘤行 CRT）。 　◦ 包膜外播散→ CRT。 　◦ 其他危险特征→放疗 ± 联合化疗。 　◦ T2 N1：考虑主要放化疗。
441. 对于 T3~T4a N0~N1 的口咽癌，NCCN（2013）推荐的治疗方案是？	• 使用顺铂（推荐一线化疗药物）的同步放化疗。 • 原发肿瘤的外科切除 ± 同侧或双侧颈部淋巴结清扫术（根据指征）；根据有无不良预后特征，选择另加其他治疗模式： 　◦ 没有不良预后因子，无淋巴结转移→放疗。 　◦ 包膜外播散或切缘阳性→放化疗。 　◦ 其他风险特征→放疗 ± 联合化疗。 　◦ 诱导化疗 + 放疗 ± 联合化疗。 　◦ 综合临床试验。
442. 对于任何 T　N2~N3 的口咽癌，NCCN（2013）推荐的治疗方案是？	• 使用顺铂的同步放化疗 ± 颈淋巴结清扫术（残留淋巴结）。 • 诱导化疗 + 放疗 ± 化疗。 • 原发肿瘤的外科切除 ± 同侧或双侧颈部淋巴结清扫术（根据指征）；根据有无不良预后特征，选择另加其他治疗模式。 　◦ 没有不良预后因子，无淋巴结转移→无须增加其他干预（仅限 N1）。 　◦ 包膜外播散和（或）切缘阳性→放化疗。 　◦ 其他危险特征→放疗 ± 联合化疗。 　◦ 综合临床试验。
443. 对于任何分期的口咽癌，如果放疗 ± 联合化疗后仍有肿瘤残留，推荐采取什么干预措施？	挽救性手术。
444. 对于口咽癌的治疗推荐哪种放疗技术或方式？	调强放疗（IMRT）。

445.NCCN(2013)推荐的口咽癌的根治性放疗方案是?	• 常规分割放疗方案：66~74Gy,每天1次,周一至周五,共计7周。
	• 其他分割放疗方案：
	  ∘ 加速放疗方案：66~74Gy（肉眼可见病灶），44~64Gy(亚临床病灶);每周放疗6次。
	  ∘ 同步推量加速放疗方案：72Gy,每天1次+每天2次(最后12次),共6周。
	  ∘ 超分割放疗方案：81.6Gy,每天2次,周一至周五,共7周。

446. 考虑同步放化疗时，NCCN(2013)对原发灶,肉眼可见的淋巴结和隐匿性淋巴结推荐的放疗剂量分别是?	放疗剂量分别为： • 原发灶：≥ 70Gy。 • 肉眼可见的淋巴结：≥ 70Gy。 • 隐匿性淋巴结:44~64Gy。
447. 口咽癌初次外科切除术后，NCCN(2013)推荐的辅助放疗方案是?	常规分割放疗方案。 • 原发灶和肉眼可见的转移淋巴结:60~66Gy。 • 隐匿性转移淋巴结:44~64Gy,共6周。
448. 同侧N2a或N2b期的口咽癌推荐的放疗靶区是哪里?	ⅠB~Ⅴ区和咽后淋巴结。
449. 口咽鳞状细胞癌同步放化疗推荐的化疗方案是?	顺铂:100 mg/m^2,每3周1次,共3次。
450. 大多数早期和部分晚期口咽癌选用什么手术入路?	经口入路,包括激光显微外科或机器人手术。
451. 对于不适合经口入路手术又不需要下颌骨切口的低位生长的口咽恶性肿瘤可以采用什么手术入路?	• 咽侧切开术。 • 经舌骨咽切开术。 • 舌松解和牵拉技术。
452. 对于大多数晚期需要重建术的口咽癌可以采用什么手术入路?	下颌骨切口外旋。
453. 类似于口腔癌的推荐治疗方案,侵犯下颌骨的口咽癌的治疗选择有哪些?	• 骨膜或仅仅浅表骨皮质侵犯:下颌骨缘切除术。 • 骨髓侵犯:下颌骨部分切除术。 • 下颌骨切除术的指征参见口腔癌部分。
454. 晚期口咽鳞状细胞癌的咽后淋巴结怎么处理?	咽后淋巴结清扫术和(或)放疗。
455. 进行经口口咽侧壁切除术或舌根切除术，为了减少术后出血风险,除了用2~3个血管钳夹闭术中相应的血管和谨慎止血外,还须采取什么措施?	结扎有向口咽腔内出血风险的血管（舌动脉、面动脉、喉上动脉;有些作者认为需要结扎颈外动脉）。这可以在联合颈部淋巴结清扫术时进行或单独进行。

456. 经口入路口咽癌切除术后口咽缺损的常用的重建方法?	没有重建方法,伤口需要二期愈合。
457. 舌根或扁桃体肿瘤患者行经口肿瘤切除术的同时行颈淋巴结清扫术,如果决定伤口二期愈合,在颈部伤口关闭前,需要仔细排除什么情况?	口颈瘘。
458. 口咽侧壁缺损(包括扁桃体窝、咽壁和舌根)最好的重建方法是?	游离筋膜皮瓣(前臂桡侧游离皮瓣最常用)。
459. 舌根重建术的最重要的目标是?	• 重建呼吸道,防止误吸。 • 保留吞咽功能。 • 保留言语功能。
460. 用来口咽部重建的胸大肌肌皮瓣或游离筋膜皮瓣,哪种方法能提供最佳的吞咽功能?	游离筋膜皮瓣重建(减少经皮内镜下胃切口胃管植入的使用)
461. 尽管软腭缺陷有多种重建方法,例如,直接缝合、局部黏膜瓣、游离组织移植等,但如果缺损较小,可以采用哪种措施处理? 哪种愈合过程可能会减少日后的腭咽闭合不全的发生?	• 伤口旷置,二期愈合。 • 瘢痕愈合。
462. 口咽肿瘤切除术中如果大部分软腭被切除而没有重建,将会有什么结果?	腭咽功能不全伴鼻咽反流和开放性鼻音。

下咽解剖

463. 下咽的解剖范围是?	• 上界:舌骨 / 会厌谷底,咽会厌皱襞(舌会厌侧皱襞)。 • 下界:环状软骨的下界;食管入口或环咽肌。 • 前界:双侧梨状窝在环后区的汇合处。 • 后界:舌骨上表面水平 / 会厌谷底到环状软骨下界水平,从一侧梨状窝尖到另一侧梨状窝尖。
464. 哪个成对的下咽解剖亚区从咽会厌皱襞至食管的上口或环状软骨的下表面? 通常也被称作倒金字塔形(底部在咽会厌皱襞,顶部在环状软骨水平)?	梨状窝。
465. 哪一个下咽解剖亚区从舌骨的上表面水平或会厌谷底水平,到环状软骨的下表面水平,从一侧梨状窝尖到另一侧梨状窝尖?	下咽后壁。
466. 哪个下咽亚区是由从杓状软骨的后壁到环状软骨下界的下咽前壁构成?	环状软骨后区。

467. 哪个亚区是声门上区和下咽的过渡区？通常被认为是声门上区的一部分，发生肿瘤时常导致肿瘤转移？	"边缘区"：杓会厌襞的侧壁。
468. 下咽三个亚区发生肿瘤的分布情况如何？	存在地区差异。在美国，梨状窝癌（高达 86%）> 咽后壁癌（10%~26%）> 环后区癌（< 5%）。在埃及，环后区癌（50.1%）> 梨状窝癌（26.5%）> 咽后壁癌（23.4%）。
469. 在咽下缩肌和环咽肌之间的过渡区有一个潜在薄弱区，可能导致下咽后壁的肿瘤播散超出下咽的范围，这个区域叫什么？	Killian 三角。
470. 下咽的动脉血供如何？	颈外动脉提供血供： • 喉上动脉 *。 • 舌动脉分支。 • 咽升动脉分支。 * 喉上动脉是主要的血供；静脉引流是通过咽静脉丛，邻近的有名称的静脉和颈静脉系统。
471. 下咽的感觉和运动神经支配分别是？	感觉神经支配：舌咽神经和迷走神经（经过咽神经丛）；另外颈丛里面的交感神经也有参与。 运动神经支配：迷走神经（经过咽神经丛）。
472. 哪一部分的上消化呼吸道肿瘤最容易发生颈部淋巴结转移？	下咽（约 70%）。
473. 下咽的主要淋巴引流是？	主要引流至Ⅱ～Ⅳ区。也可能引流至Ⅵ区（特别是下咽下部和环后区肿瘤）。也有可能引流至咽后淋巴结。

下咽癌的诊断和治疗

474. 下咽癌的风险因子有哪些？	• 吸烟。 • 饮酒。 • 咀嚼烟草。 • 男性。 • 50~70 岁。 • Plummer-Vinson 综合征或 Patterson-Brown-Kelly 综合征。 • 黑色人种。

475. 什么综合征以咽 / 食管隔膜，舌炎和缺铁性贫血三联征为特点，易致颈段食管或下咽肿瘤，特别是在美国、威尔士或瑞典 30~50 岁非吸烟女性人群中最易发病？	Plummer-Vinson 综合征。
476. 哪个部位的下咽癌和 Plummer-Vinson 综合征相关？	环后区。
477. 鳞状细胞癌占下咽肿瘤的比例是多少？	95%。
478. 三种最常见的非上皮性下咽肿瘤是？	• 腺癌。 • 淋巴瘤。 • 肉瘤。
479. 下咽腺癌起源于哪里？	小唾液腺或异位胃黏膜。
480. 下咽癌的哪些病理特点使得对原发肿瘤评估具有挑战性？	• 黏膜下播散。 • 跳跃生长。 • 多病灶肿瘤。
481. 下咽患者发现第二原发肿瘤的风险有多高？	高达 18%。
482. 下咽癌最常见的原发症状是？	• 所有阶段吞咽困难、颈部肿块、喉痛。 • 早期（Ⅰ/Ⅱ）：胃食管反流、喉痛、吞咽困难。 • 晚期（Ⅲ / Ⅳ）：颈部肿块、气短、吞咽困难、吞咽疼痛、反射性耳痛、咯血、胃食管反流、声音嘶哑。
483. 大约多少比例的下咽癌发现时即为晚期（Ⅲ ~ Ⅳ期）？	70%~75%。
484. 为什么下咽癌特别是梨状窝癌会有反射性耳痛？	喉上神经（特别是内支）的感觉神经纤维和 Arnold 神经（迷走神经耳支）都起源于颈部神经节。
485. 为什么怀疑为下咽癌的患者必须做门诊软式内镜检查？	因为软式内镜对于评估喉的功能非常重要，例如评估肿瘤的喉侵犯范围，环杓关节有无固定和（或）喉返神经的受累程度。
486. 在软式内镜检查中，什么操作可以改善梨状窝和环后区的暴露？	要求患者鼓腮或进行 Valsalva 操作（译者注：令病人行强力闭呼动作，即深吸气后紧闭声门，再用力做呼气动作，呼气时对抗紧闭的会厌）。
487. 软式内镜下，哪些体征提示下咽癌？	• 黏膜饱满。 • 溃疡。 • 分泌物聚集。 • 角化过度。 • 红色斑块或质脆肿块。

488. 除了病理分期,哪些影像学诊断手段可用于下咽癌的诊断和治疗？对于特殊部位各有什么优点？	• MRI：分期准确率 85%；对于黏膜下播散能更好地显示。 • 增强 CT:更好地评估软骨和骨侵犯。 • PET/CT：推荐用于Ⅲ / Ⅳ期肿瘤；10% 的患者有远处转移;寻找不明原发灶的肿瘤;原发性分期。 注:至少需要 X 线片检查评估有无肺部转移。
489. 在下咽的诊治中,偶尔需要进行什么测试来确定有无食管的第二原发肿瘤？	吞钡试验(不是理想的成像模式)。
490. 如果下咽癌患者需要进行部分喉切除术或功能性保守的下咽切除术,则还需要做什么检查？	肺功能检查。
491. 根据 AJCC 第 7 版,描述 T1~T3 期下咽癌分期是怎么样的(表 7.6)？	• T1：肿瘤局限于下咽的一个亚区和（或）肿瘤 ≤ 2cm。 • T2:一个或多个下咽的亚区受累及或相邻的亚区受累或肿瘤 >2cm 且 <4cm,半喉未固定。 • T3：肿瘤 >4cm 或半喉固定或肿瘤侵犯食管。

表 7.6 AJCC 关于下咽的肿瘤分期

分期	描述
T1	肿瘤局限于下咽的一个亚区和(或)肿瘤≤ 2cm
T2	一个或多个下咽的亚区受累,相邻的亚区受累或肿瘤 >2cm 且 <4cm,半喉未固定
T3	肿瘤 >4cm 或半喉固定或肿瘤侵犯食管。
T4a	肿瘤侵犯甲状软骨 / 环状软骨、舌骨、甲状腺、食管或中央软组织区
T4b	肿瘤侵犯椎前筋膜,包绕颈动脉或侵犯纵隔结构

Data from Edge SB, Byrd DR, Compton CC, Fritz AG, Greene FL, Trotti A, eds. AJCC Cancer Staging Manual 7th Edition. New York, NY: Springer; 2010.

492.下咽癌 T4a 期的分类标准是什么？	中等晚期局部肿瘤：侵犯甲状软骨 / 环状软骨、舌骨、甲状腺或中央分隔区软组织（喉前带状肌和皮下脂肪）。
493. 下咽癌 T4b 期的分类标准是什么？	非常晚期局部肿瘤：侵犯椎前筋膜,包绕颈动脉或累及纵隔结构。
494. 哪种头颈部呼吸消化道原发肿瘤的 5 年生存率最低？	下咽癌(20%~47%)。

495. 下咽癌患者最常见的死亡原因是?	• 局部复发。 • 远处转移(骨、肺、肝),第二原发肿瘤、伴发疾病。
496. 下咽癌预后不良与哪些临床因素有关?	• 年龄大。 • 男性。 • 黑色人种。 • 体能状态差(ECOG 或 Karnfsky 评分)。 • 其他头颈部肿瘤的风险因素。
497. 哪些肿瘤特异性因子与下咽癌预后改善有关?	• 原发肿瘤位于杓会厌襞或梨状窝的内侧壁。 • 低 T 分期或低 N 分期,早期肿瘤。 • 原发肿瘤体积较小。
498.NCCN(2013)强调的下咽癌的不良特征有哪些?	• 淋巴结包膜外播散。 • 切缘阳性。 • pT3 或 pT4。 • N2 或 N3。 • 神经周围侵犯。 • 血管内癌栓。
499. 对于 T1 N0 和经过选择的 T2 N0(不需要全喉切除)的下咽癌，NCCN(2013)推荐的主要的治疗方案是?	• 根治性放疗。 • 部分喉咽切除术(开放式手术或内镜下手术)和同侧或对侧颈部淋巴结清扫术(根据指征)。 　∘ 无不良特征→随访监视。 　∘ 包膜外播散 ± 切缘阳性→放化疗。 　∘ 切缘阳性→再切除术或放疗。 　∘ 其他不良特征→放疗 ± 化疗。 　∘ 综合临床试验。
500. 对于经过选择的 T2 N0(需要做全喉切除术),T1 N+,T2~T3 任何 N(如果需要做全喉切除术)的下咽癌，NCCN(2013)推荐的主要治疗方案是?	• 诱导性化疗。 　∘ 完全缓解→放疗 ± 化疗。 　∘ 部分缓解→放化疗。 　∘ <部分缓解→手术。 　∘ 无不良特征→放疗。 　∘ 包膜外播散 ± 阳性切缘→放化疗。 　∘ 其他不良特征→放疗 ± 化疗。 • 喉咽切除术＋颈部淋巴结清扫术(包括Ⅵ区)。 　∘ 无不良特征 →随访监视。 　∘ 包膜外播散 ± 切缘阳性→放化疗。 　∘ 其他不良特征→放疗 ± 化疗。 　∘ 同步放化疗(顺铂)。 　∘ 综合临床试验。

501. 对于T4a(任意N)的下咽癌，NCCN(2013)推荐的治疗方案是?	• 手术+颈淋巴结清扫(推荐)→辅助放疗 ± 化疗。 • 诱导性化疗。 ∘ 完全缓解→放疗 ± 化疗。 ∘ 部分缓解→放化疗。 ∘ <部分缓解→挽救性手术+颈部淋巴结清扫术(有指征)→放疗 ± 化疗。 • 同步放化疗。 • 综合临床试验。
502. 下咽癌选择性颈淋巴结清扫术须清扫哪些区域淋巴结?	Ⅱ～Ⅳ区择区性颈清扫,包括梨状窝尖肿瘤须叠加Ⅵ区,咽壁肿瘤须叠加咽后淋巴结清扫。
503. 对于需要进行外科手术治疗的下咽鳞状细胞癌,同侧颈部淋巴结肿大的患者行治疗性颈部淋巴结清扫的范围是?	综合性颈部淋巴结清扫术包括Ⅰ~Ⅴ区淋巴结和Ⅵ区的梨状窝尖肿瘤和咽后淋巴结(咽后壁癌)。
504. 下咽癌手术常见的手术入路有?	• 喉功能保留入路(T1、T2和部分T3): • 部分咽切除术:咽侧切开术,部分咽切除术(通过咽侧入路),经前方舌骨咽切除术。 • 部分喉下咽切除术。 • 环状软骨上半喉切除术。 • 经口激光显微手术。 • 全喉切除术伴部分/全下咽切除术(T3、T4)。 • 全下咽-喉-食管切除术。
505.T1或T2期的梨状窝癌可以采用开放性部分咽切除术,这种手术有什么禁忌证?	• 肿瘤生长范围超过了梨状窝的一个壁。 • 肿瘤侵犯梨状窝尖。 • 肿瘤侵犯喉(包括梨状窝的内侧壁)。
506. 开放性部分喉下咽切除术综合了经典的半喉切除术和咽部分切除术,这种手术适用于哪种特殊类型的下咽癌?	梨状窝内侧壁癌。
507. 经口激光显微外科手术和内镜手术切除下咽肿瘤相对于开放性手术有什么优点?	• 不需要气管切开。 • 不需要重建。 • 保留了舌骨上肌肉,术后吞咽功能好。 • 尽早恢复经口饮食。 • 住院时间短。
508. 对于T3或T4期下咽鳞状细胞癌,选择什么外科手术治疗?	全喉切除+部分或全咽切除术+颈部淋巴结清扫术(如果临床发现颈淋巴结肿大)。

509. 下咽癌保喉手术的禁忌证是什么？	• 甲状软骨或环状软骨受侵。 • 梨状窝尖受累。 • 环后区受累。 • 声带活动受限。
510. 根据 NCCN（2013），原发下咽癌和肉眼可见的淋巴结推荐的根治性放疗方案是？	• 常规分割放疗方案：66~74Gy，每天 1 次，周一到周五，共计 7 周。 • 其他分割放疗方案： 　◦ 加速放疗方案：66~74Gy（肉眼可见病灶），44~64Gy（亚临床病灶）；每周放疗 6 次。 　◦ 同步推量加速放疗方案：72Gy，加速方案实施时间为放疗最后 12 天内，作为当天第二次照射，共 6 周。 　◦ 超分割放疗方案：81.6Gy，每天 2 次，周一至周五，共 7 周。
511. 下咽癌根治性放疗对于亚临床转移淋巴结一般推荐的放疗剂量是多少？	44~64Gy。
512. 下咽癌联合放化疗一般推荐多少放疗剂量？	常规分割放疗： • 肉眼可见转移病例：≥ 70Gy。 • 亚临床转移病例：44~64 Gy。
513. 初次手术治疗后，NCCN（2013）推荐的辅助放疗方案是？	常规分割放疗方案。 　• 原发灶和肉眼可见的转移淋巴结：60~66Gy。 　• 隐匿性转移淋巴结：44~64Gy，共 6 周。
514. 下咽鳞状细胞癌同步放化疗推荐的化疗方案是什么？	顺铂：100mg/m^2，每 3 周 1 次，共 3 次。
515. 下咽癌诱导化疗方案推荐的化疗药物是？	顺铂和 5-FU（最多 3 个周期）。
516. 早期下咽癌开放保留功能手术有什么重建方法？	直接缝合。内镜下肿瘤切除术不需要重建，一般是二期愈合。
517. 下咽癌术后环周缺损有什么重建方法？	• 制成管状的游离筋膜皮瓣移植。 • 胃移位术（胃上提术）。 • 结肠移植。 • 游离空肠瓣。
518. 放化疗（器官保留）辅助性放疗治疗手术，对于治疗下咽癌在功能的保留方面有什么不同？	尽管数据不多，但是还没有一个研究表明其中一个治疗方案比另一个治疗方案在功能保留方面有明显的优越性。这些研究大多比较了患者饮食、美观和言语方面的功能。

519. 哪些因素与下咽癌激光手术切除的并发症发生率高有关?	• 外科医师缺乏经验。 • 肿瘤的大小。 • 糖尿病。
520. 下咽癌二氧化碳激光切除术最常见的并发症是什么?	• 出血(一个系列研究中报告是 8%)。 • 肺炎(6%)。 • 咽瘘(1%)。 • 不常见的有局部感染和呼吸困难。

食管解剖

521. 构成颈段食管上界和下界的解剖结构是什么?	• 上界:环咽肌。 • 下界:胸腔入口(胸骨切迹)。
522. 颈段食管的解剖层次是?	• 鳞状上皮。 • 黏膜下层。 • 内环肌层。 • 外纵肌层。 • 外膜。 注:没有明显的浆膜层。
523. 食管的哪一层有横纹肌? 哪一层有平滑肌?	• 上 1/3:横纹肌。 • 中 1/3:两种肌肉都有。 • 下 1/3:平滑肌。
524. 食管上括约肌由哪些结构构成?	• 甲状软骨和环状软骨的后表面。 • 舌骨。 • 环咽肌。 • 下缩肌(甲状腺咽肌)。 • 颈段食管肌。 • 总共延伸 3~4cm。
525. 判断题:食管上括约肌可以强直收缩。	对。迷走神经的放电可以导致强直性收缩。
526. 颈部食管后方和咽后间隙的上方与后纵隔的下方相交通的潜在腔隙叫什么?	食管后间隙。
527. 食管的动脉血供有哪些?	节段性血供: • 食管上括约肌和颈段食管:甲状腺下动脉。 • 胸段食管:主动脉食管动脉,支气管动脉的终端。 • 末端食管和食管下括约肌:胃左动脉,左横膈动脉分支。
528. 颈部食管的静脉引流如何?	节段性引流:黏膜下经脉丛→上腔静脉。

529. 食管的神经支配有哪些？	• 感觉神经：迷走神经、舌咽神经和脊神经传入支。 • 运动神经：迷走神经、副交感和交感神经。 • 固有神经： 　◦ Auerbach 神经丛：在内环肌和外纵肌层之间。 　◦ Meissner 神经丛：位于黏膜下。
530. 颈段食管的淋巴引流向哪里？	主要引流至Ⅱ~Ⅳ区。也引流向Ⅵ区、食管后淋巴结、咽后淋巴结和上纵隔淋巴结（Ⅷ区）。

食管癌的诊断和治疗

531. 颈段食管鳞状细胞癌的致病风险因子有哪些？	• 吸烟。 • 饮酒。 • 胃食管反流。 • Plummer-Vinson 综合征。
532. 最常见的颈段食管癌的类型是？	鳞状细胞癌（约 80%）。
533. 最常见的末端食管癌的类型是？	腺癌。发病率的升高与胃食管反流有关。
534. 颈段食管癌最常见的初始症状是？	进行性吞咽困难（固体、半流质、流质饮食）和体重下降。其他症状包括吐血、疼痛、声音嘶哑或咳嗽。
535. 颈段食管癌典型的鼻咽镜检查发现是什么？	鼻咽镜检查不能发现病灶。除非胃镜检查或者肿瘤生长延伸至下咽。
536. 根据 AJCC 第 7 版，颈段食管开始于距门齿多长的距离？	距离门齿 15~20cm。
537. 哪种影像检查能够最准确地明确颈段食管癌的范围及其与周围邻近软组织的关系？	MRI。
538. 哪种检查可以直视，活检食管癌并给予分期？	电子胃十二指肠镜。
539. 哪种检查或测试对食管癌的 T、N 分期最准确敏感？	内镜超声检查。
540.AJCC 第 7 版关于颈段食管癌的新的 T 分期系统是什么样的？	（表 7.7）

表 7.7 AJCC 关于颈段食管鳞状细胞癌的 T 分期

分期	描述
T1a	肿瘤侵犯黏膜固有层或黏膜肌层
T1b	肿瘤侵犯黏膜下层
T2	肿瘤侵犯固有肌层
T3	肿瘤侵犯外膜
T4a	可切除的肿瘤;肿瘤侵犯胸膜、心包膜或横膈
T4b	不可切除的肿瘤,肿瘤侵犯邻近结构,如主动脉或椎体

Data from Edge SB, Byrd DR, Compton CC, Fritz AG, Greene FL, Trotti A, eds.AJCC Cancer Staging Manual 7th Edition. New York, NY: Springer; 2010.

541.AJCC 第 7 版关于颈段食管癌的淋巴结分期系统(N)是什么样的?	(表 7.8)

表 7.8 AJCC 关于颈段食管癌的淋巴结分期系统

分期	描述
N0	没有局部淋巴结转移
N1	1~2 个局部转移淋巴结
N2	3~6 个局部转移淋巴结
N3	≥7 个 转移淋巴结

Data from Edge SB, Byrd DR, Compton CC, Fritz AG, Greene FL, Trotti A, eds.AJCC Cancer Staging Manual 7th Edition. New York, NY: Springer; 2010.

542.食管癌基于TNM的分期系统内容是什么?	• ⅠA 期:T1 N0。 • ⅠB 期:T2 N0。 • ⅡA 期:T3 N0。 • ⅡB 期:T1~T2 N1。 • ⅢA 期:T4a N0,T3 N1,T1~T2 N2。 • ⅢB 期:T3 N2。 • ⅢC 期:T4a N1~N2, T4b 任何 N,任何 T N3。 • Ⅳ期: M1。
543.AJCC 第 7 版关于食管癌的分期最近加入哪些肿瘤特征?	• 组织学类型(鳞状细胞癌与腺癌)。 • 组织学分级(1~3 级)。 • 肿瘤位置(上、中、下段食管)。
544.尽管颈段食管和下咽部鳞状细胞癌通常被分为一组,二者在患者初始发病时的有什么不同?	相比于颈段食管鳞状细胞癌,下咽鳞状细胞癌有更高的晚期 T、N 期发生率。

545. 判断题：相同分期的食管鳞状细胞癌和腺癌有类似的生存率。	对。
546. 哪种影像学检查可以预测食管癌的预后？什么测量单位用来预测预后？	PET 扫描。标准摄取值（SUV）。尽管进行了大量的评估，但是目前在其他头颈部肿瘤预测预后的价值还没有被证实。
547. 食管癌的什么细胞标志物过表达或基因扩增导致不良预后？	人表皮生长因子受体（HER-2）。
548. 根据肿瘤的分期食管癌有什么推荐的治疗模式？	• Ⅰ期：内镜下切除术与外科手术切除。 • Ⅱ～Ⅲ期：手术后放化疗。 • Ⅳ期：化疗或最佳支持治疗。 注：更高的分期预示着更差的预后。
549. 对于原发性颈段食管癌或下咽癌侵犯颈段食管采用什么手术治疗？	全下咽－喉－食管切除术和颈段食管全咽切除术。
550.颈段食管癌外科手术如果切除了胸廓入口以下的食管，有什么重建方法可以选择？	• 胃移位术（胃上提术）。 • 结肠转位。
551. 下咽或食管缺损用胃移位（胃上提）重建有什么缺点？	• 高发病率和高死亡率。 • 不能修补延伸到口咽或鼻咽的缺损。 • 频发的肺部并发症。 • 甲状腺功能低下的风险。 • 倾倒综合征。 • 胃出口梗阻。 • 胃反流。
552. 颈段食管癌外科手术如果没有切除胸廓入口以下的食管，有什么重建方法可以选择？	• 胃移位（胃上提术）。 • 结肠转位。 • 游离血管化空肠瓣。 • 制成管状的游离血管化筋膜皮瓣。
553. 游离空肠瓣修复下咽缺损最主要的功能缺点是？	言语和吞咽功能差。还有吞咽困难和供体部位的并发症。狭窄的发生率比较低。

喉的解剖

554.AJCC 关于喉的解剖边界的定义是？	• 上界：口咽；会厌尖和会厌侧面边界。 • 下界：气管；环状软骨下界所在的平面。 • 后/侧界：下咽；杓会厌襞的喉面、杓区、杓间隙、环状软骨背侧面的被覆黏膜。 • 前界：舌骨上会厌的舌面、甲舌膜、前连合、甲状软骨、环甲膜、甲状软骨前弓。

555.AJCC 把喉分为哪些亚区？	• 声门上区：会厌的舌面和喉面，杓会厌皱襞的喉面，杓状软骨，假声带；在与声带上表面连接处的喉室的侧面边界所在的平面与声门区分开。 • 声门区：真声带的上下表面，前连合和后连合，在下方 1cm 所在平面与声门下区分开；侧方边界为与声带上表面连接的喉室的侧缘。 • 声门下区：声门的下缘至环状软骨的下缘。
556 喉的哪一个亚区起源于口咽原基（第三或第四鳃弓），因此获得了来自喉上动脉的血供，而淋巴也引流至Ⅱ和Ⅲ区？	声门上区。
557. 喉的哪些亚区起源于气管支气管原基（第六鳃弓），因此从喉下动脉获得动脉血供，而淋巴引流至Ⅳ和Ⅵ区？	声门区和声门下区。
558. 哪个鳃弓结构生成舌骨？	• 第二鳃弓：舌骨小角和舌骨的上部。 • 第三鳃弓：舌骨大角和舌骨的下部。
559. 声门上区分为哪 5 个亚区？	• 舌骨上会厌。 • 舌骨下会厌。 • 杓会厌皱襞（喉面）。 • 假声带（也称为室带）。 • 杓状软骨。
560. 声门区有哪些亚区？	真声带（上表面和下表面），包括前连合和后连合。
561. 声门下区有哪些亚区？	无。
562. 声门上区正常的组织结构是什么？	• 假复层柱状呼吸道上皮。杓会厌皱襞的侧面和会厌表面被覆复层鳞状上皮。 • 大量黏膜腺。
563. 通过真声带层面，从内侧到外侧，声门的正常组织结构是？	• 复层鳞状上皮。 • 浅固有层（Reinke 间隙）。 • 声韧带（中间和深部固有层）。 • 甲杓肌。 • 声门旁脂肪。 • 甲状软骨。
564. 声门下区的正常组织结构是？	假复层柱状上皮。

565. 有哪些自然的屏障阻碍喉癌的播散（表 7.9）?	• 四方膜 *。 • 弹性圆锥 *。 • 甲舌膜 *（喉上神经血管束所穿过的孔可能导致肿瘤播散）。 • 喉软骨。 • 舌骨会厌韧带。 • 前连合腱。 • 环甲膜。 * 为主要的屏障。

表 7.9 AJCC 喉癌的肿瘤（T）分期

分期	描述
声门上区	舌骨上会厌、舌骨下会厌、杓会厌皱襞（喉面）、杓状软骨、假声带
T1	声门上区的一个亚区，声带活动正常
T2	>1 个相邻的声门上区、声门区或声门上区以外的分区
T3	肿瘤局限于喉内伴有声带固定和（或）侵犯以下任意结构：环后区、会厌前组织、声门旁间隙，和（或）较小的甲状软骨侵袭
T4a	侵入甲状软骨和（或）侵犯喉外的组织
T4b	侵犯椎前间隙，包绕颈动脉或侵犯纵隔结构
声门区	真声带，包括前连合和后连合，以及真声带下 1cm 的平面
T1a	肿瘤局限于一侧声带，声带活动正常
T1b	肿瘤侵犯双侧声带，声带活动正常
T2	肿瘤扩散至声门上区和（或）声门下区，和（或）伴有声带活动受限
T3	肿瘤局限于喉内伴有声带固定和（或）侵犯声门旁间隙，和（或）较小的甲状软骨侵袭
T4a	侵入甲状软骨和（或）侵犯喉外的组织
T4b	侵犯椎前间隙，包绕颈动脉或侵犯纵隔结构
声门下区	真声带下 1cm 的平面至颈段气管
T1	肿瘤局限于声门下区
T2	肿瘤扩散至声门区，声带活动正常或受限
T3	肿瘤局限于喉内伴有声带固定
T4a	侵犯环状软或甲状软骨和（或）侵犯喉外组织
T4b	侵犯椎前间隙，包绕颈动脉或侵犯纵隔结构

Data from Edge SB，Byrd DR，Compton CC，Fritz AG，Greene FL，Trotti A，eds. AJCC Cancer Staging Manual 7th Edition. New York，NY：Springer：2010.

566. 哪层弹性纤维组织从会厌伸展至杓状软骨和小角软骨,向上构成了杓会厌皱襞,向下构成了假声带的游离缘?	四方膜。
567. 哪层弹性纤维组织从声韧带向侧面延伸至环状软骨的上边缘,向前延伸至甲状软骨的下边缘(在这里形成了环甲膜)?	弹性圆锥。
568. 哪块 1mm × 10mm 大小的纤维组织带连接声韧带和甲状软骨的中线,在插入处没有软骨膜,而是一个阻止喉癌播散的强力屏障(Kirchner, 1987)?	前连合腱(Broyles 韧带)。
569.Broyles 韧带或前连合腱通常被认为是喉癌经甲状软骨转移的途径,然而,有研究表明该结构其实是一个除哪些肿瘤情况以外肿瘤播散的强力屏障?	明显的声门上播散(会厌柄、会厌前间隙)或声门下播散(骨化的甲状软骨、淋巴和环甲膜)。
570. 哪个漏斗状间隙的前方为甲状舌骨膜和甲状软骨,后方为会厌,上方为舌骨会厌韧带、会厌谷和舌骨,下方为甲状会厌韧带。该空间在侧方与声门旁间隙相通,是肿瘤播散的通道。	会厌前间隙。
571. 哪个成对间隙的侧方为甲状软骨,内侧为喉室,内上界为四方膜,内下界为弹性圆锥,后方为梨状窝黏膜。且该间隙与前方的会厌前间隙相通,是喉癌播散的通道。	声门旁间隙。
572. 舌骨下会厌软骨的哪个重要特点使肿瘤易侵犯会厌前间隙?	窗孔。
573. 跨声门型喉癌的定义是肿瘤范围越过喉室,累及声门上区和声门区,还有可能侵犯声门下区。喉癌变成跨声门型喉癌的理论上浸润方式有哪些?	• 直接侵犯喉室。 • 通过前连合。 • 通过声门旁间隙(喉的三个亚区都可通过该方式受累)。 • 沿杓状软骨播散至后部喉室。
574. 为什么单侧声门上区喉癌为双侧淋巴引流?	声门上区是由一个单一结构(没有中线融合)胚胎形成的,因此它的淋巴结引流是越过中线双侧引流,这也导致了该区的肿瘤双侧淋巴结转移。
575. 喉内声门上区淋巴系统的下界是?	假声带下(屏障是四方膜)。
576. 声门上区喉癌最常侵犯哪个区域淋巴结?	Ⅱ、Ⅲ和Ⅳ区淋巴结。通常双侧转移,特别是中线部位的肿瘤。

577. 声门上区喉癌通过什么途径转移至Ⅱ区淋巴结?	沿喉上神经血管束播散。
578. 哪个亚区的声门上区肿瘤具高风险侵犯行为和早期淋巴结转移的特点?	“边缘区”:舌骨上会厌和杓会厌皱襞的上侧面。
579. 声门上区肿瘤（所有分期的肿瘤）的隐匿性淋巴结转移的概率是多少?	高达 40%。随着肿瘤 T 分期升高而增高（T1 为 10%,T4 为 57%）。
580. 为什么单侧的声门区喉癌为单侧淋巴结引流?	因为它们在胚胎发育上来源于成对的结构,在中线融合而成。该区的淋巴管很少,而且在中线处双侧淋巴管不相通。
581. 声门区喉癌的隐匿性淋巴结转移的概率是多少?	18%。随肿瘤 T 分期而升高。
582. 声门区喉癌有转移至哪些区域的淋巴结的风险?	Ⅱ、Ⅲ、Ⅳ和Ⅵ区（喉前淋巴结、气管前淋巴结、气管旁淋巴结）。
583. 声门下区喉癌最容易转移至哪个区域淋巴结?	Ⅵ区。通常是对侧或双侧转移,以及低于Ⅶ区的纵隔淋巴结转移（远处转移）。

喉癌的诊断和治疗

584. 人口统计学中哪些人群喉癌的发病率最高?	• 男性（男女患者比例为 3.8 : 1）。 • 香烟接触。 • 40 岁以下。
585. 喉癌最强的致病风险因子是?	• 吸烟（每天数包或多年吸烟）。 • 饮酒（饮酒量和时间）。
586. 胃食管反流在喉癌发病中的作用?	有争议。还不清楚是一个独立致病因子还是相关危险因子。
587. 喉癌与高危型 HPV（HPV 16>HPV 18）相关的百分比是多少?	约 25%,临床显著性不明确。
588.WHO 定义的四个主要的喉癌前病变是什么?	• 增生。 • 角化。 • 不典型增生:轻度、中度、重度。 • 原位癌。
589. 喉黏膜白斑病有什么意义?	黏膜白斑是指白色的斑块,没有活检就无法提供治疗相关的信息。
590. 喉白斑病中大约有多少比例的不典型增生?	40%。

591. 轻度的不典型增生恶变的概率有多少？重度不典型增生和原位癌恶变的概率有多少？	• 11%。 • 30%。 注：可能最多需要 10 年才能完成恶性转化（平均为 3 年）。
592. 多少比例的喉癌是鳞状细胞癌？	85%~95%。
593. 根据 WHO，喉部有哪些鳞状细胞癌亚型？	• 疣状癌。 • 梭形细胞癌（也叫肉瘤样癌、癌肉瘤、假性肉瘤）。 • 腺样基底样鳞状细胞癌（棘突基底样鳞状细胞癌）。 • 透明细胞癌。 • 腺鳞癌。 • 巨细胞癌。 • 淋巴上皮癌。
594. 哪种喉部病变的特征是鳞状黏膜增生、表皮突增长，表现有恶变可能但并没有与恶变相关的细胞学异常证据。	假上皮瘤样增生。可能与感染（例如结核、梅毒、酵母菌病）、创伤、颗粒细胞肿瘤和慢性刺激有关。容易被误诊为鳞状细胞癌。诊断需要正确安排标本的正确定位和过碘酸希夫染色（PAS 染色）。
595. 喉部的哪种病理改变与创伤和唾液腺组织（浆膜黏液腺的导管和腺泡）的梗死有关，经常被误诊为鳞状细胞癌或黏液表皮样癌，确诊有赖于免疫组织化学染色？	坏死性涎腺化生。
596. 哪种鳞状细胞癌亚型外生性生长，推移周边组织形成边缘而不远处转移，且与 HPV16 和 HPV18 有关，有一段生长不活跃的时期。	疣状癌。喉是疣状癌的第二好发部位（相对于口腔）。
597. 哪种喉上皮癌常发生于声门上区，含有基底细胞和鳞状细胞成分（双相），囊腔，常有局部或远处转移，比正常鳞状细胞癌有更差的预后？	基底鳞状细胞癌。
598. 哪种喉上皮细胞癌含表面的恶性鳞状上皮成分和深部的恶性梭形细胞成分（双相），和吸烟饮酒有关，容易局部转移且对放疗相对不敏感？	梭形细胞癌。
599. 腺鳞癌是一种双相肿瘤，起源于上皮的基底层，比传统的鳞状细胞癌更具有侵袭性，好发于上呼吸消化道，其最常见的发病部位是？	喉部。

600. 喉疣状癌和乳头状鳞状细胞癌,后者常表现为外生性乳头状生长,内核为纤维血管基质,两者主要的病理区别是?	显著的细胞学异常。
601. 根据 WHO,喉部可能的恶性唾液腺肿瘤有哪些亚型,其占所有喉部恶性肿瘤的比例小于 1%?	• 黏液表皮样癌。 • 腺样囊性癌。 • 腺泡细胞癌。 • 恶性多形性腺瘤(恶性混合瘤)。 • 上皮性肌上皮细胞癌。 • 涎腺导管癌。
602. 声门上区腺癌起源于什么细胞?	小唾液腺。
603. 喉涎腺癌多见于男性还是女性?	男性(男女发病比率为 2∶1)。然而腺样囊性癌发病率没有性别上的差异。
604. 喉部最常见的两种恶性涎腺癌是?	黏液表皮样癌和腺样囊性癌约占喉部恶性涎腺癌的 1/3。
605. 哪种喉肿瘤由鳞状上皮细胞、分泌黏液的细胞和中间型细胞组成,并可能在黏液腺的夹层导管中形成?	黏液表皮样癌。
606. 根据病理学分析,由小唾液腺引起的声门上型喉癌中,黏液表皮样癌所占比例为多少?	35%。黏液表皮样癌的发病率低于腺样囊性癌(46%),高于腺癌发病率(12%)。
607. 腺样囊性癌病理形态是整齐的基底样细胞,以哪三种不同模式生长?	• 筛状。 • 管状。 • 实体型。
608. 根据 WHO,神经内分泌肿瘤在喉部的发病率仅次于鳞状细胞癌。喉部发现的神经内分泌肿瘤有哪些可能的亚型?	• 非典型类癌(54%)。 • 小细胞癌(28%)。 • 恶性副神经节瘤(12%)。 • (典型)类癌(7%)。
609. 声门上区神经内分泌肿瘤的相对发病率在男性和女性之间有何不同?	声门上神经内分泌肿瘤女性发病率是男性的 3 倍。
610. 喉神经内分泌肿瘤的 5 年生存率如何?	尽管喉是最常见的肺外神经内分泌肿瘤好发部位,但却极为罕见的。喉神经内分泌肿瘤也常是致命的,其 2 年和 5 年的生存率分别为 16% 和 5%。
611. 喉的哪一个亚区常发生典型和非典型类癌(常表现为黏膜下肿块或息肉样肿块)?	声门上区。
612. 非典型类癌会远处转移至哪些不常见部位?	皮肤和皮下组织。

613. 喉小细胞癌发生远处转移的百分比是多少？	90%。
614. 根据 WHO，喉部的恶性软组织肿瘤有哪些可能的亚型？	• 纤维肉瘤。 • 恶性纤维组织细胞瘤。 • 脂肪肉瘤。 • 平滑肌肉瘤。 • 横纹肌肉瘤。 • 恶性血管内皮细胞瘤。 • 卡波西肉瘤。 • 恶性血管外皮细胞瘤。 • 恶性神经鞘瘤。 • 腺泡软组织肉瘤。 • 滑膜肉瘤。 • 尤文肉瘤。
615. 根据 WHO，喉的恶性骨和软骨肿瘤有哪些可能的亚型？	• 软骨肉瘤（最常见）。 • 骨肉瘤。
616. 哪种喉部肿瘤起源于骨化的透明软骨，最常见于环状软骨？	软骨肉瘤。
617. 喉软骨肉瘤远处转移率是多少？	8.5%。
618. 根据 WHO，喉部的恶性血液淋巴肿瘤有哪些可能的亚型？	• 骨髓外浆细胞瘤。 • 淋巴瘤。
619. 根据 WHO，哪些部位的肿瘤最常从远处转移至喉？	• 肾脏。 • 皮肤（黑色素瘤）。 • 乳腺。 • 肺。 • 前列腺。 • 胃肠道。
620. 喉癌患者最常见的第二原发部位是？	肺。通常认为喉癌患者肺部的肿瘤为第二原发肿瘤，除非有其他证据。
621. 哪些临床危险因素可能增加气管造瘘口复发癌的发生率？	• 原发灶为声门下区的肿瘤。 • 声门区肿瘤侵犯声门下区超过 1cm。 • T4 期的原发肿瘤。
622. 喉癌全喉切除术后造瘘口复发癌的可能的原因是？	• 气管切缘阳性。 • 气管旁淋巴结转移。 • 肿瘤侵犯甲状腺。 • 最初的外科手术时种植转移至造瘘口。

623. 声门上型喉癌最常见的原发症状是什么?	吞咽困难。也可能表现为发音困难、吞咽疼痛、耳痛、喘鸣、呼吸困难、咯血和颈部肿块。
624. 早期声门型喉癌和晚期声门型喉癌的原发症状分别是什么?	• 早期:发音困难。 • 晚期:喘鸣,呼吸困难。
625. 声门下型喉癌最常见的原发症状是?	呼吸困难和喘鸣。
626. 喉癌患者出现哪些症状需要紧急处理?	呼吸困难和喘鸣。
627. 在内镜检查中,以下哪个病变可提示喉癌:溃疡、无柄(广基)病变、息肉样病变、黏膜下隆起、外生质脆肿块。	以上所有症状都提示可能的恶性病变。
628.考虑喉恶性肿瘤的患者在临床上需要做哪些喉镜的辅助检查?	可屈光导纤维喉镜和(或)动态喉镜。
629. 为了测试喉癌是否向后侵犯椎前筋膜,你需要抓住喉体来回摇动。如果不能摇动喉体和缺乏什么声音或触觉反馈提示肿瘤侵犯椎前筋膜?	喉摩擦音(喉咽框架在椎前和椎体结构间的运动)。
630. 喉癌诊治中最常用的影像学检查是?	增强 CT(薄层,约 1mm)。
631.CT 和 MRI,哪种方式能更好地评估软骨侵犯?	MRI。
632. 当使用 MRI 评估喉癌的声门前间隙或声门旁间隙的侵犯,哪个序列更加有效?	T1 加权脂肪抑制钆增强 MRI。高阴性预测值。炎症可导致假阳性结果。
633. 在手术室对喉癌患者进行上呼吸消化道的直接内镜检查,如果怀疑喉部固定或声带固定,需要采取什么操作?	喉部结构的触诊。
634. 如何做喉部活检的显微皮瓣切口?	微瓣手术要求做浅固有层的切开而不是切除。这可以避免损伤声韧带和更好地保留术后的黏膜波。
635. 为什么喉癌放疗后复发难以发现?	放疗后持续的水肿和纤维化是很常见的后遗症,这阻碍了对肿瘤生长(通常是黏膜下生长)的观察。
636. 对于喉癌放疗后复发的诊断通常需要深部活检,这种情况下的活检有什么副作用?	增加感染、软骨膜炎和放射性软骨坏死的风险。
637.AJCC 关于声门上区上皮恶性肿瘤的 T 分期如何(图 7.7)?	• T1:肿瘤局限于声门上区的一个亚区,声带活动正常。 • T2:肿瘤侵犯超过一个以上声门上区、声门区或侵犯超过声门上区以外的亚区(如舌根黏膜、会厌谷、梨状窝内侧壁),声带活动正常。

- T3：肿瘤局限在喉内，声带固定，和（或）侵犯任何一个以下结构：环后区、声门前组织、会厌旁间隙，和（或）微小的甲状软骨侵袭（如内皮质侵犯）。
- T4a：中等晚期局部肿瘤：肿瘤侵透甲状软骨，和（或）侵犯喉外组织（如气管，深部舌外肌、带状肌、甲状腺和食管等颈部软组织）。
- T4b：非常晚期局部肿瘤：肿瘤侵犯椎前间隙，包绕颈动脉或侵犯纵隔结构。

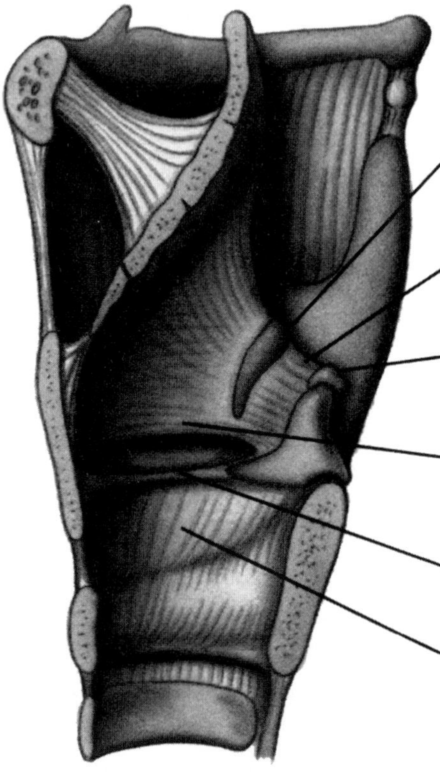

图 7.7 通过喉部的正中矢状切面显示了喉癌扩散的一些天然屏障：四方膜、弹性圆锥、甲状腺包膜（未标）、喉软骨（未标）、舌骨会厌韧带（未标）、前连合肌腱（未标）、环甲膜（未标）。（Used with permission from Donald PJ, ed.The Difficult Case in Head and Neck Cancer Surgery. New York, NY：Thieme；2010.）

638. 声门上型喉癌的 T2 期和 T3 期有什么区别？	T2 期声门上型喉癌没有侵犯喉周间隙；T3 期肿瘤声带固定。
639. 声门上型喉癌的 T1 期和 T2 期有什么区别？	• T1 期声门上型喉癌局限于一个亚区，声带活动正常。 • T2 期声门上型喉癌侵犯超过一个以上的声门上亚区或邻近区域（舌根、声门）。

640.AJCC 关于声门区上皮恶性肿瘤的 T 分期是什么样的？	• T1：肿瘤局限于声带；可能侵犯前连合或后连合；声带活动正常。 • T1a：肿瘤侵犯一侧声带。 • T1b：肿瘤侵犯双侧声带。 • T2：肿瘤侵犯至声门上区和（或）声门下区或声带固定（有作者把 T2 再分为 T2a 和 T2b ）。 • T3：肿瘤局限于喉内，伴声带固定和（或）侵犯声门旁间隙，和（或）微小甲状软骨侵袭（如内皮质侵犯）。 • T4a：中等晚期局部肿瘤：肿瘤侵透甲状软骨和（或）侵犯喉外组织（如气管，深部舌外肌、带状肌、甲状腺和食管等颈部软组织）。 • T4b：非常晚期局部肿瘤：肿瘤侵犯椎间间隙，包绕颈动脉或侵犯纵隔结构。
641. 尽管 AJCC 第 7 版没有把 T2 期分为 T2a 和 T2b 期，但有些专家这样分，他们是如何分期的？	肿瘤侵犯声门上区和（或）声门下区： • T2a：没有声带活动受限。 • T2b：声带活动受限。
642.T1 期声门型喉癌的淋巴结转移率是多少？	5%。
643.T3 期和 T4 期声门型喉癌有什么区别？	T3 期肿瘤局限于喉内，而 T4 期肿瘤扩散至喉外（进入带状肌、甲状腺、气管、食管）。
644.AJCC 关于声门下区上皮恶性肿瘤的 T 分期是什么样的？	• T1：肿瘤局限于声门下区。 • T2：肿瘤侵犯声带，声带活动正常或声带固定。 • T3：肿瘤局限于喉内，伴声带固定。 • T4a：中等晚期局部肿瘤：肿瘤侵犯环状软骨或甲状软骨和（或）喉外组织（例如气管，深部舌外肌、带状肌、甲状腺和食管等颈部软组织）。 • T4b：非常晚期局部肿瘤：肿瘤侵犯椎间间隙，包绕颈动脉，或侵犯纵隔结构。
645. 描述喉癌全喉切除术后造瘘口复发癌的分期（Sisson，1989）。	• Ⅰ期：肿瘤位于造瘘口的上方，9 点至 3 点钟方向。吞咽功能正常，食管镜检查正常。 • Ⅱ期：肿瘤位于造瘘口的上方或下方，9 点至 3 点钟方向。多数有吞咽困难和食管受侵。 • Ⅲ期：肿瘤位于造瘘口下方，9 点至 3 点钟方向。食管受侵。有上纵隔转移的高风险。 • Ⅳ期：肿瘤向侧方侵犯至锁骨下，吞咽困难，伴食管受侵。

646. 喉癌总体 5 年生存率是多少？哪个类型的喉癌总体生存率最高？	• 64%。 • 声门型（79%）> 声门上型（47%）> 声门下型（30%~50%）。
647. 在喉癌的诊断中，如果发现软骨侵犯，这对喉癌的预后和治疗有什么影响？	• 肿瘤分期的升高（T3 或 T4a）。 • 对放疗的敏感性差。 • 局部控制率的下降。 • 放射性软骨坏死发生率高。
648. 声门型喉癌的远处转移率是多少？	4%。
649. 根据重要性排序，最重要的临床预后因子是什么？	• 肿瘤临床分期（从最重要到最不重要：M 分期 >N 分期 >T 分期）。 • 肿瘤的位置（从预后最好到最差：声门型 > 声门上型 > 声门下型）。
650. 为什么前连合受侵降低了手术和放疗的预后（局部控制率）？	不能确定是否深部侵犯。
651. 哪些因素增加了喉癌全喉切除术后造瘘周围复发的风险？	• T3 或 T4 期肿瘤。 • 声门下区肿瘤扩展。
652. 哪些组织学特征降低了局部控制率和总体生存率？	• 包膜外播散 *。 • 切缘阳性 *。 • 组织学亚型。 • 组织学分级（高分化、中分化、低分化）。 • 肿瘤的生长方式（推移生长还是渗透性生长）。 • 神经周围侵犯 *。 • 血管内癌栓（侵犯）*。 * 被 NCCN（2013）认为是影响治疗决定的不良特征。
653. 对于癌前病变和喉部恶性肿瘤，除了主要的肿瘤治疗外，还须推荐哪些生活习惯的改变以使治疗效果最大化并降低复发风险？	• 戒烟戒酒。 • 控制反流。
654. 二氧化碳激光的波长是多少，载色体是什么？	• 波长：10 600nm。 • 载色体：水。
655.KTP（磷酸钛氧钾）激光的波长是多少，载色体是什么？	• 波长：532nm。 • 载色体：氧基血红素。
656. 哪种治疗方法是利用光活性化学物质 [5-氨基乙酰丙酸、光卟啉、血卟啉、Foscan（即四间羟基苯基二氢卟酚）]？这些光敏剂能够选择性地被癌前病变或恶性肿瘤细胞吸收并被一些特定频率的光激活。	光动力疗法。

657. 喉癌前病变的治疗方法有哪些？	• 完整切除送病理检查（微瓣手术、声带撕皮术；术后声音恢复差，激光切除）。 • 密切随访。 • 病理诊断明确后可以考虑激光消融术（脉冲染料激光或 KTP）。
658. 原位癌的治疗方法有哪些？	完全切除或放疗。 注：外科切除术后肿瘤复发率高于放疗，但是重复切除术后的局部控制率和放疗相同。
659. 对于伴有明显气道梗阻的喉癌，应该做紧急喉切除还是气管切开术吗？	高位气管切开术。没有证据证明气管切开术后增加造瘘口癌复发的风险，紧急喉切除术没有足够的时间完成相关检查和患者咨询工作。
660. 在美国退伍军人事务部（VA）喉癌研究中，对比了哪些组的研究？	• 诱导化疗 + 术后放疗。 • 手术和术后放疗。
661. 美国退伍军人事务部的喉癌研究中，喉功能保存率是多少？总生存率是多少？	对于晚期可切除的喉癌（Ⅲ期或Ⅳ期，不包括 T1 N1），对比全喉切除术和术后放疗，诱导性化疗和放疗后喉功能的保存率为 64%，2 年的总生存率类似（68%）。
662. 美国退伍军人事务部的喉癌研究中，术后有多少比例的患者声带活动正常？有多少侵犯软骨？	分别为 44% 和 9%。
663. 在 RTOG 91-11 晚期喉癌器官保留研究中，对比了哪些组的研究？	• 同步顺铂化疗和放疗。 • 诱导化疗（顺铂 /5-FU）后完全或部分缓解后放疗或手术和辅助放疗（诱导化疗后无缓解者）。 • 单独放疗。
664.RTOG 91-11 研究中，同步放化疗的喉功能保存率是多少？诱导化疗（放疗）和单独放疗的喉保存率是多少？	• 同步放化疗：88%。 • 诱导化疗（放疗）和放疗：75%。 • 单独放疗：70%。
665.RTOG 91-11 研究中，同步放化疗的 3/4 级黏膜炎发生率是多少？诱导化疗（放疗）和单独放疗的 3/4 级黏膜炎发生率是多少？	• 同步放化疗：43%。 • 诱导化疗（放疗）和放疗：24%。 • 单独放疗：24%。
666. 在 RTOG 91-11 研究中，哪些患者被排除在外？	不能做根治性全喉切除术的喉癌患者，T1 原发肿瘤和大体积的 T4 肿瘤（肿瘤穿透软骨或侵犯舌根超过 1cm）被排除在外。

667. 喉癌的经口切除术禁忌证是?	• 声门下侵犯(>5mm)。 • 环后区生长。 • 梨状窝侵犯。 • 软骨侵犯。 • 舌根侵犯。 注：声带活动受限和肿瘤扩展至杓状软骨是相对禁忌证。
668. 哪些因素对于进行经口喉癌切除术是至关重要的?	充足的暴露,准确地评估肿瘤的范围,完整的切除。
669. 一侧声带切除或一侧声带切除和另一侧声带的部分切除连同邻近的声门旁间隙及下面的甲状软骨一起切除的开放式喉保留手术是?	垂直部分喉切除术。喉垂直高度依赖于保留下的对侧的甲状软骨翼板。
670. 垂直部分喉切除术的禁忌证是?	• 肿瘤侵犯环状软骨(声门下前下侵犯 1cm,后下侵犯 5mm)。 • 侵犯甲状软骨(通常为跨声门型喉癌,因为肿瘤从声门上区侵犯声门区是通过喉室黏膜播散,使得肿瘤接近内侧甲状软骨膜)。 • 肺功能差。
671. 切除全部的上半甲状软骨板连同下面的喉结构,通过重建降低喉的垂直高度,这种手术及其亚型是什么?	水平部分喉切除术： • 声门上水平部分喉切除术。 • 扩大声门上水平部分喉切除术。 • 环状软骨上水平部分喉切除术(伴环舌骨固定术或环舌骨会厌固定术)。
672. 水平半喉切除术的胚胎学原理是什么?	真假声带之间存在的胚胎发育边界,导致两侧的淋巴系统独立引流。因此,经过选择的(T1/T2)没有侵犯周围结构的声门上喉癌,声门上水平半喉切除术可被认为是一种正确的肿瘤切除策略。
673. 环状软骨上水平部分喉切除术的禁忌证是什么?	• 杓状软骨固定。 • 环状软骨或甲状软骨受累。 • 舌骨受累。 • 明显的会厌前间隙转移。 • 肺功能差。
674. 对于保喉手术,患者的哪些因素至关重要?	良好的心肺功能储备和保留喉功能的愿望。

675. 哪些肿瘤不适合保喉手术?	• 软骨侵犯。 • 喉外播散。 • 杓间区受累。 • 环后区播散。 • 梨状窝尖受累。
676. 哪些因素减弱了喉癌的放疗效果?	• 软骨侵犯。 • T4期肿瘤。 • 喉外播散。
677. 喉癌远处转移的常见部位有哪些?	肺和纵隔(不包括Ⅶ区)。
678. 哪个亚区的喉癌具有最高的远处转移风险?	声门上型喉癌(高达15%)。
679. 什么因素增加喉癌远传转移的风险?	淋巴结转移史。
680. 根据NCCN(2011),对于不需要全喉切除术(多数为cT1~T2, N0)的声门上型喉癌有什么治疗选择?	• 内镜下切除→颈部淋巴结清扫术。 • 开放手术声门上部分喉切除术→颈部淋巴结清扫术。 • 根治性放疗。
681. 对于不需要做全喉切除术的cT1~T2 N0声门上型喉癌如果主要采用手术治疗, NCCN(2011)推荐的辅助治疗是什么?	• N0→观察。 • 一个阳性淋巴结,没有不良特征→放射治疗。 • N+,切缘阳性→再切除,放疗或放化疗。 • N+,包膜外播散→放化疗或仅放疗。
682. 对于不需要做全喉切除术的cT1~T2 N+或经过选择的cT3 N1期声门上型喉癌, NCCN(2011)推荐什么治疗方案?	• 使用顺铂的同步放化疗(推荐)→根据治疗的反应增加其他治疗方式。 • 根治性放疗→根据治疗的缓解增加其他治疗方式。 • 声门上部分喉切除术和颈部淋巴结清扫术→根据病理结果采用辅助治疗。 • 诱导性化疗。
683. 根据NCCN(2011),需要做全喉切除术的cT3 N0声门上型喉癌的治疗方案是什么?	• 使用顺铂的同步放化疗(推荐)。 • 喉切除术、同侧甲状腺切除术、同侧或双侧颈部淋巴结清扫术。 • 放疗(如果不适合做同步放化疗)。 • 诱导性化疗。
684. 对于cT3 N0期声门上型喉癌如果主要采用手术治疗, NCCN(2011)推荐的辅助治疗是什么?	• N0或一个阳性淋巴结,没有不良特征→考虑放射治疗。 • 包膜外播散或阳性切缘→放化疗。 • 其他危险特征→放疗伴(或不伴)化疗。

685. 对于需要做全喉切除术的 cT3 N2~N3 期声门上型喉癌，NCCN(2011) 推荐什么治疗方案?	• 使用顺铂的同步放化疗(推荐)→根据肿瘤对治疗的缓解采取挽救性手术。 • 喉切除术、同侧甲状腺切除术伴颈部淋巴结清扫术→放疗→如果有不良病理特征,增加化疗。 • 诱导性化疗 + 放化疗。
686. 根据 NCCN(2011)，cT4 N0~N3 声门上型喉癌的治疗方案是什么?	• 喉切除术、同侧甲状腺切除术、同侧或双侧颈部淋巴结清扫术。 • N0,没有危险特征→放疗。 • 包膜外播散(或切缘阳性)→放化疗。 • 其他危险特征→放疗→化疗。 注:对于拒绝手术的患者,可以考虑同步放化疗,参加临床试验或诱导化疗,然后再进行初级放化疗。
687. 对于主要采用诱导化疗的声门上型喉癌，根据肿瘤对诱导化疗的缓解 NCCN(2011) 推荐的治疗方案是什么?	• 原发部位:完全缓解→放疗,伴或不伴化疗。 • 原发部位:部分缓解→放化疗→如果部分缓解→挽救性手术。 • 原发部位:<部分缓解→手术→放疗,根据有无不良病理特征决定是否进行化疗。
688.NCCN(2011) 推荐的 T1~T2 N0 期声门上型喉鳞状细胞癌的根治性放疗剂量是多少?	≥ 66Gy。
689.NCCN(2011) 推荐的 T2~T3 N0~N1 期声门上型喉鳞状细胞癌的根治性放疗剂量是多少?	• 原发灶和 cN+: ≥ 70Gy,常规分割(周一到周五每天放疗,共计 7 周);高危淋巴分区:44~64Gy。 • 加速分割放疗: 66~74Gy(肉眼可见病灶),44~64Gy(高危区域),共 6 周。 • 同步推量加速放疗: 72Gy,共计 6 周,最后 12 天每天放射 2 次。 • 超分割放疗:81.6Gy,共计 7 周。
690.NCCN(2011)推荐声门上型喉鳞状细胞癌同步放化疗的放疗剂量是多少?	70Gy,共 7 周,常规分割。
691.NCCN(2011)推荐声门上型鳞状细胞癌术后放疗剂量是多少?	原发灶: 60~66Gy,常规分割(周一到周五每天放疗,共计 7 周);高危淋巴区域:44~64Gy。 N+ 颈部:60~66Gy。 N0,高危颈部:44~64Gy。
692.NCCN(2011)推荐声门上型鳞状细胞癌同步放化疗的化疗药物和剂量分别是?	顺铂:$100mg/m^2$,放疗期间每 3 周 1 次。
693. 根据 NCCN(2011),在对 N0 期声门上型喉癌进行选择性颈淋巴结清扫术时,需要清扫哪些区域的淋巴结?	Ⅱ~Ⅳ区,有时还包括Ⅵ区。

694.T1 期和 T2 期声门上型喉癌单独放疗的初始局部控制率是多少?	92%~100%。
695. 声门上型喉癌行环状软骨上部分喉切除术伴环舌骨固定术的患者,不能拔管的概率是多少?	1.5%。
696. 以下哪种因素对声门上型喉癌的生存率影响更大:肿瘤的组织类型(鳞状细胞癌或非鳞状细胞癌)还是 T/N 分期?	T/N 分期。
697. 根据 NCCN(2011),不需要做全喉切除术的声门型喉癌有什么治疗选择?	• 放疗。 • 部分喉切除术 / 开放手术或根据指征可行内镜下切除术。 • N0 →观察。
698. 根据 NCCN(2011),对于需要做全喉切除术的声门型喉癌(T3 N0~N1)有什么治疗方案选择?	• 使用顺铂的同步放化疗(推荐)。 • 放疗(如果无手术指征)。 • 手术。
699. 对于需要做全喉切除术的 T3 N0~N1 期声门型喉癌,如果采用顺铂同步放化疗或单独采用放射治疗,根据患者原发灶对治疗的反应,推荐什么治疗步骤?	• 完全缓解(初始分期为 N0)→观察。 • 完全缓解(初始分期 为 N+)。 • 残留淋巴结→颈部淋巴结清扫术。 • 颈部完全临床缓解→评估→如果 N+ →颈部淋巴结清扫术;如果 N0 → 观察。 • 原发灶肿瘤残留→挽救性手术 + 颈部淋巴结清扫术(有指征时)。
700. 如果需要全喉切除术的 T3 N0~N1 期声门型喉癌主要选择手术治疗,根据患者的淋巴结状态推荐什么治疗步骤?	• N0→全喉切除术伴同侧甲状腺切除术。 • N1 →全喉切除术伴同侧甲状腺切除术、同侧或对侧颈部淋巴结清扫术。 • 无不良特征→观察。 • 包膜外播散或切缘阳性→放化疗。 • 其他危险特征→放疗→化疗。
701. 根据 NCCN(2011),对于需要全喉切除术的 T3 N2~N3 期声门型喉癌的治疗选择是?	• 使用顺铂的同步放化疗(推荐)。 • 全喉切除术伴同侧甲状腺切除术,同侧或双侧颈部淋巴结清扫术。 • 诱导化疗。
702. 需要全喉切除术的 T3 N2~N3 期声门型喉癌如果选择使用顺铂同步放化疗,根据治疗的缓解,有什么治疗选择?	• 原发肿瘤:完全缓解。 • 颈部淋巴结残留→颈部淋巴结清扫。 • 颈部完全临床缓解→评估→如果 N0 →观察;如果 N+ →颈部淋巴结清扫。 • 原发肿瘤:肿瘤残留。 • 挽救性手术 + 颈部淋巴结清扫术(有指征时)。

703. 需要全喉切除术的 T3 N2~N3 期声门型喉癌如果选择主要手术治疗,根据术后病理结果,有什么治疗选择?	• 无不良特征→观察。 • 包膜外播散和(或)切缘阳性→放化疗。 • 其他危险特征→放疗→化疗。
704. 需要全喉切除术的 T3 N2~N3 期声门型喉癌如果选择诱导性化疗,根据化疗后原发灶的临床缓解(临床疗效),有什么治疗选择?	• 完全缓解→根治性放疗或放化疗。 • N+ →颈部淋巴结清扫术。 • N0 →评估,如果 N+ →颈部淋巴结清扫术。 • 部分缓解→放化疗。 • 完全缓解→观察。 • 肿瘤残留→挽救性手术。 • < 部分缓解或无缓解→手术。 • 无不良特征 →放疗。 • 包膜外播散和(或)切缘阳性→放化疗。 • 其他危险特征 →放疗→化疗。
705. 根据 NCCN(2011),对于 T4a N0 期声门型喉癌的治疗选择是?	全喉切除术 + 同侧甲状腺切除术→单侧或双侧颈部淋巴结清扫术→放化疗。
706. 根据 NCCN(2011),对于 T4a N1 期声门型喉癌的治疗选择是?	全喉切除术 + 同侧甲状腺切除术 + 同侧颈部淋巴结清扫术→对侧侧颈部淋巴结清扫术→放化疗。
707. 根据 NCCN(2011),对于 T4a N2~N3 期声门型喉癌的治疗选择是?	全喉切除术 + 同侧甲状腺切除术 + 同侧或双侧颈部淋巴结清扫术→放化疗。
708.NCCN(2011)对于 T1~T2 N0 期声门型喉癌的推荐放疗剂量是多少?	63~66Gy,常规分割。
709.NCCN(2011)对于 T1~T2 声门型喉癌的推荐放疗剂量是多少?	>66Gy,常规分割。
710.NCCN(2011)对于 >T2 N+ 期声门型喉癌的推荐放疗剂量是多少?	• 66~74Gy,常规分割(也可考虑加速分割方案)。 • 有转移风险的淋巴结区域:44~64Gy。
711.NCCN(2011)对于主要采用同步放化疗的声门型喉癌的推荐放疗剂量是多少?	• 原发灶和 N+ 区域:≥ 70Gy。 • 有转移风险的淋巴区域:44~64Gy。
712.NCCN(2011)对声门型喉癌的推荐的辅助放疗剂量是多少?	• 原发灶:60~66 Gy。 • N+:60~66Gy。 • N0:44~64Gy。
713.NCCN(2011)对声门型喉癌的放化疗方案推荐的化疗药物和剂量是?	顺铂,100 mg/m^2,每 3 周 1 次(通常 3 个疗程)。
714. 喉前庭切开术是经口激光声门型喉癌切除术的一个步骤,其具体内容是什么?	喉前庭切开术是指切除遮盖在肿瘤表面的假声带部分的组织结构,这有利于暴露肿瘤的侧方,并有助于术后观察。

715. 气道着火（插管着火）后，立即处理步骤是？	首先拔出气管内插管，因为插管给火源提供了氧气。用水冲洗喉部，重新插管，气管镜检查观察损伤程度。
716. 喉裂开术一般选择哪里入路？	喉在中线处一分为二，一般喉裂开术选择前连合入路。
717. 经口入路声带切除术的优点是什么？	避免了气管切开术和外部的瘢痕。主要的缺点是难以接近（暴露）。
718. 经口入路或喉裂开声带切除术的是适应证是什么？	• 声带切除术适用于肿瘤局限于声带中间 1/3 的 T1 期肿瘤。 • 禁忌证：肿瘤扩展至声带突或前连合，肿瘤侵犯声门下区、喉室或假声带。
719. 声门下型喉癌的标准治疗方法是？	全喉切除术 + 气管旁淋巴结清扫术 + 放疗（包括纵隔）± 化疗。
720. 如果肿瘤单侧声门下区侵犯，在全喉切除术中还须额外做什么手术？	同侧甲状腺切除术和气管旁淋巴结清扫术。
721. 原发声门下型鳞状细胞癌的外科手术选择有什么？	如果选择外科手术，需要全喉切除术 + 气管旁淋巴结清扫术。
722. 晚期喉癌放疗失败的患者中，有多少比例适合挽救性手术治疗？	2/3。
723. 喉癌选择非手术治疗后挽救性手术的一般适应证是什么？	• 局部淋巴结肿瘤残留或复发。 • 放射性软骨坏死。 • 严重的吸气性呼吸困难。 • 喉狭窄。 • 咽食管狭窄。
724. 复发性喉癌挽救性手术中，采用部分喉切除术的禁忌证是什么（Biller 等，1970）？	• 声门下侵犯 >5mm。 • 软骨侵犯。 • 对侧声带侵犯。 • 杓状软骨侵犯（不同于声带突侵犯）。 • 声带固定。 • 不伴有原发病灶的复发。
725. 造瘘口复发癌治疗的常见并发症是什么？	• 血管损伤。 • 低钙血症。 • 纵隔炎。 • 咽瘘。
726. 哪种喉重建技术用于环状软骨上部分喉切除术中保护会厌？	环舌骨会厌固定术。

727. 水平部分喉切除术后,哪种喉重建技术需要切除会厌?	环舌骨固定术。
728. 喉咽切除术后伤口直接缝合,为了减少术后吞咽困难,还需要进行什么操作?	环咽肌切开术。
729. 常用哪种类型的缝合来关闭喉咽切除术后伤口?	改良连续康奈尔缝合(连续水平褥式内翻缝合,缝合时缝针穿透全层组织),外加1~2层的间断3-0薇乔线重复缝合外部的覆盖层。口腔冲水确认缝合伤口不漏水。
730. 全喉切除术后使用人工喉发音有什么优势?	价格便宜,易掌握且声音洪亮。
731. 全喉切除术后,患者将气体喷入(吞入)食管,利用食管存储空气,然后挤出发音,这种发音模式叫什么?	食管发音。这种模式会产生特有的打嗝样声音。这种发音模式的音量一般比较小,时长比较短。
732. 在气管壁和食管壁之间植入一个单向阀,将吸入的空气通过单向阀门吹入新的咽部而产生声音,这种发音阀门叫什么?	气管食管假体。
733. 原发性气管食管穿刺术(primary TEP)的过程怎样?	在关闭下咽缺损伤口前,将一把血管钳从食管放入,血管钳尖端紧贴气管后壁,在该处用剪刀切开气管后壁,产生一个小的瘘口。在气管食管假体植入前,将一个导管置于瘘口处,维持瘘口的开放。
734. 评估患者能否做二期气管食管穿刺手术的食管充气试验,其过程是怎样的?	从鼻腔插入一个导管到食管,从导管里面充气,然后让患者开始计数。
735. 气管食管穿刺语音康复的两个解剖相对禁忌证是什么?	• 微小瘘口(<1cm)。 • 咽腔狭窄。
736. 为什么环咽肌切开术对全喉切除术后语言康复至关重要?	环咽肌的痉挛改变了气体通过气管食管穿刺瘘口进入远端食管(而不是通过口腔),这就阻止了无喉发音的获得。
737. 气管食管穿刺阀失败最常见的原因是什么?	假丝酵母菌的定植。
738. 保证气管食管瘘口吸入同时保留一个功能正常的气管食管瘘口阀的手术根治方法是什么?	胸锁乳突肌皮瓣或胸大肌皮瓣植入(气管和食管壁之间)从而重建气管食管间壁。
739. 对移位的气管食管穿刺导管应该怎么处理?	紧急处理。如果气管食管穿刺导管不能被重新放入瘘口,该瘘口很可能会愈合,须再次行气管食管穿刺手术。

740. 哪些特征提示患者有一个有功能的喉？	• 清晰的语音。 • 能够经口摄入足够的热量食物，不伴有误吸或轻微误吸。 • 避免气管瘘口
741. 哪些肿瘤特征明显地影响术后或者放疗后患者的声音质量？	肿瘤的范围和侵犯的深度。
742. 哪些患者因素影响全喉切除术后的功能结果？	• 有无喉语言的动机。 • 能够通过书写交流。 • 熟练使用人工喉。 • 家庭和社会支持。
743. 全喉切除术后有什么功能改变？	• 失去发音功能（不是失声）。 • 不能形成气道正压（难以用全力咳嗽）。 • 失去鼻腔气流（嗅觉丧失，空气过滤功能丧失）。 • 永久气管造瘘（注意水呛入，外观改变）。
744. 判断题：喉癌初步治疗后侵入性影像学检查和体格检查可以探查出无症状的肿瘤复发或探查到第二原发肿瘤，因而能够改善患者的肿瘤治疗效果。	错。
745. 保留性喉切除术的早期并发症有什么？	• 气管套管堵塞。 • 出血。 • 吸入性肺炎。 • 皮下气肿。
746. 喉癌放疗后长期甲状腺功能低下的发生率有多少？	70%。
747. 气管插管着火后正确的处理顺序是什么？	拔出插管，关闭氧气，生理盐水灌洗气道，重新插管。
748. 喉切除术后咽瘘的主要危险因子有哪些？可以思考一下，放疗史是否是咽瘘形成的原因之一（或者我们至少要在非挽救性手术时强调一下放疗史）？	• 术后血红蛋白 <12.5。 • 充血性心力衰竭。 • 扩大喉切除术。 • 头颈部的放疗史。
749. 咽瘘（咽皮肤瘘）的最佳的初始治疗方法是什么？	• 清创。 • 抗菌材料伤口覆盖。 • 停止经口进食。 • 抗生素（如有感染）。 • 如果以上处理无效，可考虑高压氧治疗。

750. 与全喉切除术中气管切开相关的并发症有哪些?	• 气胸。 • 气管瘘出血。 • 皮下气肿。
751. 准备使用经食管插管饮食的患者,如果有持续性胃胀气,哪种药物治疗最有效?	环咽肌内注射肉毒素。

鼻咽解剖

752. 鼻咽的界限有哪些(图 7.8)?	• 上界:蝶骨。 • 前界:后鼻孔。 • 后界:斜坡,C1 和 C2 椎骨。 • 下界:软腭。 • 侧界:咽鼓管圆枕,咽隐窝。

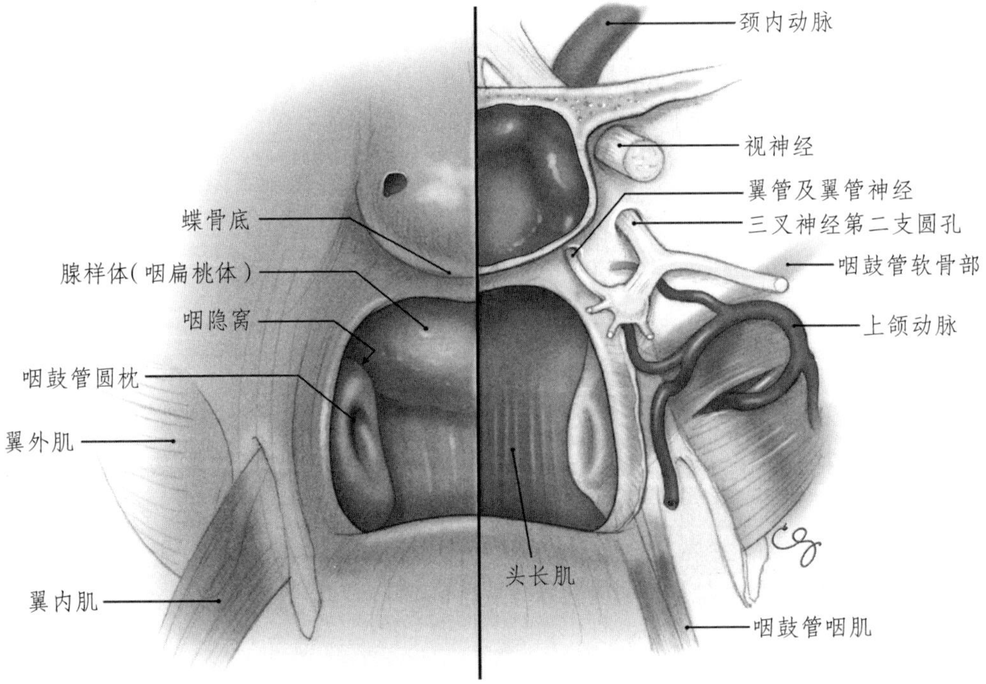

图 7.8 鼻咽的冠状位切面图。(Used with permission from Kennedy DW, Hwang PH, eds. Rhinology: Diseases of the Nose, Sinuses, and Skull Base. New York, NY: Thieme; 2012.)

753. 哪个颅底孔标志着鼻咽部的侧方顶壁?	破裂孔。

754. 在咽鼓管管口和腭帆张肌的后方，鼻咽侧壁和后壁的交界处，破裂孔和蝶骨内颈动脉管的下方，破裂孔和棘孔的内侧，上缩肌上缘的上方之间的间隙叫什么？	Rosenmuller 窝（咽隐窝）。
755. 鼻咽癌向侧方侵犯颊咽筋膜将侵入什么间隙？如果向侧方侵入翼外肌的前缘将侵入什么间隙？	• 咽旁间隙。 • 咀嚼肌间隙。
756. 颈内动脉和咽隐窝之间的位置关系如何？	颈内动脉在紧靠咽隐窝的侧后方。
757. 什么功能性结构位于鼻咽后壁，由上缩肌和腭咽肌的收缩运动形成？	咽后嵴。
758. 鼻咽部的血供有哪些？	• 咽升动脉（颈外动脉）。 • 蝶腭动脉（上颌内动脉）。 • 翼管动脉（上颌内动脉）。
759. 鼻咽部的静脉引流如何？	咽静脉丛→颈静脉系统。
760. 鼻咽部的感觉由哪些神经传送？	• 舌咽神经。 • 三叉神经第二支。
761. 鼻咽部的三个亚区是？	• 侧壁。 • 后壁。 • 软腭。
762. 鼻咽癌最易发于哪个部位？	咽隐窝。
763. 鼻咽癌远处转移最常见的部位是？	骨。
764. 鼻咽癌常转移至哪些淋巴结区域（图 7.9）？	咽后淋巴结和Ⅱ区、Ⅴa 区淋巴结。通常双侧转移。

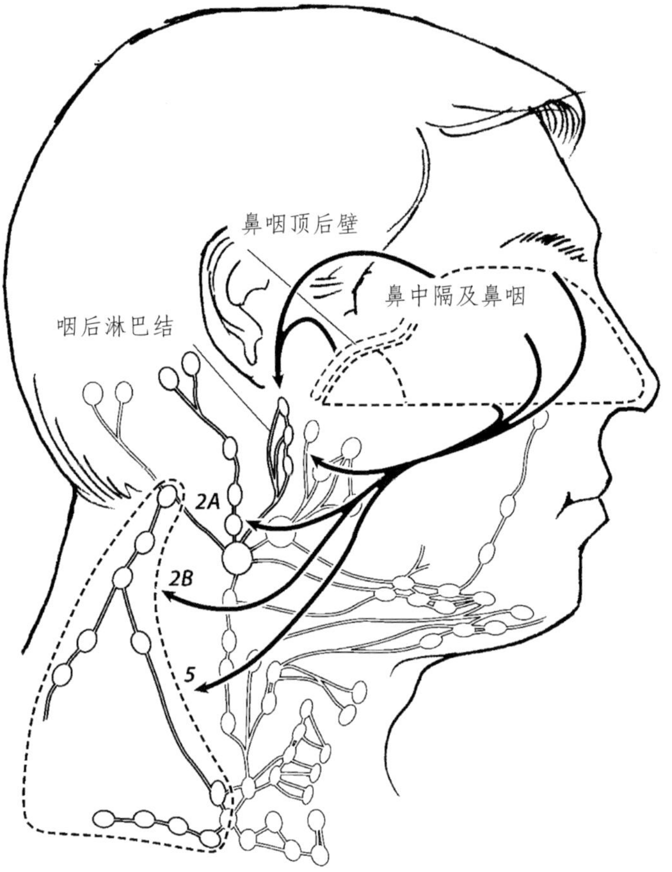

图 7.9　鼻和鼻咽部的淋巴引流。（Used with permission from Genden EM，Varvares MA，eds. Head and Neck Cancer：An Evidence-Based Team Approach. New York，NY：Thieme；2008.）

765. 鼻咽癌患者通过体格检查或影像学检查，发现淋巴结转移的可能性有多少？	80%。
766. 什么是 Rouviere 淋巴结？	咽后外侧淋巴结。

鼻咽癌的评估和治疗

767. 鼻咽癌相关的主要危险因子有哪些？	• EB 病毒。 • 遗传学（包括种族和性别）。 • 大量摄入腌制食物（亚硝酸盐类）。
768. 鼻咽癌流行于哪些地区？	鼻咽癌流行于中国南部和东南亚地区。
769. 什么食物会增加鼻咽癌的患病风险？	腌鱼。与腌制食品的烹饪释放的蒸汽中的挥发性亚硝胺和童年早期接触这类食物有关。

770. 哪些遗传学因素与鼻咽癌有关?	• 家族史(特别是一级亲属)。 • 人类白细胞抗原(HLA)单倍型等位基因。 • CYP2A6 基因多态性(亚硝胺代谢基因)。 • 男女发病比例为 3∶1。
771. 描述鼻咽癌发病相关的主要危险因子之一疱疹病毒的结构。	EB 病毒的结构: • 细胞核核心早期抗原(Ea)。 • 双链 DNA。 • 病毒衣壳抗原(VCA)。 • 裂解膜蛋白(LMP):LMP-1、LMP-2、LMP-3。 • EB 病毒核抗原(EBNA):1~6。 • EB 病毒编码核糖核酸(EBER)。
772.EB 病毒的主要传播方式是?	唾液传播。
773. 哪种类型的鼻咽部细胞感染 EB 病毒是一个致癌的危险因子?	假复层柱状呼吸上皮。感染后终身携带病毒。
774. 鼻咽部最常见的恶性肿瘤病理类型是?	鼻咽癌。
775.WHO 如何分类鼻咽癌?	• 1 型(Ⅰ):鳞状细胞癌。 • 2a 型(Ⅱ):角化型未分化癌。 • 2b 型(Ⅲ):非角化型未分化癌。
776. 在淋巴上皮瘤中,淋巴细胞浸润能提示预后吗?	不能。
777. 什么是淋巴上皮瘤的 Regaud 模式?	散在淋巴细胞浸润中肿瘤细胞良好聚集(成合胞体)的形式。
778. 鼻咽癌最常见的临床表现是什么?	淋巴结肿大(60%)。
779. 除了颈部淋巴结肿大,鼻咽癌还有哪些初始症状?	• 唾液或痰中带血;比鼻出血常见。 • 传导性耳聋,分泌性中耳炎。 • 鼻出血。 • 鼻塞。 • 耳鸣。 • 脑神经麻痹。
780. 鼻咽癌患者如果出现头痛和脑神经麻痹,这些症状提示什么?	颅内侵犯。
781. 肿瘤侵犯颅底的第Ⅲ~Ⅵ对脑神经,导致面部疼痛和复视,这种症状叫什么?	岩蝶间隙综合征。
782. 哪些脊索残留物表现为良性鼻咽部囊性肿块?	Thornwaldt 囊肿(鼻咽囊肿)。

783. 患者有溃疡性的鼻咽部肿块，巨大的单侧颈部淋巴结肿大，三叉神经第一支和第二支麻木，眼肌麻痹，肿瘤可能侵犯什么结构？	海绵窦。
784. 从东南亚地区移民到美国的中年人，如果出现单侧中耳积液，患者需要做的最重要的检查是什么？	鼻咽镜。
785. 局部晚期鼻咽癌患者如果出现单侧干眼，可能是哪根神经受累？	翼管神经。
786. 单侧真声带麻痹、翼状肩胛、腭垂偏斜，这种症状的名称是什么？	Vernet 综合征（颈静脉孔综合征）。
787. 局部晚期的鼻咽癌患者出现单侧瞳孔缩小和上睑下垂，提示肿瘤侵犯了什么结构？	颈部交感神经干。
788. 哪项血液学测试能够预测 EB 病毒相关性鼻咽癌的预后？	EB 病毒 DNA 聚合酶链反应（PCR）。
789. 什么血清学测试能够筛选和监测 EB 病毒相关性鼻咽癌对治疗的反应？	抗 EB 病毒衣壳蛋白抗原（VCA）和早期抗原（EA）免疫球蛋白 A（IgA）。
790.WHO 分型的 1 型鼻咽癌的特征是什么？	角化。
791.WHO 把未角化和未分化鼻咽癌归为哪个亚型？	WHO 3 型鼻咽癌。
792.WHO 分型为 3 型的鼻咽癌治疗失败的原因是什么？	远处转移。
793.WHO 分型为 1 型的鼻咽癌治疗失败的原因是什么？	通常为局部复发。
794. 诊断时大约多少比例的鼻咽癌侵犯颅底？	35%。
795. 鼻咽恶性肿瘤侵犯鼻腔而不侵犯咽旁，按 AJCC 的 T 分期是？	T1。
796. 鼻咽恶性肿瘤侵犯蝶窦，其 AJCC 的 T 分期是？	T3。
797. 鼻咽恶性肿瘤侵犯导致外直肌麻痹，其 AJCC 的 T 分期是？	T4。
798. 鼻咽癌患者如果锁骨上窝可触及 2cm 大小的淋巴结肿块，其 AJCC 的 N 分期是？	N3b。

799. 鼻咽癌患者如果MRI检查发现3cm大小的双侧咽后淋巴结肿块,其AJCC的N分期为?	N1。
800. 低位颈部淋巴结转移和双侧颈部淋巴结转移,以上两个因素哪个对鼻咽癌的预后更重要?	低位颈部淋巴结(锁骨上窝淋巴结)转移。
801. 鼻咽癌淋巴分期系统的锁骨上窝的界限是?	由三点围成的三角:锁骨内侧端上缘、锁骨外侧端上缘和颈肩交汇处。
802. 鼻咽癌患者如果出现同侧Ⅱ区5cm大小的肿大淋巴结,其AJCC的N分期是?	N1。
803. 远东地区最不常见的鼻咽癌 WHO分型是?	WHO 1型。
804. 相对于远东地区的发病率,WHO 1型鼻咽癌在北美地区是多发还是少发?	较为多发。
805. 鼻咽癌原发肿瘤的哪些特征提示预后差?	脑神经受累、骨浸润和广泛的咽旁间隙侵犯。
806. 鼻咽癌上组脑神经侵犯比后组脑神经侵犯的预后差吗?	不是。
807. 鼻咽癌区域性治疗失败的最重要的预测因子是什么?	N分期。
808. 哪一种情况的鼻癌部预后更差:茎突前咽旁间隙侵犯还是茎突后咽旁间隙侵犯?	茎突前咽旁间隙侵犯。
809. 鼻咽癌总生存率的最重要的预测因子是什么?	M分期。
810. Ⅲ和Ⅳ期鼻咽癌最好的治疗方法是?	同步放化疗。
811. Ⅰ期鼻咽癌最好的治疗方法是?	原发灶和双侧颈部淋巴结的外照射放疗。
812. 鼻咽癌的鼻咽部放疗剂量是多少?	约70Gy。
813. 鼻咽癌局部复发最好的外科治疗方法是什么?	改良根治性颈部淋巴结清扫术。
814. 鼻咽癌局部复发侵犯鼻咽侧壁,肿瘤扩大超过中线,最适合哪种挽救性手术入路?	前外侧入路或上颌骨翻转入路。
815. 探查鼻咽癌复发的最敏感的影像学检查方法是?	PET扫描。

816. 鼻咽癌局部复发或局部残留的治疗方法是?	鼻咽癌在头颈部是独特的,短期内再次放疗常用于鼻咽癌放疗后复发或残留。其他选择包括立体放疗、近距离放疗、光动力治疗、内镜或开放手术切除、化疗或联合方案。
817. 鼻咽癌外照射放疗常见的急性副反应是什么?	黏膜炎、口腔干燥、皮肤红斑、萎靡不振。
818. 鼻咽癌患者放疗后 4 年癫痫发作,最有可能的原因是什么?	颞叶坏死。
819. 鼻咽癌患者放疗后 6 年,易疲乏和停经,最有可能的晚期并发症是?	垂体机能减退。
820. 鼻咽癌患者放疗后听力下降,声导抗正常,最常见的听力学检查结果是?	下坡型感音神经性聋。
821. 鼻咽癌放疗后局部复发,经前入路挽救性外科手术治疗后出现开放性鼻音,最常见的原因是?	腭瘘。
822. 鼻咽癌复发的哪些特征是鼻咽切除术的手术禁忌证?	• 脑神经侵犯。 • 鼻窦解剖。

鼻窦解剖

823. 蝶腭动脉通过蝶腭孔进入鼻腔,蝶腭孔的位置在哪里?	紧贴中鼻甲末端后方的鼻腔侧壁。
824. 哪条神经起源于翼腭窝且支配硬腭?	腭大神经。
825. 从内眦到下颌角的哪条线对于鼻窦恶性肿瘤有重要预后价值(图 7.10)?	Öhngren 线。在用 X 线平片评估鼻和鼻窦恶性肿瘤时,这条线具有重要意义。

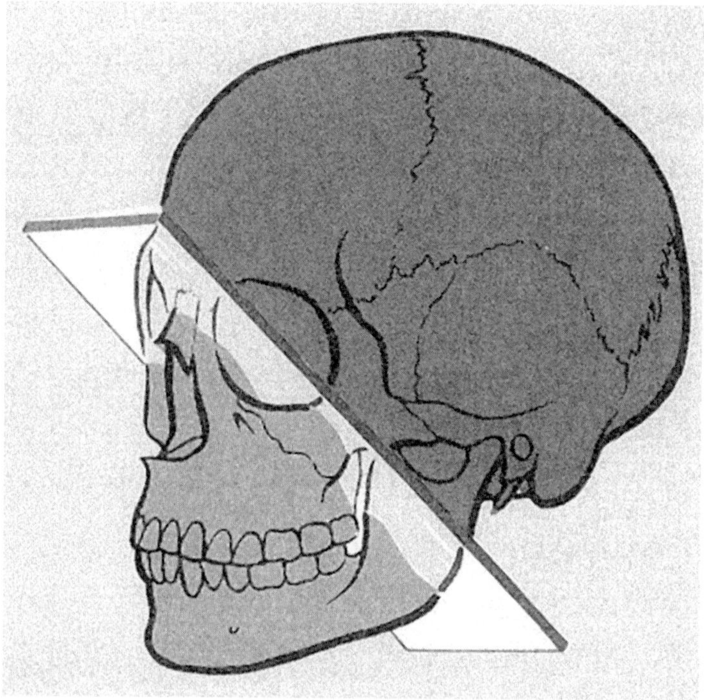

图 7.10　Öhegren 线从内眦延伸到下颌角，把上颌窦分成后上部分和前下部分，局限于前下部分的肿瘤预后较好。（Used with permission from Becker W, Naumann HH, Pfaltz CR. Ear, Nose, and Throat Diseases: A Pocket Reference 2nd Edition. New York, NY: Thieme; 1994.）

826. 翼腭窝的解剖边界是什么?	翼腭窝是眼眶下方的金字塔形的间隙，前界为上颌窦的后侧壁，后界为翼板。
827. 翼腭窝内有哪些神经和重要血管穿过?	蝶腭神经、腭大神经、腭小神经、翼管神经；上颌动脉。
828. 最常见的鼻和鼻窦恶性肿瘤发病部位是?	上颌窦。
829. 哪种鼻窦的恶性肿瘤的神经系统后遗症发病率最高?	蝶窦。
830. 鼻窦恶性肿瘤最常见的转移淋巴结区域是?	上颈静脉二腹肌淋巴结。

鼻窦恶性肿瘤的评估和治疗

831. 哪种环境致病因素和筛窦腺癌有关?	木尘（木工）。
832. 镍接触能极大地增加哪种鼻窦恶性肿瘤发病?	鳞状细胞癌。
833. 内翻性乳头状瘤可以恶变为哪种类型的恶性肿瘤?	鳞状细胞癌。

834. 最常见的鼻窦恶性肿瘤是?	鳞状细胞癌。
835. 哪种病理类型的鼻窦恶性肿瘤与接触木尘有关?	小肠型腺癌。
836. 第二常见的鼻窦恶性肿瘤类型是?	腺样囊性癌。
837. 哪种组织类型的鼻窦腺样囊性癌最常见且预后最好?	筛状腺样囊性癌。
838. 哪种罕见的肿瘤被认为是起源于鼻窦的黏液分泌腺,而且黏蛋白胭脂红染色阳性?	黏液表皮样癌。
839. 鼻窦黏膜黑色素瘤最常见的发病部位是什么?	鼻腔侧壁,包括鼻甲。
840. 嗅神经母细胞瘤起源于什么部位?	筛板的嗅黏膜。
841. 哪种鼻窦恶性肿瘤有以下组织病理特征:S100 染色阳性的支持细胞,Homer-Wright 花环(一些肿瘤细胞呈环形排列),和 Flexner-Wintersteiner 花环(细胞围绕在中央空腔并有向空腔突出的部分)?	嗅神经母细胞瘤。
842. 哪种鼻窦肿瘤被认为是小的,蓝色圆形细胞肿瘤?	鼻窦未分化癌、小细胞癌、嗅神经母细胞瘤、低分化和非角化鳞状细胞癌、神经内分泌癌、浆细胞瘤、淋巴瘤、黏膜黑色素瘤、尤文肉瘤、横纹肌肉瘤、滑膜肉瘤、促结缔组织增生性小圆蓝细胞肿瘤。
843. 鼻窦小细胞肿瘤的一般病理特征是什么?	少浆小细胞,圆形深染细胞,核仁缺少或不明显。细胞呈簇状生长,通常有广泛的坏死和出血。
844. 儿童最常见的鼻窦恶性肿瘤是什么?	横纹肌肉瘤。
845. 腺泡型横纹肌肉瘤与哪种染色体易位有关?	t(2;13)(q35;q14),PAX3-FKHR 基因融合。
846. 血管外皮细胞瘤起源于哪种细胞?	毛细管外周细胞。
847. 鼻窦血管外皮细胞瘤的典型临床特征是什么?	缓慢生长的质软的肿块,通常起源于鼻腔,偶有转移。最常见的症状是鼻塞和鼻出血。
848. 鼻窦血管外皮细胞瘤最常见于哪个部位?	鼻腔。
849. 哪种类型的肿瘤最常转移至鼻和鼻窦?	肾细胞癌。
850. 西方人群中最常见的鼻窦淋巴瘤是什么?	弥漫大 B 细胞淋巴瘤。
851. 亚洲人群中最常见的鼻窦淋巴瘤是什么?	NK/T 细胞淋巴瘤。

852. 患者出现鼻出血、复视、视力下降和眶上麻木症状，这些症状是什么综合征的表现?	眶尖综合征。
853. 患者出现眼肌麻痹、眶周麻木、上睑下垂、眼球突出和瞳孔扩大固定，这些症状是什么综合征的表现?	眶上裂综合征。
854. 患者出现单侧鼻塞、眼球突出和颊部感觉减退，可能是哪条脑神经受累?	三叉神经第二支(眶下神经)。
855. 鼻窦恶性肿瘤最常用的影像学检查是?	MRI 和 CT。
856. 评估鼻窦肿块，CT 比 MRI 有哪些方面的优势?	更好的骨组织细节。更好地评估颅底和筛骨纸样板侵犯。
857. 评估鼻窦肿块，MRI 比 CT 有哪些方面的优势?	• 更好的软组织细节。 • 能区分肿瘤和浓缩的分泌物。 • 能更好地评估硬脑膜侵犯。 • 能区分脑侵犯和脑水肿。 • 更好地诊断神经周围侵犯。
858. 鼻窦肿瘤的 TNM 分期系统包括哪三个重要解剖部位?	上颌窦、筛窦和鼻腔。
859. 鳞状细胞癌侵犯哪两个鼻窦区域则自动归为 T4 期?	额窦和蝶窦。
860.AJCC 关于头颈部黏膜黑色素瘤的分期有什么特别之处?	所有的头颈部黏膜黑色素瘤都是 T3 或 T4 期，反映了该肿瘤的恶性侵袭行为。
861. 嗅神经母细胞瘤的 Kadish 分期系统是怎样的?	(表 7.10)

表 7.10 嗅神经母细胞瘤的 Kadish 分期系统

分期	描述
A	肿瘤局限于鼻腔内
B	肿瘤位于鼻腔，但侵入鼻窦
C	肿瘤侵犯超过鼻窦进入筛区、颅底、眼眶或颅内
D	肿瘤转移至颈部或远处转移

Data from Kadish S, Goodman M, Wang CC. Olfactory neuroblastoma. A clinical analysis of 17 cases. Cancer. 1976; 37(3): 1571-6.

862. 嗅神经母细胞瘤 Hyams 分级系统已经证明能为患者预后提供重要信息，这个分期系统包括哪些组织特征？	• 分叶状结构。 • 神经原纤维背景。 • 玫瑰花结形状。 • 细胞核多形性。 • 有丝分裂。 • 坏死。 • 钙化。
863. 哪种鼻窦肉瘤的预后最好？	软骨肉瘤。
864. 哪种鼻窦恶性肿瘤预后最差？	黏膜黑色素瘤。
865. 哪种鼻窦恶性肿瘤预后最好？	小唾液腺肿瘤。
866. 鼻腔鼻窦恶性肿瘤侵犯什么结构的预后最差？	脑。一个大序列研究提示 5 年生存率约为 26%。
867. 鼻腔鼻窦恶性肿瘤哪种病理学表现预后最差？	切缘阳性，其 5 年生存率约 24%。
868. 晚期嗅神经母细胞瘤的治疗选择是？	多模式治疗（综合治疗），包括外科切除、放疗伴或不伴化疗。
869. 大多数鼻腔鼻窦未分化癌的治疗方法是什么？	多模式治疗（综合治疗），包括外科切除、放疗伴或不伴化疗。
870. 鼻腔鼻窦弥漫大 B 细胞淋巴瘤的治疗方法是什么？	放化疗（R-CHOP 和 IFRT）。
871. 额窦肿瘤切除术伴额窦刮除骨瓣成形术的长期并发症是什么？	额窦黏液囊肿。
872. 最好的治疗鼻腔鼻窦恶性肿瘤侵入筛板的手术步骤是？	前颅面切除术。
873. 治疗局限于上颌窦内侧壁的鼻腔鼻窦恶性肿瘤最佳的手术方法是？	下内侧上颌骨切除术。
874. 上颌骨内侧切除术常见的术后并发症是什么？	溢泪和（或）部分鼻泪管内复发性泪囊炎。
875. 前颅面切除术后大的前颅底缺损常用什么局部皮瓣修补？	血管化的颅骨膜和鼻中隔黏膜皮瓣。
876. 颅面切除术后大面积的前颅底缺损用什么游离组织皮瓣修复最好？	腹直肌皮瓣。
877. 全上颌骨切除术后缺损用哪种游离组织皮瓣修复最好？	有骨量来重建眶底、眼眶边缘和（或）牙槽嵴的游离骨皮瓣。

头颈部肉瘤

878. 头颈部骨肉瘤最常见的两个发病部位是?	下颌骨和上颌骨。
879. 血管外皮细胞瘤最常见于头颈部什么部位?	鼻腔。
880. 头颈部平滑肌肉瘤最常见的发病部位是?	口腔。
881. 头颈部软骨肉瘤最常见的发病部位是?	鼻腔。
882. 什么遗传综合征是由 p53 肿瘤抑制基因的突变导致肉瘤和其他肿瘤的高发?	Li-Fraumeni 综合征。 译者注:Li-Fraumeni 综合征是癌症的一个分类病症,主要是一个抑癌基因 p53 的缺失,引起家族性各种不同癌症的发生,这些不同的癌症包括乳癌、脑瘤、恶性肉瘤、骨癌等,很多都是在年轻时发生的,是一种罕见的常染色体隐性遗传疾病,是以首先发现此疾病的两位医师命名的。
883. 什么疾病和一半神经源性肉瘤(恶性周围神经鞘瘤)有关?	神经纤维瘤病 1 型。
884. 多少比例的头颈部纤维肉瘤患者有既往放射暴露史?	10%。
885. 横纹肌肉瘤的四种亚型的分别是什么?	• 胚胎型。 • 腺泡型。 • 未分化型(以前称为多形细胞型)。 • 混合型。
886. 什么类型的横纹肌肉瘤的预后最差?	腺泡型和未分化型。
887. 儿童最常见的头颈部肉瘤是什么?	横纹肌肉瘤。
888. 头颈部横纹肌肉瘤范围的三个区域对分期和预后有意义,分别是?	• 眼眶。 • 非脑膜。 • 脑膜。
889. 横纹肌肉瘤的主要治疗方法是什么?	化疗是主要的治疗方法。它通常以诱导性化疗或同步放化疗的方式和放疗联合应用。通常,长春新碱是作为主要的化疗药物与其他两种药物联合使用。这个治疗方案是横纹肌肉瘤合作研究组织(IRS)制订的,现在重命名为儿童肿瘤组织(COG)。
890. 哪种软组织肉瘤的辅助性放疗效果最好?	脂肪肉瘤。

891. 滑膜肉瘤最有可能起源于什么细胞类型？	多能间充质干细胞。
892. 头颈部滑膜肉瘤最常见的发病部位是？	下咽和咽后。
893. 最新发现的上皮样血管内皮瘤的染色体易位是？	t(1;3)(p36;q25)。
894. 除传统的 TNM 分期因素以外，AJCC 肉瘤的分期系统还包括了什么预后因素？	组织分级(G1~G3)。
895.AJCC 的软组织肉瘤肿瘤分级系统如何？	• Tx:原发肿瘤无法判断。 • T0:没有原发肿瘤。 • T1:肿瘤最大径线 <5cm(T1a,浅表;T1b,较深)。 • T2:肿瘤最大径线 >5cm(T2a,浅表;T2b,较深)。
896. 头颈部骨肉瘤切除时,哪些因素对于肿瘤的局部控制率和生存率影响最大？	外科切缘状态。
897. 头颈部骨肉瘤的主要治疗方法是什么？	外科手术。
898.隆突性皮肤纤维肉瘤的治疗方式是？	外科切除。
899. 血管肉瘤的典型初始症状是什么？	不明原因的前额或头皮瘀伤,在老年患者中进展更快。
900. 血管肉瘤的哪些特征和预后密切相关？	大小、分级和深度。<5cm 和浅表性肿瘤的生存率明显高于 >5cm 或侵犯深部的肿瘤。组织分级高的肿瘤预后更差。
901. 头颈部血管肉瘤的发生率是多少？	50%。
902. 头皮血管肉瘤的标准治疗方式是？	广泛局部切除 + 术后放疗。
903. 隆突性皮肤纤维肉瘤常发生在头颈部的哪些区域？	头皮和锁骨上窝。
904. 隆突性皮肤纤维肉瘤的长期预后如何？	如果处理得当,隆突性皮肤纤维肉瘤通常局部复发,但很少远处转移,因此长期预后良好。
905. 隆突性皮肤纤维肉瘤的莫氏手术应该做哪些修改？为什么？	因为隆突性皮肤纤维肉瘤的渗透性生长模式,有些人倡导莫氏手术中的病理切片应该做石蜡包埋,而不是冰冻切片,术中应该在肿瘤边缘多切除一些边界。
906. 治疗不可切除或复发性隆突性皮肤纤维肉瘤的非手术患者有什么治疗选择？	Imatinib,一种酪氨酸激酶抑制剂,已被证明能诱导隆突性皮肤纤维肉瘤部分或完全缓解。
907. 莫氏手术切除术和广泛局部切除术治疗隆突性皮肤纤维肉瘤的相对复发率是多少？	一个大型 Meta 分析结果分别是 1.6% 和 20%(莫氏手术占优势)。

908. 非典型纤维黄色瘤的常见病史和临床表现是什么？	在先前接受放疗区域内迅速扩大的红色溃疡性肿物。
909. 非典型纤维黄色瘤的治疗方法是什么？	单纯切除，切缘阴性，通常采用莫氏手术，淋巴结转移很少见。
910. 恶性纤维组织细胞瘤的复发常见吗？	恶性纤维组织细胞瘤的复发很常见，尤其是在以前接受过放疗的患者中。局部转移不常见，而远处转移却比较常见。
911. 多形性未分化肉瘤的正式叫法是什么？	恶性纤维组织细胞瘤。
912. 多形性未分化肉瘤通常远处转移部位是？	肺部。
913. 多形性未分化肉瘤（恶性纤维组织细胞瘤）的一般组织特征是什么？	多形和奇异型肿瘤细胞席纹状排列，胞浆泡沫状，明显的异型性，胶状背景中分部着众多分裂细胞。
914. 卡波西肉瘤的危险因子有哪些？	所有的卡波西肉瘤都是由人类疱疹病毒 8 型引起。但是最危险的发病人群是艾滋病患者和接受免疫抑制治疗的人群。艾滋病患者的卡波西肉瘤发病率比正常人群高 2 万倍，比肾移植患者发病率高 300 倍。

头颈部淋巴瘤

915. 头颈部结外淋巴瘤最常见的发病部位是？	Waldyer 环。鼻咽部 > 扁桃体 > 舌根。
916. 头颈部的哪些部位能与淋巴瘤有关？	原则上任何部位都可能与淋巴瘤有关；鼻窦、唾液腺、甲状腺、淋巴结、Waldyer 环、喉和眼眶都是可能发病位置。
917. 除了淋巴结，结外扁桃体非霍奇金淋巴瘤常侵犯哪个解剖部位？	约 20% 的扁桃体非霍奇金淋巴瘤会侵犯胃肠道。
918. 多少比例的结外淋巴瘤会有淋巴结肿大？	50%。
919. 霍奇金淋巴瘤和非霍奇金淋巴瘤，哪一个在诊断时更容易发展为结外肿块？	非霍奇金淋巴瘤（30%）比霍奇金淋巴瘤（5%）更容易结外发病。
920. 腮腺黏膜相关淋巴组织淋巴瘤的主要危险因子是什么？	干燥综合征。
921. 甲状腺黏膜相关淋巴组织淋巴瘤的主要危险因子是什么？	桥本甲状腺炎。
922. 头颈部第二常见的恶性肿瘤是什么？	淋巴瘤；占头颈部恶性肿瘤的 15%~20%。

923. 惰性非霍奇金淋巴瘤有哪些?	滤泡淋巴瘤、B 细胞慢性淋巴细胞淋巴瘤、边缘 B 细胞淋巴瘤、淋巴浆细胞性淋巴瘤(Waldenstrom 巨球蛋白血症)。
924. 侵袭性非霍奇金淋巴瘤有哪些?	弥漫性大 B 细胞淋巴瘤、外周 T 细胞淋巴瘤、套细胞淋巴瘤。
925. 高度侵袭性非霍奇金淋巴瘤有哪些?	Burkitt 淋巴瘤,前体 T 细胞和 B 细胞淋巴母细胞淋巴瘤。
926.Burkitt 淋巴瘤特有的病因流行病学特点是什么?	Burkitt 淋巴瘤一种由 EB 病毒基因整合和 t(8;14)易位激活 c-myc 引起的下颌骨的非霍奇金淋巴瘤,多发于非洲中部的儿童。
927.B 细胞淋巴瘤的常见细胞标志是什么?	在大多数 B 细胞淋巴瘤中,CD20、CD22、CD79a 染色呈强阳性。
928. 霍奇金淋巴瘤的典型组织病理特征是什么?	R-S 细胞(淡染的染色质中有两个大的核分叶和独特的嗜酸性染色核仁)。
929. 肿瘤溶解综合征是什么?	侵袭性淋巴瘤的化疗开始后数天出现的低钙血症、高钾血症、高尿酸血症、高磷酸血症和急性肾衰竭。可能会导致心律失常死亡。
930. 淋巴瘤的 B 症状是什么?	发热高于 38℃,6 个月内体重下降超过 10%,盗汗。
931. 霍奇金淋巴瘤和非霍奇金淋巴瘤哪个 B 症状更常见?	霍奇金淋巴瘤。
932. 结外非霍奇金淋巴瘤的 B 症状发生率有多高?	约 20%。
933. 淋巴瘤的 T1 或 T2 加权 MRI 钆增强扫描或非增强扫描的表现如何?	T1 加权低信号强度,T2 加权低至高信号强度。增强扫描钆摄入是可变的,但通常表现为低度增强。
934. 细针穿刺对于诊断淋巴瘤有什么局限性?	细针穿刺可以得出细胞学诊断,但不能提供淋巴结结构的信息(滤泡状或弥散性)。
935. 淋巴瘤的 Ann Arbor 分期系统是怎样的?	• Ⅰ期:单个淋巴结区域或单个淋巴系统外器官侵犯。 • Ⅱ期:在横膈的一侧,两个或多个淋巴结区域或淋巴系统外器官受累。 • Ⅲ期:横膈的双侧侵犯。 • Ⅳ期:弥漫性或播撒性侵犯单个或多个淋巴系统外器官,伴或不伴淋巴结侵犯。
936. 利妥昔单抗的作用机制是什么?	一种针对 CD20 的单克隆抗体,CD20 是 B 细胞的一个标志物。

937.CHOP 疗法中包括哪些药物?	• 环磷酰胺。 • 阿霉素。 • 长春新碱。 • 泼尼松。
938. 局部（Ⅰ期或Ⅱ 期）低度恶性淋巴瘤的主要治疗方法是?	放疗，对于晚期肿瘤通常需要再加入化疗。
939. 头颈部非霍奇金淋巴瘤手术的主要作用是什么?	手术用于确诊非霍奇金淋巴瘤。进一步的治疗需要放疗和化疗。

第 8 章　皮肤恶性肿瘤

William R. Schmitt, Joshua J. Thom, David G. Stoddard Jr., Kathryn M. Van Abel, Daniel L. Price

皮肤鳞状细胞癌

1. 表皮层由浅至深分为哪几层(图 8.1)?

- 角质层。
- 透明层。
- 颗粒层。
- 棘层。
- 基底层。

基底层深部为真皮。

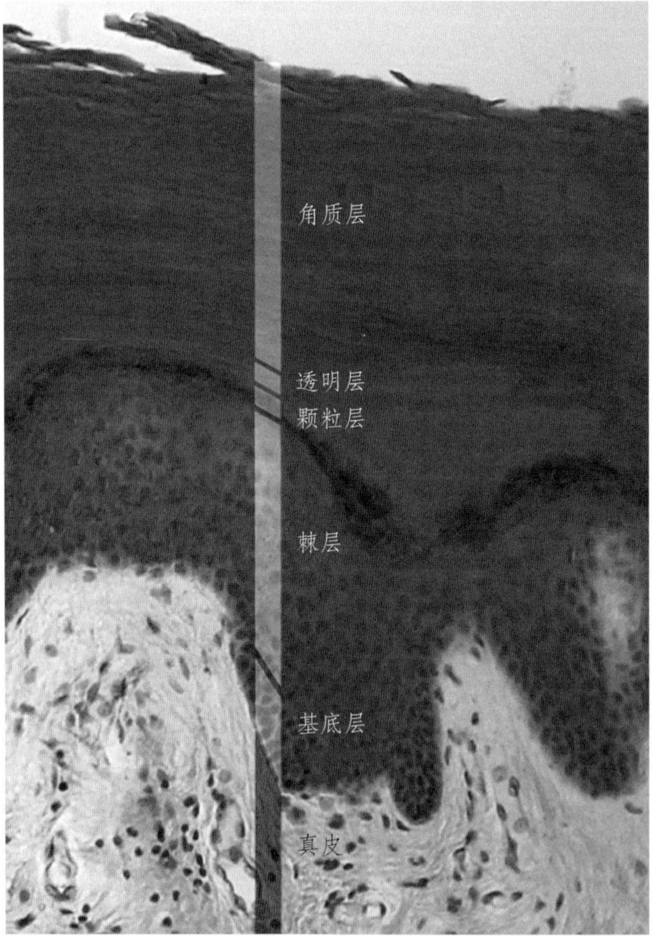

图 8.1　表皮 HE 染色的组织学切片,显示了由浅到深的五个层:角质层、透明层、颗粒层、棘层和基底层。(Used with permission from Gantwerker EA, Hom DB. Principles to minimize scars. Facial Plastic Surg. 2012 Oct;28(5):473-486.)

2. 构成表皮层的四种细胞类型是什么?	• 角化细胞(80%)。 • Merkel 细胞(机械刺激感受器)。 • 朗格汉斯细胞(抗原处理和呈递细胞)。 • 黑色素细胞(有色树突状细胞)。
3. 什么是头颈部的“H 区”(图 8.2)?	头颈部的“H 区”是指自下颌角垂直向上伸展,通过外耳及耳前区到颞区,双侧 H 区通过眶周皮肤外鼻皮肤和上唇部水平相接。

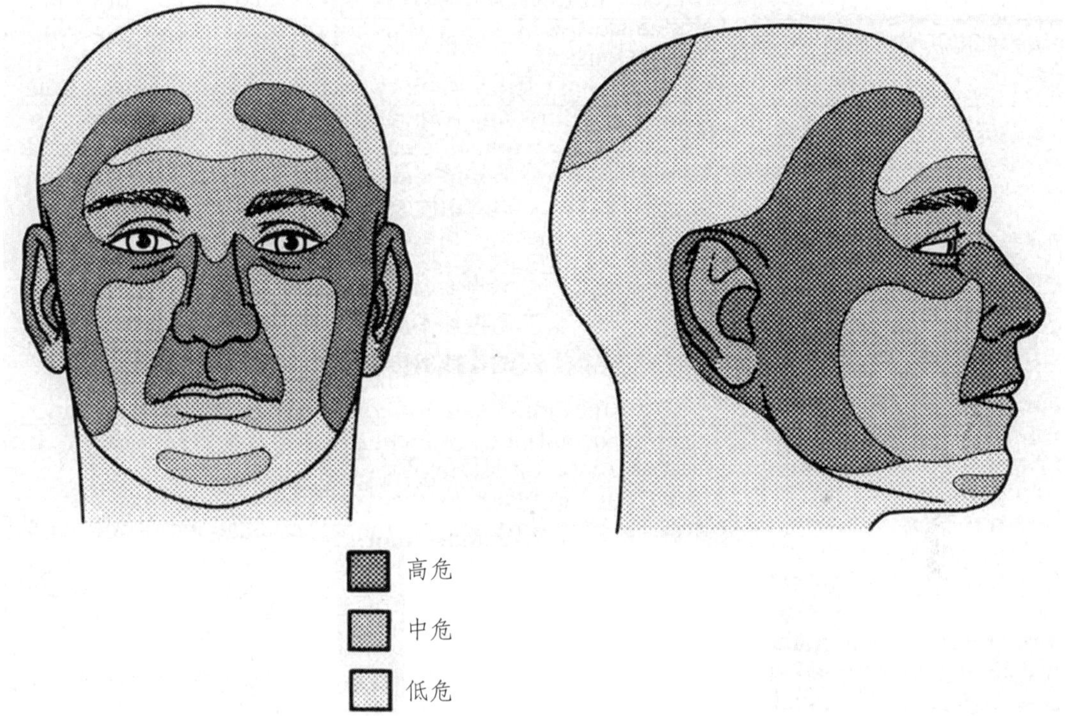

图 8.2　面部的“H 区”,该区域原发鳞状细胞癌和基底细胞癌可能表现为更具侵袭性。(Used with permission from Donald PJ, ed. The Difficult Case in Head and Neck Cancer Surgery. New York, NY: Thieme; 2010.)

4. 什么类型的皮肤癌在下唇最多发?	鳞状细胞癌。

5. 皮肤鳞状细胞癌和淋巴转移相关的危险因子有哪些？	• 肿块区域 >2cm（H 区这一数值更小）。 • 复发性肿瘤。 • 有放疗史或瘢痕史。 • 生长迅速的肿瘤。 • 神经旁侵犯。 • 低分化肿瘤，高度恶性肿瘤。 • 深度 >5mm 或深达皮下脂肪层的肿瘤。 • 淋巴血管侵犯。 • 免疫抑制。
6. 头颈部皮肤鳞状细胞癌的转移最常见于哪个区域？	约 75% 的皮肤癌淋巴转移发生在腮腺床；40% 发生在Ⅱ区。
7. 头颈部鳞状细胞癌的危险因子有哪些？	• 紫外线辐射是第一危险因子。 • 肤色浅。 • 电离辐射。 • 免疫抑制。 • 煤焦油、沥青和砷类接触史。 • 着色性干皮病、基底细胞痣综合征。 • 灼伤或雀斑的趋势（而不是晒黑）。 • 男性。
8. 描述 Fitzpatrick 量表。	Fitzpatrick 量表是一个皮肤颜色的分级量表，用来描述皮肤恶性肿瘤的发病风险。 • Ⅰ型：淡白色、金色或红色头发；蓝色眼睛；总是灼伤，从不晒黑。 • Ⅱ型：白色、金色或红色头发；蓝色、绿色或浅褐色眼睛；总是灼伤，有时晒黑。 • Ⅲ型：白皙皮肤；任何颜色的头发和眼睛；有时灼伤，有时晒黑。 • Ⅳ型：地中海皮肤；很少灼伤，经常晒黑。 • Ⅴ型：深棕色皮肤；从不灼伤，经常晒黑。 • Ⅵ型：深棕色至黑色皮肤；从不灼伤，总是晒黑。
9. 发展成日光性角化症的危险因子有哪些？有多少最终发展为恶性肿瘤，多少比例的鳞状细胞癌可以追踪为光化性角化病？	阳光暴露是最重要的危险因子，但免疫抑制也很重要（免疫抑制的患者发生日光性角化病的可能性是正常人的 250 倍）。不到 1/1000 的日光性角化症患者最终会发展成皮肤恶性肿瘤。60% 的鳞状细胞癌可以追踪为曾经的日光性角化症患者。

10. 什么是马乔林溃疡（瘢痕癌）?	马乔林溃疡是一种继发于先前创伤、感染、瘢痕（烧伤或辐射）部位的溃疡性的鳞状细胞癌。
11. 鳞状细胞癌发病率占非黑色素瘤皮肤恶性肿瘤的百分比是多少?	20%。
12. 鳞状细胞癌的哪种病理表现有最高的复发率和局部转移率?	神经周围侵犯，约 47% 的患者远处转移。
13. 多少比例的日光性角化病患者最终发展为恶性肿瘤?	<1/1000。
14. 多少比例的鳞状细胞癌可以追踪为光化性角化病?	60%。
15. 描述一下鲍恩病的临床和病理特点。	鲍恩病是一个以扩展生长的表面附着硬皮的红斑为特征的表皮内鳞状细胞癌。组织学特征是：鳞状细胞癌细胞中排列着非典型的角化替代上皮细胞。常发生于女性（70%~85%），好发于 60~80 岁的患者。可发生于任何部位，小腿是最常见发病部位。发病原因可以追踪为阳光暴露、砷剂接触、免疫抑制和病毒感染。常见的治疗方法有：冷冻治疗、刮除术、切除术、激光治疗、光动力治疗和局部的 5-FU 治疗。以上疗法没有一种显示出明显的优越性。
16. 哪种类型的皮肤癌以迅速膨胀性生长的圆顶性肿块并最终脱落和结痂为特征?	角化棘皮瘤。
17. 一位 64 岁患者，农民，颈部有一个迅速生长的对称的圆形病变，病变周边是光滑的红肿皮肤，但是病损中央有一个含有角化碎屑的凹陷。最有可能的诊断是什么?	角化棘皮瘤。
18. 描述角化棘皮瘤的典型特征?	角化棘皮瘤是一个迅速生长的病变，也可能经过一段平台期后缓慢自发恢复。
19. 描述皮肤鳞状细胞癌的典型表现。	皮肤鳞状细胞癌有多种表现：厚的鱼鳞状斑片，也可表现为有卷起边缘的溃疡性包块，或者结节样病变，或者着色性斑块。
20. 对于新诊断的皮肤鳞状细胞癌患者，须询问哪些症状?	晚期肿瘤的症状：麻木、疼痛、虚弱或其他神经症状；体重减轻、骨痛、气短提示肿瘤远处转移；生长迅速、出血、固定、颈部肿块提示局部转移。

21. 皮肤鳞状细胞癌具有什么特征时适合放疗?	• 局部晚期肿瘤:固定、麻木、虚弱、疼痛或张口困难,肿瘤 >2cm,神经周围侵犯或淋巴血管侵犯。 • 区域晚期肿瘤:可以触诊到的肿大转移淋巴结,过境转移。 • 远处转移风险的患者:腋窝淋巴结肿大、骨痛、气短、无法解释的体重下降和无法解释的神经症状。 • 高危患者:复发肿瘤、免疫抑制、放疗史。
22. 对于头颈部皮肤深部溃疡性病变,最合适的活检技术是什么?	• 在病变的最厚处进行切口活检。 • 应尝试全层活检,应包括网状真皮层或皮下脂肪层。
23. 根据 AJCC,非黑色素瘤皮肤癌的 T2 期特征是什么?	肿瘤的最大直径超过 2cm 或有以下两个或多个危险特征: • 侵犯 >2mm。 • Clark 分级Ⅳ级及以上。 • 神经周围侵犯。 • 肿瘤原发在耳。 • 肿瘤原发灶位于唇部无毛发处。 • 低分化或未分化肿瘤。 注:排除眼睑的皮肤鳞状细胞癌。
24. 根据 AJCC 第 7 版,非黑色素瘤皮肤癌的 T3 和 T4 期特征是什么?	• T3:肿瘤侵犯上颌骨、下颌骨、眼眶或颞骨。 • T4:颅底神经侵犯。
25. 头颈部皮肤鳞状细胞癌的高危风险特征有哪些?	深部肿瘤(<2mm,Clark 分级Ⅳ级)。 • 神经周围侵犯。 • H 区的肿瘤。 • 复发性肿瘤。 肿瘤发生于放射照射区域或瘢痕。 • 肿瘤 >1.5cm。 • 低分化。 • 免疫抑制。
26. 哪些部位的头颈部鳞状细胞癌容易复发?为什么?	复发的高危部位包括耳前区、耳后区,以及包括鼻在内的整个面部 H 区。因为这些区域为胚胎发育的融合区,为肿瘤的播散转移提供通道。
27. 判断题:已经有腮腺转移的头颈部转移性鳞状细胞癌,如果发现颈部淋巴结转移意味着更差的生存率。	对(Andruchow 等,2006)。

28. 低度恶性的皮肤鳞状细胞癌的安全切缘范围是多少?	4~6mm 的安全切缘。
29. 尽管尚未通过美国 FAD 审批,咪喹莫特已经显示出了对皮肤鳞状细胞癌起治疗作用,其作用机制是什么?	咪喹莫特是一种局部免疫反应的调节剂,可以诱发产生 α- 干扰素和其他细胞因子。
30. 描述电干燥刮除术在皮肤鳞状细胞癌和基底细胞癌中的应用?	电干燥刮除术是先通过刮除皮肤上的肿瘤,然后通过电干燥法使表面的细胞变性,反复操作,直到达到满意的切除深度。
31. 治疗头颈部皮肤鳞状细胞癌什么时候需要采用莫式手术?	• 解剖上或美学上难以获得足够宽的切缘的区域（眶周、鼻、耳周、耳、口周）。 • 局部广泛切除后阳性切缘或者可能侵犯解剖上或美学上难以获得足够宽的切缘的区域。
32. 皮肤癌的放疗适应证是?	• 不能进行手术的患者（手术风险或不能切除的肿瘤）。 • 切缘阳性或切除不完全。 • >3cm 的实性肿瘤或包膜外侵犯。 • 多个淋巴结转移。 • 经过适当治疗后仍多处复发的肿瘤。 • 主要神经（有解剖学名称的）侵犯或广泛神经侵犯。 • T4 期肿瘤。
33. 角化棘皮瘤的适当治疗方式是?	• 首选广泛局部切除术。 • 对于不能手术的患者,可使用甲氨蝶呤、类固醇和 5-FU 治疗。

基底细胞癌

34. 头颈部的基底细胞癌发病率占全身基底细胞癌的百分比是多少?	80%。
35. 上唇癌在男性中多见还是女性中多见?	上唇癌多发于女性。男性上唇癌发病率为 3%,女性为 21%。
36. 下唇皮肤恶性肿瘤发生率是多少?	90%。
37. 在皮肤褶皱部发生的基底细胞癌有什么显著特点?	发生在胚胎发育融合区的肿瘤,更容易复发和转移,因此需要更加密切地随访。
38. 基底细胞癌更容易发生于上唇还是下唇?	上唇,其发病率为 13%,下唇为 1%。
39. 基底细胞癌发生区域淋巴结转移的概率有多少?	很少发生淋巴转移,<0.5%。

40. 紫外线损害皮肤的机制是什么?	B 波段的紫外线（波长为 280~320nm），和导致太阳光灼伤的波段相同，直接损伤 DNA，导致相邻的胞核嘧啶形成共价结合，这些二聚体会被 DNA 聚合酶解读为“AA”，因此，另一条 DNA 延长链会加入“TT”。
41. 基底细胞癌的发病危险因子有哪些?	阳光照射是最重要的危险因子，其他危险因子有浅肤色的皮肤，蓝色或绿色的眼睛（虹膜），白种人。一些基因变异也使一些个体易患基底细胞癌，如基底细胞痣综合征（也称为 Golin 综合征）和着色性干皮病。其他危险因子包括日晒床的使用、砷剂的接触、先前的创伤、电离辐射、免疫抑制剂的使用。
42. 在基底细胞癌分级中的高危特征是指什么?	• 低分化。 • 神经周围侵犯。 • 原发于耳部或生长毛发的唇部。 • 深度 >2mm。 • Clark 分级Ⅳ或Ⅴ级侵犯。
43. 基底细胞癌占非黑色素细胞瘤皮肤癌的比例是多少?	80%。
44. 最常见的基底细胞癌有哪些类型?	基底细胞癌分 26 个亚型。以下亚型比较常见: • 结节型：是最常见的基底细胞癌类型（60%~80%），表现为多发或单发的小结节，边缘有卷起，偶有中央溃疡。 • 硬斑型（或硬化型、纤维化型）：在黄色斑块的基础上有不规则的边界，是最具有浸润性的亚型，有很高的复发率，预后也较差。 • 纤维上皮型。 • 浅表型：好发于躯干，形状不规则、呈蜡样，偶尔有湿疹或牛皮癣样表现。 • 常见的还有色素型和小结节型。
45. 结节型基底细胞癌占多少比例?	56%~78%。
46. 哪种亚型的基底细胞癌初次诊断时，平均年龄最低?	浅表型，好发于躯干。
47. 什么特点使硬斑型肿瘤容易沿胚胎融合区播散，因而更容易侵犯导致更差的预后?	硬斑型肿瘤分泌胶原酶，可以使肿瘤细胞沿解剖间隙运动（浸润转移）。
48 比起白色人种，什么亚型的基底细胞癌更容易发生于非洲裔或亚裔的患者?	色素型。

49. 描述基底细胞痣综合征（Gorlin 综合征）的临床特征。	早年发病，多灶性基底细胞癌，牙源性角化囊肿，肋骨畸形，脊柱侧凸，发育迟缓，额骨凸起。
50. 结节型基底细胞癌的临床特征是?	结节型基底细胞癌通常表现为珍珠样结节，皮损有卷起的边界，中央部溃疡，外周毛细血管扩张。
51. 描述砷剂接触相关基底细胞癌的临床特征?	• 躯干基底细胞癌。 • 手掌或脚底皮肤角化症。 • 指甲变化［指（趾）甲出现 1~2mm 宽的白色横纹，Mees 纹］。
52. 对于怀疑为基底细胞癌的患者应进行什么类型的活检?	刮除活检适合于绝大多数基底细胞癌，但当肿物有色素沉着，打孔活检有利于评估肿块的深度。
53. 基底细胞癌什么时候需要影像学检查?	很少需要。巨大肿瘤，怀疑肿瘤侵犯深部结构（例如肿块固定、骨侵犯），神经周围侵犯，触及肿大淋巴结的时候需要影像学检查。
54. 哪些部位的皮肤恶性肿瘤具有最高的复发率?	H 区的肿瘤易复发（包括耳前区、耳后区、鼻底、鼻小柱、内眦、外眦和鼻唇沟）。
55. 在什么情况下适用冷冻手术治疗基底细胞癌?	小于 1cm 的非侵袭性癌。
56. 哪些类型的基底细胞癌适合于电干燥刮除术切除?	<2cm 的非侵袭性的基底细胞癌适合电干燥刮除术，成功率 90%。切除术不适合的有功能或有美学上重要部位的肿瘤。
57. 莫氏手术治疗基底细胞癌的治愈率有多高?	莫氏手术治疗复发和原发基底细胞癌的切除成功率分别为 96% 和 99%。
58. 莫氏手术相对于使用电干燥术的简单切除术有什么优势?	莫氏手术可以最大限度地保留正常组织，获得最佳的功能及美学效果，能保证获得安全切缘，低复发率，立即重建（通常），治疗过程中只需要一位医师。
59. 基底细胞癌的非手术治疗方法有哪些?	• 放射治疗（最常用于不能手术治疗的患者，尽管受欢迎程度逐渐减弱）。 • 光动力学治疗。 • 免疫治疗。 • 化疗。 • Vismodegib 是一种 Hedgehog 通路抑制剂，2012 年获得批准用于治疗基底细胞癌。
60. 哪些类型的皮肤基底细胞癌患者需要颈部淋巴结清扫术?	颈淋巴结清扫术适用于有临床证据证明有淋巴结转移的基底细胞癌患者，因为基底细胞癌淋巴结转移的概率只有 0.5%

61. 为什么对于硬斑型基底细胞癌最好推迟重建术?	硬斑型基底细胞癌通常表现为皮下播散,导致比其他亚型基底细胞癌更容易复发。用移植物或组织重排重建可能会掩盖肿瘤的皮下播散,延长发现肿瘤的复发。有时会给患者带来灾难性的后果。

黑色素瘤

62. 头颈部的黏膜黑色素瘤占全身黑色素瘤的发病比例是?	55%。
63. 头颈部黏膜黑色素瘤好发部位是?	鼻腔。
64. 大多数黑色素瘤好发部位是?	• 多数黑色素瘤好发于躯干和四肢。 • 结节样黑色素瘤和恶性雀斑样痣黑色素瘤比其他类型黑色素瘤易发生于头颈部。
65. 恶性黑色素瘤淋巴结转移的概率有多大?	根据不同的亚型、深度和位置,其转移率不相同。 • <0.75mm 的转移率:<5%。 • 0.75~4.0mm 的转移率:15%~20%。 • >4.0mm 的转移率:>34%。 发病率随溃疡、结节型、Clark 分级Ⅳ或Ⅴ级,以及有丝分裂率升高而增加。
66. 结缔组织增生性黑素瘤的远处转移的概率有多少?	单纯型结缔组织增生性黑素瘤的局部淋巴结转移率为 0~2.2%。混合型结缔组织增生性黑素瘤局部淋巴结转移率为 8.5%~22%,这两种类型的结缔组织增生性黑素瘤远处转移率类似,大概在 11%~12% 之间。
67. 在过去的 30 年里,美国恶性黑色素瘤发病率有什么变化?	• 在白色人种中发病率提高了 3 倍。 • 黑色人种中发病率比较平稳。
68. 皮肤黑色素瘤的致病危险因子有哪些?	有家族史,浅色皮肤,容易被阳光灼伤的皮肤,红色头发, DNA 修复缺陷(例如着色性干皮病),慢性或者强烈的阳光照射,赤道地区的居民,人工阳光日晒床的使用,免疫抑制, >100 个黑色素痣, >5 个非典型黑色素痣,多个阳光雀斑,皮肤黑色素瘤个人史。
69. 哪种家族常染色体的显性遗传缺陷大大增加黑色素瘤的发生率?	非典型痣综合征。

70. 皮肤黑色素瘤有哪些亚型？	• 浅表播散型（57%）。 • 结节型黑色素瘤（21%）。 • 恶性雀斑样痣样黑素瘤（9%）。 • 肢端雀斑样痣（4%）。 • 未分类（4%）。 • 其他（5%）。
71. 多大的先天性痣更容易恶变为黑色素瘤？	巨大先天性痣（≥ 2cm）。
72. 最常见的黑色素瘤病理亚型是？	浅表播散型。
73. 第二常见的黑色素瘤病理亚型以及最有侵犯性的亚型是？	结节型黑色素瘤。
74. 恶性雀斑样痣和恶性雀斑样痣样黑色素瘤的区别是什么？	恶性雀斑样痣样黑色素瘤侵入真皮层。
75. 哪种类型的黑色素瘤发现于手掌或脚底？	肢端雀斑样痣。
76. 哪种类型的黑色素瘤最不具有侵犯性？	恶性雀斑样痣样黑色素瘤，相对于其他亚型，它有一个长期的辐射状生长期。
77. 黑色素瘤常见的基因变异有哪些？	• 慢性阳光损害皮肤：KIT>KIT+NRAS= BRAF= NRAS。 • 非慢性阳光损害皮肤：BRAF>>NRAS。 • 黏膜型：KIT>>NRAS。
78. 黑色素瘤的“ABCDE”是指什么？	• A. 非对称（asymmetry）。 • B. 边缘不规则（border irregularity）。 • C. 颜色改变（color variation）。 • D. 直径（diameter）：色素斑直径 >6mm。 • E. 隆起（elevation）：随时间生长的隆起。
79. 所有新诊断的黑色素瘤须接受什么样的临床评估？	全身皮肤的检查，包括长毛发的区域和擦烂的区域，还要检查有无相关淋巴结转移。
80. 什么时候需要对黑色素瘤患者做影像学检查？	• 肿瘤在局部广泛生长（固定，神经周围侵犯症状）。 • 异常或可疑的淋巴结肿大。 • Ⅲ期及以上的肿瘤。 • 提示有远处转移的特殊症状或体征。
81. 对怀疑恶性黑色素瘤最理想的活检方法是？	狭窄边界切除活检要有足够的深度以精准地确定 Breslow 深度。
82. 哪些组织病理标志可以用来鉴别黑色素瘤？	• 甲基溴化马托品（HMB-45）。 • S-100 蛋白。 • Melan-A（MART-1）。

83. 皮肤黑色素瘤怀疑有淋巴结转移，首选的评估方法是？	超声引导下或非超声引导下的细针穿刺抽吸活检。可疑肿大淋巴结可以做B超检查。疑似的淋巴结肿大应做活检。超声检查不能代替前哨淋巴结活检。
84. 原发灶不明的转移性头颈部黑色素瘤可能的原发部位有哪些？	眼部、黏膜、外耳道、长毛发区域或肿瘤退化。
85. 描述黑色素瘤的Clark分级（图8.3）。	• Ⅰ级：仅限于表皮。 • Ⅱ级：突破基底细胞层，进入乳头状真皮层。 • Ⅲ级：充满乳头状真皮层，与网状真皮层相连。 • Ⅳ级：侵犯网状真皮层。 • Ⅴ级：侵犯皮下组织。

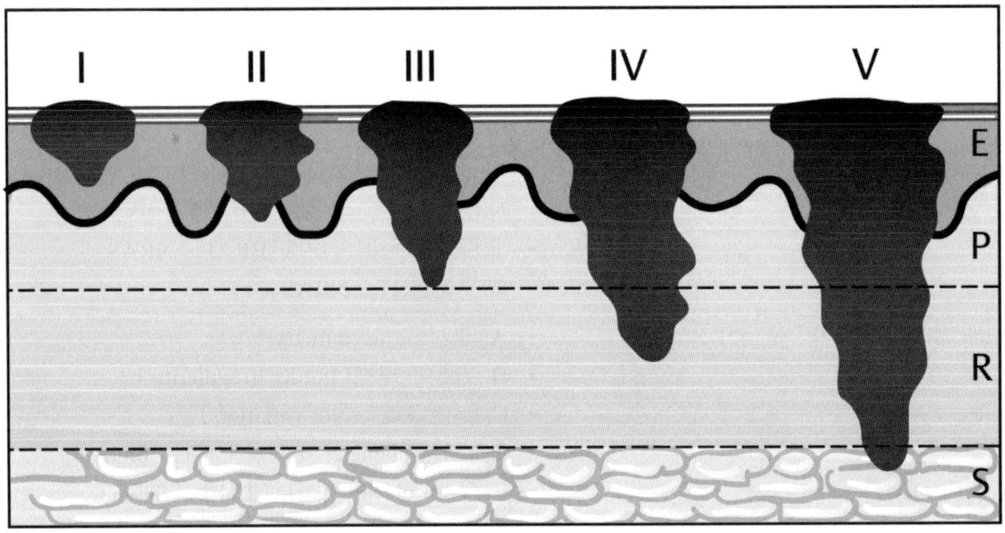

图8.3 皮肤黑色素瘤的Clark分级。Ⅰ级，仅限于表皮；Ⅱ级，侵及下方乳头状真皮层；Ⅲ级，侵及乳头状真皮层和网状真皮层的交界处；Ⅳ级，侵及网状真皮层；Ⅴ级，累及皮下脂肪。E，表皮层；D，真皮层；P，乳头状真皮层；R，网状真皮层；S，皮下组织。（Used with permission from Behrbohm H, Kaschke O, Nawka T, Swift A. Ear, Nose, and Throat Diseases: With Head and Neck Surgery. New York, NY: Thieme; 2009.）

86. 没有溃疡的2mm厚的黑色素瘤属于第几期肿瘤？	T2a，分期ⅠB。
87. 黑色素瘤转移的M分期如何（表8.1）？	• M1a：黑色素瘤转移至真皮层。 • M1b：黑色素瘤转移至肺。 • M1c：黑色素瘤转移至内脏器官或异常升高的LDH（乳酸脱氢酶）。

表 8.1 黑色素瘤的 TNM 分期。T(a)或 T(b)是指有(a)或无(b)溃疡和已经有丝分裂核细胞数

分期	描述
原发肿瘤(T)	
TX	原发灶无法评价
T0	无肿瘤证据
Tis	原位癌
T1(a/b)	≤ 1.0mm
T2(a/b)	1.01~2.0mm
T3(a/b)	2.01~4.0mm
T4(a/b)	>4.0mm
区域淋巴结(N)	
Nx	区域淋巴结无法评价
N0	无区域淋巴结转移
N1	1 个淋巴结转移
N2	2~3 个转移淋巴结
N3	≥ 4 个或者移行转移灶、卫星灶、转移结节等
远处转移分期(M)	
M0	未发现远处转移
M1a	转移至皮肤、皮下组织或远处淋巴结转移(LDH 正常)
M1b	转移至肺(LDH 正常)
M1c	其他内脏转移(LDH 正常) 伴有 LDH 升高的任何远处转移

Data from Edge SB, Byrd DR, Compton CC, Fritz AG, Greene FL, Trotti A, eds. AJCC Cancer Staging Manual 7th Edition. New York, NY: Springer; 2010.

88. 黑色素瘤最常见的转移部位是?	区域淋巴结。
89. 有丝分裂细胞数怎么影响皮肤黑色素瘤的 T 分期?	每平方毫米内有一个或多个有丝分裂的 T1 病变为 T1b。
90. 有无溃疡对于皮肤黑色素瘤的 T 分期有何影响?	有溃疡的肿瘤 T 分期从 a 升级到 b(如 T1a 升级到 T1b)。

91. 皮肤黑色素瘤的ⅢA,ⅢB 和ⅢC 期有什么区别?	• ⅢA:任意 T-a 和任意 N-a(如 T4a N2a)。 • ⅢB:T 或 N 中有一个是 a ,另一个是 b(如 T4a N2b 或 T4b N2a),或任何 T1~T4a N2c。 • ⅢC:任何 T1~T4b 和 N1~N2b,或 N2c 或任何 TN3(如 T1b N2b 或 T1a N3)。 • 所有病例必须为 M0(M1=4 期)。
92. 一生中第二原发黑色素瘤的发生率有多少?	4%~8%。
93. 对于局限性的黑色素瘤影响预后最重要的因素是?	肿瘤的厚度(Breslow 肿瘤侵犯深度)。
94. 对于Ⅲ期黑色素瘤影响预后最重要的因素是?	在途转移或在卫星转移。
95. 伴或不伴前哨淋巴结转移的黑色素瘤患者 5 年生存率分别是多少?	56% 和 90%。
96. 伴有远处转移的黑色素瘤患者 5 年生存率是多少?	10%~20%。
97. 能独立预测Ⅳ期转移性黑色素瘤患者生存率的血清因子是?	LDH。
98. 对于浅表厚度 <1.01mm 的黑色素瘤的治疗方法是?	广泛局部切除,切缘为 1cm。
99. 对于 0.75~1.0mm 的黑色素瘤,什么时候需要做前哨淋巴结活检?	肿瘤伴有溃疡或者每平方毫米内有一处或多处有丝分裂。
100. 中等厚度(1.01~4.00mm)的黑色素瘤怎么治疗?	广泛局部切除,切缘为 2cm,前哨淋巴结活检。
101. 深度厚度(>4.00mm)的黑色素瘤怎么治疗?	广泛局部切除,切缘为 2cm ,前哨淋巴结活检。
102. 对于Ⅳ期黑色素瘤获得批准的化疗药物是?	氮烯唑胺(dacarbazine)。
103. 侵犯耳部的黑色素瘤怎么治疗?	局部扩大切除。
104. Ⅲ期黑色素瘤手术治疗后还有什么辅助治疗获得批准?	干扰素 -α2b。
105. 对于 Spitz 痣的推荐治疗方法是?	很多情况下,即使有经验的病理医师也难以区分 Spitz 痣和黑色素瘤,因此完整地切除 Spitz 痣是非常重要的。

106. 亚甲基蓝(美蓝)注射的禁忌证是?	• 先前对美蓝高敏感患者。 • 孕妇。 • 同时使用选择性血清素再吸收抑制药物或其他含血清素药物(血清素综合征)。 • 葡萄糖 -6- 磷酸脱氢酶缺陷患者。
107. 莫氏手术最常见的并发症是什么?	莫氏手术的并发症发生率非常低,常见的并发症有血肿和移植物坏死。

其他皮肤肿瘤

108.Merkel 细胞癌是什么类型的肿瘤?	神经内分泌型肿瘤。它源于 Merkel 细胞,是一种特殊的触觉受体,存在于表皮的基底层。该肿瘤具有很强的侵袭性,患者的生存率与淋巴结转移(颈淋巴结清扫标本,病理切片证实)密切相关。即使患者无临床肿大的淋巴结,仍有 23% 的 Merkel 细胞癌患者颈淋巴结清扫标本显示淋巴结转移阳性。
109. Merkel 细胞多瘤病毒和 Merkel 细胞癌有什么关系?	80% 的 Merkel 细胞癌患者发现有 Merkel 细胞多瘤病毒感染, Merkel 细胞多瘤病毒在人类中广泛存在,但是它被认为是 Merkel 细胞癌的最重要的致病因子。
110.Merkel 细胞癌有什么免疫组化染色?	细胞角化蛋白 20(CK20)、嗜铬粒蛋白,Cam5.2。
111. 一位患者的头皮有一个迅速生长的 6cm 的囊肿,切除活检提示皮肤深部及皮下组织受侵,组织学检查提示:鳞状上皮囊肿,伴有广泛毛囊角化,最有可能的诊断是什么?	增生性毛外根鞘囊肿。
112. 局部扩大切除附属器肿瘤和用莫氏手术切除附属器囊肿的复发率有什么不同?	局部扩大切除复发率为 60%,莫氏手术切除复发率为 0~12%。
113. 上睑外侧有一个 8mm 肿块,活检提示:向皮脂腺细胞分化的肿瘤细胞,细胞质内空泡形成,最有可能的诊断是什么?	皮脂腺癌是一个有转移倾向的侵袭性癌,采用莫氏手术切除具有低局部复发率和低远处转移率。
114. 什么是汗腺腺瘤?	汗腺腺瘤一种发生在汗腺的良性肿瘤,通常多发。好发于女性,常见发病部位为眼睑、上颊和颈部。
115. 什么是甲床细胞瘤?	是良性附属器肿瘤,常发生于头颈部,细胞常向毛细胞分化,很少恶变。
116. 甲床细胞瘤的典型临床表现是什么?	单个的较硬的肤色结节或浅蓝的结节,好发于面颈部和肩部。

117. 什么是表皮囊肿?	良性的皮肤囊肿有内衬上皮,这些内衬上皮产生角化细胞残留物。常在青春期后发病,可能会破裂、引流或造成感染。
118. 哪些部位的缺损需要立即修复?	• 眶周的缺损需要立即修复以防止眼球损害,可以通过重建修复,也可以暂时缝合以关闭眼睑。 • 伴有口周污染的口周缺损需要早期重建,以便减少口周污染。 • 鼻翼的缺损应该早期重建防止组织收缩。

皮肤肿瘤切除术后的重建

119. 1cm 大小的仅有皮肤的中部脸颊缺损,最适合的处理措施是?	一期缝合。
120. 2~4cm 大小的仅有皮肤的中部脸颊缺损,恰当的处理措施是?	局部皮瓣修复。
121. 大于 4cm 的仅有皮肤的中部脸颊的缺损,恰当的处理方式是?	面部或颈面部旋转皮瓣。
122. 小于半唇的仅有皮肤的缺损(口轮匝肌完整),恰当的处理方式是?	一期缝合。
123.1/2~2/3 全厚唇部皮肤缺损(结合处完整),恰当的处理方式是?	Abbe-Estlande 皮瓣修复。
124.1/2~2/3 全厚唇部皮肤缺损(包括结合处缺损),恰当的处理方式是?	Karapandzic 皮瓣修复。
125. 超过 2/3 全厚唇部皮肤缺损,恰当的处理方式是?	包括掌长肌腱的前臂桡侧皮瓣或大腿前外侧腱和阔筋膜瓣。
126. 用于鼻部重建的额旁皮瓣的血供是什么?	滑车上动脉和静脉。
127. 在重建中必须考虑鼻的哪些部分?	皮肤、软骨、骨和内衬黏膜。如果重建手术不包括以上每一种成分将会导致功能缺陷或影响美观。
128. 鼻重建中重要的美学亚单位有哪些?	鼻包括 9 个重要的亚单位:鼻背、鼻尖、鼻小柱,成对的侧壁、鼻翼和软组织三角。 当它们分别被重建,以及当一个亚单位的一半以上被切除时,切除该亚单位的其余部分可以取得较好的整容效果。
129. 当一期缝合不成功时,什么皮瓣可以修复鼻侧壁的缺损?	双叶皮瓣。

130. 全厚下眼睑皮肤缺损的一般重建途径是什么?	• <30% 的缺损：一期重建,较大缺损采用眦切开术。 • 30%~50% 的缺损:带或不带骨膜的半圆形皮瓣。 • >50% 的缺损：睑板结膜瓣结合其他皮瓣或移植物修补皮肤缺损。
131. 什么是 Tenzel 瓣?	眶周半圆形滑行皮瓣,用来眼睑缺损的重建。
132. 什么是 Hughes 瓣?	一种带蒂的眼睑结膜复合皮瓣,用来重建大的（缺损 50%~60%）全层眼睑的缺损。
133. 裂层皮片修复头皮缺损有哪些限制?	• 必须有血管床提供血供,如果骨膜缺损,必须磨骨至出血的骨,或者翻转有血管的组织（骨膜、颞肌）至移植床。 • 颜色、质地、厚度和发质不匹配。 • 如果需要术后放疗,骨上的中厚皮片很可能会坏死。
134. 较大的头皮缺损（>100cm^2）用什么皮瓣修复?	背阔肌自由肌皮瓣和裂层移植皮片。

第 9 章　面部整复外科

David J. Archibald，Cody A. Koch，Matthew L. Carlson，Kathryn L. Hall

伤口愈合和瘢痕修复

1. 皮肤由表面及深部由哪几层组成?	• 表皮。 • 基底膜。 • 真皮(乳头层和网状层)。 • 皮下组织。
2. 表皮层由浅及深分哪几层?	• 角质层。 • 透明层。 • 颗粒层。 • 棘层。 • 基底层。
3. 什么是表皮附属器?	皮肤相关的结构包括毛囊、顶泌汗腺、皮脂腺和小汗腺。
4. 基底膜中的胶原蛋白主要是哪种类型?	Ⅳ型胶原。
5. 伤口愈合的三个阶段是什么(图 9.1)?	炎症、增生和重塑。一些作者还将止血作为第一阶段。

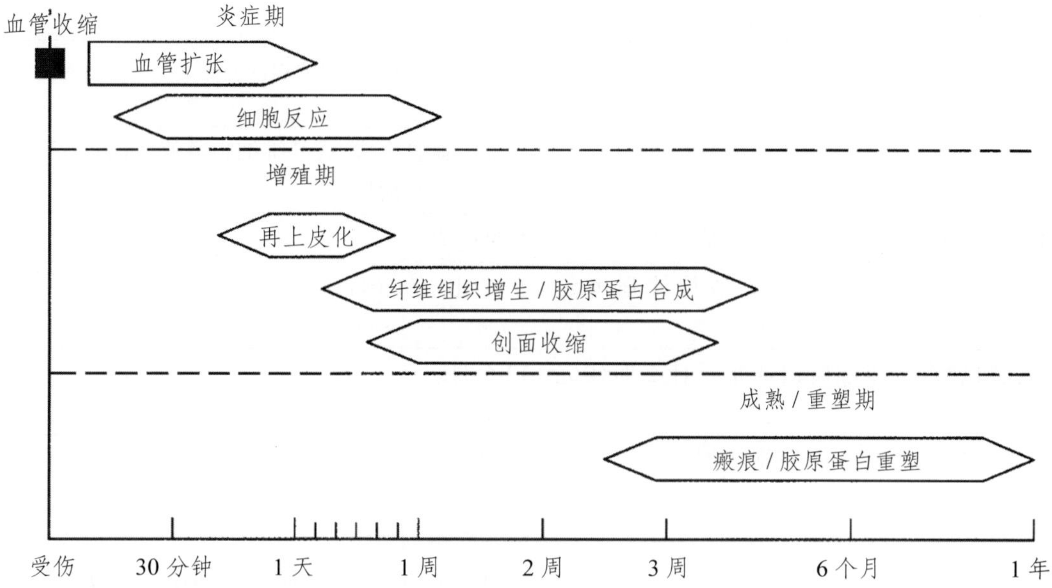

图 9.1　伤口愈合阶段。（Used with permission from Papel ID，Frodel J，Holt GR，et al，eds. Facial Plastic and Reconstructive Surgery 3rd Edition. New York，NY：Thieme；2009.）

6. 伤口愈合分哪四大类?	• 一期愈合：两侧伤口边缘接近，如外科切口的一期愈合。 • 一期延迟愈合：两个伤口边缘没有立即缝合，但在稍后缝合关闭。 • 二期愈合：全层伤口，边缘不能直接重合，须经肉芽及瘢痕愈合。 • 因上皮细胞在伤口上迁移和再生，部分伤口上皮化。
7. 炎症阶段主要由哪些类型的细胞参与?	在血管收缩和随后的血管扩张后，多形核中性粒细胞在伤后 24~48 小时内，率先聚集并占优势。随后是单核细胞迁移。
8. 哪种细胞合成胶原?	成纤维细胞。
9. 哪种细胞在伤口愈合过程中负责收缩?	肌成纤维细胞含有微丝，能够产生收缩力。在伤口愈合的第二周，这类细胞在成纤维细胞中占主导地位。
10. 伤口愈合的增生期发生的主要事件是什么?	再上皮化、血管新生、胶原沉积和伤口收缩。

11. 在愈合的哪个阶段角质形成细胞、成纤维细胞和血管内皮细胞会被吸收到伤口?	增生期。
12. 在增生期,哪种细胞因子调节新生血管形成?	血管内皮生长因子(VEGF)。
13. 高压氧治疗如何促进伤口愈合?	它促进血管生成、成纤维细胞增殖、白细胞活化,并协同抗生素治疗。
14. 早期瘢痕中胶原的主要类型是什么?	Ⅲ型胶原。
15. 伤口愈合3个月时的近似拉伸强度是什么?	正常组织的50%。
16. 伤口愈合的重建阶段通常是什么时候完成的?	12个月。
17. 霍尔斯特德(Halsted)原则是什么?	• 温和地处理组织。 • 无菌技术。 • 锐性解剖组织。 • 仔细止血,用尽可能少的、细的、无刺激性的缝合材料。 • 关闭伤口无效腔。 • 避免张力缝合。
18. 局部组织如何影响伤口愈合?	伤口愈合受到任何局部组织因素的影响,例如氧合降低、增加感染风险、延长炎症、延缓新生血管的形成,或以其他方式改变正常愈合的过程。例如局部感染、由压力性坏死引起的缺血(如糖尿病周围神经病变、血肿)、放射治疗引起的组织结构的改变、局部结构破坏(肿瘤形成、创面干燥)。
19. 什么样的患者应该被告知术后感染或伤口破裂的风险较大?	患者具有可能改变正常的愈合过程或抑制免疫系统的其他医疗合并症、药物治疗或近期治疗史。例如,接受过化疗和放射治疗、正在服用免疫抑制剂,或有影响血管疾病(如外周血管疾病、糖尿病、烟草依赖)的患者出现伤口并发症的风险较大。
20. 什么是松弛的皮肤张力线?	它们是皮肤上张力最小的线。平行于自然皱纹,通常是垂直于表情肌的作用力。

21. 什么样的患者因素和技术相关因素可能导致令人无法接受的瘢痕？	• 患者因素：糖尿病、慢性激素使用、系统性血管炎、维生素缺乏、整体营养差、慢性肾脏病、伤口感染、胶原血管疾病、阳光暴露。 • 技术因素：未能充分清洗伤口、表皮缝合张力过大、伤口边缘对合不佳、组织处理粗糙、延迟缝合、切口未能平行于松弛皮肤张力线、伤口愈合延迟。
22. 单丝和编织缝合线间有何差异？	单丝缝合线有“记忆”，通常需要打更多的结来保证安全。编织缝合线具有更高的拉伸强度，造成通过组织阻力更大，诱导了更强的炎症反应，而且更可能为微生物提供培养基。
23. 什么类型的表面轮廓最有利于二期愈合（图9.2）？	凹面。

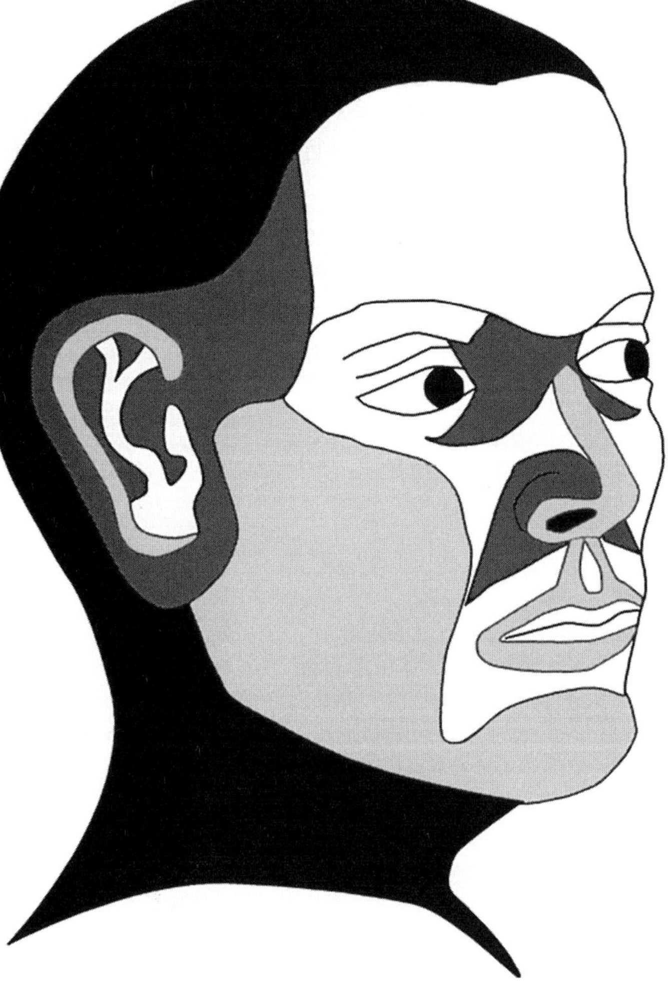

图 9.2 二期愈合后的整容效果。深灰色部分(鼻、眼、耳、颞部的凹面)通常愈合最完美。白色部分(额、对耳轮、眼睑、鼻的其余部分、嘴唇和脸颊)也可有令人满意的效果。浅灰色部分(鼻、唇、颊、下巴和螺旋的凸表面)愈合结果比较多样。(Used with permission from Papel ID, Frodel J. Holt GR, et al, eds. Facial Plastic and Reconstructive Surgery 3rd Edition. New York, NY: Thieme; 2009.)

24. 瘢痕修复有哪些手术技巧?	用直线、断线、W 形、Z 形或局部皮瓣切除或闭合;切除后皮肤移植术。
25. 什么药物可以被注射到瘢痕中来改善其外观?	类固醇(曲安奈德),抗肿瘤药物(5-FU 和博莱霉素)。
26. 硅在瘢痕修复中的作用是什么?	硅薄膜改善肥厚性瘢痕的机制尚未明确。一个假设是,直接压在伤口上硅薄膜的压力可以减少瘢痕的增生。另一个理论是,硅的保水能力会抑制成纤维细胞产生胶原蛋白和糖胺聚糖。
27. 瘢痕疙瘩和增生性瘢痕之间的主要差异是什么?	瘢痕疙瘩超出原有的伤口界限,而增生性瘢痕不超出伤口界限。

28. 阐述瘢痕疙瘩和增生性瘢痕的治疗方法。	封闭敷料、病灶内类固醇注射、冷冻治疗、放射治疗、5-FU、肉毒杆菌注射、他克莫司、维 A 酸、激光治疗、瘢痕切除联合上述处理。

复平术

29. 皮肤磨削术是什么，其在瘢痕修复中的作用是什么？	皮肤磨削术是一种去除表皮和乳头层，创造一个网状层创面的机械方法，可以使表皮和真皮乳头层损伤后愈合不留瘢痕。磨皮术通过改变瘢痕深度来帮助它与周围正常组织融合。它还试图制造一个与正常皮肤纹理和颜色高度匹配的伤口。
30. 真皮的哪一层包含皮肤的主要血液供应？	真皮网状层。
31. 磨削真皮乳头层影响哪些组织因子的释放？	• Ⅰ型前胶原。 • Ⅲ型前胶原。 • 转化生长因子 -β1。
32. 患者行皮肤磨削术前常规会提供哪种感染的预防？	单纯疱疹病毒，通常术前 24 小时开始，持续使用 5 天。
33. 哪种 Fitzpatrick 类型的皮肤在磨削术后皮肤色素异常（色素沉着或色素减退）的风险最大？	Fitzpatrick Ⅲ~Ⅵ型。
34. 对苯二酚的作用机制是什么？	对苯二酚阻断酪氨酸酶黑色素前体的发展，从而阻碍化学剥脱后新表皮愈合过程中新的色素形成。
35. 中深度化学剥脱的主要目的是什么？	• 破坏表皮病变。 • 复平中度光老化皮肤。 • 修正肤色异常。 • 修复轻度痤疮瘢痕。 • 光老化皮肤联合激光复平。
36. 贝克戈登酚（Baker-Gordon phenol）用来实现什么级别的化学脱皮？	深度化学脱皮。
37. 与酚化学剥脱相关的有哪些毒性？	• 心脏毒性。 • 肝毒性。 • 肾脏毒性。
38. 用什么方法来限制酚化学剥脱的潜在毒性作用？	• 在手术前和手术中给予静脉水化。 • 延长应用时间。 • 心电图监测。 • 氧气管理。 • 对心律失常、肝肾功能异常，或服用可能会增加心律失常风险药物的患者进行筛查。

39.LASER 是什么单词的缩写？	激光。
40. 激光在瘢痕修复中的作用是什么？	激光产生热损伤导致胶原收缩，也可以用于皮肤表面色素缺陷纠正。
41. 脉冲染料激光在瘢痕修复中的作用是什么？	585 nm 波长的脉冲染色激光可以降低瘢痕组织的血管密度和减少瘢痕发红。激光还可以减少成纤维细胞的数量和活性。
42. 二氧化碳激光的波长是多少（图 9.3）？	10 600 nm，红外光谱。

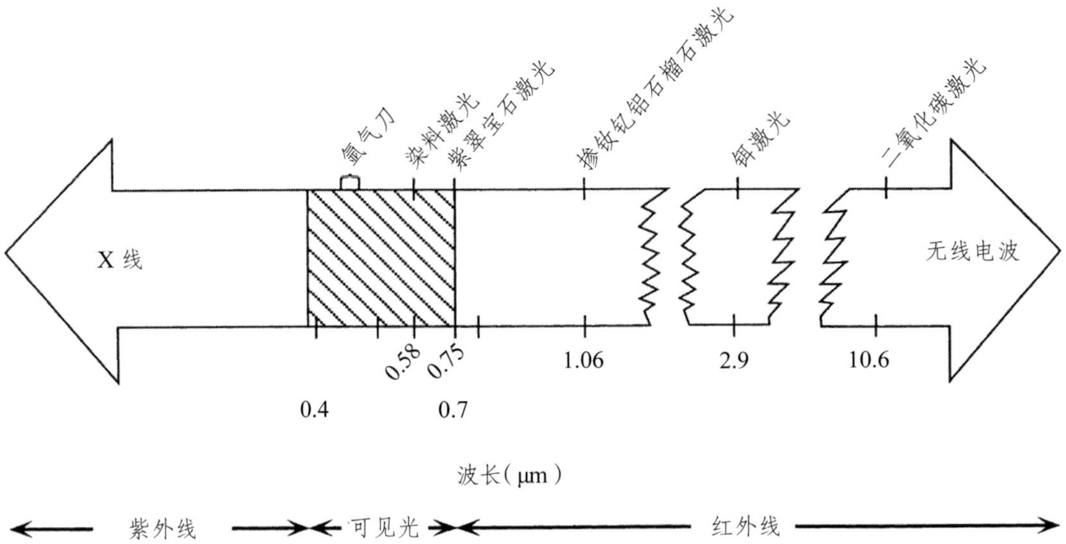

图 9.3 外科激光的电磁波谱。（Used with permission from Papel ID，Frodel J，Holt GR，et al，eds. Facial Plastic and Reconstructive Surgery 3rd Edition. New York，NY：Thieme；2009.）

43. 二氧化碳激光的什么特点使得它表面气化，并在很大程度上提供了一种你所看到的组织相互作用的类型，类似于电灼术？	它增加了高含水量组织的能量吸收。
44. 二氧化碳激光和铒激光的首选载色体是什么？	水。铒激光具有较强的组织吸水性，约为二氧化碳激光的 12 倍。
45. 铒激光的波长是多少？	2940 nm，红外光谱。
46. 激光流畅度的定义是什么？	单位面积（平方厘米）组织受到的能量（焦耳），用 J/cm^2 来表示。

47. 激光对特定组织的影响取决于哪四个因素?	• 激光的波长。 • 激光能量密度。 • 脉冲持续时间。 • 组织吸收。
48. 如何改变激光能量密度?	通过改变透镜的焦距或改变工作距离。
49. 多脉冲输送激光如何实现在更少的热损伤的同时传递更高的能量?	利用在脉冲间隔时间的邻近组织血流热沉效应。
50. 用来描述激光使光子在同一时间和空间相位上移动的特性的术语是什么?	一致性。
51. 描述激光－组织表面相互作用的术语是什么?	吸收、透射、反射、散射。

填充物和植入物

52. 哪种肉毒杆菌血清类型效果持续时间最长?	A 型(90~120 天)。
53. 肉毒杆菌的作用机制是什么?	肉毒杆菌阻止突触前神经分泌囊泡与神经突触质膜对接 / 融合(降解 SNAP-25 蛋白),并向神经肌肉接头释放乙酰胆碱。
54. 最有可能引起垂直眉间皱纹的是哪块肌肉?	皱眉肌。
55. 什么肌肉出现在眼眶 / 鼻突的内侧,外侧与眼轮匝肌,上方与额肌相互交叉?	皱眉肌。
56. 什么药物可以治疗的患者 A 型肉毒素相关上睑下垂,其作用机制是什么?	• 可乐定滴眼液,α2 肾上腺素能激动剂。使 Müller 肌肉收缩。 • 去氧肾上腺素可以在可乐定无效时使用。
57.A 型肉毒素反复注射后,患者似乎没有进一步的改善。最有可能的原因是什么?	中和抗体的形成致使抗毒素麻痹作用耐药形成。通常切换到另一个类型可以改善。
58. 什么肌肉可以用肉毒素治疗来减少“橘皮”样变或面部表情的酒窝外观?	颏肌。
59. 填充物在瘢痕修复中的作用是什么?	给凹陷的瘢痕提供大量的周围正常皮肤。
60. 列举组织来源可注射填充物。	• 牛胶原蛋白。 • 人颗粒“真皮基质”。 • 培养自体成纤维细胞。
61. 列举可植入的软组织填充物。	• 人脱细胞真皮。 • 猪脱细胞真皮基质。
62. 列举合成的选择性活性(可吸收)注射填充物。	• 钙羟基磷灰石。 • 聚乳酸颗粒。

63. 列举植入式合成聚合物?	膨体聚四氟乙烯(Gore-Tex)。
64. 哪种植入体粒径不易被巨噬细胞吞噬?	20~60μm。小于此范围的颗粒可引起慢性炎症反应,而较大的颗粒不易被吞噬,因此引起的炎症反应较小。
65. 使用聚甲基丙烯酸甲酯会面临什么样的挑战?	聚合的最后阶段是放热反应,可能会导致组织损伤。它会在固定后随时间流逝而松动,因此如果与鼻窦或额窦组织接触,植入物移除率较高。
66. 真皮脂肪移植较游离脂肪移植最大的优点是什么?	虽然真皮脂肪移植吸收率高达70%,但比游离脂肪移植吸收得少。
67. 描述面部脂肪移植在面部美容手术中的应用。	丰唇、眉间除皱、泪槽畸形矫正、鼻唇沟填充;面部脂肪萎缩区填充,填补瘢痕凹陷。
68. 当使用组织扩张器时,根据一般规则,扩展器的底座表面积应比缺损的尺寸大多少?	2.5倍。
69. 在组织扩张的背景下,什么是机械蠕变?	在软组织拉伸时,胶原蛋白和弹性蛋白的快速重组,以及组织间液和基质的分散。
70. 总结使用组织扩张器的并发症。	血肿、感染、排异、移位、上覆组织坏死、毛发脱落、疼痛、底层骨骼侵袭。
71. 为什么黄金和铂金是目前金属埋线眼睑手术的首选?	化学惰性和相对致密。

眉、额部抬升

72. 哪组面部表情肌负责眉间横向皱纹?	降眉间肌。
73. 隆眉手术中常用的两个解剖平面是什么?	• 帽状腱膜下。 • 骨膜下。
74. 哪种非手术方法可用于眉部整形术?	肉毒杆菌A型选择性地麻痹颞眉降肌(外侧眼轮匝肌),然后允许额肌抬高。
75. 列举用于眉毛整形的各种手术技术。	颞部抬升;直接眉部、额中部、颞部经除皱术扩展;冠状、悬吊式、内镜等方式提眉。
76. 颞浅筋膜与颞深筋膜之间的解剖结构是什么?	颞中脂肪垫。
77. 什么额部整形手术涉及分离皮下组织?	前额中部和直接眉部手术。
78. 前哨静脉是什么?	在隆眉手术中,分离颞部时,颧颞血管位于颞深筋膜和颞肌筋膜间。它在颞肌筋膜上的行径用来指示面神经额支。

79.Pitanguy 线指什么？	从耳垂到外眦的连线。这条线大致从螺旋根至外眦中点穿过颧骨，接近面神经额支的位置。
80. 男性眉毛的审美理想位置是哪里？	水平，位于眶上缘。
81. 女性眉毛的审美理想位置是哪里（图 9.4）？	眉毛应呈弧形在眼眶以上，其最高点在眼眶外侧缘的中线上。

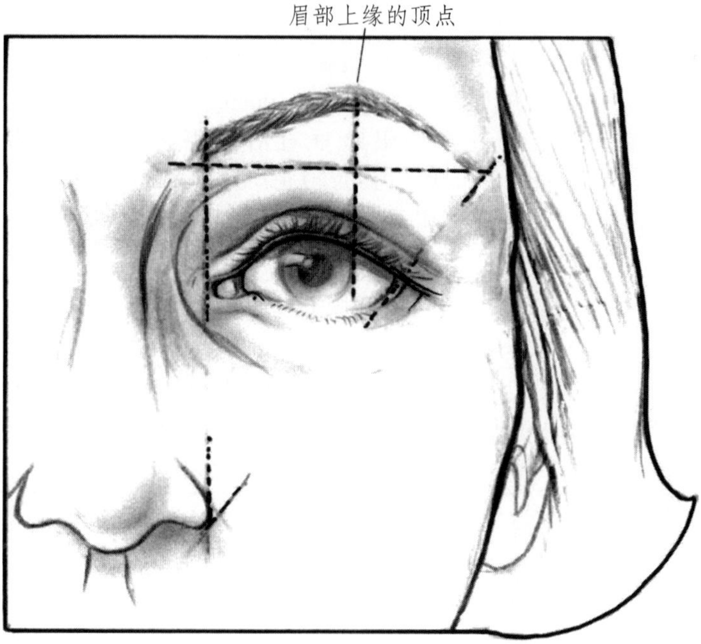

图 9.4　理想的女性眉毛位于眼眶上缘正上方，顶点与侧缘相切。（Used with permission from Papel ID，Frodel J，Holt GR. et al，eds. Facial Plastic and Reconstructive Surgery 3rd Edition. New York，NY：Thieme；2009.）

82. 额中部隆眉手术应该采用什么切口？	以消除现有的皱纹为中心，选择两个垂直于前额的皱纹为交错切口。
83. 对于发际线后退的男性，隆眉手术应选择哪种？	额中部隆眉术。
84. 当前，哪种手术方法是矫正眉下垂和额头、眉间除皱的首选？	内镜下重睑成形术。
85. 对眉下垂冠状位抬升的禁忌证是什么？	• 女性发际线高。 • 男性型秃发。 • 眉毛不对称。
86. 有多少比例的患者滑车上或眶上神经确实自隐窝出颅，使得其存在横断的危险？	10% ~30%。
87. 什么肌肉被认为是眉毛主要的提肌？	额肌。

88. 帽状腱膜与另外哪两个解剖结构相连?	向下与面部浅表肌肉腱膜系统（SMAS），外侧与颞肌筋膜（TPF）相连。

上睑下垂和眼睑成形术

89. 用于评估上睑下垂的四个临床测试标准是什么?	• 睑裂高度。 • 边缘反射距离。 • 上眼睑皱褶宽度。 • 提肌运动距离。
90. 如何评估眼睑下垂?	眼睑下垂应在额肌放松，眉毛固定的情况下凝视前方，平均垂直睑裂约 10mm。提上睑肌的功能是通过测量眼睑垂直活动距离（正常值为 12~18mm）。边缘反射距离是指角膜中央对光反射点和上眼睑边缘之间的距离（正常值约为 4.5mm）。
91. 相对于角膜缘，上眼睑的正常位置在哪里?	上眼睑缘通常在角膜上缘下方 1.5mm，在瞳孔内侧的最高点。
92. 描述理想的上睑形态。	自睫毛线至眼睑皱褶，男性为 6~8mm，女性为 8~10mm。上眼睑覆盖约 1.5mm 的虹膜，并且在第一眼位凝视时没有达到瞳孔的水平。
93. 哪两块肌肉负责提升上睑（图 9.5）?	上睑提肌和 Müller 肌。

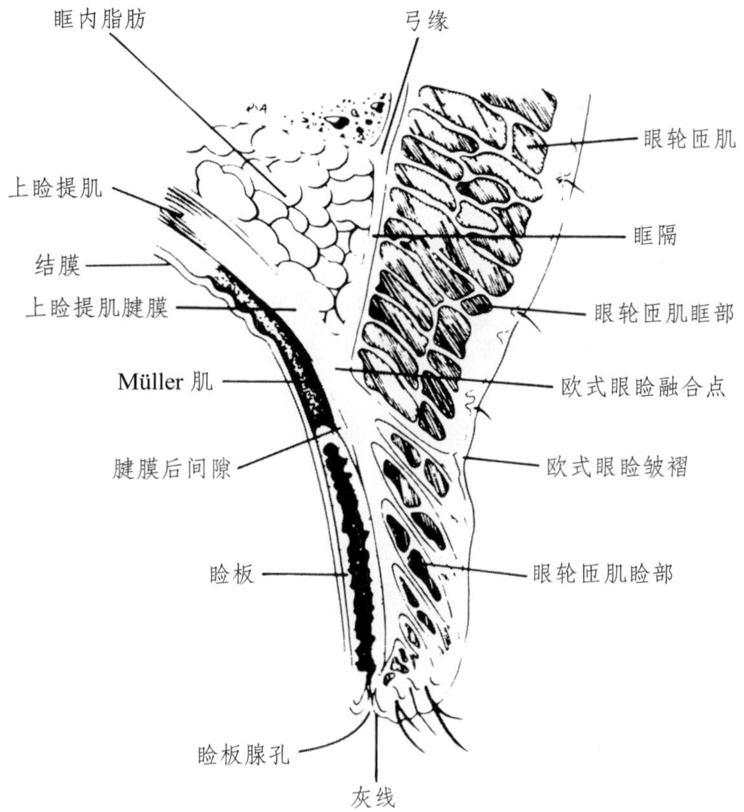

图 9.5　上睑的横切面解剖显示上睑提肌和 Müller 肌位置。（Used with permission from Edelstein DR, ed. Revision Surgery in Otolaryngology. New York, NY：Thieme；2009.）

94. 上睑提肌的起止点在哪里？	它起源于蝶骨小翼，止于上睑板。
95. 上睑提肌的神经支配是什么？	动眼神经。
96.Müller 肌的起止点。	Müller 肌起自上睑提肌下表面，止于睑板上部。
97.Müller 肌的神经支配是什么？	来源于颈丛颈上神经节的副交感神经，沿动眼神经走行。
98. 描述边缘皱距。	即向下凝视时从上眼睑皱褶至上眼睑边缘的距离。
99. 上睑成形术的下切口应该做在哪里？	在眼睑的皱褶内，即在底层上睑板上缘（睑缘以上，女性为 8~10mm、男性为 6~9mm）。
100. 什么是粟丘疹？	粟丘疹是 1~2mm 的白色囊肿，表现为面部的光滑结节。除了体积较小，它们与表皮样囊肿在组织学上是相同的。

101. 描述边缘反射距离 1。	凝视第一眼位时瞳孔对光反射的中心到上睑缘的距离。
102. 边缘反射距离 2 是指什么?	凝视第一眼位时下睑缘与瞳孔对光反射点之间的距离(一般为 5mm)。
103. 上睑下垂和上睑松弛有什么区别?	• 眼睑下垂(上睑下垂)指的是凝视第一眼位时,上睑缘位置异常低。 • 眼睑皮肤松弛是指单侧或双侧发作性的无痛性眶周水肿,所致眼睑多余。
104. 什么是假性上睑下垂?	上睑因为眼球或眉毛错位,而不是因为眼睑功能障碍而出现下垂的情况。
105. 什么原因会造成整形美容术后的眼球内陷?	眶脂肪切除过多。
106. 亚洲人和白种人上眼睑有什么解剖学差异?	亚洲人眼睑、眶隔与上睑提肌腱膜在上睑板缘下方融合。伴随筋膜或眶脂肪得以填充睑板的前表面,形成一个饱满、肥厚或肿胀的上眼睑。白种人的眼睑,上睑提肌腱膜穿过眶隔及眼轮匝肌附着于真皮,形成上睑皱襞。
107. 亚裔患者行内眦赘皮矫正术的最大风险是什么?	内眦区网形成。
108. 亚洲人具有"单眼皮"的百分比是多少,有内眦赘皮的百分比又是多少?	分别是 50% 和 90%。而且皮褶的宽度通常比较窄。
109. 上睑下垂的最常见类型是什么?	获得性腱膜性或老年性上睑下垂。
110. 获得性腱膜性上睑下垂的常见临床特征是什么?	上眼睑皱褶异常抬高,而上睑提肌功能正常或接近正常。
111. 先天性上睑下垂的最常见类型是什么?	先天性肌源性上睑下垂。是由于上睑提肌肌纤维发育不全而被纤维脂肪组织取代。
112. 先天性上睑下垂中单侧发病的比例是多少?	约 75%。
113. 先天性上睑下垂患者往往还伴有哪种眼部症状?	弱视。
114. 描述用于评估上睑下垂的肾上腺素试验。	该试验是将稀释的肾上腺素滴眼。等待 5 分钟后,测量睑裂和边缘反射距离并与基线相比较。若为阳性,应考虑 Müller 肌结膜切除术;若为阴性,则应采取外部上睑提肌增强术。
115. 描述继发于重症肌无力的肌源性上睑下垂的临床表现。	几乎所有的重症肌无力患者均会出现眼部症状,包括上睑下垂和复视。上睑下垂往往表现为双侧、进行性加重。症状也可能双眼交替出现。

116. 哪项手术技术可以用于治疗上睑提肌功能减退或丧失所致的上睑下垂?	额肌悬吊术。
117.Marcus Gunn 综合征的临床表现是什么?	三叉神经下颌支支配区域运动(咀嚼、张口)刺激同侧下垂上睑的抬升。

眼周重建

118. 眼睑重建最常见的原因是什么?	外伤后眼睑肿物切除术。
119. 眼睑的分层是什么?	分前、中、后三叶。
120. 眼睑的前、中、后三叶由哪些结构构成的?	• 前叶:皮肤和眼轮匝肌。 • 中叶:眶隔、眶脂肪和眶下纤维脂肪组织。 • 后叶:睑提肌、睑板和结膜。
121. 描述内眦的解剖结构。	内眦由泪道引流系统和内侧腱膜组成。内侧腱膜围绕泪囊(产生"泵"),并分裂形成附着于前后泪小点的前后头。内侧腱膜分叉分开与眼睑、眼轮匝肌和睑板的悬韧带相连。
122. 什么类型的上眼睑的缺陷可以通过第二种意愿治愈,并获得可接受的结果。	内眦区域小于 1cm,不涉及上睑边缘且损伤直径小于 5mm。
123. 眼睑一级闭合的最大缺损是多少?	成人 25%,具有显著眼睑松弛老年患者可达 45%。
124. 对于涉及上眼睑 50% 以上的缺陷,最常用的重建方案是什么?	Cutler-Beard 皮瓣。
125. 在 Cutler-Beard 皮瓣重建上睑后,新建的眼睑会缺少什么?	睫毛和睑板。如果需要可以重建睑板,但通常不进行此操作。
126. 描述 Tenzel 旋转皮瓣。	半圆旋转肌皮瓣是从眶外侧吸收多余皮肤,可用于重建宽达 60% 的上睑或下睑缺损。
127. 50% 以上的下眼睑缺损最常用什么类型的皮瓣重建?	Hughes 结膜瘢痕皮瓣。
128. Hughes 结膜瘢痕重建的眼睑解剖层是什么?	后叶。
129. 初次手术后,Hughes 结膜瘢痕和 Cutler-Beard 皮瓣通常什么时候分开?	4~6 周。

面部分析

130. 描述皮肤分型的 Fitzpatrick 量表。	(表 9.1)

表 9.1 Fitzpatrick 皮肤分型

类型	描述
Ⅰ	总是灼伤，从不晒黑(苍白肤色)
Ⅱ	易灼伤,较少晒黑(白皙肤色)
Ⅲ	有时晒伤,均匀晒黑(浅橄榄色)
Ⅳ	较少晒伤,总是晒黑(中等棕色)
Ⅴ	极少晒伤,极易晒黑(深棕肤色)
Ⅵ	从不晒伤(深棕至黑色肤色)

Data from Fitzpatrick TB. Soleil et peau [Sun and skin] . Journal de Médecine Esthétique. 1975(2): 33-34.

131. 描述光老化的 Glogau 分型。	• Ⅰ级：少许皱纹,年龄 28~35 岁,少有色素沉着,没有角化病。 • Ⅱ级：运动皱纹,年龄 35~50 岁,早期色素沉着和早期光化性角化病。 • Ⅲ级：静息皱纹,年龄 50~55 岁,整体色素改变,可见角化病和毛细血管扩张。 • Ⅳ级：严重的皱纹,60 岁及以上,皮肤癌前病变,弥漫性皱纹与色素沉着。
132. 描述 Frankfort 水平线(图 9.6)。	从外耳道的上缘延伸到眶下缘的假想线。

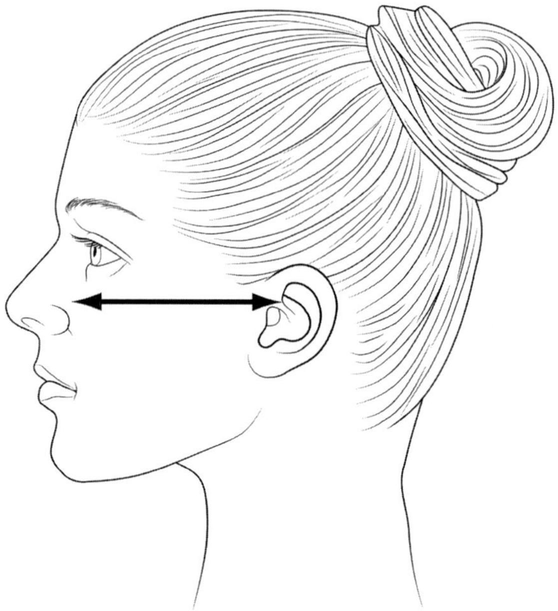

图 9.6 Frankfort 水平线。(Used with permission from Godin MS, ed. Rhinoplasty: Cases and Techniques. New York, NY: Thieme;2012.)

133. 理想的面部纵向比例是怎样的?	面部纵向长度可以分为三等分。上 1/3 为发际中点到眉间,中 1/3 为眉间到鼻下点,下 1/3 为鼻下点到颏。
134. 面部下 1/3 再如何细分(图 9.7)?	其上部 1/3 为鼻下点到口点,下 2/3 为口点到颏。

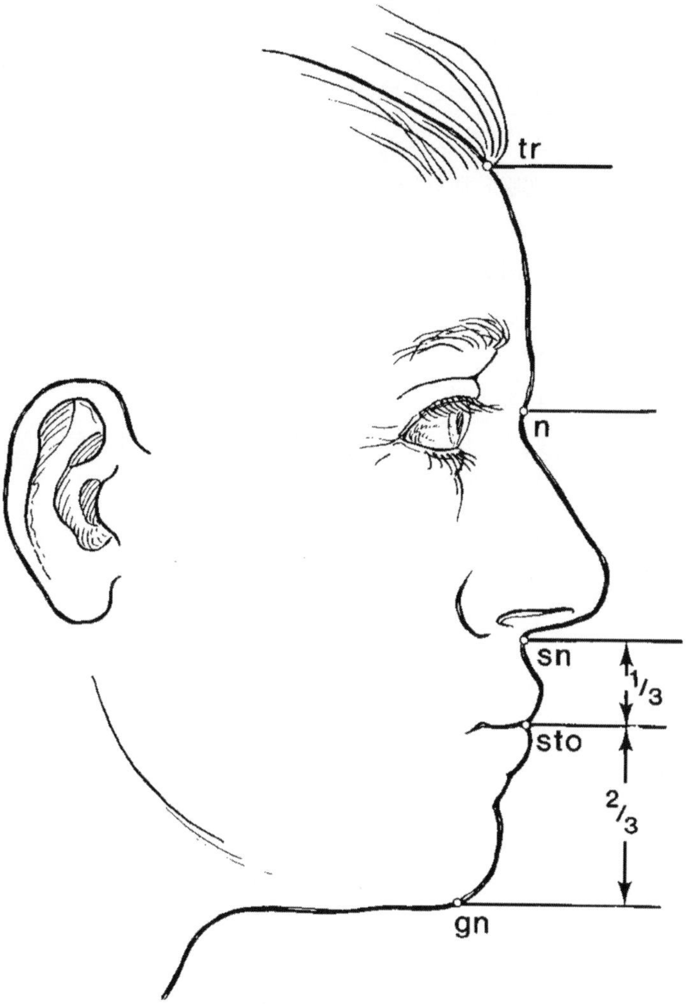

图 9.7 下面部经鼻下点(sn)、口点(sto)和颌下点(gn)分为两个部分。上唇与下唇至下巴之间高度的理想垂直比为 1:2。面部的下 1/3 的高度应与中 1/3[鼻根(n)到鼻下点(sn)]及上 1/3[发际中点(tr)到鼻根(n)]的高度相等。(Used with permission from Papel ID, Frodel J, Holt GR, et al, eds. Facial Plastic and Reconstructive Surgery 3rd Edition. New York, NY: Thieme; 2009.)

135. 描述如何将面部分成横向的五等分。	从正面看,面部以最外突(lateral-most projection)、外眦、内眦为标志分为五等分。

面部提拉和面部植入物

136. 颈部哪个层次与 SMAS 相邻?	颈阔肌。

137. 下巴是如何形成的?	咬肌皮肤韧带和腮腺皮肤韧带(Lore 筋膜)的松弛使颊脂垫向内下方迁移。当颊脂垫到达下颌皮肤韧带时,颊脂垫下降停止,导致下巴的下垂和下颌前线(Marionette 线)的加深。
138. 鼻唇沟是由哪些结构构成的?	颧大肌的远侧部分和颧小肌插入上唇外侧部分的真皮,形成鼻唇沟。
139. 衰老导致的鼻颧与泪槽畸形的形成过程是什么?	眶下脂肪下降、萎缩,颧脂垫聚集于鼻唇沟,造成眶下区裸露,眶下缘更为突出。
140. 颧假体植入最常用的手术入路是什么?	口内(尖牙窝)。
141. 在腮腺前方,哪个层次将面神经分支与SMAS 相分离?	腮腺咬肌筋膜。
142. 面部除皱术牵拉的载体是什么软组织?	后方及浅层软组织。
143. 在除皱术中,什么因素决定了耳前切口在发际线内或停留在鬓毛的下缘以下?	发际线水平。如果鬓毛在螺线上部 1~2cm 以下,切口可以斜入发际。如果鬓毛位置较高,则切口应该在鬓毛下方。
144. 列举会引起除皱术后皮肤坏死的危险因素。	吸烟、剥离过浅、伤口张力过大、未经处理的血肿、微血管相关的全身性疾病。
145. 吸烟将增加多少除皱术皮瓣坏死的风险?	13 倍。
146. 哪种面部提拉术最容易产生增生性瘢痕?	单纯皮肤面部拉皮术。
147. 除皱术最易损伤哪根神经?	耳大神经(1%~7%)。
148. 若除皱术过程中牵拉颈部皮瓣时不慎切断耳大神经,该如何处理?	端端吻合术。
149. 在除皱术中,在颞部及耳前提拉时,需要在两者间保留一个不间断的组织桥保护哪个结构?	面神经额支。
150. 面神经颞支位于哪个结构的深面(图 9.8)?	颞浅筋膜,又称颞腮腺筋膜。

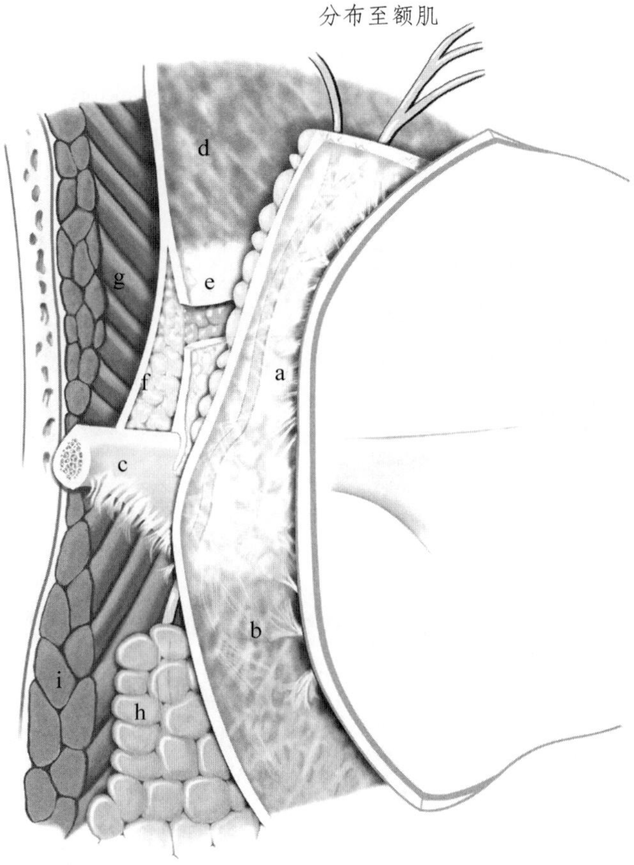

图 9.8　面神经额颞支一经分出立即穿入颞浅筋膜（颞顶筋膜）深面。（a）颞浅筋膜，（b）浅筋膜腱膜，（c）颧弓，（d）深颞筋膜，（e）深颞筋膜浅层，（f）深颞筋膜深层，上覆中间脂肪垫，（g）颞肌，（h）腮腺和（i）咬肌。（Use with permission from Gapone RB，Sykes JM，eds. Complications in Facial Plastic Surgery.New York，NY：Thieme；2012.）

151. 除皱术后 Satyr 耳的病因是什么？	耳垂向下张力导致耳垂移位。
152. 什么原因导致除皱术后眼镜蛇畸形？	颏下脂肪切除过度和（或）颈阔肌折叠不足。
153.“公火鸡”畸形的成因是什么？	颏下和颈部脂肪积聚所致的颈阔肌脱垂或下垂。
154. 如何确定颏颈角？	在侧视图中，由眉间线到颏部的线所产生的角度，和从颏下点到下颌角的相交线。
155. 有多少女性会在接受除皱手术后经历抑郁期？	50%。
156. 吸脂是如何导致皮下脂肪减少的？	直接去除脂肪细胞和诱导（脂肪）细胞凋亡。
157. 吸脂对于哪种类型的脂肪沉积最有效，先天性还是获得性？	先天性脂肪堆积不伴体重减轻。

158. 描述理想的下巴位置。	在下唇的唇边缘处画一条垂直线。男性颏部应刚好触及此线,并且可以向前超越此线 2mm。女性颏部应刚好触及此线,并且向后退缩不超过 2mm。
159. 用什么方法来确定理想的下巴投影(图 9.9)?	Gonzalez-Ulloa 法:从鼻根垂直于 Frankfort 水平线处画一条线。理想的下巴投影应该在这条线上。当下巴后缩,而患者咬合正常,即为颏发育不良。

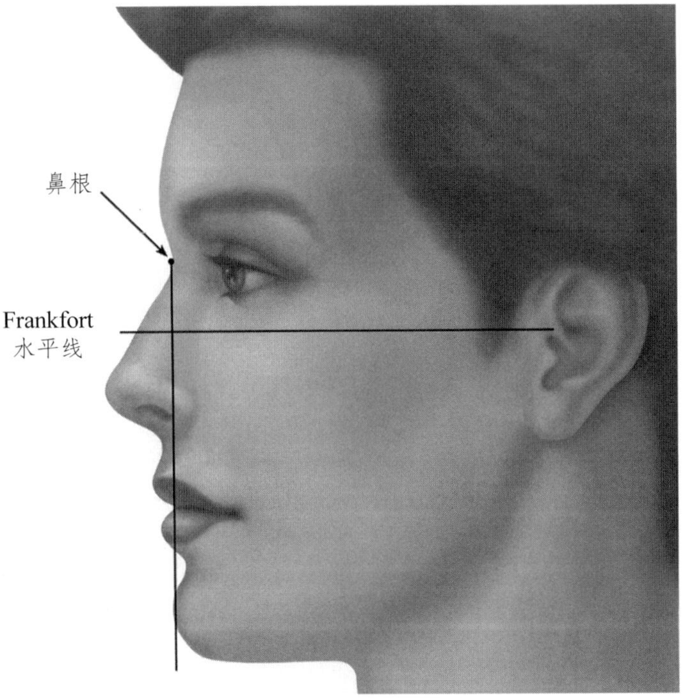

图 9.9 Gonzalez-Ulloa 法评估理想的下巴位置:从鼻根垂直于 Frankfort 水平线处画一条线。理想的下巴投影应该在这条线上。(Used with permission from Papel ID, Frodel J, Holt GR, et al, eds. Facial Plastic and Reconstructive Surgery 3rd Edition. New York, NY: Thieme; 2009.)

160. 小颏、小颌和下颌畸形的区别是什么?	• 小颏畸形是指颏发育不良,而下颌骨发育正常、咬合正常。 • 小颌畸形是指下颌骨发育不良,2 级咬合。 • 下颌畸形是指下颌骨发育正常,2 级咬合。
161. 颏孔的解剖标志是什么?	颏孔是可变的,但通常位于第二前磨牙下方。
162. 下巴植入的假体应该置于哪里?	低于颏孔,但高于下颌缘的肌肉附着处(一般为 8~10mm 的空间)。它可通过颏下皱襞切口横贯或经皮放置。
163. 下颌骨牵张成骨的适应证有哪些?	半侧颜面畸形、综合征相关的小颌畸形、重度阻塞性睡眠呼吸暂停、下颌角畸形或下颌发育不良引起的咬合不正。

鼻整形术和鼻再造术

164. 鼻由哪些亚单位组成(图 9.10)?

鼻背、鼻根、侧壁（两个）、鼻尖、鼻小柱、软组织三角（两个）和鼻翼（两个）。如果一个亚单位超过 50% 的部分损伤或被切除，在重建之前剩余的部分应该被移除。

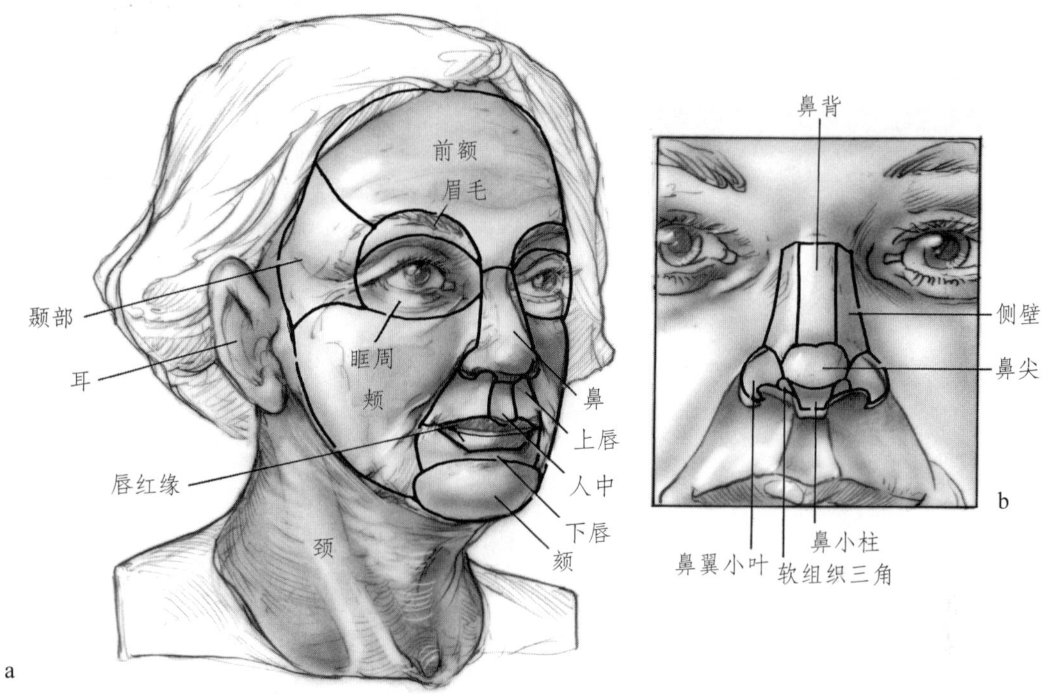

图 9.10　面部美学单位（a）和鼻部美学单位（b）。（Used with permission from Papel ID, Frodel J, Holt GR. et al, eds. Facial Plastic and Reconstructive Surgery 3rd Edition. New York, NY: Thieme; 2009.）

165. 鼻中隔有哪些动脉血供(图 9.11)?

- 蝶腭动脉。
- 筛前动脉和筛后动脉。
- 上唇动脉。
- 腭大动脉。

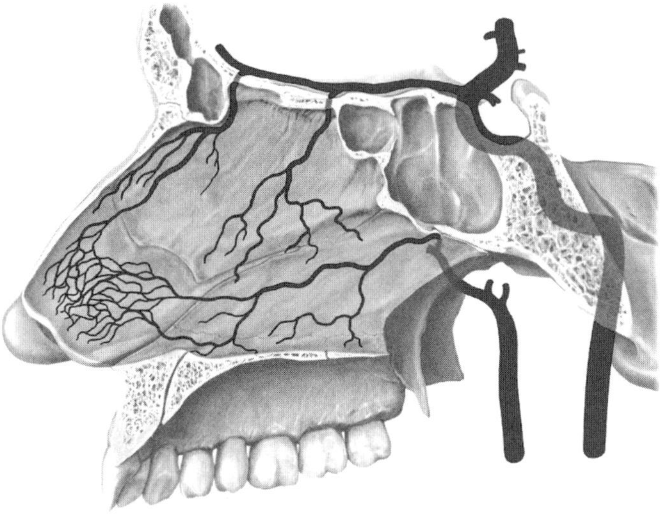

图 9.11 鼻中隔的血管供应：蝶腭动脉、筛前动脉和筛后窦动脉、上唇动脉以及腭大动脉。（Used with permission from Thieme Atlas of Anatomy: Head and Neuroanatomy, © Thieme 2007, illustration by Karl Wesker.）

166. 外鼻有哪些动脉血供?	• 面动脉。 • 内眦动脉。 • 上唇动脉。 • 眶下动脉。 • 眼动脉。
167. 亚洲人的鼻子有哪些特征?	厚、皮脂腺丰富、鼻根低、下外侧软骨支撑无力。
168. 与成人的鼻子相比，儿童鼻子的外观有哪些典型差异?	儿童的鼻子显示出更钝的鼻唇角，更圆的鼻孔，更短的鼻背和鼻小柱，较低的鼻尖和更低的鼻背突出度。
169. 青春期前儿童鼻中隔手术的首要关注点是什么?	鼻和上颌骨尚未发育完全。
170. 如何确定鼻额角(图 9.12)?	鼻背的相切线和眉 - 鼻根的相切线相交。

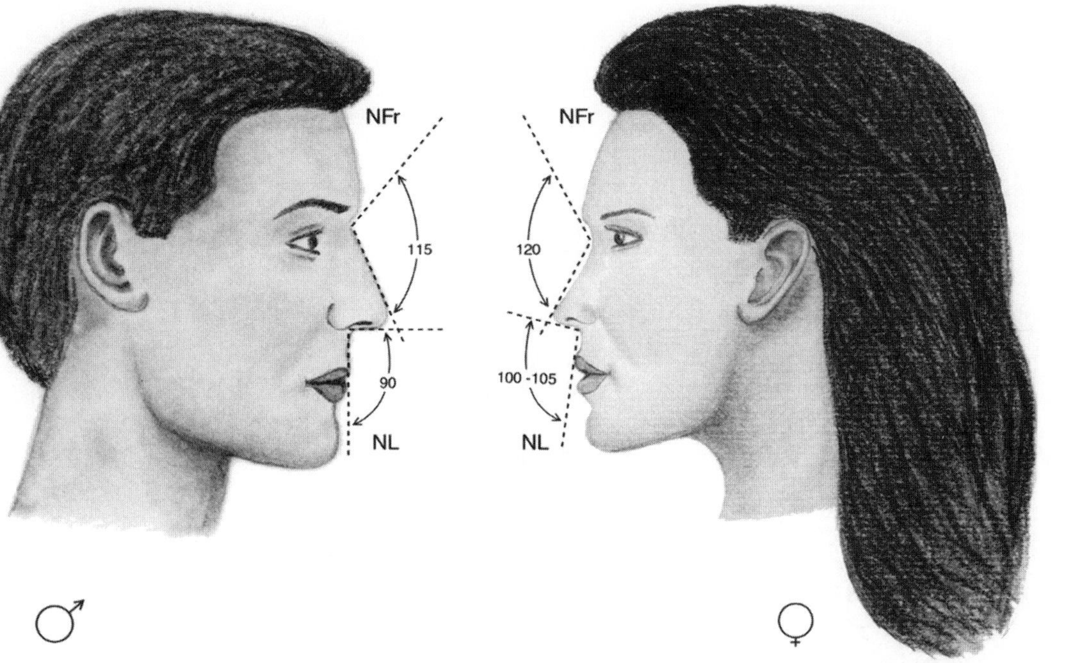

图 9.12　理想情况下男性和女性之间鼻额角（NFr）和鼻唇角（NL）的性别差异。(Used with permission from Papel ID, Frodel J, Holt GR, et al, eds. Facial Plastic and Reconstructive Surgery 3rd Edition. New York, NY: Thieme; 2009.)

171. 如何确定鼻面角?	从侧面看,它是一条与鼻尖和鼻根相交的鼻背平行线与一条眉到颏的垂直线所形成的夹角。
172. 如何确定鼻唇角?	从侧面看,它是鼻下点处一条垂直于 Frankfort 水平线和另一条通过鼻孔中点的线的夹角。
173. 在鼻部研究的背景下,如何定义“鼻尖表现点”这个名词?	穹隆前最突出的区域,表现为鼻尖下皮肤的两条反射光。
174. 描述测定鼻突出度的 Simons 方法。	鼻基底部到鼻尖部连线与鼻基底部到上唇唇红缘连线相比较。在理想的鼻子上,这两条线应该相等。
175. 描述测定鼻突出度的 Crumley 方法。	从侧面看,鼻可以看作一个 3-4-5 的三角形,其三个顶点分别为鼻翼面部褶皱、鼻尖和鼻背。鼻尖和鼻翼面部褶皱之间是三角形的最短边。鼻尖和鼻背部之间是最长边。另一种方法是测量鼻基底部到鼻尖部的距离,与鼻基底部到上唇唇红缘的距离相比较。如果鼻基底部到鼻尖的距离大于鼻基底部到上唇,鼻子就是过于突出的。

176. 描述测定鼻突出度的 Goode 方法（图 9.13）。	鼻翼面部褶皱到鼻尖的水平距离与鼻背到鼻尖距离之比为 0.55~0.6。如果比率 <0.55，鼻子突出不足。如果比率 >0.6，则鼻子过于突出。

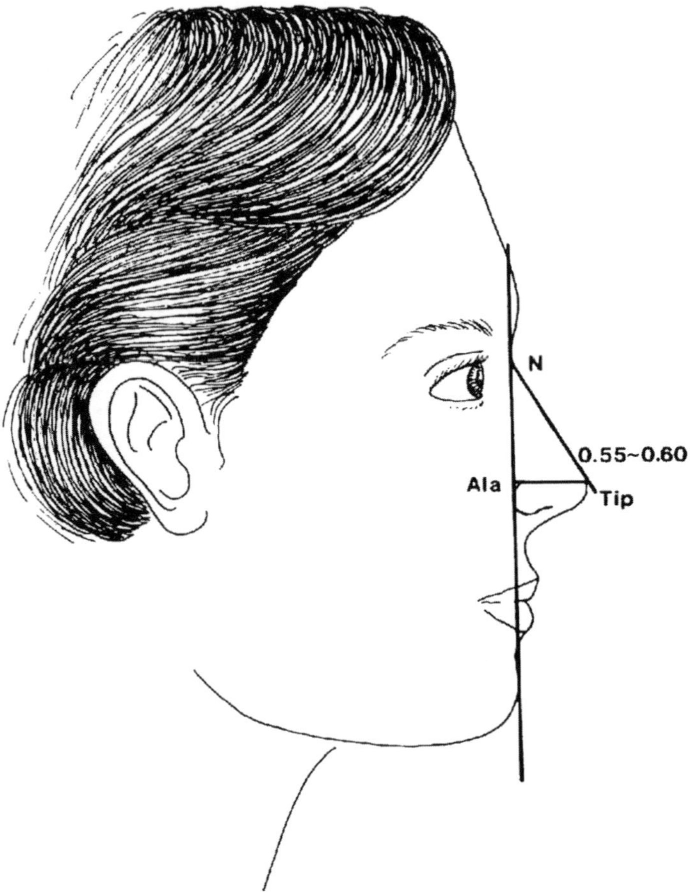

图 9.13 测定鼻尖突出度的 Goode 方法。鼻翼面部褶皱（Ala）到鼻尖水平线的距离与鼻背（N）到鼻尖的距离之比为 0.55~0.6。(Used with permission from Papel ID，Frodel J, Holt GR, et al, eds. Facial Plastic and Reconstructive Surgery 3rd Edition.New York, NY: Thieme; 2009.)

177. 如何确定鼻底的理想宽度？	它应该位于从内眦向下做的垂直线之内。
178. 在底位视图中，鼻小叶和鼻小柱的理想比例是多少？	鼻尖应占据上 1/3，而鼻小柱占据下 2/3。鼻尖大约是鼻底部宽度的 45%。
179. 在底位视图中，鼻小叶和鼻小柱的理想比例是多少？	1 ∶ 2。
180. 从侧位视图中，理想的鼻小柱应显露出多少？	2~4mm。

181. 描述鼻骨的解剖结构。	首先,鼻骨架由成对的鼻骨组成。上颌骨和腭骨组成了底部。鼻侧壁由上颌骨的内壁组成。上、中、下鼻甲骨附着在侧鼻壁上。筛板是鼻的顶部。骨性鼻中隔由犁骨和筛骨的垂直板构成。
182. 描述鼻的骨性支撑。	鼻的上 1/3 由鼻骨和上颌骨额突的中间部分支撑。鼻中隔背部和上外侧软骨构成鼻中间 1/3 的框架。鼻中隔前角和下外侧软骨组成鼻的下 1/3。
183. 鼻尖的主要支撑结构是什么?	• 下外侧软骨的固有长度和强度。 • 鼻头软骨和鼻中隔软骨尾部的连接。 • 下方外侧软骨的头缘和上外侧软骨的尾部的连接。
184. 鼻尖的次要支撑结构是什么?	前鼻棘,皮肤、软组织与下外侧软骨的连接,鼻中隔膜部,软骨鼻中隔背部,籽骨复合体,穹隆间韧带。
185. 鼻缝点(rhinion)是什么?	鼻缝点是骨性鼻背和软骨鼻背相交处对应的点。
186. 内鼻阈由些结构构成?	• 中间是鼻中隔。 • 侧面是上外侧软骨的尾侧和梨状孔。 • 下方和后方是下鼻甲的头端。
187. 外鼻阈由些结构构成?	• 侧面是梨状孔,下外侧软骨的外侧脚,纤维脂肪组织和鼻翼边缘。 • 上外侧是上外侧软骨的尾部。 • 中间是鼻中隔和鼻小柱。
188. 矫正外鼻阈塌陷的外科技术有哪些?	技术的选择取决于鼻阈损伤的原因。可选择的有鼻翼板条移植物,外侧脚支撑移植物,将较宽的鼻小柱缩小,矫正鼻中隔尾端偏曲,鼻翼外张缝合。
189. 鼻收缩结构由哪些肌肉构成?	降眉间肌肉,方肌(提上唇鼻翼肌),鼻肌(横部和翼部)和降鼻中隔肌。
190. 鼻扩张结构由哪些肌肉构成?	后鼻孔开大肌和前鼻孔开大肌。
191. 哪个肌肉会降低鼻尖?	降鼻中隔肌。会使鼻尖变圆、压低、延长,从而影响美观。可以在鼻整形时,通过切断该肌肉与鼻小柱底部的连接而得到改善。
192. 鼻整形中的边缘切口是什么?	沿下方外侧软骨尾端切开的切口。
193. 鼻整形中鼻翼缘切口是什么?	沿鼻翼缘切开的切口。由于随之而来的鼻翼下凹,该方法已基本被淘汰。
194. 哪些经鼻小柱切口可用于外入路鼻整形?	V 形、倒 V 形、阶梯形或微曲线形。

195. 描述鼻尖的手术入路。	鼻内入路可分为非释放技术和释放技术。非释放技术包括经软骨和软骨间逆行切除。释放方法包括做软骨间切口和边缘切口以创造一个 chondro-cutaeous 瓣。一个开放(外)入路包括一个鼻小柱正中切口和双外侧边缘切口。
196. 列举提高鼻突出度的技巧(图 9.14)。	外侧脚递进,盾形移植物,沿鼻中隔尾侧内侧角前移,鼻小柱支撑移植物,穹隆垂直分离,穹隆间缝合,切牙骨前移植物。

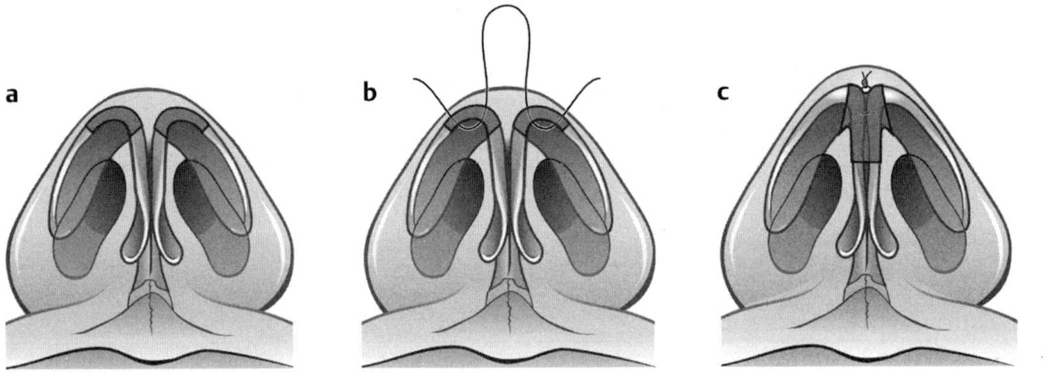

图 9.14 外侧脚递进技术提高鼻尖突出度(a 与 c 对比)和以外脚为代价延长内脚从而增加鼻尖旋转度(b 和 c)(Used with permission from Georgalas C, Fokkens W, eds. Rhinology and Skull Base Surgery. New York, NY: Thieme; 2013.)

197. 列举减少鼻尖突出度的技巧。	• 连接内侧和外侧脚瓣。 • 全贯穿切口。 • 鼻中隔缩小。
198. 列举提高鼻尖旋转度的技巧。	• 外侧脚递进。 • 鼻尖移植物。 • 穹隆垂直分离。
199. 描述 Goldman 的穹隆垂直分离法。	通过边缘切口和软骨间切口移动下外侧软骨。通过穹隆做垂直切口,使软骨从外侧脚转移到内侧脚。切口通过覆盖的前庭皮肤和黏膜。使三脚架的中脚长度增加,从而增加鼻尖突出度和提高鼻尖细化。
200. 描述穹隆垂直分离的 Simons 改良法。	与 Goldman 法大致相同,除了: • 不切开前庭皮肤和黏膜。 • 在穹隆分离区切除一块三角形的软骨。 • 内脚被重新放置在更好的矢量方向上。

201. 哪些因素可能导致患者发生鼻整形术后鼻内阈阻塞？	• 上方外侧软骨薄弱。 • 鼻骨短。 • 皮肤薄。 • 既往手术或外伤史。
202. 应采用哪些技术来降低鼻整形术后中穹隆畸形的可能性？	• 保留中鼻拱黏膜。 • 如果上方外侧软骨和鼻背分离，将两者重新连接。 • 保守性鼻背驼峰复位。 • 避免过度截骨。
203. 哪些外科技术能用于矫正内鼻阈狭窄？	须根据鼻阈损伤的原因选择方法。可选择的包括撑开移植物、瓣成形术、耳甲软骨蝶形移植物、扩张缝合、鼻中隔成形术和下鼻甲缩小。
204. 鼻整形中，为了减少鼻翼塌陷的风险，水平头端切除后需要保留多少外侧脚软骨？	6~8mm。
205. 鞍鼻畸形的原因有哪些？	既往手术导致的上方外侧软骨支撑不足或缺少足够的鼻中隔背侧尾侧支撑（每个方向至少减少1cm）；既往创伤伴随鼻中隔血肿 / 脓肿和鼻中隔支撑缺失；使用可卡因或神经性挖鼻造成的自伤；医学条件，包括韦格纳肉芽肿病、复发性多软骨炎和梅毒。
206. 哪些自体组织可用于鼻背骨骼重建？	肋软骨、耳甲软骨、颅骨和髂嵴。
207. 修复鞍鼻畸形的禁忌证有哪些？	• 使用鼻内可卡因。 • 一般健康状况不佳。 • 复发性多软骨炎控制不佳。
208. 描述内、外、中侧截骨的实施顺序。	首先进行内侧截骨术，如有需要再进行中间截骨术，最后进行外侧截骨术。如果首先进行外侧截骨术，骨刀很难在活动的骨段上进行内侧截骨术。
209. 鼻整形后倒 V 畸形的原因是什么？	上外侧软骨塌陷伴随上外侧软骨和鼻中隔间夹角变小，导致中鼻拱挤压和内鼻阈塌陷。
210. 造成鼻整形后开顶畸形的原因是什么？	骨鼻背减少后不完全的外侧截骨，导致两侧鼻骨间的缝隙。
211. 鼻整形后阶梯畸形的原因是什么？	阶梯塌陷是指在距正中较远的位置实施外侧截骨，使鼻侧壁上出现明显的凹陷。
212. 跷跷板（rocker）畸形是什么？	如果截骨向上延伸的过远，较厚的额骨可能被包含在骨折线内。当鼻骨在内部断裂时，较厚的上额骨将横向“摇摆”。

213. 鸟嘴(pollybeak)畸形是什么?	与鼻尖相比,鼻尖上区过于饱满。
214. 鸟嘴畸形的原因有哪些?	软骨鼻背驼峰祛除不足,鼻骨过度切除,缺少鼻尖支撑或鼻尖上区瘢痕过度形成。
215. 什么是鼻 bossae?	穹隆区下外侧软骨明显的、通常边界分明的结节。
216. 鼻整形后鼻翼退缩的原因有哪些?	外侧脚的过度切除,前庭黏膜切除和鼻翼缘切口。
217. 用于面部重建的复合移植物的最常见供体是什么?	耳,包括耳郭软骨。
218. 什么是帐篷杆(tent pole)畸形?	与外侧脚相比,内侧脚过长,从而导致明显的凹陷和过于突出且紧缩的鼻尖,通常继发于垂直穹隆分离过程中外侧脚内收过度。
219. 切牙骨后移与哪些体格检查结果相关?	较锐的鼻唇角,静息时难以保持嘴唇闭合,鼻尖下垂。
220. 哪些材料可用于切牙骨填充?	• 自体移植物:肋软骨、游离的颅骨移植物、髂嵴、耳甲软骨、鼻中隔软骨。 • 同种异体移植物:尸体脱细胞人类真皮,受过辐射的肋骨。 • 合成材料:有机硅、羟基磷灰石、聚四氟乙烯。
221. 描述肥大性酒糟鼻的两个早期表现。	鼻远端毛孔扩张和毛细血管扩张。
222. 肥大性酒糟鼻可以表现为哪种其他类型皮肤疾病的终末期?	酒渣鼻,虽然并非所有肥大性酒糟鼻患者都有酒渣鼻病史。
223. 鼻皮肤纤维的皮脂腺肥大会导致哪种鼻部疾病?	肥大性酒糟鼻。
224. 哪种恶性疾病可能与肥大性酒糟鼻有关?	基底细胞癌。
225. 哪些人群最易患肥大性酒糟鼻?	虽然与男性相比,酒渣鼻在女性中更常见(3∶1),但肥大性酒糟鼻常见于男性(30∶1)。该疾病常见于50~70岁的白人男性。
226. 如何治疗肥大性酒糟鼻?	可通过保守治疗控制炎症,类似于酒渣鼻。对于明显的肥厚、畸形和鼻阻塞,通常二氧化碳激光联合或不联合皮肤削磨术是最常用的外科修复方法。

耳成形术和耳再造

227. 描述耳郭在颅骨上的理想位置。	乳突皮肤至外侧耳轮缘的距离为2~2.5cm。女性耳的平均长度为5.9cm,男性为6.4cm。从俯视图看,耳应该突出于颅骨20°~30°(颅耳角)。

228. 简述耳成形术的 Mustarde 法(图 9.15)。	做耳后切口和上软骨膜切除。将耳折叠成所需的形状,从耳郭的后表面缝合至前表面,但不穿过真皮。每个褥式缝合内外端间隔 16mm。每个褥式缝合上下端垂直距离为 10mm。褥式缝合间隔 2mm。

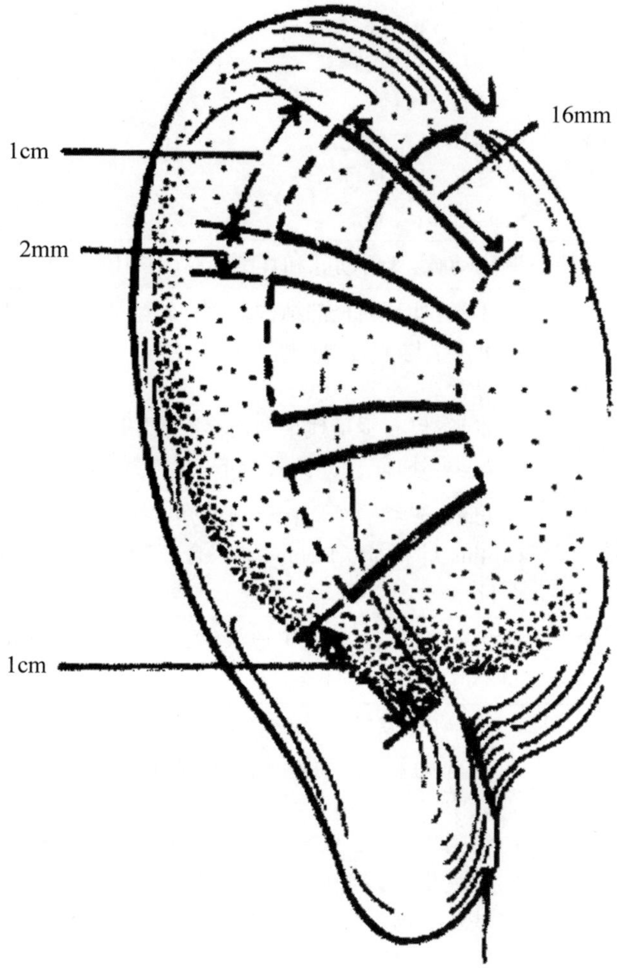

图 9.15 Mustarde 耳成形术。左耳郭的后视图展示理想的缝合位置。(Used with permission from Papel ID, Frodel J, Holt GR, etal,eds.Facial Plastic and Reconstructive Surgery 3rd Edition. New York, NY: Thieme; 2009.)

229. 描述耳成形的 Furas 法。	用持续水平褥式缝合将耳窝后固定于乳突骨膜,伴或不伴耳甲软骨修剪。
230. 某患者为了治疗招风耳接受耳甲后移术。术后患者出现外耳道狭窄。造成这一并发症的主要原因是什么?	乳突骨膜缝合过于靠前,使耳窝紧贴外耳道。

231. 引起电话耳（telephone ear）畸形的原因是什么？	耳成形中对招风耳的中 1/3 过度矫正。
232. 耳的亚结构有？	耳轮、对耳轮、舟状窝、三角窝、耳甲艇、耳甲腔、耳屏、对耳屏、耳垂。
233. 耳郭起源于什么胚胎结构？	胚胎的 6 个耳丘。耳丘 1~3 由第一鳃弓发育而来，耳丘 4~6 源于第二鳃弓。 • 耳丘 1：耳屏。 • 耳丘 2：耳轮脚。 • 耳丘 3：耳轮。 • 耳丘 4：对耳轮。 • 耳丘 5：对耳屏。 • 耳丘 6：耳垂。
234. 哪些动脉为耳郭供血？	颞浅动脉、耳后动脉和耳深动脉（作用较小）。
235. 描述小耳畸形分级的分类系统。	• Ⅰ类：外耳的全部结构都存在轻微的发育不良。 • Ⅱ类：与Ⅰ类小耳畸形相比，结构更小或形态更异常。 • Ⅲ类：仅有少量残余结构存在（花生样）。 • Ⅳ类：外耳缺失（无耳畸形）。
236. 哪些先天性综合征和小耳畸形有关？	Goldenhar 综合征、半侧颜面短小畸形、Treacher Collins 综合征、Robinow 综合征和腮－耳－肾综合征。
237. 患者何时可以考虑接受小耳畸形修复？	6 岁，此时耳已接近于成人大小并且肋软骨数量足够。
238. 简述自体肋软骨小耳畸形修复的步骤。	• 第一步：从第六、第七、第八肋取肋软骨；修剪成耳郭的形状；将其置于外耳道后方的皮下囊袋中。 • 第二步：耳郭残余组织向下旋转，重建耳垂。 • 第三步：提高新耳郭远离乳突，并放置耳郭后皮肤移植物。 • 第四部：耳屏修复。
239. 对于需要自体软骨移植的小耳畸形患者，大多数权威人士推荐其何时进行闭锁的修复？	通常在肋软骨片置入且通过后方皮肤移植物远离乳突之后。在小耳畸形修复早期，该步骤适用于血供优化。

唇再造术

240. 下唇光化性唇炎有哪些可选的治疗方法？	较小的病变可采用冷冻治疗，然而广泛的病变可能需要唇红缘切除术或二氧化碳激光射频消融。

241. 对于不超过唇全长 30% 的全层缺损，有哪些可供选择的重建方式？	一期愈合时可用楔形或 W 形切除。
242. 对于累及唇全长 50%~75% 的全层缺损，有哪些可供选择的重建方式？	• Abbe 瓣。 • Estlander 瓣。 • Gillies 扇形瓣。 • Karapandzic 瓣。
243. 对于超过唇全长 75% 的全层缺损，有哪些可供选择的重建方式？	• 双侧鼻唇沟瓣。 • Karapandzic 瓣。 • Bernard-Burrow 瓣。 • Fujimori 大门瓣。 • 前臂桡侧筋膜瓣进行微血管重建。
244. 描述 Abbe 瓣和 Estlander 瓣的异同点。	两种皮瓣都涉及在上下唇之间转移全层带蒂瓣，两者都用于 50%~75% 的唇缺损，并且都基于唇动脉蒂。Estlander 瓣用于口角和侧唇的缺损，而 Abbe 瓣用于中央缺损。
245.Gillies 扇形瓣动脉蒂取自于哪个动脉？	上唇动脉。

唇裂和腭裂

246. 描述唇的胚胎发育。	孕第 4 周时，起源于第一鳃弓的成对上颌突出现。前脑腹侧的间充质增生形成额鼻突。额鼻突两侧隆起出现鼻板。孕第 5 周，鼻板内陷出现鼻窝。鼻窝内侧和外侧的隆起组织分别称为内外鼻突。第 5~7 周，内上颌突向内生长与内鼻突融合，形成上唇。内鼻突之间的融合，形成人中、上唇中部、鼻小柱和鼻尖。上唇外侧部分则起源于上颌突。
247. 孕妇使用哪种药物与唇裂和腭裂发生率显著增加有关？	苯妥英钠。
248.Pierre Robin 序列征的典型表现是什么？	• 小颌畸形。 • 舌后坠。 • 腭裂。
249.Van Der Woude 综合征是什么？	一种常染色体显性遗传病，特征为下唇瘘、唇腭裂、先天性心脏病、并指和舌系带过短。
250. 腭心面综合征的典型表现是什么？	面部不对称伴面中部较长、耳郭位置低、宽鼻根伴球形鼻尖、小颌畸形、小头畸形、颈内动脉内移。
251. 完全和不完全唇裂的区别是什么？	完全唇裂是累及唇全部垂直高度的全层缺损，并延伸至鼻部。不完全唇裂不累及唇的全部垂直高度，且包括一个穿过鼻孔的桥接组织网。

252. 描述双侧唇裂的解剖结构。	口轮匝肌纤维平行于唇裂边缘。在内侧，肌纤维插入鼻小柱，在外侧肌纤维插入鼻翼。唇前段由无功能的纤维组织构成。前颌和中颌牙槽突起。
253. 黏膜下腭裂有哪些表现？	• 腭垂裂。 • 硬腭缺损。 • 可触及或可见的腭中线肌肉分离。
254. 哪些肌肉构成腭咽括约肌？	腭帆提肌、腭帆张肌、腭舌肌、咽腭肌、咽缩上肌和腭垂肌。
255. 在言语产生时，哪个肌肉主要负责闭合腭咽？	腭帆提肌。
256. 简述唇裂修复的“10”原则。	患儿至少 10 周龄，血红蛋白 >10g/dL，体重至少 10 磅（约 4.5kg）时才可接受唇裂修复。
257. 修复单侧唇裂的技术有哪些？	Millard 旋转推进瓣，LeMesurier 四边形瓣，Randall-Tennison 三角形瓣修复，Skoog 和 Kernahan-Bauer 上下唇 Z 形成形修复。
258. 腭裂修复技术有哪些？	早期腭帆成形术，反向双 Z 成形术，腭裂修复术，双蒂皮瓣腭修复术（von Langenbeck），腭延长（V-Y 后推腭成形术）。
259. 腭裂修复术有哪些并发症？	出血、感染、口鼻瘘、腭咽闭合不全、伤口裂开、气道阻塞和阻塞性睡眠呼吸暂停。
260. 简述单侧唇裂相关的鼻畸形。	唇裂侧存在异常短的内侧脚和过长的且向尾端移位的外侧脚。鼻底缺陷，鼻翼基底部向后侧、外侧、下方移位。鼻尖、鼻小柱和鼻中隔偏向非唇裂侧。
261. 简述双侧唇裂相关的鼻畸形。	鼻尖扁平且宽。鼻小柱的皮肤和软骨缺损。鼻孔呈水平方向，而鼻翼向外下后方移位。
262. 何时应进行先天性单侧唇裂鼻成形术？	与唇裂修复同时进行，即 3 月龄时。

毛发移植

263. 头皮各个层次分别是什么？	皮肤、疏松结缔组织、帽状腱膜（或颅顶腱膜）、疏松间隙组织、骨膜。
264. 头皮的五条主要供血动脉是？	• 滑车上动脉。 • 眶上动脉。 • 颞浅动脉。 • 枕动脉。 • 耳后动脉。
265. 毛球由什么组成？	毛乳头与周围的表皮细胞结合。

266. 毛球的功能是什么?	形成毛干。
267. 什么是毛囊单位?	一至四根毛发伴神经血管丛,立毛肌和皮脂腺组成一个毛囊单位。
268. 毛发的生长阶段是什么?	• 生长期。 • 退化期。 • 静止期。
269. 头发生长周期的主要生长阶段是什么?	生长期。
270. 脱发有哪些感染性和炎性原因?	皮肤癣菌、蠕形螨、毛囊炎、继发性梅毒、脂溢性皮炎、银屑病、石棉状糠疹。
271. 男性脱发的最常见原因是?	雄激素性脱发。
272. 哪种激素在雄激素性脱发中起最重要作用?	双氢睾酮。
273. 脱发应用最广泛的分类系统是什么?	Norwood 分类系统(Ⅰ ~ Ⅷ期)。
274. 女性雄激素源性秃发最常用的分级系统是什么?	Ludwig 分类系统(1~3 级)。
275. 脱发治疗中非那雄胺的作用机制是什么?	5α- 还原酶抑制剂;阻止血清中睾酮转化为二氢睾酮。
276. 脱发最常用的外用药是什么?	米诺地尔。治疗作用是延长毛发生长期并增加毛囊的血供。
277. 脱发患者使用米诺地尔多久能见到显著的效果?	4~6 个月。
278. 毛发移植手术使用什么样的毛发能获得更好的结果?	与皮肤颜色相称、质地粗、密度大、卷曲的毛发。
279. 什么是毛囊单位提取术?	单独提取毛囊单位的过程。与皮瓣切取术相反,后者是切取一条头皮,然后将其分割成毛囊单位。
280. 毛囊单位提取术的优点是什么?	可从头皮多个不同的区域获得。与皮瓣切取术相比,避免了较长的术后瘢痕。
281. 毛囊单位微型移植和微小移植的区别是什么?	微型移植以一或两个毛囊为一个单位,主要用于发际线,而微小移植是三或四个毛囊,用于大部分位置。
282. 移植后,新移植的毛发会进入哪个生长阶段?	静止期。应告知患者移植后的毛发会脱落,并在3~4 个月后重新生长。
283. 用于毛发移植的毛发皮瓣供体通常取自于哪里?	枕骨隆突附近的枕区。

284. 与毛发移植相比，头皮瓣有哪些主要的优点？	头皮瓣能维持毛囊的血供，从而避免毛发进入静止期；头发能在移植后立即继续生长；头发的密度能立即达到最大化。
285. 什么是 Juri 瓣？	Juri 瓣是以颞浅动脉为蒂的轴型头皮皮瓣，能使全部前额发际线被一个皮瓣覆盖。
286. 在毛发修复的背景下，什么是头皮缩小术？	头皮缩小术是指通过连续切除来减少脱发头皮区域表面积的技术。被切除的脱发区一期缝合或用不同的局部皮瓣缝合。
287. 总结组织扩张器在毛发修复中的作用？	组织扩张器不会增加毛囊的数量，但能增加毛囊间的距离，从而覆盖更大的区域。通常它们可扩张 2 倍，但不会明显变薄。

皮肤移植

288. 与断层皮肤移植物相比，全层皮肤移植物的优点是什么？	• 颜色和质地更匹配。 • 更少的瘢痕挛缩。 • 不需要额外的取皮器械（取皮机）。 • 供体区伤口护理更容易，不规则伤口减少。
289. 用于面部重建的全层皮肤移植物最常见的头颈部供区是哪里？	上睑、耳前或耳后、锁骨上、鼻唇沟和前额。
290. 全层皮肤移植物在最初的 24~48 小时内如何存活？	血浆浸润：受区液体内的营养物质扩散，之后，毛细血管在 48 小时内吻合。
291. 皮肤移植失败的主要原因是什么？	感染、剪切力，移植物和受植床间的积液。
292. 皮肤移植物上的支撑敷料的作用是什么？	能最大程度确保移植物和受植床接触，并减少可能影响移植物存活的剪切力。

局部转移皮瓣

293. 以血供为标准，局部转移皮瓣主要有哪两类？	• 任意型（以真皮下血管丛为蒂）。 • 轴型（以知名血管为蒂）。
294. 皮瓣延迟的定义是什么？简述其作用。	皮瓣延迟术是指在最终的移植前，将皮瓣沿血管蒂剥离，在将其放回供皮区数天或数周。该方法被认为能将皮瓣调节到缺血状态和（或）提高血管蒂血供。
295. 用于头颈修复的四种主要的皮瓣是什么？	• 旋转皮瓣。 • 移位皮瓣。 • 插入皮瓣。 • 岛状皮瓣。
296. 哪种形状的缺损最适合用旋转皮瓣封闭？	三角形缺损。

297. 插入皮瓣的定义是什么？	是局部转移皮瓣的一种，它的血管蒂从上方或下方越过相邻组织，到达不相邻的缺损处。通常需要二期操作以断蒂。
298. 推进皮瓣的定义是什么？	它是一种具有线性结构的皮瓣，通过向缺损处滑动将其封闭。
299.Z 成形闭合术的优缺点是什么？	• 优点：可以使瘢痕平行于剩余皮肤的张力线，需要最小限度切除正常皮肤，阻碍皮肤挛缩的压力，产生比直线相对不明显的断线。 • 缺点：增加瘢痕的总体长度。
300. 当使用 30°、45° 和 60° 角时，Z 成形术中间轴的长度大概是多少（图 9.16）？	分别是 25%、50% 和 75%。

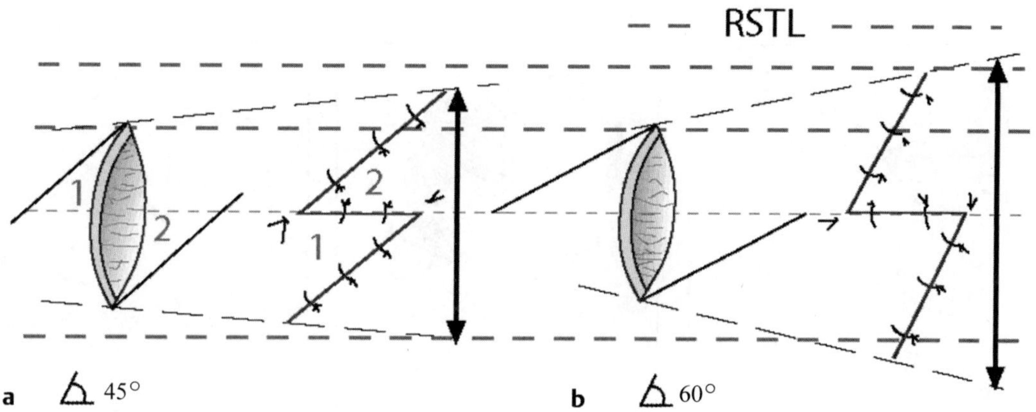

图 9.16　简易 Z 成形术位移皮瓣示意图。（a）45° 的 Z 成形术将中间轴延长 50%。（b）60° 的 Z 成形术将中间轴延长 75%。30° 的 Z 成形术将中间轴延长 25%（未显示）。（Used with permission from Weerda H. Reconstructive Facial Plastic Surgery：A Problem-Solving Manual.New York，NY：Thieme；2001.）

301. 菱形皮瓣的内角是多少？	60° 和 120°。
302. 简述最初由 Esser 提出的双叶瓣技术（图 9.17）。	是一种双移位皮瓣，第一个皮瓣向缺损处移动 90°，且与缺损大小一致。第二个皮瓣向缺损处移动 180° 且稍小于第一个皮瓣，并对第二个皮瓣造成的缺损进行一期缝合。

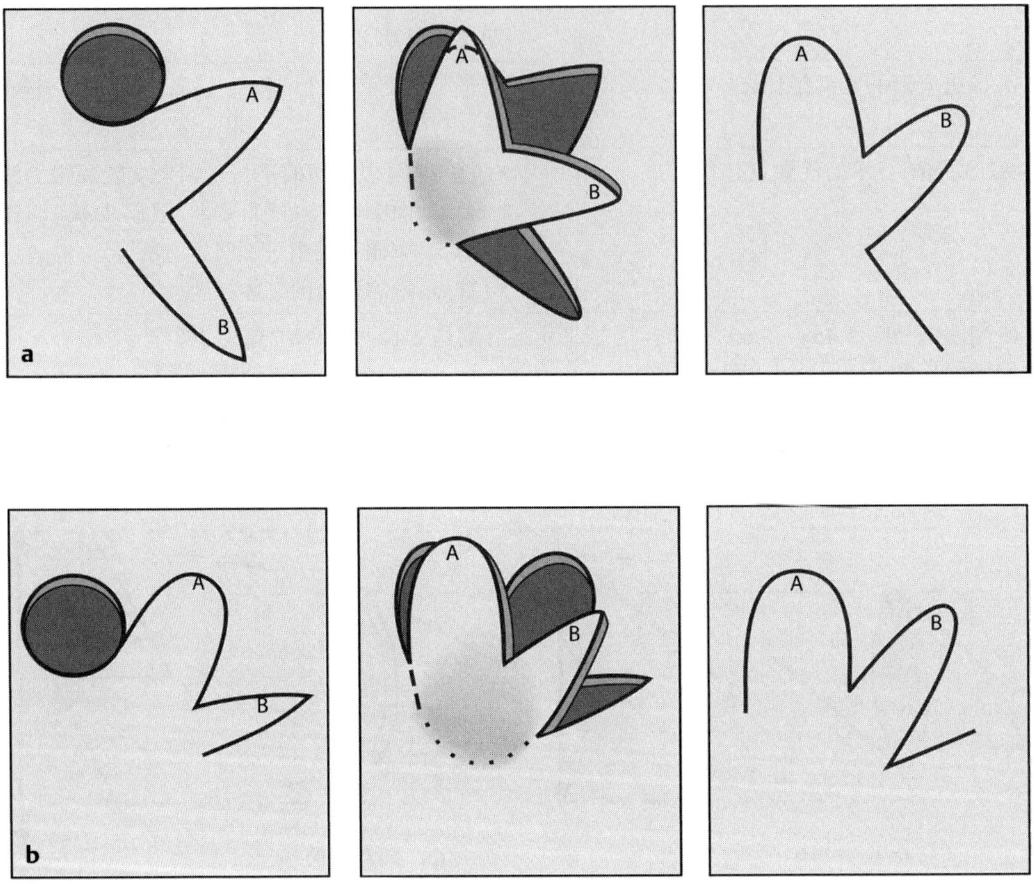

图 9.17　经典（Esser）双叶瓣（a），Zitelli 对经典双叶瓣的改良（b）。（Used with permission from Sherris DA，Larrabee WF. Principles of Facial Reconstruction 2nd Edition. New York，NY：Thieme；2010.）

303. 简述 Zitelli 改良双叶瓣。	第一个瓣的角向缺损移动 45°，第二个瓣向缺损移动 90°。旨在减少修复时的张力并减少长期锥形畸形。
304. 简述鼻再造中鼻唇瓣的适应证。	上蒂皮瓣适用于下 2/3 鼻的修复，包括鼻背下部、鼻翼、鼻尖。下蒂瓣适用于修复鼻小柱和鼻底。
305. 前额正中皮瓣的血供是什么？	滑车上动脉，位于眉毛内侧脚距正中线 1.7~2.2cm 处。
306. 通常前额正中皮瓣第一阶段多久之后断蒂？	3 周；然而对于吸烟或有其他合并症的患者，断蒂可延期。

局部皮瓣

307. 使用颏下岛状皮瓣时，为什么局部控制口腔恶性肿瘤是有意义的?	皮瓣包括一部分Ⅰ级淋巴引流，可能与转移有关。
308. 提高面动脉肌肉瓣时，面动脉立即与哪个肌肉的浅表连接，并且一部分进入皮瓣?	颊肌。
309. 颞肌瓣的主要供血动脉是什么?	颞深动脉的前后支和颌内动脉的分支。
310. 颞肌常被用于面瘫患者嘴部面部功能的修复。用颞肌进行面部功能修复有哪两种截然不同的方法?	颞肌筋膜瓣和颞肌肌腱移位术。
311. 咬肌被用作面部功能修复的带蒂皮瓣时的血供来自哪里?	咬肌动脉，是上颌内动脉的一个分支。
312. 哪些动脉为胸锁乳突肌供血?	枕动脉（上 1/3），甲状腺上动脉（中 1/3），肩胛上动脉（下 1/3）。
313. 上斜方肌肌皮瓣血供来自哪里?	肋间血管的棘突旁穿支。
314. 颈部淋巴结清扫后能成功得到哪种类型的斜方肌带蒂皮瓣?	上斜方肌皮瓣。
315. 胸三角皮瓣血供来自哪里?	乳内动脉的穿支。
316. 胸大肌局部皮瓣以哪个动脉为蒂?	胸肩峰动脉的胸肌支。
317. 必须切断什么神经才能使胸大肌局部皮瓣萎缩?	内外胸肌神经。

微血管游离皮瓣

318. 离开游离皮瓣的轴向血供，穿过肌肉供应皮肤的血管叫什么?	肌皮穿支。
319. 简述术后早期游离皮瓣急性动脉栓塞的临床表现。	缺少植入多普勒信号（如果放置）；皮瓣冰冷、苍白、无毛细血管再充盈、针刺后无出血。
320. 如果发生动脉栓塞，术后最初的 24 小时内，对游离皮瓣血管吻合进行修复手术。尽管修复术后动脉血运良好，皮瓣在皮肤层面的表现并未改善，随后，发生坏死。尽管动脉血运良好，修复术仍然失败的主要原因是什么?	无复流现象：尽管主要动脉的血运恢复，但之前的闭塞和缺血对微血管系统造成不良影响，随后引起坏死。
321. 简述术后早期游离皮瓣静脉瘀血的临床表现。	充血和水肿，呈紫红色且针刺后有大量黑色血液流出，缺少静脉多普勒信号。
322. 游离皮瓣血管蒂静脉阻塞的最常见原因是什么?	压缩，扭曲或扭结引起的机械性阻塞。

323. 游离瓣修复术后可采用哪种非手术治疗方法来治疗静脉瘀血?	水蛭疗法。
324. 用于重建半舌切除术最常见的游离皮瓣是什么?	前臂桡侧游离皮瓣。
325. 简述 Allen 测试。	患者握拳并抬起手。压迫桡动脉和尺动脉。张开手掌,手应该变得苍白。松开对尺动脉的压迫。手应该有毛细管再充盈并在 5~7 秒内恢复正常颜色,表面尺动脉和掌弓畅通。
326. 桡侧游离前臂骨皮瓣血供来自哪里?	桡动脉的穿支。
327. 哪条神经负责桡侧游离前臂骨皮瓣的筋膜皮瓣的感觉神经支配?	前臂内侧和外侧皮神经。
328. 当使用桡侧游离前臂骨皮瓣而不是桡侧游离前臂筋膜瓣时,会出现什么额外的并发症?	桡骨病理性骨折。
329. 桡侧游离前臂骨皮瓣有哪些潜在的供区并发症?	皮肤移植物提取不完整,桡骨骨折,手和前臂无力挛缩、麻木和血肿。
330. 用于修复下颌骨骨段缺损的骨膜游离组织移植有哪些潜在的供体部位?	腓骨、桡骨、肩胛骨、髂嵴。
331. 哪些骨膜游离皮瓣可接受牙移植?	髂嵴和腓骨。肩胛骨接受牙移植的能力是可变的。
332. 骨结合牙移植有哪些要求?	没有控制不佳的自身免疫或小血管疾病(可能会影响康复);没有牙关紧闭;良好的舌头活动性;足够的骨量。
333. 节段下颌骨切除术和帽状下颌骨切除术的区别是什么?	节段下颌骨切除术中,一部分下颌骨的全部垂直长度被移除。帽状下颌骨切除术中,至少保留 1cm 的下缘以保持连续性。
334. 简述节段下颌骨缺损修复的一般选择。	仅适用硬性材料修复(对侧面缺损大的修复),应用硬性材料和局部皮瓣(用胸大肌进行大的修复),应用硬性材料和游离组织移植物。
335. 修复节段性下颌骨切除术缺损时的重建目标是什么?	维持咬合,恢复骨骼连续性,口腔功能,保持面部对称性和放置假牙的能力。
336. 单独使用重建钢板进行节段性下颌骨切除术缺损的主要缺点是什么?	钢板挤压,钢板断裂,引发下颌骨骨髓炎。
337. 腓骨游离骨皮瓣血供来源是什么?	腓动脉和成对的伴行静脉。
338. 在分离腓骨游离皮瓣前,评估下肢是否有足够血管的最有效的试验是什么?	下肢三血管流动的 CT 血管造影。血管造影或许是金标准但已基本被 CT 血管造影所替代。

339. 腓骨游离骨皮瓣供体区的潜在并发症是什么?	筋膜室综合征、腓神经无力、血肿、活动度减少、踝关节不稳定、足缺血。
340. 肩胛骨游离骨皮瓣血供来源是什么?	肩胛下动脉的旋肩胛分支。
341. 肩胛骨游离骨皮瓣有哪些潜在并发症?	潜在的供体部位并发症包括胸长神经损伤、翼状肩胛骨、上肢无力和运动度减少、伤口裂开、血肿和皮下积液。潜在的受体部位损害包括血肿和皮瓣坏死。
342. 股前外侧游离皮瓣中最常见的穿支血管类型是什么?	肌皮穿支。
343. 股前外侧游离皮瓣以什么血管为蒂?	旋股外侧动脉的降支。
344. 腹直肌游离皮瓣以什么血管为蒂?	腹壁下动脉。
345. 背阔肌游离皮瓣以什么血管为蒂?	肩胛下动脉系统的胸背动脉。
346. 当使用股薄肌游离皮瓣进行面部功能修复时,用哪个神经作为供体进行神经吻合术?	闭孔神经。

面部功能修复

347. 面神经的颞骨内段是什么?	内耳道段(在内耳道内)、迷路段、鼓室段和乳突段。
348. 面神经的颞外分支是什么?	耳后神经,茎突舌骨神经、二腹肌后腹神经、颞支、颧支、颊支、下颌缘支和颈支。
349. 茎乳孔面神经末梢的主要血供来源是什么?	耳后动脉。
350. 面神经麻痹的原因有哪些?	Ramsay Hunt 综合征、中耳炎、外耳炎、乳突炎、Lyme 病、出生伤(创伤性产钳分娩)、穿透性面部创伤、脑血管意外、艾滋病、糖尿病、Mobius 综合征、颅底骨折、听神经瘤、脑膜瘤、颞骨恶性肿瘤、腮腺恶性肿瘤、医源性损伤(腮腺切除术、莫氏手术、乳突切开术)、淀粉样变性、韦格纳肉芽肿病、神经结节病、多发性硬化症、Guillain-Barre 综合征、Bell 面瘫(特发性)。
351. 描述面部瘫痪的 House-Brackmann 分级。	• Ⅰ级:正常的面部功能。 • Ⅱ级:眼闭合完全,面部运动的轻度不对称。 • Ⅲ级:静止时对称,用力时可完全闭眼,嘴部运动时轻度不对称。 • Ⅳ级:静止时对称,眼闭合不完全,运动时明显不对称。 • Ⅴ:级:休息时不对称,几乎感觉不到运动。 • Ⅵ级:没有面部运动。

352. 哪些体格检查结果与面瘫相关?	眉毛下垂、上睑下垂、睑闭合不全、睑外翻、巩膜显露增加、中面部宽度减少、鼻唇沟消失、外鼻阈的塌陷、口角下移、jowling 和连带运动。
353. 描述神经电图(ENoG)在面瘫的术前评估中的作用。	ENoG 检测对同侧茎乳孔附近的面神经施加电刺激后,面部肌肉的运动反应。比较面部的麻痹侧和非麻痹侧。如果与非麻痹侧相比,麻痹侧表现出大于 90% 的退化,则面神经标准功能恢复的预后较差。
354. 可选择哪些手术来矫正因面瘫导致的眉毛下垂?	直接眉上提术、额中部眉上提术、悬吊式眉上提,内镜下眉上提术和冠状眉上提术。
355. 可选择哪些手术来矫正因面瘫导致的睑外翻?	睑缘缝合术,外侧睑板条悬吊术,眦成形术,眦固定术,筋膜悬吊,颞肌转移术,膨胀聚四氟乙烯(e-PTFE)悬带,眼轮匝肌下提升。
356. 可选择哪些手术来矫正因面瘫导致的睑闭合不全?	睑缘缝合术、金片置入、上眼睑弹簧置入。
357. 什么材料可用于静态面部悬吊术?	阔筋膜、颞肌筋膜、脱细胞的人真皮同种异体移植物、聚四氟乙烯和固定缝合。
358. 面瘫的治疗中,放置静态悬吊有哪些潜在的并发症?	移植材料的拉伸和矫正度丢失、感染、移植物挤压、移植物过敏反应、血肿、皮肤坏死。
359. 描述直接第Ⅶ～Ⅻ脑神经吻合术伴腮腺分离来治疗面瘫的方法。	进行乳突切开术,将面神经的垂直部分减压至乳突孔,并在第二膝远端分开。然后将面神经从茎乳孔处的纤维连接处分离出来,并延续至面神经腮腺丛。然后腮腺后部从周围的软组织分离出来,保证额外的长度。然后在下颌下腺附近找到舌下神经,并进行面部和舌下神经的直接端侧神经吻合术。
360. 简述用于治疗面瘫的跨面神经移植技术。	在面瘫的半侧面部找到受体神经,然后延续至面神经腮腺丛。接下来,就近找到对侧面神经并延续至末端分支。使用面神经刺激,选择具有多余神经支配的区域以最小化供体部位损伤。然后获取腓肠神经或耳大神经移植物,并将其插入供体和受体神经末梢之间。
361. 简述用于治疗面瘫的颞肌悬吊技术。	弧形切口从耳轮根向上延伸到顶部头皮。切至颞肌筋膜深处,中间 1/3 的肌肉被切开,留下下方的蒂。做从口角到颞区的皮下通道。肌筋膜皮瓣通过皮下通道,末端固定于口轮匝肌上下。

第 10 章　面部外伤

Ian J. Lolich，David J. Archibald，Kyle S. Ettinger，Eric J. Moore

外伤评估

1. 每位外伤患者诊疗时的第一步是什么？	确保患者具有安全有效的气道（ABC，即气道、呼吸、循环）。
2. 环甲膜切开的禁忌证。	禁忌证包括环状软骨气管分离、喉骨折、低龄。由于解剖学上的差异，年龄 <12 岁应该行针刺环甲膜切开或首选气管切开。
3. 描述格拉斯哥昏迷量表（GCS）（表 10.1）。	GCS 评分系统最高 15 分，最低 3 分。 GCS 基于三个反应分数的总分：睁眼反应、言语反应和运动反应。

表 10.1　格拉斯哥昏迷量表：最后的得分是通过合计每个行为反应的分值来确定的（最高分 =15）

行为	最佳反应	分值
睁眼反应	自发	4
	声音刺激后	3
	疼痛刺激后	2
	无反应	1
言语反应	定向明确	5
	混乱，但讲话连贯	4
	用词不当	3
	无法分辨的发声	2
	无反应	1
运动反应	可按指令行动	6
	有目的的运动	5
	反应性退缩	4
	疼痛刺激时肢体过屈（去大脑皮质）	3
	疼痛刺激时肢体过伸（去大脑皮质）	2
	无反应	1

Data from Teasdale G，Jennet B. Assessment of coma and impaired consciousness：a practical scale. Lancet. 1974 Jul 13；2（7872）：81-84.

4. 有明显失血的创伤患者的复苏指标是什么？	尿量。
5. 根据一名 70kg 男性的生理情况，出现低血压现象说明大约有多少的失血？	1.5~2L。
6. 对于一个不确定自己疫苗接种史的成年患者，当他（她）被一把生锈的刀深深地割伤手后，应该进行什么预防（表 10.2）？	白破和破伤风免疫球蛋白。

表 10.2　常规伤口的破伤风预防（TIG = 破伤风免疫球蛋白 ）

	清洁伤口		所有其他伤口	
有白破接种史	注射疫苗 *	注射 TIG	注射疫苗	注射 TIG
接种史不详或 <3 剂	是	否	是	是
≥ 3 剂	只有当末次接种时间 ≥ 10 年	否	只有当末次接种时间 ≥ 5 年	否

* 美国免疫实施咨询委员会对疫苗的使用有具体的建议：6 周至 7 岁的婴儿和儿童使用吸附无细胞百白破疫苗 DTaP（如果为百日咳疫苗禁忌证者，则使用儿科白破疫苗 DT）；7~9 岁儿童以及 65 岁以上的老人使用白破疫苗；10~64 岁人群使用 Adacel 者，或 10 岁及以上人群使用 Boostrix 者，则采用成人百白破疫苗，除非该患者已经接受过预先剂量的成人百白破疫苗。

Data from U.S. Centers for Disease Control and Prevention: Vaccine Recommendations of the Advisory Committee on Immunization Practices（ACIP）.

7. 什么影像学检查最有助于评估颌面外伤？	专用轴状、矢状、冠状位颌面计算机断层扫描（CT）采用薄层扫描（1~3mm），包括骨窗和软组织窗。如果有颅内或颈部（喉外伤），头部和颈部 CT 也须进行。

软组织外伤

8. 列举犬伤最常见的细菌。	多杀性巴氏杆菌、金黄色葡萄球菌、草绿色链球菌和口腔厌氧菌。
9. 通常情况下轻微伤后几天内伤口可以闭合？	3 天内。
10. 应用负压伤口 VAC 治疗部分撕脱伤的优点是什么？	低气压的应用被证实可以减少细菌数量、促进肉芽组织形成和改善挛缩率。
11. 用过氧化氢溶液、改良 Dakin 溶液或聚维酮碘冲洗软组织伤口（体外）被证实对哪种细胞有毒性？	成纤维细胞和角质形成细胞。
12. 遗留在伤口上的色素碎片会导致哪种并发症？	创伤性文身。
13. 软组织损伤后的针垫样（凹陷）畸形形成机制是什么？	• 邻近组织抬高形成曲线形瘢痕。 • 最可能的原因是同心伤口挛缩和淋巴水肿。

14. 为什么广泛面部外伤的患者要谨慎修剪其眉毛（而非剃光）?	眉毛的再生长需要 6 个月，且毛发再生可能不完整。
15. 闭合外翻的软组织挫裂伤时哪项缝合技术最适合?	垂直褥式缝合。
16. 一般来说，儿童患者皮肤缝合应采用哪种缝线?	可吸收缝线，因为诊室内设施难以支持拆线。
17. 哪些伤口黏合剂是由美国食品药品管理局（FDA）批准用于闭合皮肤?	辛基 -2- 氰基丙烯酸酯（Dermabond）。
18. 辛基 -2- 氰基丙烯酸酯黏合皮肤的机制是什么?	当辛基 -2- 氰基丙烯酸酯遇水发生放热反应，进而聚合形成一个牢固的组织连接。
19. 如何确定一个面部裂伤伤口是否应进行面神经吻合前的探查术?	由于面神经远端分支广泛，损伤外眦以内区域不太会导致显著的面神经缺损，所以通常不需要进行伤口神经探查。
20. 面神经颞外段近端撕脱伤的推荐治疗方案是什么?	首选原位松解后（端端）吻合术。如果无法获得无张力神经吻合，则可使用自体耳大或腓肠神经进行移植。
21. 哪种治疗手段可用于减少外伤性腮腺导管损伤后涎腺囊肿的发生?	包括一期通过支架吻合、导管结扎或导管造瘘进入口腔。
22. 下唇缺损多长时可以使用一期闭合而无明显变形或小口畸形?	1/3 甚至 1/2 下唇缺损可以一期缝合，而无明显变形或小口畸形。
23. 眼睑撕脱伤后残留多少可以进行一期缝合?	25%。
24. 在耳郭延迟重建耳后，埋藏撕脱部分耳郭前，须对其做什么处理?	撕脱部分去上皮化。
25. 涉及软骨的损伤须使用哪类抗生素?	成人及青少年患者应使用氟喹诺酮类药物，以充分覆盖铜绿假单胞菌。氟喹诺酮类抗生素是唯一一类具有有效抗铜绿假单胞菌活性的口服抗生素。肠外抗铜绿假单胞菌头孢菌素（头孢他啶、头孢吡肟）应用于儿童中疑似软骨膜炎或软骨炎的患者。
26. 一级烧伤的定义?	损伤未超过表皮层，有疼痛及红斑，但很少遗留永久性损伤。
27. 二级烧伤的定义?	损伤包括表皮层和部分真皮层（部分厚度），伴随疼痛、红斑和水疱。真皮损伤的深度可将二级烧伤分为浅、深两种程度。
28. 三级烧伤的定义?	损伤包括表皮和真皮层全厚，损伤附属器、血管和神经末梢。

29. 头颈部占全身体表面积(TBSA)的比例。	9%。 计算TBSA的"九分法"(成人): • 每条腿=18% TBSA。 • 每条手臂=9% TBSA。 • 躯干正面=18% TBSA。 • 躯干背面=18% TBSA。 • 头颈部=9% TBSA。
30. 烧伤患者的液体复苏Parkland公式是什么?	前24小时的总液体量(以乳酸林格液为记)=4(mL)×体重(kg)×烧伤面积(%)。一半的液体量在前8小时内输完,剩余液体平均到接下来的16小时。
31. 在静脉注射抗生素之外,为什么推荐烧伤患者使用外用抗生素预防重叠感染?	烧伤焦痂血供不足。减少了全身使用抗生素穿透到伤口床的治疗水平。
32. 什么时候需要对烧伤患者的口角进行重建?	大多数医师建议初步观察与保守伤口护理,等待全部瘢痕成熟后再进行手术干预。
33. 口角电灼伤患者应考虑什么措施减少小口畸形的风险?	专为夹持口角设计的口腔矫治器。

颈部、喉部及气管外伤

34.Battle征是指什么体格检查发现?	耳后皮下瘀斑,提示颅底骨折。
35. 头部外伤后,患者外耳道有大量出血,耳后皮下有瘀斑。下一步处理是什么?	耳道止血。动脉造影检查岩尖动脉损伤。
36. 从颈部延续到面部的皮下气肿是在哪个平面上扩散?	沿颈阔肌和皮下肌肉腱膜系统(SMAS)。
37. 描述用于评估和治疗穿透性颈部创伤的三个区域的解剖界限(图10.1)。	• Ⅰ区:锁骨和胸骨切迹至环状软骨。 • Ⅱ区:环状软骨至下颌角。 • Ⅲ区:下颌角至颅底。

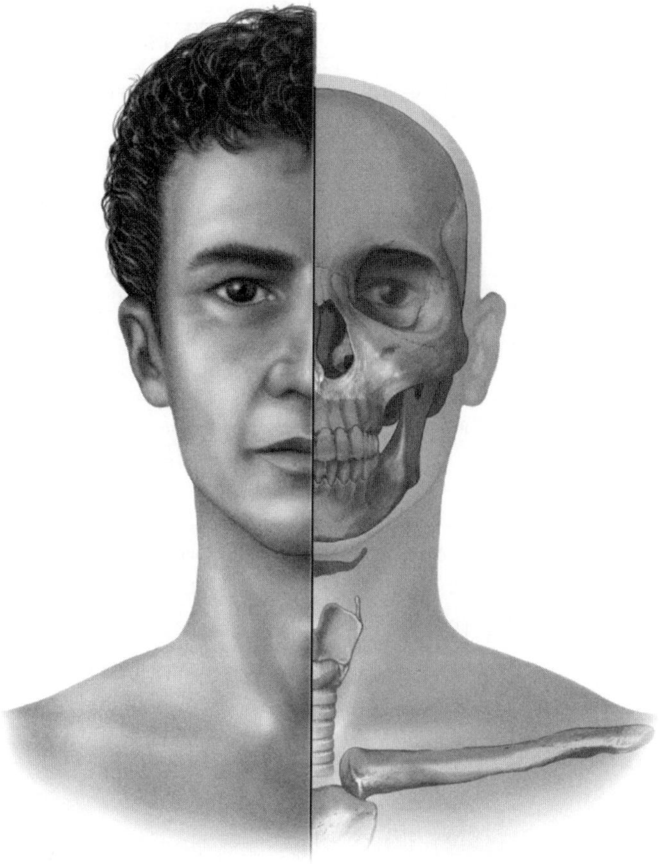

图 10.1　评估穿透性创伤的颈部分区。(Used with permission from Thieme Atlas of Anatomy: Head and Neuroanatomy, ©Thieme 2007, illustration by Karl Wesker.)

38. 颈部Ⅰ区穿透伤可能损伤哪些结构?	主动脉弓、颈动脉、椎动脉、锁骨下血管、无名血管、食管、气管、肺尖、臂丛神经、喉返神经和胸导管有损伤风险。
39. 颈部Ⅱ区穿透伤可能损伤哪些结构?	颈总动脉与其内外分支、膈神经、迷走神经、舌下神经、颈内静脉、喉、下咽和近端食管有损伤风险。
40. 颈部Ⅲ区穿透伤可能损伤哪些结构?	远端颈内动脉、颈外动脉及主要分支、椎动脉、颈静脉及主要汇入静脉(下颌后静脉、面静脉等)、椎前静脉丛、腮腺和面神经有损伤风险。
41. 哪个颈部区域最易手术暴露?	Ⅱ区。
42. 描述影响枪击所造成的伤害的主要因素。	动能 (速度比质量更重要),子弹的设计,接收组织。动能公式:$E_k=\frac{1}{2}mv^2$。

43. 哪项常用的影像学技术已被证明能显著减少颈部穿透性创伤的手术探查次数?	CTA。
44. 当颈部穿透伤患者在进行食管造影时,为什么水溶性造影剂的使用很重要?	钡剂进入纵隔引起纵隔感染和纤维化。可通过使用水溶性造影剂(泛影葡胺)来降低此风险。虽然钡剂误吸入肺后的毒性比较小。
45. 在颈部穿透伤中,哪个结构(如果它没被损伤)可以显著降低血管或气管食管损伤的概率?	颈阔肌。
46. 列举颈动脉损伤的颈部穿刺伤的体征。	血肿或瘀斑、低血容量性休克、外出血、无颈动脉搏动、颈动脉杂音或搏动增强、同侧桡动脉搏动减弱、对侧偏瘫及神经状态改变。
47. 列举气管食管损伤的颈部穿刺伤的体征。	吞咽困难、声音嘶哑、皮下气肿 / 捻发音、咯血、呕血、颈部伤口气体逸出、呼吸困难、气道阻塞和喘鸣。
48. 穿透性颈部损伤后立即行手术探查的适应证?	一位不稳定的患者,有明显出血、扩张性血肿、血流动力学不稳定的非扩张性血肿、纵隔积血、血胸、气道失代偿。
49. 钝性喉外伤有哪些常见的症状?	皮下气肿、吞咽困难、发音困难、呼吸困难、喘鸣、咯血、颈部肿胀。
50. 描述喉外伤的 Schaefer 分类。	• Ⅰ型:轻度喉内血肿,未发现骨折。 • Ⅱ型:水肿、血肿、轻微黏膜中断未暴露软骨,无移位骨折。 • Ⅲ型:广泛水肿、黏膜破坏、软骨裸露、声带麻痹、骨折移位。 • Ⅳ型:Ⅲ型基础上具有 2~3 条骨折线、或广泛的喉黏膜损伤。 • Ⅴ型:喉气管分离。
51. 列举喉部骨折时须考虑的保守治疗方法。	声休、气道湿化、类固醇、抗生素、抗反流药物。
52. 列举喉部骨折的症状。	发音困难、颈部疼痛、吞咽疼痛、呼吸困难、吞咽困难。
53. 列举喉部骨折的体征。	咯血、颈部压痛、皮下气肿、颈前皮下瘀斑、喉偏离、喉结消失、喘鸣。
54. 评估后外伤最重要的影像学检查是什么?	薄层 CT。
55. 喉外伤后哪个年龄段死亡率最高?	70 岁以上的老人。
56. 儿童少有喉部骨折的原因是什么?	喉部位置比较高,受到下颌骨的保护;软骨尚未钙化,因此不易骨折。

57. 描述喉部骨折损伤机制。	• 侵入性物体与刚性颈椎间的喉受压。 • 损伤程度取决于压缩力和软骨骨化程度。
58. 重度喉外伤的气道管理首选什么方法?	手术清醒气管切开。
59. 列举喉外伤患者气管插管的并发症和潜在风险。	颈椎损伤、喉裂伤、出血、喉支架移位、环状软骨气管分离。
60. 描述重度喉外伤修复步骤。	清醒气管切开确保气道安全,直接喉镜及硬质气管镜检查, 颈部探查,喉气管或喉内修复,软骨稳定。
61. 喉骨折修复后支架通常放置多长时间?	通常 2~3 周。
62. 在开放性喉修复过程中,支架可以预防哪种并发症的发生?	前连合粘连。

夹板和固定

63. 创伤后面部重建的主要治疗目的是什么?	恢复形态(面部高度、面部宽度、面部投影)和功能(气道、咬合、咀嚼)。
64. 骨折固定需要通过什么才能直接(一期)骨愈合?	固定必须克服骨折部位会导致机械不稳定和骨折段同位差的自然力的作用。
65. 列举两种主要的固定材料。	• 金属。 • 可吸收材料。
66. 哪种金属最常用于金属固定系统?	钛合金。
67. 不同创伤的固定板类型有什么不同?	• 合金成分。 • 板孔尺寸。 • 螺钉头类型。
68. 骨折碎片连接在骨折愈合中的重要性是什么?	骨连接使得直接(一期)骨愈合发生在骨折部位。直接骨愈合是“接触愈合”,是相对在修复过程中没有形成一个连续的骨痂的“间隙愈合”而言的。间接(二期)骨愈合是由于骨折部位的机械不稳定性和骨折碎片间间隙较大。二期愈合需要骨痂形成促使骨愈合的发生。
69.“微板”指的是哪种固定板?	厚度≤ 1.3mm 的钛板。
70. 固定板具有什么特点?	当螺钉被紧紧固定到钢板中时,螺钉头“锁定”到钢板上,从而稳定骨端,而不需要将骨紧压到钢板上,并且不需要与底层骨骼拼成完美的轮廓。
71. 压缩板的用途是什么?	它通过使用偏心钻 / 螺钉放置将骨碎片拉在一起来增强碎片之间的压力。应该注意的是,骨折治疗的趋势正在逐渐避免使用动态压缩板,因为较高的技术敏感性引发的较高的并发症发生率。

72. 传统创伤板的主要缺点是什么？	它们需要将钢板精确地塑造成底层的骨骼模型，如果板和碎骨之间存在间隙，则拧紧螺钉将碎骨拉向钢板，这会改变复位。
73. 双皮质螺钉置入的潜在缺点是什么？	深部结构受损，包括牙根及其神经血管结构。
74. 骨折固定的两种基本类型是什么？	• 负荷承重：固定提供足够的力量来承受在功能期间施加在骨骼的生理负荷。 • 负荷分担：固定依赖于骨折线两侧固有的骨质支撑，以分担生理功能期间的一些负荷。
75. 什么时候需要负荷承重固定？	有缺失碎片的骨折、粉碎性骨折和需要使用承重负荷结构分担的支撑力不足的骨折（即萎缩性下颌骨骨折）。
76. 什么时候需要使用负荷分担固定？	在简单的线性骨折修复中，两个相对的骨折端提供足够的骨支撑，以允许在骨折部位充分分享生理作用力而不会导致骨折脱位。
77. 在使用压缩板时，需要放置什么类型的螺钉？	偏心钻孔，导向孔远离骨折部位，以便在拧紧螺钉时有一个能将骨头碎片拉到一起的矢量。
78. 螺钉的两种基本类型是什么？	• 自钻型：具有尖锐的尖端且不需要导孔引导。这些自钻型螺钉在首次放置时，需要较大的力，因此它们不太适合粉碎或非常致密的骨骼。 • 自攻型：拥有需要初始导孔的钝性头端，它们不像自钻型螺钉那样需要用力地插入。
79. 什么是紧急螺钉？	当标准螺钉松动（继续转动且不拧紧）时，使用紧急螺钉。它的轴宽度只有几毫米，增加了在先前断骨的孔中固定骨骼的机会。
80. 一般来说，用于负荷分担固定的骨折片两侧应使用的最少螺钉数量是多少？	至少需要使用两个螺钉；三个螺钉更合适，特别是在使用单个板时。
81. 刚性固定的定义？	当积极使用具有真正的刚性固定的骨骼结构时，任何形式的固定都足以防止骨折部位的骨片移动，并直接（一期）骨愈合（即不形成骨痂）。
82. 开放复位和刚性内固定的目标是什么？	• 精准的解剖复位。 • 无创伤手术技术保证骨骼和软组织的活性。 • 刚性内固定即产生机械稳定的骨骼单元，允许其早期、主动和无痛的运动。
83. 非刚性固定的定义。	允许碎片间活动的任何形式的固定。 发生在间接（二期）骨愈合，其通过形成骨膜下骨痂组织而发生。

下颌骨骨折

84. Angle Ⅰ类错合的定义。	上第一恒磨牙的近中颊尖咬合于下第一恒磨牙的近中颊沟内。
85. 覆合和覆盖的定义。	• 覆合是在垂直方向,上颌前牙的切缘在下颌前牙的切缘。 • 覆盖是在水平方向上,上颌前牙的切缘超出下颌前牙的切缘。
86. 反咬合的定义。	在正常的咬合关系下,上颌牙列应位于比下颌骨对应物更接近颊部的位置。对于前牙(切齿和犬齿),上颌牙齿应该比下颌牙齿在更靠前。对于后牙(前磨牙和磨牙),上颌牙齿应比下颌牙齿更靠近外侧。反咬合是指这些咬合关系相反的情况。
87. 外伤后口底瘀斑常指哪种类型的损伤?	下颌骨骨折。
88. 下颌骨感觉神经支配是什么神经?	下牙槽神经,三叉神经下颌骨分支(V3)。
89. 哪根脑神经支配咀嚼肌?	三叉神经(V3)。
90. 列举插入下颌骨的肌肉及其各自的功能。	二腹肌和颏舌骨肌向后下拉动下颌骨。咬肌、翼内肌和颞肌抬高下颌骨。翼外肌引起下颌骨髁突的平移并促进下颌骨张开。如果舌骨的位置是固定的,则下颌舌骨肌用于提升舌和口底,并且还具有压低下颌骨的作用。
91. 描述下颌骨的胚胎发育。	在胚胎发育的第 4 周,下颌突(第一鳃弓衍生物)融合在中线,然后下颌突发育为下颌骨及其骨面。
92. 下颌骨的亚解剖结构有哪些?	下颌骨联合体、旁联合体、下颌体、压槽突、下颌角、下颌支、冠突、髁突。
93. 下颌骨骨折最常见的两个部位是哪里?	下颌骨髁部和下颌体骨体。
94. 下颌骨骨折的频率与其他面部创伤相比如何?	鼻骨骨折最常见,其次是下颌骨骨折。下颌骨骨折是面中部骨折的 2~3 倍。
95. 什么是有利或不利的下颌骨骨折?	通过咀嚼肌肉的张力将骨折的碎片拉到一起(有利)或分开(不利)的骨折。
96. 在下颌骨骨折分类中定义水平不利骨折(图 10.2)。	水平不利骨折是指在水平平面观察时,骨折不能抵抗咀嚼肌在下颌骨向上的移位力。通常导致水平不利骨折的肌肉是颞肌、咬肌和翼内肌。

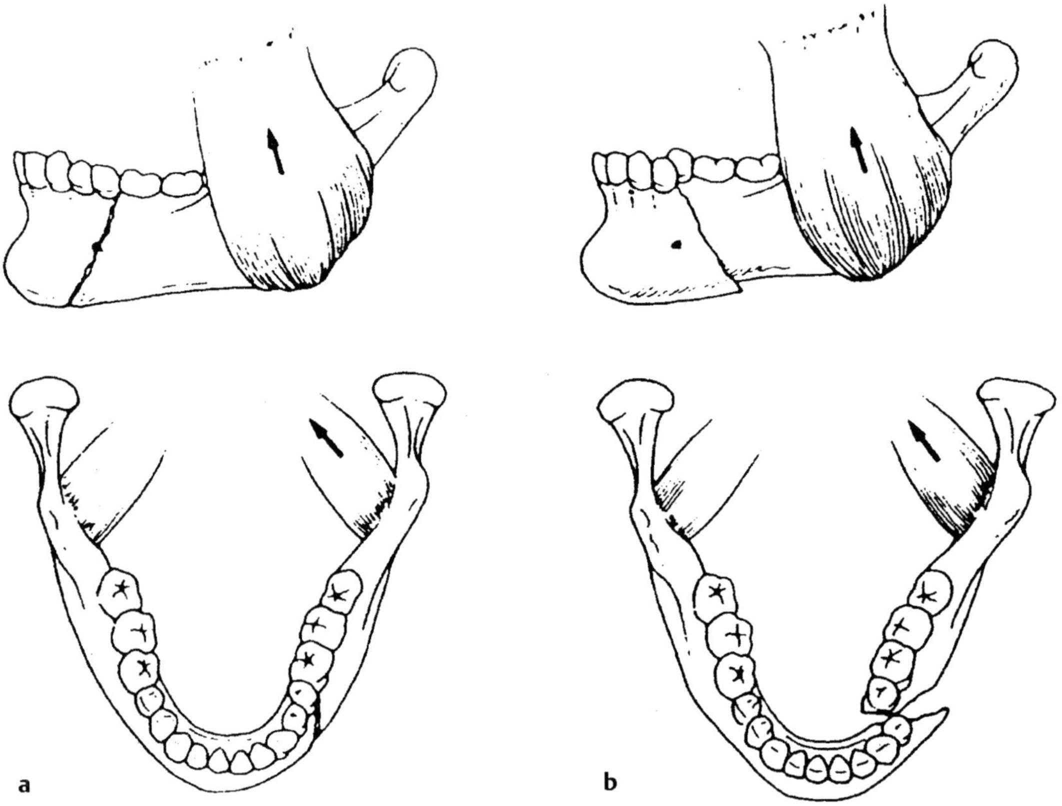

图 10.2 有利的（a）和不利的（b）下颌骨骨折。通过咀嚼肌肉的张力将骨折的碎片拉到一起（有利）或分开（不利）。（Used with permission from Papel ID，Frodel J，Holt GR，et al，eds. Facial Plastic and Reconstructive Surgery 3rd Edition. New York，NY：Thieme；2009.）

97. 在下颌骨骨折分类中定义垂直不利骨折。	垂直不利骨折是指在垂直平面观察时，骨折不能抵抗咀嚼肌肉在下颌骨的内侧移位力。通常造成垂直不利骨折的肌肉是翼内肌、舌骨上肌群和二腹肌。
98. 概述下颌骨骨折的牙齿分类。	• Ⅰ类：骨折线两侧都有牙齿。 • Ⅱ类：牙齿仅存在于骨折线的一侧。 • Ⅲ类：骨折线的两侧都没有牙齿。
99. 如何处理一个 5 岁儿童下颌骨移位骨折？	使用正畸夹板固定闭合复位。
100. 综述下颌骨骨折颌间固定的并发症。	牙齿损伤、牙周损伤、气道受损、体重减轻或营养不良。

101. 列举下颌骨骨折颌间固定的禁忌证。	酒精中毒、癫痫、智力低下、营养不良、晚期呼吸系统疾病、神经疾病、怀孕、依从性差的患者。
102. 列举下颌骨骨折闭合复位修复的缺点。	骨折线没有严格固定,导致间接(二期)骨愈合。长时间的上颌骨颌间固定可能导致颞下颌关节强直,并且上颌骨颌间固定增加口腔卫生问题和充足的经口摄入的困难。
103. 下颌骨骨折追求早期修复(24~36 小时之内)的主要原因是什么?	尽早恢复功能和减轻疼痛。
104. 哪一种下颌骨骨折的感染风险最高?	下颌角骨折。
105. 回顾下颌骨骨折切开复位的主要适应证。	• 不利或不稳定的骨折。 • 并发面部粉碎性骨折。 • 无牙下颌骨严重移位的骨折。 • 软组织嵌入不能充分复位的骨折。 • 有下颌骨颌间固定禁忌证的患者。
106. 描述下颌骨骨折修补术的技巧(图 10.3)。	沿着骨折线使用微型钢板固定或者半刚性固定结构来减轻下颌骨负荷。

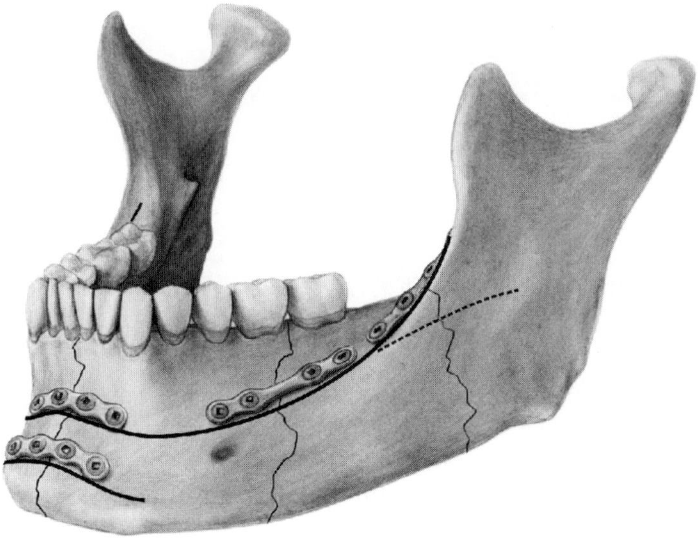

图 10.3 沿着下颌骨体的骨缝合线放置固定板技术。(Use with permission from Haerle F, Champy M, Terry BC. Atlas of Craniomaxillofacial Osteosynthesis: Microplates, Miniplates, and Screws. New York, NY: Thieme; 2009.)

107. 如何将拉力螺钉固定于下颌骨骨折位置?	始终将拉力螺钉垂直于骨折线,以防止骨碎片覆盖和移位。

108. 综述下颌骨骨折外固定修复的适应证。	• 严重的粉碎性骨折。 • 病理性骨折。 • 严重感染的骨折或有较高感染可能性的骨折（如枪伤）。 • 粉碎性无牙的下颌骨骨折。
109. 列举与下颌骨骨折开放复位内固定相关的并发症。	骨髓炎，钢板感染（或钢板松动、挤压、失败），畸形愈合，骨不愈合，错牙合，牙关紧闭，瘢痕（外部入路），感觉异常。
110. 在开放复位内固定治疗的面部骨折中，一期骨愈合的时间是多少？	修复的面部骨折中一期骨愈合在 4~10 周内。如果此时没有愈合，需要怀疑骨不愈合的可能。
111. 全景 X 线下骨不愈合（下颌骨骨折）的影像学特征是什么？	• 硬化骨边缘。 • 骨折部位附近的骨内溶骨性改变。 • 骨碎片间没有桥接，持续性的射线透过。
112. 下颌骨骨折修复后哪些因素会导致骨不愈合？	固定不足、不完全复位、感染、血供差、营养或代谢改变。
113. 在咬合时，什么结构保护下颌骨的冠突？	颧弓。
114. 什么样的肌力促使髁突骨折脱位？	翼外肌的牵拉引起髁突向内侧移位。
115. 综述髁突颈骨折开放性复位的绝对适应证。	• 异物侵入关节。 • 侧囊外移位。 • 不能在闭合状态下完成复位。 • 颅中窝或外耳道受累。
116. 髁突骨折最常见的部位依次是什么？	髁颈下 > 髁颈 > 髁突头（囊内）。
117. 双侧髁突骨折的主要关注点是什么？	呼吸道受损。
118. 综述在下颌骨骨折修复过程中考虑拔牙的主要原因。	根尖周或严重的牙周感染，牙齿阻碍骨折复位，根部骨折，骨折复位后牙齿根尖暴露，牙齿没有足够的骨支撑，部分第三磨牙萌出伴活动性冠周炎等证据。

上颌骨骨折

119. 牙周震荡的定义是什么？	牙周组织的损伤导致牙齿对冲击敏感，而没有松动或移位。
120. 牙周半脱位的定义是什么？	牙周组织受伤导致牙齿松动而没有牙齿移位。
121. 牙周脱位的定义是什么？	牙齿支撑结构受损导致松动和临床或放射学位移脱位，可以是外凸、内陷、近端、远端、颊侧或舌侧。
122. 最常见的脱位牙是什么？	上颌中央切牙，在任何一拱形中定位在最前端决定了其脆弱性（假设咬合关系正常）。

123. 什么样的溶液在生理相容上最适合脱位牙?	汉克平衡盐溶液、UW 溶液、牛奶、唾液、生理盐水。
124. 上颌骨的主要血液供应有哪几条动脉?	• 上颌内动脉。 • 咽升动脉。 • 面动脉的分支腭升动脉。
125. 上颌骨骨折最常见的并发症是什么?	出血,可能是自限性的,但可能需要鼻腔填塞来控制。
126. 对严重面部创伤发生的迟发性间歇性鼻出血的患者应进行何种检查?	血管造影评估动脉瘤和假性动脉瘤,其可导致术后即刻或延迟出血。
127. 描述 Le Fort Ⅰ型骨折(图 10.4)。	Le Fort Ⅰ型骨折即低位水平骨折,是上颌骨的水平骨 折通过鼻中隔向侧鼻壁延伸。外侧上颌窦壁,向后延伸至翼上颌交界处。骨折包括鼻上颌、颧上颌和翼腭板。

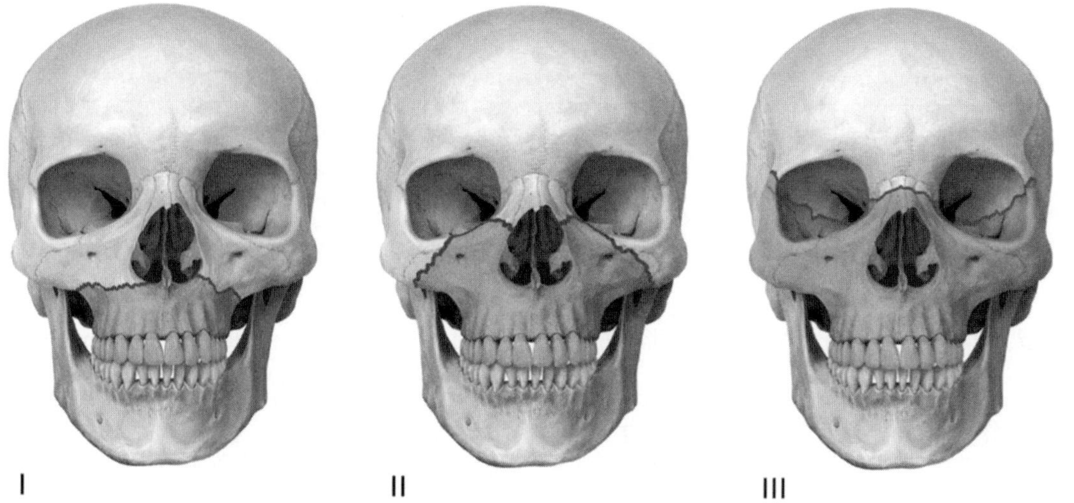

图 10.4　面中部骨折的 Le Ford 分级。(Used with permission from Thieme Atlas of Anatomy: Head and Neuroanatomy, © Thieme 2007, illustration by Karl Wesker.)

128. 描述 Le Ford Ⅱ型骨折。	Le Fort Ⅱ型骨折是一种锥型骨折,涉及鼻额缝、眶内壁、眶下壁、颧颌缝、上颌窦外侧壁和翼上颌关节

129. 描述 Le Ford Ⅲ型骨折。	Le Fort Ⅲ型骨折是颅面分离骨折。骨折线通过鼻额缝、上颌骨额突、泪骨、筛窦和椎板。然后穿过眶内侧壁延伸到眶下裂。从这一点开始,它在三个方向上延伸:经颧额缝穿过眶外侧壁,穿过颧弓,穿过翼板。
130. 描述腭裂骨折。	腭裂骨折从梨状孔开始并向后延伸至硬腭后部,由于硬腭中间骨缝未融合,在儿童患者中腭骨骨折更可能表现为矢状位腭裂骨折。矢状窦旁腭骨骨折在成人中更常见,因为这是腭骨最薄的区域。
131."枪形"夹板(Gunning Splint)是什么?	"枪形"夹板是一种用现有的无牙槽制成的板,带有拱形杆或悬挂支架,在无牙颌或部分无牙颌患者中建立颌间固定。
132. 在复杂的腭骨骨折中,碎骨丢失或严重粉碎的情况下,用什么来维持腭弓外形?	由发病前印象或义齿形状(无牙颌患者)创建的牙科夹板。
133. 面中部垂直支撑的结构是什么?	• 三个成对的支撑:颧骨上颌部(侧面),上颌骨鼻部(内侧),翼腭部(后侧)。 • 单个不成对结构:鼻中隔(中间)。
134. 面中部水平支撑的结构是什么?	• 额骨支撑:眶上缘。 • 颧骨支持:眶下缘、颧骨体和颧弓。 • 上颌骨支持:上颌骨牙槽突和腭突。
135. 与面中部骨折相关的特征性畸形是什么?	面中部凹陷和活动的上颌骨骨折由翼内肌和翼外肌向内、向下的牵引而导致的前咬合裂开。
136. 如何减轻面中部骨折对上颌骨的影响?	早期复位可使用 Rowe 或 Hayton-Williams 钳。晚期修复更可能需要截骨术和手术治疗骨折。

鼻部、额部、鼻-眼眶-筛部骨折

137. 为什么儿童鼻骨骨折中禁止鼻腔填塞?	婴幼儿需要用鼻呼吸。
138. 较厚的鼻骨上部和较薄的鼻骨下部之间的过渡点是什么标志?	角间线。大多数鼻骨骨折发生在这个水平以下。
139. 年龄在鼻外伤的病理生理学中起什么作用?	由于鼻软骨的比例较大和鼻骨骨化不完全,年轻患者更容易遭受软骨损伤和青枝骨折。年龄较大的患者通常有更大程度的粉碎性骨折。
140.5 岁以上儿童面部骨折最常见的原因是什么?	机动车事故。
141. 在评估鼻骨骨折的患者时,未能发现鼻中隔骨折的并发症有哪些?	鼻部塌陷、鼻中隔偏曲、鼻中隔血肿。

142. 鼻骨骨折可能发生哪些相关损伤?	溢泪、泪骨和筛窦复合体骨折造成的骨折,眼角间距扩大（NOE 骨折）,错牙合畸形和开颌畸形（Le Fort 骨折）,额窦骨折,筛板断裂。硬脑膜撕裂导致气颅和脑脊液鼻漏。
143. 除了病史和体格检查外,对于遭受钝性面部创伤的患者,还应该获得哪些其他既往病史?	患者是否为家暴的受害者。30%~60% 面部外伤的女性是家庭暴力的受害者。
144. 鼻骨骨折后低渗血症的潜在原因是什么?	• 继发于水肿、鼻中隔移位、鼻出血、脑挫伤或嗅丝断裂的鼻塞。 • 高达 2/3 的严重头部创伤的患者会出现一定程度的神经功能障碍。
145. 鼻骨骨折后骨或软骨碎片的移动对鼻唇沟有何影响?	增加鼻唇沟角度。
146. 忽略创伤史,患者鼻腔检查出现临床明显的鼻中隔偏曲的比例有多少?	约 80%。
147. 为什么难以在普通胶片上区分新旧骨折?	只有 15% 的鼻骨骨折会通过骨化愈合。
148. 什么时候是闭合复位鼻骨骨折的最佳时间窗口?	如果在受伤后（水肿发生前）不立即进行,则最好在受伤后等待 2~10 天,使肿胀消退。骨折内纤维结缔组织的增生发生在受伤后 10~14 天,降低了最佳骨折复位的可能性。
149. 血肿后鼻中隔穿孔的机制是什么?	鼻中隔软骨接受黏膜软骨膜的血管供应。鼻中隔血肿可使黏膜下层剥离,减少软骨的血液供应并导致软骨缺血性坏死。
150. 描述感染性鼻中隔血肿（脓肿）的潜在并发症。	坏死和穿孔,持续扩散或逆行性血栓性静脉炎导致骨髓炎,眼眶和颅内脓肿,脑膜炎和海绵窦血栓的形成。
151. 脑脊液鼻漏诊断的金标准是什么?	β2- 转铁蛋白。
152. 鼻外伤后脑脊液鼻漏的自然病史是什么?	超过 50% 在保守治疗后 1~2 周内自发消退,包括卧床休息、抬头和大便软化剂,以减少用力屏气,应避免咳嗽、打喷嚏和擤鼻涕。
153. 什么可以滴入额窦,以评估鼻额隐窝的通畅性?	亚甲基蓝或荧光素。
154. 额窦前壁中度移位骨折的开放复位和内固定的替代方案是什么?	使用多孔聚乙烯薄膜或羟基磷灰石放置进行内镜下微型固定。
155. 前额窦壁骨折位移小于多少毫米,则通常在美学上不明显。	2mm。

156. 当经冠状入路进行额窦骨折的切开复位内固定时，重要的是保留带血管的颅骨膜瓣，因为必要时，它可以用于什么目的？	用于硬脑膜修复，作为前额窦闭塞的组织填充物，以及在额窦颅骨化期间作为鼻咽隔离脑神经的组织屏障。
157. 颅骨的血液供应来自哪里？	由颅底的血管，颞浅血管、滑车上血管和眶上血管的深支产生的血管，以及由浅支产生的相互连通的血管。
158. 脑脊液漏确诊的非移位额窦骨折患者，经观察有多少患者的漏液症状会自行消失退？	50%。
159. 中度至重度粉碎性骨折包括超过 25% 的后壁骨折通常被认为是什么类型的修复的指征？	额窦颅骨化，特别是窦底粉碎骨折。
160. 外伤性鼻额窦隐窝损伤的治疗方法有哪些？	对于轻度损伤，可以考虑内镜手术探查或观察额窦炎和（或）黏液囊肿的发展；对于重度损伤，应考虑额窦闭塞。
161. 一般情况下，为什么要探查额窦是否移位骨折？	受挤压的碎片可能导致颅内出血或脑脊液漏，并有可能形成黏液囊肿。
162. 治疗严重额窦骨折时，为什么必须在脂肪组织填塞前切除额窦的所有黏膜？	降低黏液囊肿或小球囊肿形成的风险。
163. 创伤相关的额窦黏液囊肿有哪些潜在的后遗症？	继发性黏液囊肿可因眶或颅内间隙侵犯而扩大和侵袭颅骨。如果黏液囊肿的黏液成分被感染（黏液脓肿），可能会发生眼眶脓肿、额骨骨髓炎、硬膜外脓肿、脑膜炎或脑脓肿。
164.NOE 复合体的主要垂直和水平支撑是什么？	• 垂直：上颌骨的额突。 • 水平：上下眶缘。
165. 正常的角间距离是多少？	30~35mm 或瞳孔间距的一半或翼底板的宽度。
166. 急性 NOE 骨折患者的典型面部畸形有哪些？	鼻背扁平、创伤性内眦间距过宽、鼻尖旋转增加、鼻外凸减少。
167. 对于泪道引流系统泪小管远端梗阻的患者，溢泪的最佳治疗方法是什么？	内镜泪囊鼻腔吻合术。
168. 描述 NOE 骨折的分类（图 10.5）。	Markowitz 骨折分类： • 1 型骨折：单个非粉碎的中央片段，没有内眦韧带（MCT）破坏。 • 2 型骨折：中央碎片粉碎，但内眦韧带仍然附着在骨板上。 • 3 型骨折：严重的中央碎片粉碎，内眦韧带插入碎骨片中。

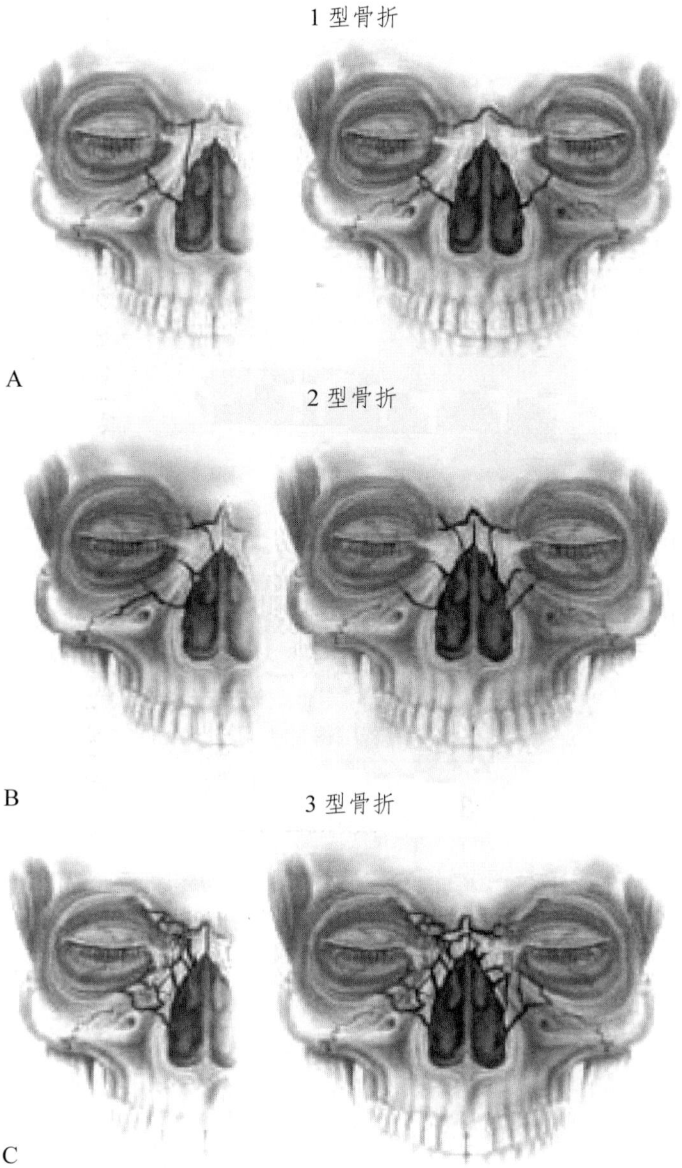

图 10.5 Markowitz 骨折分类：对鼻－眼眶－筛窦复合骨折的分类。（Used with permission from Papel ID，Frodel J，Holt GR, et al,eds. Facial Plastic and Reconstructive Surgery 3rd Edition.New York，NY：Thieme; 2009.）

169. 描述 1 型 NOE 骨折的治疗方法。	• 虽然可以观察到无移位骨折,且内眦距离没有增加;然而仍可能发生延迟性内眦间距过宽。 • 移位骨折需要切开复位和内固定,这可以通过冠状入路、结膜入路、唇下入路或外睑入路完成。由于 1 型骨折是非粉碎性骨折,往往可以使用一、二、三点法固定。三点固定将需要在鼻额、鼻上颌和眶下支撑。通常,对于 1 型 NOE 骨折,不需要冠状切法来获得足够的暴露。
170. 在治疗 NOE 骨折时,鼻导丝放置不当会出现哪些常见并发症?	在泪窝前方经鼻放置金属丝导致骨碎片横向旋转,形成医源性内眦过宽。导丝应放置在泪道后上方,同时也应置于额筛骨缝以下,以避免造成颅内损伤。
171. 内眦肌腱撕脱的特征是什么?	• 缺乏弓形特征。 • 眼球突出。 • 内眦角成圆形。
172. 描述经鼻内眦固定术治疗内侧眦肌腱撕脱的技术。	经鼻内眦固定术是在 NOE 复合体骨折开放复位内固定之后完成的。须在导丝引导下进行,可在经颅倒钩的配合下进行操作,不使用经颅倒钩则需要对眦体解剖,一旦固定,牵拉内眦肌腱的导丝应该从后、上、内侧沿着眶内侧壁固定到钛板上。

颧上颌复合体与眼眶骨折

173.ZMC(“三角骨”)骨折涉及哪些结构?	“三角骨”骨折是错误定义,因为“三角骨”骨折涉及四个部位(定义为四角骨骨折更准确): • 颞骨(颧颞骨缝)。 • 上颌骨(颧上颌骨缝)。 • 额骨(颞额骨缝)。 • 蝶骨(颧蝶骨缝)。
174. 在 ZMC 骨折中,什么情况会导致下颌骨开颌受限?	在冠状位上颧弓和颞肌的撞击作用。
175. 列举与 ZMC 骨折修复手术相关的并发症。	眼睑错位(睑外翻、睑内翻)、持续性复视、面颊部不对称、plate palpability、畸形愈合(不愈合)、眼球内陷、面颊麻木和失明(极为罕见)。
176. 什么方法最适合治疗单纯无粉碎性颧弓骨折?	Gillies 法或 Keen 法。
177.ZMC 最突出的部位是什么,它位于何处?	颧骨隆起处,位于外眦下 2cm 处。

178. 描述 ZMC 骨折的 Zingg 分类。	• A 型:ZMC 的一个部分骨折分离。 　∘ A1:颧弓。 　∘ A2:眶侧壁。 　∘ A3:眶下缘。 • B 型:典型的四角骨折,涉及颧骨四个部位。 • C 型:复杂骨折合并颧骨粉碎性骨折。
179.ZMC 骨折中最薄弱的骨骼是什么。	眶底。
180.ZMC 的转动主要是由于哪个肌肉的拉力?	咬肌。
181.ZMC 骨折的性别比例是多少?	男女比例为 80% : 20%。
182. 列举颧额部支撑修补的几种方法。	• 侧眉切口。 • 上睑袋成形术切口。 • 半冠状切口。 • 现有撕裂口。
183. 眶底骨折的立即修复有哪些禁忌证?	• 眼球破裂。 • 前房积血。 • 视网膜脱离。 • 创伤性视神经病变。 • 涉及患者唯一有视力的眼睛(相对禁忌证)。
184. 眶底骨折什么样体检结果需要紧急手术介入?	肌肉痉挛(特别是儿童),软组织疝引起的不可控的眼心反射,显著的软组织肿胀导致眼压升高和视力损害。
185. 最初应如何处理视力丧失的创伤性球后血肿?	眦侧方切开及眦下方切开术。
186. 什么药物可以用来治疗眼高压?	甘露醇、乙酰唑胺、皮质类固醇、眼用 β 受体阻滞剂、眼用 α 受体激动剂、胆碱能药物。
187. 球后血肿相关的表现是什么?	眼痛、突眼、结膜水肿、复视、眼压升高、眶压增高、视力下降、直接瞳孔光反射消失、眼肌麻痹和视盘水肿。
188. 眶底骨折诊断下直肌或斜肌痉挛的金标准是什么?	牵拉试验。
189. 眼眶外伤后确认颈动脉瘘的金标准测试是什么?	血管造影。

190. 描述关于眶底骨折的发病机理的液压和屈曲理论。	• 屈曲理论：由于通过眶壁将力直接传递到眶底，导致骨折。 • 液压理论：由于通过不可压缩的眼眶软组织将动能传递到眶底而发生骨折。
191. 三叉神经第二支感觉异常是哪种类型的面部骨折的常见表现？	眶底骨折。
192. 眶底骨折修复最常见的并发症是什么？	眶下神经损伤。
193. 眶底骨折后眼球内陷的发生率为多少？	超过 50%。
194. 说出穿过眶上裂的结构。	动眼神经（Ⅲ）、滑车神经（Ⅳ）、外展神经（Ⅵ）、三叉神经第一分支、眼静脉。
195. 描述创伤性视神经病变的体征和治疗方法。	• Marcus Gunn 瞳孔（相对传入性瞳孔缺损）、中央暗点、视力下降。 • 有时使用类固醇和（或）手术减压，但高自发恢复率可能不需要干预。
196. 在眼眶骨折创伤性视神经病变的情况下，哪种骨折类型更有利于视力恢复？	无骨折（最有利）>眶前骨折>眶后骨折（最不利）。
197. 描述眶尖综合征相关的常见表现。	动眼神经、滑车神经和（或）外展神经损伤（CN Ⅲ、Ⅳ和Ⅵ）引起的眼麻痹，动眼神经损伤（CN Ⅲ）引起的散瞳，三叉神经眼支损伤（Ⅵ）引起的眼和前额疼痛、麻木，以及视神经受损引起的视力下降、视神经功能障碍（CN Ⅱ）。
198. 什么是眼眶隔膜？	眶隔是眶缘的延伸，形成眶内容物的最前面的边界。它与上睑提肌和下睑板融为一体。
199. 描述眶下缘和眶底的联合治疗方法（图 10.6）。	• 经结膜入路：在睑板下方的切口用于前入路，在穹窿前方切口用于后入路，有睑内翻的风险。 • 睫下（眼睑成形术）入路：下眼睑灰线以下的 1~2mm 切口，外翻风险高，技术难度大。 • 下 / 中眼睑入路：直接进入眶底，有外翻的风险，并有明显的瘢痕。 • 眶下入路：直接入路，最明显的瘢痕，术后水肿较大，并有外翻的危险。由于上述原因，眶下入路与前三种入路相比已经失去优势，除非该区域已经存在现有的撕裂口。

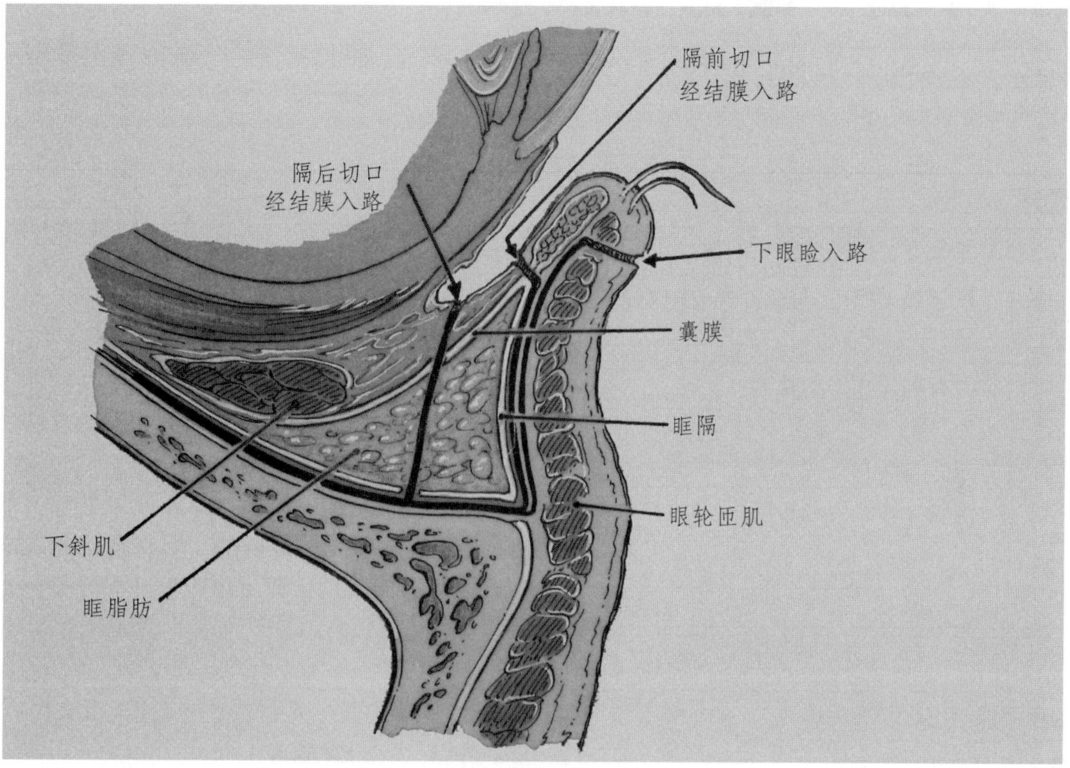

图 10.6　下眼睑的矢状面横截面，显示了下眶缘和眶底的常见手术入路。（Used with permission from Strong EB，Sykes JM. Zygoma complex fractures. Facial Plast Surg 1998；14(1)：109，figure 7.）

第 11 章 唾液腺疾病

Brain C.Gross，Amy C. Dearking，Brandon W. Peck，Daniel L. Price

概述

1. 腮腺于胚胎发育过程中第几周形成？	胚胎发育第 7 周。
2. 腮腺生长起源于哪里，与面神经有何关系？	腮腺起源于终末导管口并逐渐向后方延伸。面神经走行于其前方，最终被腮腺组织围绕。
3. 唾液腺共有哪几种类型腺泡？	唾液腺共包含三种类型腺泡：腮腺中为浆液性腺泡，舌下腺与小唾液腺中为黏液性腺泡，颌下腺中为混合性腺泡。
4. 描述唾液腺导管系统分布情况（图 11.1）。	腺泡是重要的分泌组织，由一个中央腔及多个分泌唾液的腺泡细胞围绕组成。闰管直接与腺泡相连，表面布满有助于肌上皮收缩并促进唾液排出的肌上皮细胞。闰管进而又汇合成纹状管和小叶间导管。
5. 唾液腺与淋巴结有何联系？	淋巴结在腮腺的假包膜中形成并延伸至腮腺实质，其他唾液腺实质中均没有淋巴结。
6. 腮腺内淋巴结通常位于哪里？	腮腺作为唾液腺中唯一内含淋巴结的腺体，腮腺深叶及浅叶均有淋巴结，但大多数淋巴结位于腮腺浅叶。

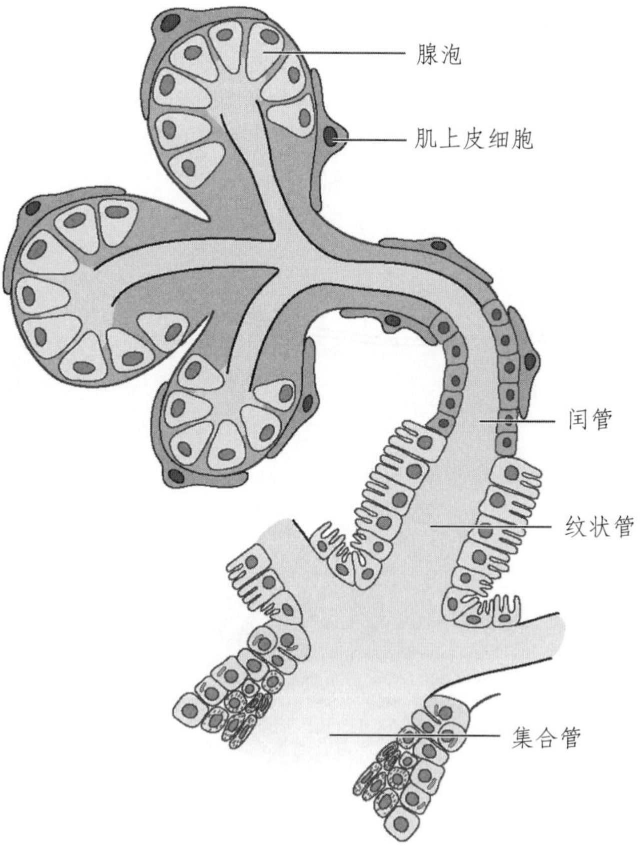

图 11.1　唾液腺导管系统的组成。(Used with permission from Bradley PJ, Guntinas-Lichius O, eds.Salivary Gland Disorders and Diseases: Diagnosis and Management.New York, NY: Thieme; 2011.)

7. 试描述腮腺导管的走行。	腮腺导管由腮腺浅叶的前缘发出,向前穿过咬肌和颊脂垫,至内侧穿入颊肌并开口于上颌第二磨牙。
8. 下颌下腺导管从何处进入口腔?	下颌下腺导管自腺内侧面发出,开口于舌系带。
9. 腮腺筋膜来源于哪层筋膜?	腮腺筋膜来自颈深筋膜的浅层。
10. 描述浅层肌肉筋膜系统中筋膜间的关联以及筋膜与腮腺的关联。	浅层肌肉筋膜系统支配许多面部表情肌,分布于腮腺浅叶。
11. 腮腺由什么自主神经支配?	副交感神经系统通过舌咽神经(CN Ⅸ)支配腮腺;交感神经系统通过颈上神经节支配腺体。
12. 描述腮腺交感神经分布(图 11.2)。	交感神经分布是由舌咽神经(鼓室分支)经鼓室小管进入中耳,岩小神经经卵圆孔出中耳腔至颅中窝入耳神经节,交换神经元后,经耳颞神经分布于腮腺。

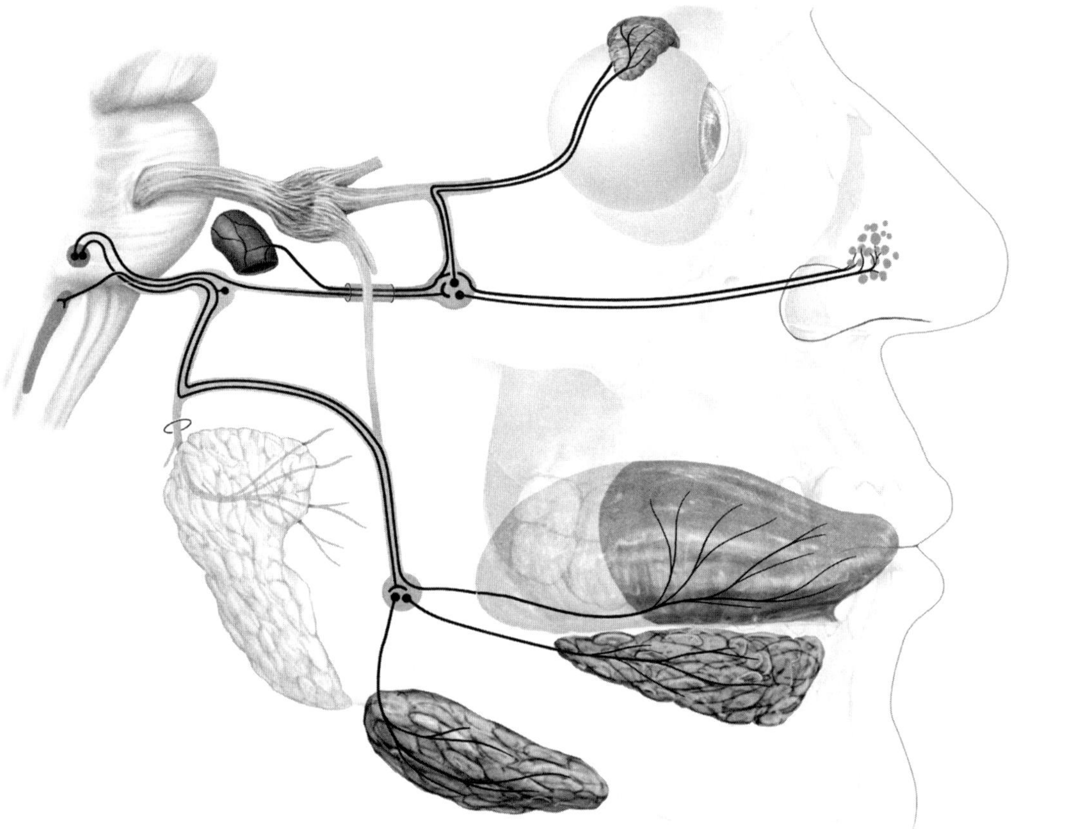

图 11.2　腮腺主要交感神经分布。（Used with permission from Thieme Atlas of Anatomy：Head and Neuroanatomy，© Thieme 2007，illustration by Karl Wesker.）

13. 描述副腮腺的定义。	副腮腺是位于皮肤与咬肌之间腮腺前缘的腺体。
14. 腮腺切除术中面神经的重要解剖学标志是什么？	面神经可通过耳屏、鼓室乳突切迹、二腹肌后腹与二腹肌沟连接处定位，也可由远端逆行解剖，或由颞骨乳突部顺行解剖寻找定位。
15. 年龄对腮腺组织结构有何影响？	腮腺实质内脂肪细胞会随着年龄增长而增多。
16. 颌下腺位于哪个解剖学三角区？边界分别是什么？	位于下颌下三角，以二腹肌前、后腹和下颌骨下缘为界。
17. 哪根副交感神经支配颌下腺？	鼓索的副交感纤维随舌神经至颌下腺及舌下腺。
18. 颌下腺及舌下腺分泌功能由哪根神经支配？	鼓索的副交感纤维作用于面神经（神经中间）支配颌下腺及舌下腺的分泌。

19. 颌下腺切除术中如何找到舌神经？	舌神经位于颌下腺深面，沿着颌下腺下缘和下颌舌骨肌前缘可以找到舌神经和下颌下腺神经节。
20. 口底部舌神经与颌下腺导管有何关联（图 11.3）？	舌神经从颌下腺导管下方的后外侧走行至前内侧。

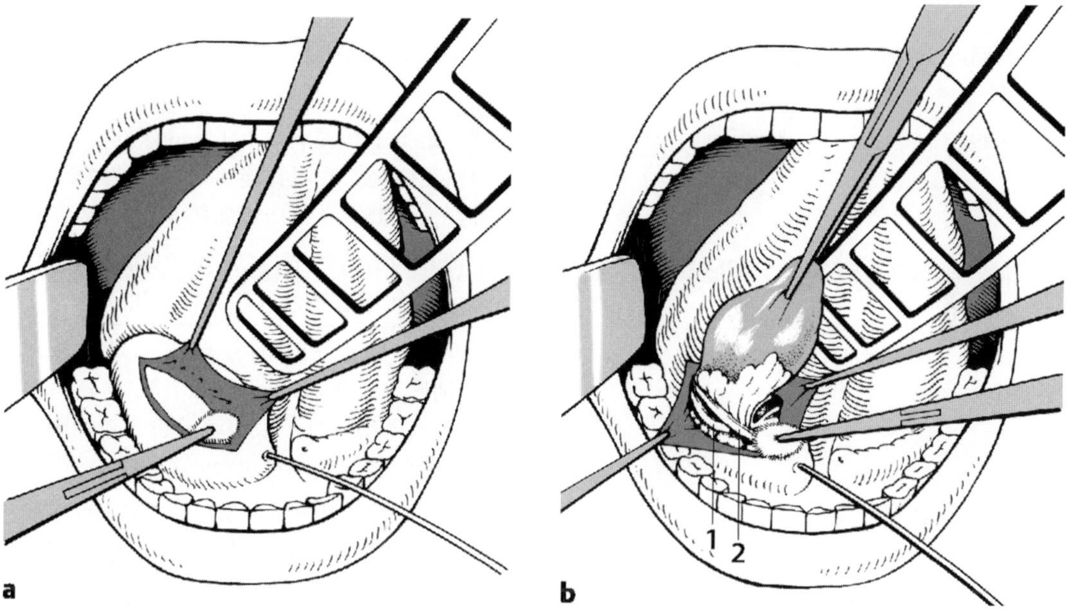

图 11.3　（a）图示为右侧口底部囊肿（b）舌神经（1）从颌下腺导管（2）下方的后外侧走行至前内侧。（Used with permission from Theissing J, Rettinger G, Werner JA. ENT-Head and Neck Surgery：Essential Procedures.New York，NY：Thieme；2011.）

21. 面动静脉与颌下腺有何关系？	面静脉位于颌下腺浅层的侧面；面动脉位于腺体后方，暴露颌下腺时面动脉通常包绕于腺体前后缘之间。
22. 列举出舌下腺排泄管。	舌下腺经小管开口于口底或颌下腺导管，经大管开口于颌下腺导管。
23. 舌下腺的边界由哪些结构构成？	舌下腺与下颌骨、颏舌肌、下颌舌骨肌交界。
24. 在行舌下腺切除术时需要注意哪些重要解剖学结构？	舌神经及颌下腺导管走行于舌下腺与颏舌肌之间，可沿此寻找。
25. 小唾液腺位于哪里？	大多数口腔内小唾液腺覆盖于硬腭黏膜下。
26. 唾液的功能是什么？	唾液有许多功能，其中最重要的功能是润滑食物、预防龋齿、矿化牙齿、口腔内抗菌及杀菌、消化食物、感受味觉等。

27. 描述唾液腺中唾液从浆液转变为黏液的过程。	从浆液转变为黏液的过程：腮腺→颌下腺→舌下腺→小唾液腺。
28. 评估唾液腺时可进行哪些体格检查?	可通过评估腺体大小、覆盖皮肤浸润范围、腺体活动性、触诊是否柔软、面神经功能是否正常、有无张口受限、咽部发育是否成熟以及是否有皮肤及头皮损伤。
29. 通常情况下，多大的咽旁肿物可通过口腔内看到?	通常 3.5cm 以上的咽旁肿物可通过口腔内看到。
30. 描述腮腺切除术中面神经的重要外科标志。	• 面神经走行于耳屏下方 1~1.5cm 深处。 • 二腹肌后腹与二腹肌脊连接处为面神经平面。 • 面神经位于鼓室乳突切迹深部 6~8mm 处。
31. 腮腺切除术后 Frey 综合征的病理生理改变是什么?	副交感神经的节后纤维包括支配腮腺组织的耳颞神经，损伤后可引起皮肤汗腺异常分泌。
32. 描述 Frey 综合征的检查方法。	小剂量碘 - 淀粉显色试验可用来检查味觉多汗综合征，耳前区注入碘剂，风干后覆上淀粉，然后给予患者催涎剂，若出汗处汗液溶解淀粉并与碘剂发生反应出现深蓝色斑点，则为 Frey 综合征。
33. Frey 综合征治疗方法是什么?	Frey 综合征治疗方法较多样化，并一定程度取决于患者的不适程度。例如使用止汗剂、甘罗溴胺，或进行一些有创操作，如注射肉毒杆菌或鼓室神经切除术。
34. 有什么技术可减轻腮腺切除术后的味觉多汗综合征?	腮腺切除术中预防 Frey 综合征最重要的手法方法是提起较厚的皮瓣，只切除局部浅层腮腺组织。
35. 还有什么手术方法可用来减轻腮腺切除术后的味觉多汗综合征?	可通过转移胸锁乳突肌皮瓣、脂肪转移、人工真皮移植、浅层肌肉筋膜系统介入治疗等。

唾液腺良性疾病

36. 哪个唾液腺易引起急性细菌性涎腺炎?	腮腺。
37. 哪类人群最易感染急性化脓性涎腺炎?	操劳过度、术后患者及重度脱水患者。
38. 哪类手术患者最易感染急性化脓性涎腺炎?	一些行腹部手术和髋关节置换（修复）手术患者，由于术后持续虚弱状态而易存在较差口腔环境。
39. 为什么腮腺生产唾液，却比颌下腺与舌下腺更易发生涎腺炎?	腮腺是浆液性腺体，而颌下腺与舌下腺是混合性腺体，浆液性腺体缺乏抗体、酸性物质和具有抗菌作用的酶。
40. 医源性感染急性化脓性涎腺炎最常见的致病菌是什么?	金黄色葡萄球菌。

41. 感染急性化脓性腮腺炎后什么时候建议行影像学检查？	抗生素使用无效，或患者临床症状和体格检查提示可能伴腮腺脓肿形成时，建议行影像学检查。
42. 发现急性化脓性涎腺炎后最佳治疗方法是什么？	经验性使用涵盖革兰阳性及阴性菌的广谱抗生素、催涎剂、止痛药、局部热敷、按摩腮腺及水化。
43. 腮腺脓肿的治疗方法是什么？	首选腮腺切除术进行外科引流，可做腮腺筋膜切口，并平行于面神经分支以减小对面神经的损伤。
44. 唾液腺结石症有什么临床症状？	进食时唾液腺疼痛及肿大。
45. 哪个唾液腺最易形成结石？	颌下腺最易形成结石，因为颌下腺有较高的钙浓度水平、pH 值较高、黏液性唾液腺较多、解剖学因素（如长度、重量等）。
46. 唾液腺结石的影像学表现是什么？	唾液腺结石可行多种影像学检查，如 X 线片可见不透光的结石显影；涎管造影术可显示唾液腺管的狭窄、扩张及充盈缺损；考虑结石时，可行超声检查；CT 检查结果相对最全面。
47. 哪种唾液腺结石在标准 X 线片中最不透光？	颌下腺结石不透光，而 80% 的腮腺结石为可透光结石。
48. 唾液腺结石的治疗方法是什么？	首选保守治疗，包括催涎剂的使用、热敷、按摩、水化等。较大的结石不宜使用保守疗法，宜采取导管取石术、涎腺镜、碎石术等。难治性结石症可采取探查并手术切除唾液腺。
49. 慢性涎腺炎的首要致病因素是什么？	唾液腺结石是首要致病因素，其次是腮腺导管堵塞。
50. 慢性涎腺炎的首选治疗方案是什么？	目前无根治性疗法，可使用抗生素、按摩、热敷、催涎剂等。若最终保守疗法无效，可采取手术切除。
51. 慢性涎腺炎患者应注意监测什么疾病的发生？	慢性涎腺炎患者有更高的罹患唾液腺导管恶性肿瘤的风险。
52. 儿童群体中如何判定为异常流涎症状？	流涎与口腔分泌和吞咽功能的平衡息息相关，18 个月之前的婴幼儿由于神经肌肉系统发育未完全，流涎是正常的，如果流涎症状持续至 4 周岁，则应当行进一步病情检查。
53. 流涎与哪些临床疾病相关？	如有神经肌肉系统缺陷可导致吞咽与分泌功能障碍，会出现流涎症状，尤其常见于一些脑瘫患儿，一些罹患肌萎缩侧索硬化症、帕金森病、有脑梗死病史的成年人也可见流涎。

54. 流涎的治疗方法是什么？	口服抗胆碱能药，如甘罗溴胺、东莨菪碱等有助于减轻流涎症状，但需要注意其副作用；也可在唾液腺注射肉毒杆菌，但这种方法须反复注射。
55. 描述抗胆碱能药物的副作用。	抗胆碱能药物的副作用包括：尿潴留、体温升高或出汗减少、心动过速、口干（龋齿风险提升）、视力改变、神经错乱、呼吸抑制、瞳孔散大、便秘等。
56. 流涎的手术方法是什么？	手术摘除唾液腺组织可切除双侧颌下腺及结扎腮腺导管；横断鼓索也可减少唾液腺的分泌；还可通过改变颌下腺和腮腺导管走行，减少分泌至口腔的唾液。
57. 试区分流涎症与多涎症。	两者的定义通常可以互换。严格定义来说，流涎症表示唾液大量流出，通常仅次于一些药物，如抗神经病药、抗惊厥药、抗胆碱酯酶药、拟副交感神经药的给药反应。大量流涎也可能与一些临床疾病相关，如妊娠、胃食管反流、口腔溃疡（口腔刺激）等。多涎症表示唾液流下这一表现，并且产生大量唾液，一般情况下，我们称妊娠期妇女流涎为多涎症。
58. 口干燥症最常见的原因是什么？	目前为止，最常见原因为药物副作用。
59. 减轻头颈部放疗后口干燥症最重要的预防性治疗是什么？	唾液可以保护牙齿，局部氟化物的使用和良好的口腔卫生可有效防止龋齿形成。
60. 口干燥症可用什么药物治疗？	毛果芸香碱，是作用于 M3 乙酰胆碱毒蕈碱受体的拟副交感神经药物。
61. 描述放疗引起涎腺炎的三个阶段。	• 阶段 1：小剂量辐射（20~30Gy）后有急性唾液腺反应，可自身溶解。 • 阶段 2：较大剂量辐射（高达 75Gy）后腺体功能丧失，无自身恢复能力。 • 阶段 3：大剂量辐射（>75Gy）后，导致慢性改变，如腺体萎缩后引起硬化，无自身恢复能力。
62. 描述什么是 Mikulicz 综合征。	Mikulicz 综合征常伴双侧唾液腺肿大，与其他全身系统疾病无关，尤其要与干燥综合征引起的唾液腺肿大相鉴别。
63. 涎腺疾病的临床表现是什么？	涎腺疾病常表现为双侧、反复发作、无痛性腮腺肿大，与摄入食物无关。
64. 涎腺疾病有何组织学表现？	组织学上可以发现增大的腺泡细胞（为正常腺泡细胞的 3 倍）、神经退行性改变、肌上皮萎缩。

65. 涎腺疾病分为哪三类?	• 内分泌代谢相关性涎腺疾病(如糖尿病、肢端肥大症、肾上腺疾病、甲状腺功能减退、妊娠等)。 • 营养不良代谢相关性涎腺疾病(如糙皮病、脚气病、恶性营养不良病、神经性厌食症、暴食症、酗酒等) • 神经源性涎腺疾病(如抗胆碱能药物的使用)。
66. 如何鉴别黏液潴留性囊肿?	是由完整上皮组织覆盖的真性囊肿。
67. 舌下囊肿生长于哪个唾液腺?	舌下囊肿是生长于舌下腺的黏液性囊肿。
68. 舌下囊肿查体时通常有何表现?	舌下囊肿常见于口底部,呈偏蓝色的半透明团块。
69. 舌下囊肿与颈部舌下腺囊肿有何区别?	舌下囊肿是由于黏液渗出继而在口底部黏膜(上缘)和下颌舌骨肌(下缘)之间形成一个假性囊肿。颈部舌下腺囊肿则是由下颌舌骨肌向下延伸至颈部的一种舌下囊肿。
70. 颈部舌下腺囊肿如何通行至颈部?	舌下腺囊肿渗出的黏液通常从下颌舌骨肌后方通过,或从下颌舌骨肌裂隙中通行。
71. 下颌舌骨肌裂隙常见于哪里?	调查显示,接近 50% 的下颌舌骨肌裂隙发生在下颌舌骨肌前 2/3 部分。
72. 舌下囊肿治疗方法有哪些,哪种方法最有效?	保守治疗包括注射硬化剂、口腔袋形缝合术或直接切除舌下囊肿。最有效的治疗方法为同时切除舌下腺和舌下囊肿,这种方法复发率仅为 1%~2%。
73. 描述急性非化脓性腮腺炎的常见病因。	腮腺炎病毒感染是急性非化脓性腮腺炎常见病因。
74. 流行性腮腺炎病毒属于什么病毒家族?	副黏病毒(RNA)家族。
75. 腮腺炎最常见的初始症状是什么?	5~10 岁的儿童出现无特定症状的头痛、发热、肌痛、厌食,继而发现双侧腮腺肿大。
76. 列举出几种与病毒性腮腺炎相关的病毒。	流感病毒、柯萨奇病毒、埃可病毒、狂犬病毒、流行性腮腺炎病毒、肝炎病毒等。
77. 如何诊断猫抓引起的腮腺炎?	有猫科动物接触史,实验室确认汉赛巴尔通体免疫球蛋白 IgG 和 IgM 抗体滴度较高。
78. 如何诊断腮腺放射菌病?	可通过细针穿刺或活检确诊。

全身系统疾病的表现

79. 干燥综合征的病理生理改变机制是什么?	外分泌腺自身免疫系统紊乱。
80. 干燥综合征分为哪两类?	可分为原发性与继发性。原发性可累及外分泌腺。继发性可累及外分泌腺和任何其他相关组织疾病。
81. 干燥综合征常见初始症状是什么?	口干、干燥性角膜结膜炎、腮腺肿大。

82. 患有干燥综合征的患者存在患有什么肿瘤的风险?	干燥综合征患者患有淋巴瘤的风险是正常人群的44倍,约5%的干燥综合征患者患有淋巴瘤。
83. 哪种自身免疫性疾病与黏膜相关淋巴组织相关,并且属于唾液腺淋巴瘤?	干燥综合征。
84. 干燥综合征患者患有淋巴瘤的风险因子是什么?	包括持续性腮腺肿大、脾大、淋巴结病、可触性紫癜、腿部溃疡或患有单纯性冷球蛋白血症。
85. 除了临床表现和实验室检查,还有什么方法可以协诊干燥综合征?	下唇唾液腺活检。
86. 哪项实验室检查最常用来判定干燥综合征?	风湿病学检查,如SS-A和SS-B检查是干燥综合征的特异性检查。其他检查如抗核抗体、类风湿因子、血沉降率的测定也常被用来协诊干燥综合征。
87. 判断题:唾液腺良性淋巴上皮病是唾液腺良性淋巴囊肿的另一个名称。	错。尽管文献中通常会混淆,但从临床表现和组织结构上来说,唾液腺良性淋巴上皮病与唾液腺良性淋巴囊肿是不同的。唾液腺良性淋巴上皮病是由其他疾病引起的自身免疫性疾病,如干燥综合征、慢性淋巴细胞性甲状腺炎、慢性硬化性涎腺炎、结节病、艾滋病等。
88. 判断题:唾液腺良性淋巴上皮病患者更易患恶性肿瘤。	对。与唾液腺良性淋巴囊肿患者不同,唾液腺良性淋巴上皮病患者更易患恶性肿瘤。
89. 有多处腮腺囊肿的患者应注意什么疾病的检查(图11.4)?	艾滋病。

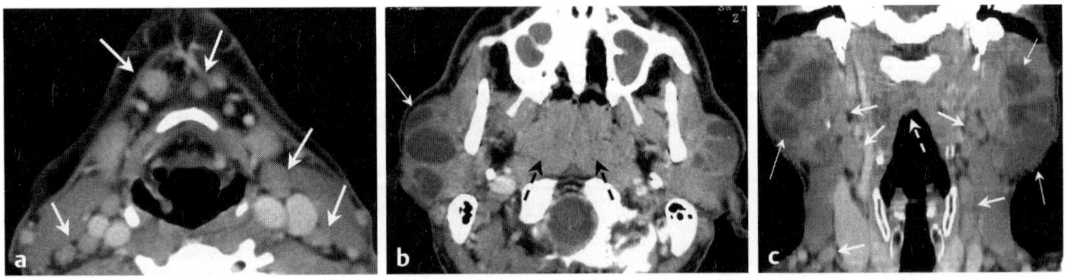

图 11.4 艾滋病感染后淋巴结包绕于腮腺中。(a)增强CT示舌骨下颈部平面,(b)舌骨上平面颈部和(c)冠状面可见多处增大淋巴结(箭头所示),增大的淋巴组织(虚线箭头所示),双侧腮腺淋巴囊肿(细箭头所示)与艾滋病感染表现相同。(Used with permission from Mafee MF, Valcassiori GE, Becker M. Imaging of the Head and Neck 2nd Edition, New York, NY: Thieme; 2005.)

90. 木村病的初始症状是什么?	弥漫性淋巴结病变、唾液腺肿大(腮腺或颌下腺)、头部和颈部红色皮肤结节,同时还伴肿大腺体表面皮肤色素沉淀、粗糙和瘙痒。
91. 哪种人群最易患木村病?	东南亚 20~30 岁年轻男性。
92. 木村病患者哪种炎症细胞表达升高?	嗜酸性粒细胞(外周性和灶内嗜酸性粒细胞均升高)。
93. 除了全血细胞计数,木村病患者还应做什么血液检查?	应行血尿素氮、肌酐、尿蛋白检查以排除肾脏病变。
94. 木村病有何治疗方法?	可手术切除,无症状患者可观察随访,也可服用类固醇和免疫抑制剂药物治疗。
95. 坏死性涎腺化生的最常见初始表现是什么?	硬腭后方常见溃疡形成,坏死性涎腺化生的病变通常在 5~9 周内自愈,因此只须对症支持治疗。
96. 硬腭溃疡患者应与其他哪些疾病进行鉴别?	应与口腔溃疡、外伤、恶性肿瘤(如黏膜表皮样癌或鳞状上皮样癌)、坏死性涎腺化生等进行鉴别。
97. 唾液腺腺瘤样增生患者初始症状是什么?	口腔黏膜无痛性肿胀、肉眼可见的赘生物形成、唾液腺组织病理学的良性改变。
98. Heerfordt 综合征是何种系统疾病的肺外症状?	结节病。
99.Heerfordt 综合征有什么临床特点?	Heerfordt 综合征,又称眼色素层腮腺炎,患者表现为葡萄膜炎、非化脓性腮腺炎,通常有 50% 的患者出现面瘫。
100. 如何治疗眼色素层腮腺炎?	治疗方法包括全身类固醇药物疗法和眼部对症治疗。
101. 如何治疗艾滋病引起的良性淋巴上皮囊肿?	这种良性囊肿可通过观察、多次穿刺活检随访、服用抗逆转录病毒药(如齐多夫定)、硬化剂、放疗或手术治疗。
102. 判断题:与艾滋病相关的良性淋巴上皮囊肿如果不切除,则存在恶变风险。	错。HIV 阳性患者存在较大的恶变风险,但目前尚未有资料显示良性淋巴上皮囊肿存在恶变风险。
103. 艾滋病患者唾液腺快速增大应考虑何种病理学改变?	应考虑恶性肿瘤,如卡波西肉瘤或淋巴瘤的可能。
104. 艾滋病患者伴唾液腺增大时的手术指征?	若腺体迅速增大、出现其他恶性肿瘤的临床变现、保守治疗失败或患者认为影响美观时可进行手术治疗。
105. 除了 Heerfordt 综合征外,大约多少比例的结节病会引起唾液腺改变?	5%~7% 结节病患者有唾液腺肿大。

106. 如何治疗肺外结节病伴持续性腮腺肿大？	口服激素治疗。
107. 韦格纳肉芽肿患者累及唾液腺有什么临床表现？	这种情况临床比较少见，韦格纳肉芽肿累及腮腺的患者通常伴有痛性腮腺肿大。穿刺活检可见坏死性肉芽肿和微脓肿形成。

良性肿瘤

108. 儿童中最常见的腮腺良性肿瘤是什么？	从数量上来说，腮腺血管瘤和多形性腺瘤最常见。
109. 儿童中最常见的唾液腺上皮肿瘤是什么？	多形性腺瘤最常见。
110. 唾液腺原发病变中良恶性比例分别为多少？	三种唾液腺的所有病变中，75% 腮腺肿瘤是良性的，50% 以上的颌下腺肿瘤是良性的，但是 80% 以上的小唾液腺肿瘤是恶性的。
111. 最常见的唾液腺良性肿瘤是什么，最常见的部位是哪里？	多形性腺瘤约占唾液腺良性肿瘤的 75%，在腮腺中最常见。
112. 多形性腺瘤的首选治疗方案是什么？	首选手术切除法。
113. 未切除的多形性腺瘤恶变的风险有多少？	目前预估 5 年内恶变率为 1.5%，15 年后恶变率为 10%。
114. 淋巴瘤性乳头状囊腺瘤的特征性危险因素是什么？	吸烟，其他唾液腺肿瘤均与吸烟无直接相关性。
115. 哪种唾液腺肿瘤常见于双侧？	淋巴瘤性乳头状囊腺瘤。
116. 唾液腺嗜酸性粒细胞瘤细胞中包含大量的什么细胞器？	线粒体。
117. 唾液腺单形性腺瘤多见于哪里？	多位于上唇的小唾液腺。
118. 单形性腺瘤的组织学类型是什么？	单形性腺瘤是一种罕见的唾液腺肿瘤，包括基底细胞腺瘤、管状腺瘤、透明细胞腺瘤、糖原聚集性腺瘤和涎腺肌上皮瘤。
119. 唾液腺良性管状腺瘤多见于哪里？	唾液腺管状腺瘤最常见于上唇小唾液腺。

恶性肿瘤

120. 儿童中最常见的唾液腺恶性肿瘤是什么？	黏液表皮样癌。
121. 判断题：头颈部放疗史是患唾液腺肿瘤的风险因子。	对。各个年龄段和各种剂量的头颈部放疗都将增加唾液腺肿瘤发生的风险。
122. 描述唾液腺恶性肿瘤的风险因子。	有放疗史或头颈部皮肤癌患者、EB 病毒感染者、艾滋病患者、霍奇金淋巴瘤患者、橡胶制造业或镍化合物工业接触者，以及在美发店的工作者均有患病风险。

123. 唾液腺恶性肿瘤的临床表现是什么？	疼痛感、固定的病变部位、皮肤浸润、面神经麻痹、颈部淋巴结肿大等。
124. 判断题：通常来说 CT 检查是评估唾液腺恶性肿瘤的首选放射学检查。	错。尽管 CT 也能提供有效的信息，但 MRI 可以显示腮腺肿瘤的形态、周围组织侵犯和病理类型的更多细节。
125. 判断题：唾液腺恶性肿瘤细针穿刺检查具有高度敏感性，但特异性较低。	错。敏感性相对较低，但大多文献中表示特异性高达 90%。
126. 描述主要唾液腺恶性肿瘤的 T 分期。	（表 11.1）

表 11.1　唾液腺恶性肿瘤的 AJCC 肿瘤分期

分期	描述
T1	肿瘤≤ 2cm
T2	肿瘤 >2cm 且小于 4cm
T3	肿瘤≥ 4cm 或有实质外侵犯
T4a	侵犯皮肤、下颌骨、外耳道或面神经
T4b	侵犯颅底、翼突内侧板或包绕颈动脉

Data from Edge SB, Byrd DR, Compton CC, Fritz AG, Greene FL, Trotti A, eds.AJCC Cancer Staging Manual 7th Edition.New York, NY: Springer: 2010.

127. 描述唾液腺恶性肿瘤 TNM 分期的淋巴转移（N）分期。	• Nx：区域淋巴结情况无法评估。 • N0：没有区域淋巴结受累。 • N1：单个、同侧淋巴结受累，≤ 3cm。 • N2：单个、同侧淋巴结受累，3~6cm。 • N2b：多个、同侧淋巴结受累，≤ 6cm。 • N2c：双侧或对侧淋巴结受累，≤ 6cm。 • N3：任何直径大于 6cm 的淋巴结受累。
128. 描述唾液腺恶性肿瘤的肿瘤分级。	• Ⅰ级：T1 M0 N0。 • Ⅱ级：T2 N0 M0。 • Ⅲ级：T3 N0 M0 或 T1~T3 N1 M0。 • ⅣA 级：T1~T3 N2 M0 或 T4a N0~N2 M0。 • ⅣB 级：T4b N1~N3 M0 或 T1~T4 N3 M0。 • ⅣC 级：M1。
129. 唾液腺肿瘤中恶性肿瘤的发生率为多少？	15%~32% 腮腺肿瘤是恶性的，41%~45% 颌下腺肿瘤是恶性的，70%~90% 舌下腺肿瘤是恶性的。
130. 初发颌下腺肿瘤颈部淋巴结转移的发生率为多少？	30%。

131. 最常见的唾液腺恶性肿瘤组织学类型是什么？	最常见的是黏液上皮样癌，其次为腺样囊性癌，第三为腺瘤。
132. 黏液上皮样癌的分级对于其预后和治疗是尤为重要的。低级别的黏液上皮样癌组织学表现是什么？	低级别的黏液上皮样癌组织细胞多见轻度异型性的囊性变和低有丝分裂活性细胞，高级别的黏液上皮样癌组织较稳定。
133. 黏液上皮样癌预后如何？	低级别和中级别无局部或远处转移的黏液上皮样癌患者具有较好的预后，5 年生存率大于 90%。高级别黏液上皮样癌患者 5 年生存率约 50%。
134. 低级别和高级别黏液上皮样癌的治疗方案分别是什么？	低级别肿瘤可切除唾液腺并保留组织学阴性的切缘，通常不需要颈部探查。高级别肿瘤需要进行唾液腺全切并进行治疗性颈部探查，术后需要辅助放疗。
135. 描述腺样囊性癌的疾病转归。	腺样囊性癌十分难治愈，病程缓慢、迁延不愈，常伴周围神经的侵犯，即使切除后也经常复发。
136. 哪种唾液腺恶性肿瘤远处转移率最高？	腺样囊性癌，30% ~50% 的患者出现远处转移，大多转移至肺部。
137. 腺泡细胞癌的 5 年、10 年生存率分别为多少？	腺泡细胞癌是一种相对低级别的恶性肿瘤，5 年生存率为 75% ~90%，甚至更高，10 年生存率为 60% ~75%。
138. 唾液腺恶性多形性腺瘤有哪两种？	多形性腺瘤和癌肉瘤（较少见）。
139. 判断题：完整切除肿块的唾液腺肉瘤患者有较好的疗效。	错。即使完整切除肿块，唾液腺肉瘤 3 年内死亡率也很高。
140. 唾液腺多形性腺瘤的常见表现是什么？	60~70 岁男性存在长期的腮腺肿块，并在几个月内迅速增大。
141. 低级别的唾液腺多形性腺瘤的常见表现是什么？	常见症状可表现为持续数月至数年不等的硬腭无痛性肿块。
142. 描述低级别唾液腺多形性腺瘤的临床病理表现。	表现为生长缓慢、无痛性的肿瘤、大多只浸润生长于小唾液腺以及侵犯周围神经。
143. 唾液腺导管癌组织学上与什么肿瘤类似？	乳腺高级别导管瘤。
144. 排除腮腺鳞状细胞癌最重要的诊断是什么？	其他原发肿瘤（如皮肤癌）转移至腮腺的情况可排除，这种情况通常远远多于原发的腮腺鳞状细胞癌。
145. 哪种恶性肿瘤最常转移至腮腺淋巴结？	头颈部皮肤癌。

146. 尽管腮腺肿瘤治疗方法有争议，目前腮腺肿瘤患者腮腺切除术的主要指征是什么？	• 腮腺深叶的良性肿瘤。 • 腮腺深叶的恶性肿瘤。 • 高级别的腮腺肿瘤，包括腮腺浅叶。 • 腮腺恶性肿瘤伴颈部淋巴结转移。 • 任何转移至腮腺的恶性肿瘤。
147. 总的来说，腮腺恶性肿瘤伴颈部淋巴结转移的治疗方法是什么？	如果腮腺恶性肿瘤伴颈部淋巴结转移，可行同侧改良放疗和颈部淋巴结清扫。
148. 判断题：腮腺恶性肿瘤 <4cm 且无淋巴结转移患者应行预防性颈清扫术。	错。虽然这一观点有争议，但大多数文献指出延伸至腮腺外 >4cm 肿块、且伴高风险组织学改变（如未分化癌、鳞状细胞癌、高级别黏液表皮样癌、腺癌、多形性腺瘤、唾液腺导管癌等）须行预防性颈淋巴结清扫。
149. 高级别腮腺恶性肿瘤且无淋巴结转移患者应行哪种颈部手术？	应按分级选择术式：腮腺肿物清扫Ⅰ~Ⅳ区淋巴结，颌下腺肿物清扫Ⅰ~Ⅲ区淋巴结。
150. 唾液腺恶性肿瘤应用改良放疗的指征是什么？	对于预防进一步发展、术后切缘示阳性、高级别肿瘤、侵犯周围神经或骨质的情况，可应用改良放疗。
151. 小唾液腺最常见的恶性肿瘤是什么？	小唾液腺中恶性肿瘤比良性肿瘤更常见，最常见的是黏液表皮样癌。

第 12 章　内分泌疾病

Brian C. Gross. Amy C. Dearking，Brandon W. Peck，Benzon M. Dy

甲状旁腺概述

1. 额位甲状旁腺出现的概率是多少，它通常出现在什么位置（图 12.1）?	额外甲状旁腺的发生率高达 15%。通常位于胸腺、甲状腺胸腺管和颈动脉鞘。

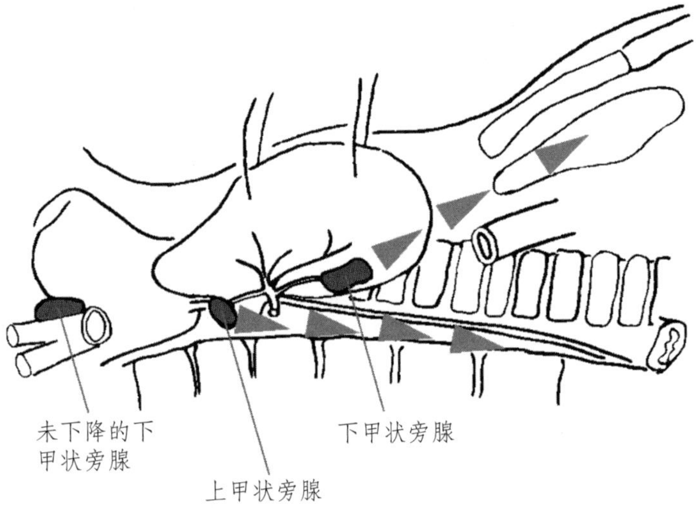

图 12.1　上、下甲状旁腺最常见的位置及其胚胎学迁移过程。（Used with permission from Gemsenjaeger E. Atlas of Thyroid Surgery：Principles，Practice，and Clinical Cases. New York，NY：Thieme；2009.）

2. 上、下甲状旁腺的血供来源于何处?	通常均由甲状腺下动脉供血，少数情况（15% 的病例）上甲状旁腺的血供来源于甲状腺上动脉。
3. 哪些技术可以用于微创甲状旁腺切除术?	微创甲状旁腺切除术在外科医师中越来越受欢迎。通常，^{99}Tc 核素扫描可以在术前定位单一甲状旁腺高功能腺瘤，术中在静脉麻醉和 PTH 检测下仅单独探查该甲状旁腺。
4. 在进行甲状旁腺次全切除术时，哪些组织需要保留?	大约需要切除 3.5 个腺体，而保留半个腺体及其血供。一般保留下甲状旁腺的一部分，以减少喉返神经损伤的风险。
5.PTH 水平监测如何用于甲状旁腺切除术来判定是否切除完全?	PTH 的半衰期是 2~5 分钟，因此可在切皮和切除腺体后 5~10 分钟分别检测血 PTH 水平。如果 PTH 水平下降 >50%，接近或处于正常范围，那么被切除的腺体就可被认为是病灶。

6. 哪个结构可以作为定位上甲状旁腺的解剖标志？	约 80% 的上甲状旁腺可于甲状腺背部以喉返神经与甲状腺下动脉交叉上方 1cm 处为中心的 1cm 直径范围内找到。
7. 哪个鳃弓发育为上、下甲状旁腺（图 12.2）？	第四鳃弓发育为上甲状旁腺和 C 细胞。第三鳃弓发育为下甲状旁腺和胸腺。
8.PTH 如何维持血钙水平？	PTH 促进消化道钙吸收、动员骨钙、抑制肾脏钙的排泄、刺激肾脏 1，25 羟化酶维持活化维生素 D 的水平。
9. 什么可以有效调节 PTH 释放？	血清钙水平。
10.PTH 的受体分布在哪里？又有哪些相应的下游效应？	PTH 受体分布于骨和肾脏。在骨中，位于成骨细胞的 PTH 受体引起核因子 -κ 配体激活，活化成骨细胞，破骨释放血清钙。在肾脏，PTH 结合于肾小管，促进滤液中钙的重吸收、降低磷的重吸收。同时增加 1，25 羟化酶的表达，将非活性的维生素 D（25 羟维生素 D）转化为活性的维生素 D（1,25 二羟维生素 D）。
11. 在监测患者的血钙水平时，哪项指标也须同时注意？	血清白蛋白。血清总钙可随白蛋白水平变化。白蛋白水平正常的患者，血清总钙可被采纳。而当患者白蛋白水平异常，患者的总钙水平需要计算矫正（白蛋白每降低 1g/dL，总钙降低 0.8g/dL），或者参考电离钙水平。
12. 哪项检验指标支持家族性高钙血症的诊断？	24 小时尿钙高钙血症：肌酐清除率低于 0.01，一个及以上高钙血症一级亲属。

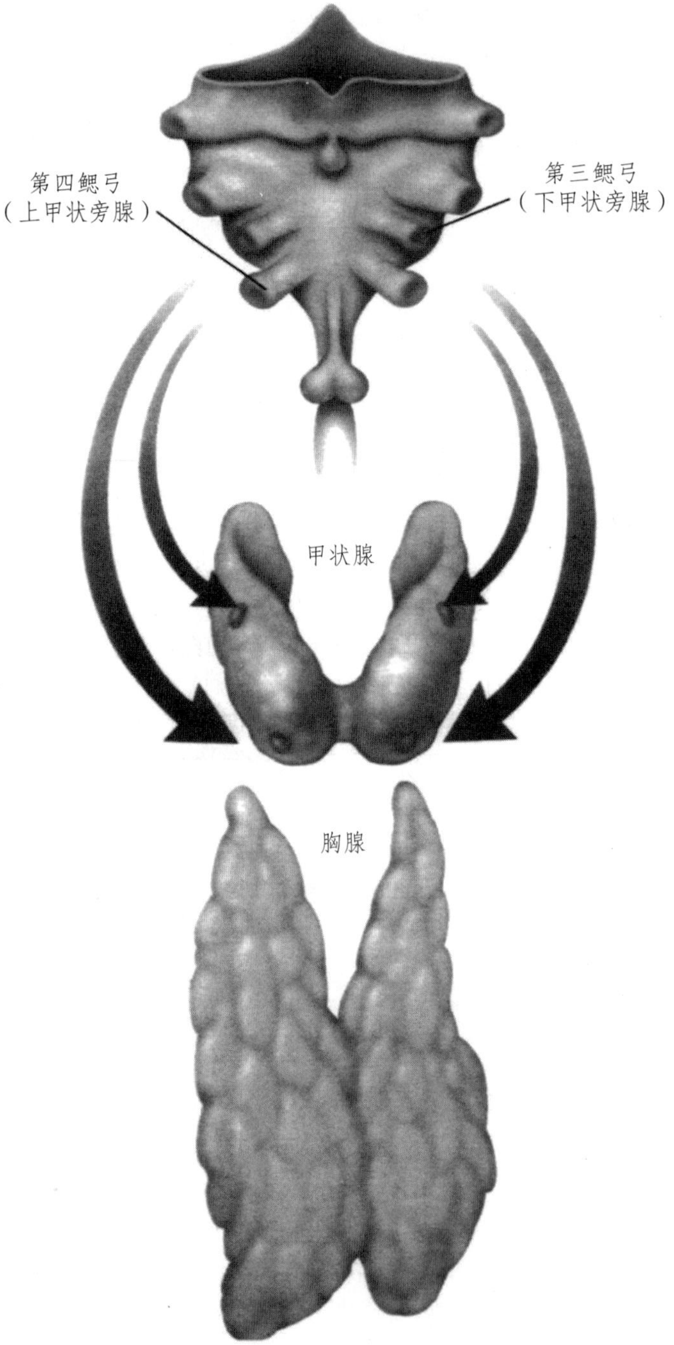

图 12.2 甲状旁腺的胚胎学起源。（Used with permission from Terris DJ，Gourin CG，eds. Thyroid and Parathyroid Disease：Medical and Surgical Management. New York，NY：Thieme；2009.）

13. 慢性高钙血症的常见症状是什么?	慢性高钙血症的症状可以用以下口诀来记忆:"bones, stones, abdominal groans, and psychiatric moans",即肾结石、骨痛、腹痛和抑郁、焦虑、认知功能障碍或其他神经问题。
14. 哪些检查是诊断原发性甲状旁腺功能亢进所必需的?	白蛋白相关血清钙或离子钙、PTH 的检测。影像学检查可以辅助诊断,但不作为原发性甲旁亢的诊断标准。
15. 门诊患者最常见的高钙血症病因是什么?	甲状旁腺腺瘤。
16. 住院患者最常见的高钙血症病因是什么?	潜在的恶性肿瘤。
17. 一个患者高钙血症同时 PTH 水平降低或无法检测。最可能的诊断是什么?	PTH 水平降低或无法检测可以排除原发性甲状旁腺功能亢进。该患者可能患有 PTH 相关蛋白介导的肿瘤相关高钙血症。
18. 在西方国家,原发性甲状旁腺功能亢进的发病率是多少?	每年发病率为 22/100 000。自 20 世纪 70 年代以来,因为对于无临床症状的患者进行血钙水平检测致使发病率增高。在绝经后妇女中,即该病的高发人群中,每年发病率高达 1/1000。
19. 甲状旁腺增生有哪些不同类型?	甲状旁腺增生主要是由腺体内的主细胞的增殖引起的。极为罕见的情况下,为水样透明细胞增生,镜下显示空泡、水样、透明细胞的增殖。水样细胞型主要发病于女性,且临床症状较重。
20. 描述原发性甲状旁腺功能亢进流行病学特点。	女性居多(74%);发病率峰值在 70~79 岁。45 岁以下的患者中,男女发病率相近。
21. 原发性甲状旁腺功能亢进有哪些致病因素?	• 幼年头颈部放射暴露。 • 长期锂治疗。 • 遗传易感性。
22. 无症状原发性甲状旁腺功能亢进患者的手术(甲状旁腺切除术)指征是什么?	尽管缺乏典型症状,部分患者还须针对甲状旁腺功能亢进进行治疗,包括血清钙水平高于正常上限 1.0mg/dL 者,肌酐清除率小于 60 mL/min 者,任一部位骨密度 T 值低于 −2.5 或既往脆性骨折病史者。年龄小于 50 岁的患者也应考虑预防长期高钙的损害而施行手术。
23. 继发性甲状旁腺功能亢进的典型实验室指标(血清钙、磷、PTH)是怎样的?	继发性甲状旁腺功能亢进症,呈现低血钙和 PTH 水平升高。磷酸盐的水平因基础疾病而变化(肾功能不全者升高,维生素 D 缺乏者降低)。

24. 继发性甲状旁腺功能亢进症的可能的病因是什么?	继发性甲状旁腺功能亢进症可由肾衰竭引起,肾衰导致活性 1,25 维生素 D 的形成和消化道钙的吸收下降。磷酸盐的排泄也受损,这共同导致低血钙。也可能在肾功能健全的情况下,因饮食摄入不足导致维生素 D 缺乏。此外,短肠综合征或胃旁路手术史的患者因钙和维生素 D 吸收不良也可能继发此症。在上述情况下,均是低血钙引起甲状旁腺素分泌和甲状旁腺的增生。
25. 继发性甲状旁腺功能亢进的治疗原则	• 治疗基础疾病,如肾衰竭患者行肾移植或进行维生素 D 缺乏者进行维生素 D 治疗。 • 药物治疗,如拟钙剂(西那卡塞)或双膦酸盐治疗。 • 如上述治疗效果不佳,可行甲状旁腺次全切除术。
26. 什么是三发性甲状旁腺功能亢进症?	三发性甲状旁腺功能亢进症是指长期的继发性甲状旁腺功能亢进后 PTH 分泌过剩的状态。三发性甲状旁腺功能亢进的血磷水平是下降的;然而肾功能障碍可导致 PTH 水平升高进而引起高磷血症。典型的例子是肾移植术后持续的甲状旁腺功能亢进。
27. 三发性甲状旁腺功能亢进症的病理生理学机制是什么?	肥厚的甲状旁腺功能自主,大量分泌甲状旁腺激素,导致尽管停用钙剂和骨化三醇仍存在高钙血症。高血钙可引起弥漫性钙化。
28. 三发性甲状旁腺功能亢进症如何治疗?	甲状旁腺全切除术联合自体移植,或甲状旁腺次全切除术(切除 3.5 个腺体)。
29. 什么是甲状旁腺功能亢进颌骨肿瘤综合征?	复发性甲状旁腺腺瘤、下颌骨纤维瘤和肾母细胞瘤。
30. 急性和慢性甲状旁腺功能减退症的症状有何区别?	急性甲状旁腺功能减退,如手术后,可能发生恶性低钙血症和相关的感觉异常、肌肉痉挛、手足抽搐和癫痫发作。慢性甲状旁腺功能减退引起的低钙血症的发病是渐进的,可能无症状,直到患者患有白内障而出现视力模糊。
31. 甲状旁腺功能减退症最常见的原因是什么?	到目前为止,甲状旁腺功能减退症最常见的原因是医源性的,甲状腺手术中损伤或甲状旁腺功能亢进的治疗中的损伤。其次是先天性的,因第三和第四鳃弓未能正常发育所致。

甲状旁腺肿瘤

32. 甲状旁腺腺瘤的组织学表现是什么?	甲状旁腺腺瘤表现为腺体主细胞和嗜酸细胞增生而细胞间脂肪减少。
33. 哪些术中技术可以确定甲状旁腺腺瘤?	术前注射亚甲蓝可协助腺瘤的定位,异常的甲状旁腺将优先染色。术前注射甲氧基异丁基异腈合并术中注射伽马探针也可以用来确定甲状旁腺。
34. 确定甲状旁腺腺瘤位置哪项影像学检查最敏感?	^{99}Tc 核素单光子发的计算机断层成像(或 SPECT,70%~100% 的灵敏度)。据报道,超声成像可以在 50%~90% 的病例中成功定位,但是高度依赖于操作。四维 CT 扫描是一种新兴的技术,但定位成功率还有待确定。
35. 原发性甲状旁腺功能亢进的病因为单一腺瘤对四腺体增生的比例是多少?	80%~85% 的病例病因是单个甲状旁腺腺瘤,而 10%~15% 的病例是因为四腺体增生。原发性甲状旁腺功能亢进的其他原因包括双腺瘤(5%)和腺癌(<1%)。
36. 高钙血症和高 PTH 患者具有什么特点更倾向于考虑甲状旁腺癌,而非良性甲状旁腺腺瘤?	除明显的颈部肿块之外,其他高度怀疑为甲状旁腺癌的症状包括显著升高的血清钙水平(> 14)、显著升高的 PTH、伴随肾和骨疾病、持续的重症高钙血症和其他侵袭性相关的症状,如喉返神经麻痹。
37. 多少比例的原发性甲状旁腺功能亢进是由甲状旁腺癌引起的?	0.1%~1% 的原发性甲状旁腺功能亢进症的患者患有甲状旁腺癌。
38. 甲状腺癌的发病率和患病率是多少?	甲状旁腺癌是一种罕见的恶性肿瘤,发病率为每 10 万人口中 0.015 人,在美国的患病率为 0.005%。
39. 甲状旁腺癌患者的流行病学特征与甲状旁腺腺瘤患者的有何差别?	甲状旁腺癌患者的男女比例比较平均,而甲状旁腺腺瘤的女性发病率较高。与甲状旁腺腺瘤患者(平均年龄为 50~60 岁)相比,甲状旁腺癌患者较年轻(平均年龄在 40 岁)。
40. 关于甲状旁腺癌在体格检查中最需要注意什么?	可触及的颈部肿块(据报告,出现在 30%~76% 的甲状旁腺癌患者),这很少出现于良性腺瘤患者。
41. 与良性腺瘤相比,甲状旁腺癌的病理学大体描述是什么?	良性腺瘤通常是质地软、圆或椭圆形、红褐色。甲状旁腺癌通常大、呈分叶状、质地坚硬,具有灰白色的包膜,常黏附或浸润周围组织。

42. 美国癌症联合委员会（AJCC）对甲状旁腺癌的分期系统是什么?	由于其发病率低,所以没有甲状旁腺癌的 AJCC 分期系统。
43. 甲状旁腺癌患者最常见的死亡原因是什么?	患者往往死于甲状旁腺素的过度分泌和无法控制的高钙血症,而不是因为肿瘤生长。
44. 甲状旁腺癌的最佳预后因素是什么?	早期诊断和初次手术完整切除病灶。
45. 描述甲状旁腺癌的预后。	接受 R0（完全）切除的患者可以实现外科治愈而存活。复发患者可以通过积极的手术治疗和拟钙剂药物(如西那卡塞)缓解。
46. 甲状旁腺癌的首选治疗方法是什么?	甲状旁腺癌应积极治疗,对肿瘤整块切除、同侧颈部中央组织切除,包括甲状腺腺叶切除术、气管软组织与中央淋巴结清扫。
47. 甲状旁腺癌中最常见的恶性肿瘤的扩散模式是什么?	甲状旁腺癌一般惰于局部复发,而多为颈部局部浸润模式。
48. 甲状旁腺癌的复发率是多少?	40%~60% 的患者术后复发,通常发生在手术后 2~5 年。
49. 对一个复发且广泛转移的甲状旁腺癌的患者,手术切除不再是有效的治疗手段,而应着眼于控制高钙血症和减少骨吸收。应如何实现?	积极水化维持体液量和增加尿钙排泄。袢利尿剂增加钙排出。双膦酸盐类药物干扰破骨细胞介导的骨吸收。
50. 甲状旁腺癌的转移模式是什么?	晚期通过淋巴转移,以及血行转移,最常见的部位是肺转移。

甲状腺概述

51. 甲状腺从什么鳃结构发育而来?	甲状腺由原始咽底部的内胚层憩室发育而来。内侧原基起源于第一和第二咽囊。侧原基起源于第四和第五咽囊。
52. 后鳃体发展成什么样的结构?	从第四咽囊的神经嵴细胞衍生的后鳃体产生甲状腺滤泡旁细胞（C 细胞）,释放降钙素。
53. 后鳃体与甲状腺的关系是什么?	后鳃体在甲状腺下降时与其融合,最终在甲状腺中上 1/3。
54. 甲状腺相于舌骨最常见的下降模式是什么（图 12.3）?	妊娠 4~7 周甲状腺在舌骨前下降。

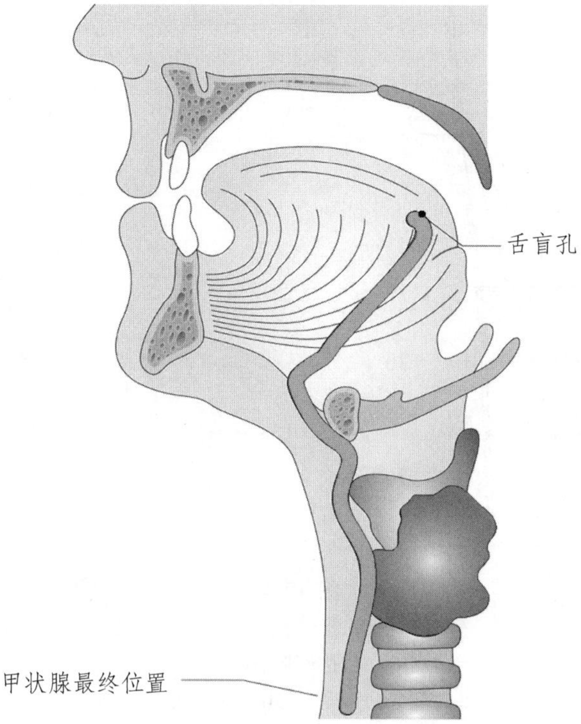

图 12.3　甲状腺发育过程中的下降途径。（Used with permission from Mafee MF，Valvassori GE，Becker M. Imaging of the Head and Neck 2nd Edition. New York，NY：Thieme；2005.）

55. 异位甲状腺组织最常出现的位置是什么?	因为甲状腺从咽部内胚层憩室发育而来,所以异位甲状腺最常见的位置是在舌根(舌甲状腺)。
56. 甲状舌管的起始部分称为什么?	舌盲孔。
57. 甲状舌管的尾部残端是以什么形式存在的?	在 40%~55% 的患者中表现为甲状腺锥叶。
58. 甲状舌管囊肿推荐的手术治疗方案是什么?	Sistrunk 手术。包括完整切除甲状舌管和中央部分舌骨。
59. 左、右两侧喉返神经的常规走行是什么?	右喉返神经下降绕行右锁骨下动脉,而后于环甲关节后斜向入喉。左喉返神经下降并包绕主动脉弓,其在气管食管沟中走行更内侧。
60. 喉返神经支配什么(图 12.4)?	支配喉内肌,以及声门区感觉(与喉上神经内支共同支配)、声门下区感觉。

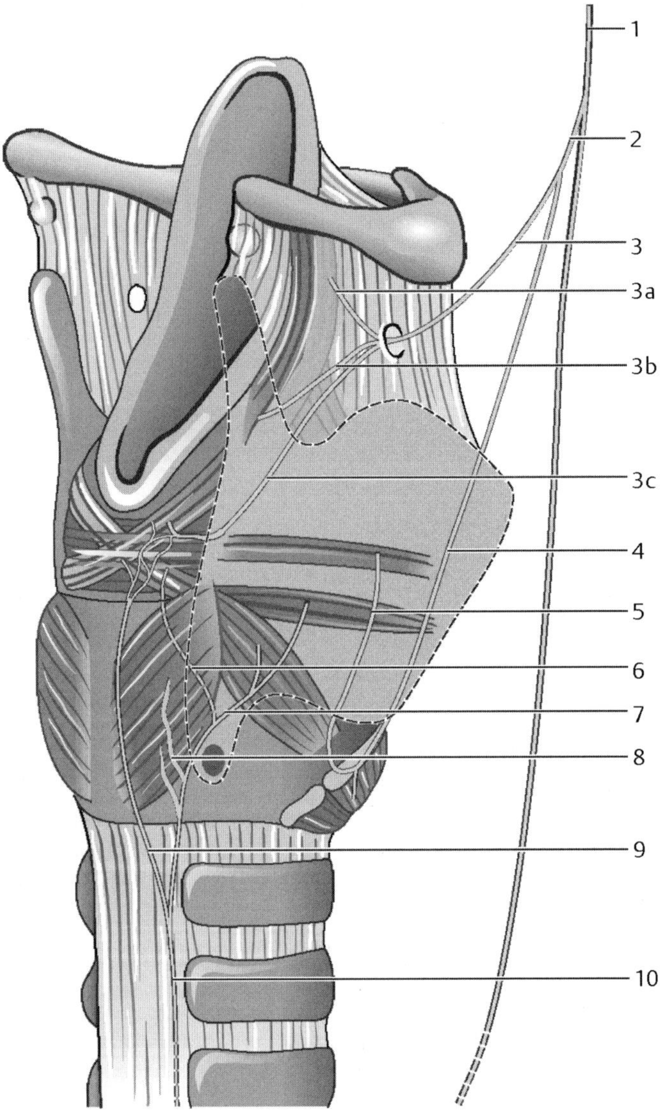

图 12.4 喉的神经支配。(1) 迷走神经;(2)喉上神经(SLN);(3)喉上神经喉内支;(3a)喉上神经喉内上支;(3b)喉上神经喉内中支;(3c)喉上神经喉内下支;(4)喉上神经外支;(5)喉上神经外支喉室支;(6)喉返神经后支;(7)喉返神经前支;(8)环杓后肌支;(9)喉上神经喉内下支 ansa galeni 和到腱肌的分支;(10)喉返神经。(Used with permission from Behrbohm H, Kaschke O, Nawka T, Swift A. Ear, Nose and Throat Disease: With Head and Neck Surgery. New York, NY: Thieme; 2009.)

61. 喉返神经和环甲关节的关系是什么?	喉返神经在环甲关节后方入喉。
62. 喉上神经外支支配什么?	环甲肌。
63. 环甲肌有什么功能?	环甲肌收缩,声带张力增加,诱导发出更高的音调,由喉上神经支配。
64. 喉上神经内支支配什么?	喉上神经内支穿甲舌膜进入喉。支配声门上感觉,并与喉返神经共同支配声门区感觉。

65. 喉上神经自何处从迷走神经分支?	结状神经节下立即分支(位于颈静脉孔下方的是节后段迷走神经)。
66. 甲状腺血供来源是什么?	通常来源于甲状腺上下动脉,少数来源于甲状腺最下动脉。
67. 喉前淋巴结又称为什么?	Delphian 结。
68. Ⅵ区淋巴结的界限是什么?	Ⅵ区淋巴结位于颈部正中区域。上缘是舌骨,下缘是头臂(无名)静脉,外缘是颈总动脉。
69. 甲状腺生理性肿大的腺体外侧部分称为什么?	Zuckerkandl 结节。
70. 甲状腺后部悬韧带称为什么?	Berry 韧带。
71. 定义 Simon 三角。	Simon 三角是指以食管内侧,颈内动脉外侧,甲状腺下动脉上方的空间。
72. 定义 Joll 三角。	Joll 三角是以咽下缩肌、环甲肌内侧,胸骨甲状肌外侧和甲状腺上极以下的空间。
73. 甲状腺激素的活性形态是什么?	三碘甲腺原氨酸(T_3)和甲状腺素(T_4)必须脱碘为 T_3 来作用于外周组织。
74. 描述甲状腺激素合成的内部调节机制。	下丘脑分泌促甲状腺释放激素(TRH)。TRH 结合垂体前叶的受体,促进促甲状腺激素(TSH)分泌和释放。TSH 刺激释放储存的 T_3 和 T_4,增加 T_3 与 T_4 的分泌,增加甲状腺球蛋白(TG)、甲状腺过氧化物酶(TPO)的产生。整个过程均由下游激素的负反馈调控。
75.Wolff-Chaikoff 效应是什么?	Wolff-Chaikoff 效应是指过量的碘摄入导致甲状腺激素分泌的减少,如 Graves 病患者服用卢戈氏碘。
76. 甲状腺分泌何种激素?	甲状腺产生 T_3 和 T_4,这都是由酪氨酸碘化而来。
77. 甲状腺危象是一种危重症。什么药物在急性期最有效?	普萘洛尔控制心律失常,甲巯咪唑减少甲状腺激素的生产。应用甲巯咪唑一个小时后,如果考虑手术,碘化钾可以降低甲状腺激素的释放和减少甲状腺血供。
78. 甲状腺激素的关键成分是什么?	甲状腺球蛋白和碘是制造和储存甲状腺激素的关键成分。
79. 甲状腺激素合成所需的关键酶的名称是什么?	TPO,是碘化甲状腺球蛋白与一碘酪氨酸、二碘酪氨酸合成 T_3、T_4 的酶。
80. 单侧眼球突出最常见的原因是什么?	Graves 眼病,糖胺聚糖和脂肪在眶内沉积所致。

81. 胺碘酮导致甲状腺功能亢进的两种类型是什么？	• 1 型胺碘酮致甲亢：碘过量（胺碘酮含碘 37%）导致产生过多的甲状腺激素，最好用硫代酰胺治疗，并停用胺碘酮。 • 2 型胺碘酮致甲亢：胺碘酮诱发的甲状腺炎引起破坏性甲状腺中毒症，最好用泼尼松治疗。胺碘酮可以继续使用。
82. 描述甲亢期亚急性甲状腺炎的首选治疗。	标准疗法是 β 受体阻滞剂治疗和非甾体类抗炎药物治疗。重症患者采用大剂量泼尼松治疗。
83. 葡萄胎是甲亢的罕见病因之一。其机制是什么？	葡萄胎是一种滋养细胞疾病，产生绒毛膜促性腺激素，其具有促甲状腺激素（TSH）活性。
84. 在放射性核素扫描中，转移性甲状腺滤泡状癌的常见部位是哪些？	通常是肺或骨。
85. 在患有甲状腺毒症的非妊娠女性患者中，发现盆腔内有放射性碘。可能的诊断是什么？	卵巢甲状腺瘤，一个含有功能性甲状腺组织的卵巢畸胎瘤。
86. 哪项检查结果可诊断外源性甲状腺素中毒？	甲状腺中毒症是一种患者服用外源性甲状腺激素导致的疾病，通常是为了减肥。典型的表现是 TSH 被抑制，低甲状腺球蛋白，高 T_3 和 T_4，而放射性碘摄取水平不高，甲状腺无肿大。
87. 甲状腺功能减退有哪四种类型？	• 原发性甲状腺功能减退症是甲状腺功能紊乱的结果。 • 继发性甲状腺功能减退症是脑垂体功能失调引起的。 • 三发性甲状腺功能减退症是下丘脑功能障碍的结果。 • 最后，外周性甲状腺功能减退症是由激素受体抵抗引起的。
88. 全球最常见的甲状腺功能减退的病因是什么？	碘缺乏。
89. 美国最常见的甲状腺功能减退的病因是什么？	桥本甲状腺炎。
90. 黏液性水肿昏迷的病因是什么？	黏液性水肿昏迷是一种甲状腺功能极端低下的状态，通常是甲状腺功能减退患者在一些应激反应或反复感染后出现。
91. 为什么头颈部恶性肿瘤的患者需要进行甲状腺功能的密集监测？	甲状腺功能减退症常发生于头颈部癌症患者手术后，特别是放射治疗后。患者应在肿瘤治疗后 6 周进行甲状腺功能测试，之后每 6~12 个月进行复查。

92. 对于甲状腺功能减退的年轻健康成人，左甲状腺素初始推荐剂量是多少？这与缺血性心脏病老年患者的初始剂量有何不同？	• 对于年轻人来说，经典的起始剂量为 1.6μg/kg，且根据 TSH 水平调整在 6~12 周后得到稳定的左甲状腺素剂量。 • 对于那些已知有缺血性心脏病或心律失常的老年患者，一般起始剂量为 25μg/d，每隔几周增加 25μg。
93. 甲状腺炎的甲减期大约会持续多久？	甲状腺炎通常会产生一个短暂的甲状腺功能亢进的状态，然后恢复或进入暂时性甲状腺功能低下的状态。当它发生时，甲状腺功能低下的状态会持续 2~8 周。
94. 亚急性甲状腺炎最可能的病因是什么？	最有可能是病毒感染性疾病引起的。常见的相关疾病包括腮腺炎、流感、柯萨奇病毒、腺病毒。有观点认为它更可能是病毒感染后炎症反应所致，而非病毒感染本身。
95. 桥本甲状腺炎的患者哪项实验室检验指标是升高的？	TSH（甲状腺疾病的证据）、抗甲状腺微粒体抗体（抗甲状腺过氧化物酶抗体）和抗甲状腺球蛋白抗体通常是升高的。然而，10% 桥本甲状腺炎临床患者可能为抗体阴性。
96. 是什么原因导致某些桥本甲状腺炎患者在初期出现甲亢状态？	储存甲状腺激素的甲状腺细胞在损伤（桥本甲亢）的瞬时释放，引起血清甲状腺激素猛增。
97. 桥本甲状腺炎与甲状腺癌的关系是什么？	桥本甲状腺炎患者与正常人群比较，罹患甲状腺乳头状癌的发病率有轻度增加。
98. 桥本甲状腺炎患者手术治疗的指征是什么？	巨大甲状腺肿引起梗阻症状，外观问题，或有可疑恶性的结节。
99. 亚急性甲状腺炎是否通常伴有疼痛？	否。无痛性的甲状腺炎也常见。炎性反应可能比较温和，不需要治疗。
100.Riedel 甲状腺炎体格检查特征是什么？	质硬、固定、无痛性的甲状腺肿。其他症状包括吞咽困难、发音困难、咳嗽和呼吸困难。
101. 急性化脓性甲状腺炎的常见病原菌是什么？	金黄色葡萄球菌、肺炎链球菌。β- 溶血链球菌也是常见病原体。有时，也可能是由梭杆菌和嗜血杆菌感染引起。
102. 甲状腺 FNA 必须符合什么标准才能被认为结果有参考价值？	至少包含 6 个滤泡细胞群的存在，每个至少有 10 个细胞，且来自囊肿或结节至少 2 次抽吸。
103. 为什么囊性甲状腺结节的 FNA 诊断率较低？	囊性甲状腺结节的 FNA 往往不能获得有诊断价值的发现，在活检中因为囊壁薄或囊液流体难以获得足够量的细胞。

104. 甲状腺结节 FNA 的假阳性率和假阴性率分别是多少?	对甲状腺结节来说 FNA 是一种敏感、特异的检查，其假阴性率为 1%~6%，而假阳性率 <5%。
105. 良性甲状腺结节（基于前期 FNA 结果）什么时候需要再次活检?	当结节的大小、囊肿复发或质地有明显变化时。
106.Pemberton 征是什么?	指当患者高举双臂过头时，出现颈静脉扩张、面部水肿或红斑的体征，说明其颈胸段入口有梗阻，患者有胸骨后甲状腺肿。
107.Chvostek 征是什么?	Chvostek 征出现于低钙血症患者，当用一根手指在患者的脸颊上沿面神经走行滑动引起的同侧面部肌肉收缩情况时为阳性。
108.Trousseau 征是什么?	Trousseau 征见于低钙血症患者，是指维持血压袖带高于收缩压 3 分钟以上，同侧腕部及手部肌肉痉挛的现象。
109. 甲状腺手术的主要并发症是什么?	主要并发症包括血肿、感染、喉上神经损伤（最常见的神经损伤）、喉返神经损伤与低钙血症。
110. 列举并简述四种主要的甲状腺手术。	• 甲状腺腺叶切除术：切除甲状腺单侧腺叶含或不含峡部。 • 甲状腺次全切除术：甲状腺不全切除，保留甲状腺组织 1g 以上。 • 甲状腺近全切除术：甲状腺组织不全切除，保留背部靠近喉返神经的部分甲状腺组织。 • 甲状腺全切除术：切除所有肉眼可见的甲状腺组织。
111. 列举可能在甲状腺切除术中造成喉返神经永久性损伤的疾病。	复发性甲状腺癌、胸骨后甲状腺肿和甲状腺炎。
112. 在甲状腺解剖的什么时候必须注意喉上神经?	喉上神经外支支配环甲肌，位于甲状腺上极血管附近。在切断上极时，应注意保护喉上神经。

甲状腺肿瘤

113. 甲状腺结节有多常见?	甲状腺结节很常见;成人的发病率是 50%。
114. 甲状腺结节最常见的病理是什么?	良性滤泡状腺瘤。
115. 为什么在妊娠期间经常发现甲状腺结节?	妊娠期甲状腺结节的发生率为 5%~20%。激素增加和相对的碘缺乏可能与甲状腺结节发生增加相关。
116. 甲状腺结节的恶性率是多少?	约 5% 是恶性的。

117. 甲状腺囊肿是良性的吗？	并非全部都是。恶性肿瘤，如甲状腺乳头状癌和甲状旁腺癌可表现为囊性肿物。
118. 哪些（高危）因素会增加考虑患者的甲状腺结节有恶性的可能？	年龄低于 20 岁、男性、甲状腺癌家族史、嗜铬细胞瘤、甲状旁腺功能亢进、Gardner 综合征、Cowden 病，以及头颈部放射线暴露史。
119. 甲状腺结节在哪个人群中恶性比例更高，成人还是儿童？	儿童。约 5% 的成人甲状腺结节是恶性的，而 20%～50% 的儿童甲状腺结节是恶性的。
120. 儿童甲状腺结节的最常见病因是什么？	滤泡性腺瘤，与成人相同。
121. 哪些症状体征考虑患者甲状腺结节有恶性的可能？	• 结节迅速增大、实性且固定的病变、淋巴结增大、疼痛或压迫症状（如吞咽困难或喘鸣）。 • 除此之外，言语障碍可继发于喉返神经受压或受累。
122. 甲状腺癌患者最常见症状是什么？	无压痛、可触及的甲状腺肿块。
123. 甲状腺癌转移性淋巴结一般具有哪些超声影像学特征？	淋巴门脂肪回声减少、血流信号增强、结节呈圆形而非卵圆形、低回声实性结节、钙化及周围血流信号。
124.PET-CT 在甲状腺癌诊疗中有什么价值？	PET 显像可以对分化比较差的甲状腺癌进行初步分期，对较晚期 / 转移性甲状腺癌治疗后行肿瘤监测；它还可以为已知转移的患者预后判断提供信息。
125. 分化良好的甲状腺癌有哪几种亚型？	甲状腺乳头状癌、甲状腺滤泡状癌和嗜酸细胞甲状腺癌被认为是分化较好的甲状腺癌。
126. 分化较好的甲状腺癌常用的分期系统是什么？	AJCC 肿瘤淋巴结转移（TNM）分类系统，AMES（年龄、转移、病变范围、大小）评分标准，AGES（年龄、分期、病变范围、大小）评分标准，MACIS（转移、年龄、手术切除的完整性、侵犯、大小）评分标准，俄亥俄州立大学系统和纪念斯隆 - 凯特林癌症中心系统。
127. 哪个甲状腺癌肿瘤分期系统将肿瘤切除情况包括到预后评估内容里？	MACIS 评分。通过以下公式计算：3.1（患者年龄 <40 岁）或 0.08（患者年龄 ≥ 40 岁）× 年龄 + 0.3 × 肿瘤大小（cm）+ 1（如果甲状腺外扩散）+ 1（如果不完全切除）+ 3（如果远处转移）。
128. 甲状腺外浸润如何影响甲状腺癌的分期？	• T3：任何大小肿瘤侵及甲状腺包膜外。 • T4a：侵犯甲状腺包膜外软组织，喉、气管、食管或喉返神经。 • T4b：侵犯椎前筋膜、颈动脉鞘或纵隔大血管。

129. 年龄对于甲状腺癌AJCC的TNM分期有什么影响(表12.1至表12.4)?

45岁以上和45岁以下的患者采用不同的分期系统。相同条件下45岁以上的患者分期较差。

表 12.1　甲状腺癌分期：原发灶（T）

分期	描述
TX	原发灶无法评估
T0	没有原发性肿瘤的证据
T1	肿瘤最长径≤2cm,局限于包膜内
T1a	肿瘤最长径≤1cm，局限于包膜内
T1b	肿瘤最长径>1cm且≤2cm，局限于包膜内
T2	肿瘤最长径>2cm且≤4cm，局限于包膜内
T3	肿瘤最长径>4cm局限于甲状腺包膜内或任何大小肿瘤侵及包膜外(如侵犯胸骨甲状肌或甲状腺旁软组织)
T4a	任何大小肿瘤突破甲状腺包膜,侵犯甲状腺包膜外软组织,喉、气管、食管或喉返神经
T4b	侵犯椎前筋膜、颈动脉鞘
cT4a	甲状腺未分化癌
cT4b	甲状腺未分化癌伴有甲状腺包膜外浸润

Data from Edge SB, Byrd DR, Compton CC, Fritz AG, Greene FL, Trotti A, eds. AJCC Cancer Staging Manual 7th Edition. New York, NY: Springer; 2010.

表 12.2　甲状腺癌分期：局部淋巴结（N）

分期	描述
NX	局部淋巴结无法评估
N0	无局部淋巴结转移
N1	局部淋巴结转移
N1a	转移至Ⅵ区(气管前、气管旁、喉前或Delphian淋巴结)
N1b	转移至单侧、双侧或对侧颈部(Ⅰ、Ⅱ、Ⅲ、Ⅳ或Ⅴ区),或咽后壁或纵隔淋巴结(Ⅶ区)

Data from Edge SB, Byrd DR, Compton CC, Fritz AG, Greene FL, Trotti A, eds. AJCC Cancer Staging Manual 7th Edition. New York, NY: Springer; 2010.

表 12.3　甲状腺癌分期：远处转移(M)	
分期	描述
M0	无远处转移
M1	有远处转移

Data from Edge SB, Byrd DR, Compton CC, Fritz AG, Greene FL, Trotti A, eds. AJCC Cancer Staging Manual 7th Edition. New York, NY: Springer; 2010.

表 12.4　甲状腺癌分期：解剖分期(预后)分组			
分期	T	N	M
乳头状或滤泡状(分化型)癌			
45 岁以下			
Ⅰ	任何 T	任何 N	M0
Ⅱ	任何 T	任何 N	M1
45 岁以上			
Ⅰ	T1	N0	M0
Ⅱ	T2	N0	M0
Ⅲ	T3	N0	M0
	T1	N1a	M0
	T2	N1a	M0
	T3	N1a	M0
ⅣA	T4a	N0	M0
	T4a	N1a	M0
	T1	N1b	M0
	T2	N1b	M0
	T3	N1b	M0
	T4a	N1b	M0
ⅣB	T4b	任何 N	M0
ⅣC	任何 T	任何 N	M1

（待续）

表 12.4（续）

分期	T	N	M
髓样癌（任何年龄）			
Ⅰ	T1	N0	M0
Ⅱ	T2	N0	M0
	T3	N0	M0
Ⅲ	T1	N1a	M0
	T2	N1a	M0
	T3	N1a	M0
ⅣA	T4a	N0	M0
	T4a	N1a	M0
	T1	N1b	M0
	T2	N1b	M0
	T3	N1b	M0
	T4a	N1b	M0
ⅣB	T4b	任何 N	M0
ⅣC	任何 T	任何 N	M1
未分化癌			
ⅣA	T4a	任何 N	M0
ⅣB	T4b	任何 N	M0
ⅣC	任何 T	任何 N	M1

Data from Edge SB, Byrd DR, Compton CC, Fritz AG, Greene FL, Trotti A, eds. AJCC Cancer Staging Manual 7th Edition, New York, NY: Springer; 2010.

130. 哪种类型的甲状腺癌分期因年龄而有差异？	甲状腺乳头状癌和滤泡状癌的分期因年龄而有区别。髓样癌和未分化癌不因患者年龄而有差异。
131. 高分化型甲状腺癌的总体预后的最重要的预测因子是什么？	是否有远处转移。
132. 总结高分化型甲状腺癌的低、中、高危因素。	• 低危因素：病灶局部无侵袭性的组织学亚型或血管浸润；第一次手术切除所有肉眼可见的病灶；术后甲状腺床外无 ^{131}I 摄取。 • 中危因素：镜下肿瘤侵犯甲状腺床外，阳性颈部淋巴结，侵袭性的组织学亚型或血管浸润，以及甲状腺床外 ^{131}I 摄取。 • 高危因素：大体甲状腺外浸润，远处转移，外科手术切除不完全和术后甲状腺球蛋白（TG）升高。

133. 哪项因素显著增加了罹患甲状腺癌的风险?	暴露于电离辐射,特别是在儿童或青少年期。
134. 高分化型甲状腺癌推荐怎样的外科手术方案?	低风险的甲状腺乳头状癌且病灶 <1cm 的患者,甲状腺腺叶切除术被许多外科医师认为是足够的治疗。除此之外的分化型甲状腺癌,甲状腺全切除术是推荐的治疗方案。
135. 如何治疗甲状腺癌局部侵犯食管?	甲状腺癌局部浸润的咽或食管应切除,然后行一期修复。
136. 高分化甲状腺癌有哪些辅助治疗形式?	TSH 抑制外源性甲状腺激素、放射性碘消融或外部束辐射。其他治疗,如酪氨酸激酶抑制剂可能会延缓疾病的进展,但尚未被证明能提高生存率。
137.TSH 抑制是什么?	增加甲状腺素水平以降低由垂体释放的 TSH 浓度。TSH 抑制的副作用包括骨钙丢失,心律失常和甲亢的症状。
138. 为什么在手术后使用放射性碘消融治疗?	破坏微小残留病灶。
139. 放射性碘消融如何协助高分化型甲状腺癌的长期治疗?	可以通过手术和辅助放射性碘治疗彻底清除宏观和微观上的病变,可以比甲状腺球蛋白测定和全身放射性碘扫描更密切地处理复发或持续性的疾病。
140. 放射性碘治疗有哪些并发症?	涎腺炎、龋齿、鼻泪管阻塞、口干症,以及罕见的继发恶性肿瘤。
141. 在甲状腺舌管囊肿中发现的高分化型甲状腺癌推荐的治疗方案是什么?	在临床和放射学检查显示正常的甲状腺和淋巴结情况下,Sistrunk 手术是足够的。全甲状腺切除术的适应证是高风险的患者,如年龄大于 45 岁,肿瘤直径大于 4cm,甲状腺包膜外扩散,区域或远处转移或临床或放射学甲状腺或淋巴结累及。
142. 甲状舌管囊肿癌并发甲状腺内恶性肿瘤的概率是多少?	基于 1997 年梅奥诊所的研究,33% 的甲状舌管囊肿甲状腺癌并发甲状腺内恶性肿瘤。
143. 罹患高分化型甲状腺癌的孕妇推荐何种治疗?	建议在妊娠中期或分娩后手术切除。
144. 在妊娠期间发现的甲状腺癌与非妊娠期女性的甲状腺癌有何不同的表现?	没有,并无不同。
145. 对于育龄妇女进行放射性碘消融治疗时有何建议?	放射性碘消融后 12 个月内应避孕。

146. 局部转移的高分化型甲状腺癌应如何治疗？	手术切除最为理想。放射性碘消融、外部束辐射，如果有条件，可以考虑药物临床试验。
147. 高分化型甲状腺癌侵犯气管如何治疗？	完全手术切除是最好的治疗方法。它可能包括将肿瘤从食管或气管表面剥离，气管节段性切除和再通或咽喉切除术。
148. 一般来说，高分化型甲状腺癌合并肺转移的最佳治疗方法是什么？	^{131}I 放射性碘消融治疗。
149. 在高分化型甲状腺癌的情况下，应如何处理喉返神经？	如果术前声带功能正常，应该尽量保留神经。
150. 高分化型甲状腺癌治疗后随访哪两项检测指标最为敏感？	血清甲状腺球蛋白水平和颈部超声。甲状腺球蛋白在不产生抗甲状腺球蛋白抗体的患者体内是功能性甲状腺组织的可靠标志。
151. 抗甲状腺球蛋白抗体如何影响治疗后甲状腺球蛋白水平？	抗体可以造成虚假的甲状腺球蛋白低水平，使其作为肿瘤标志物的作用失效。
152. 描述化疗在治疗高分化型甲状腺恶性肿瘤中的作用。	在分化良好的甲状腺癌中，没有数据支持辅助化疗的使用，但阿霉素可作为接受外照射治疗的患者的放射增敏剂。此外，酪氨酸激酶抑制剂已被用来改善无进展生存率，但没有与放疗的协同作用。
153. 哪个年龄组的甲状腺乳头状癌颈部转移和远处转移比较常见：成人还是儿童？	儿童通常表现为晚期肿瘤。
154. 目前推荐的治疗孤立于一个腺叶、无包膜外浸润、无阳性淋巴结或远处转移的甲状腺微小乳头状癌（<1cm）的方案是什么？	甲状腺腺叶切除术。
155. 晚期乳头状癌全切术和术后放射性碘治疗后检测甲状腺球蛋白水平参考值是什么？	应该是完全检测不到甲状腺球蛋白。
156. 甲状腺乳头状癌的组织学特征是什么（图12.5）？	同心钙化结构的砂粒体，大核内包涵体、核沟组成“Orphan Annie”眼。

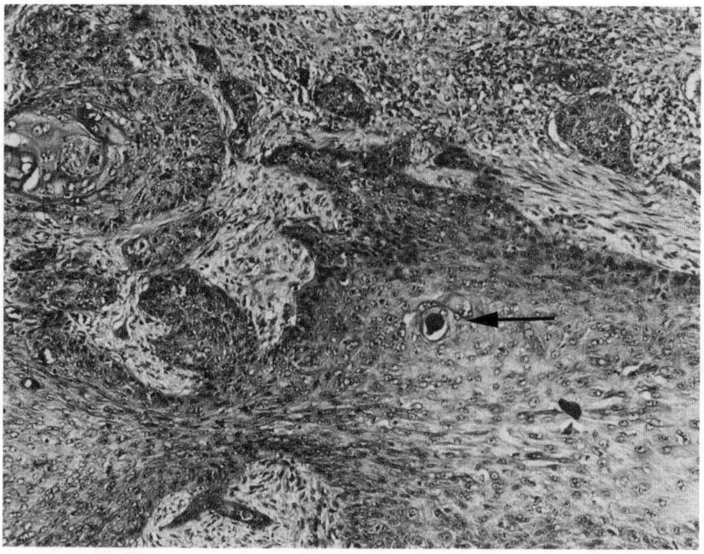

图 12.5 在甲状腺乳头状癌中可见砂粒体（黑色箭头）（HE 染色，×100）。（Used with permission from Donald PJ, ed. The Difficult Case in Head and Neck Cancer Surgery. New York, NY：Thieme；2010.）

157. 甲状腺乳头状癌中，哪种病理变异的预后较差？	高细胞型、柱状细胞型与乳头状甲状腺癌的弥漫性硬化型变异预示预后差。
158. 最常见的儿童甲状腺癌是什么类型？	甲状腺乳头状癌。
159. 甲状腺微小乳头状癌的定义是什么？	甲状腺乳头状癌长径≤1cm 者，无论是否有甲状腺外浸润、淋巴结转移或远处转移。
160. 甲状腺乳头状癌的扩散途径？	乳头状癌有通过甲状腺内部淋巴管传播的倾向，导致多发病灶，以及气管和颈部局部淋巴结转移。
161. 颈部淋巴结转移在乳头状或滤泡状甲状腺癌中哪个更为常见？	甲状腺乳头状癌。30%~70% 的患者有颈淋巴结转移。
162. 颈淋巴结转移对甲状腺乳头状癌预后的影响是什么？	目前，这个话题是有争议的，但大多数人认为局部淋巴结转移不会降低生存率。然而，手术治疗后复发的风险会因此增加。
163. 甲状腺滤泡状腺瘤与甲状腺滤泡状癌如何鉴别？	需要外科切除病理学来鉴别，可见肿瘤包膜或血管浸润。甲状腺滤泡状癌不能通过细针抽吸来诊断。
164. 滤泡状腺瘤患者最常见的甲状腺功能状态是亢进、减退还是正常？	甲状腺功能正常。
165. 远处转移在哪种甲状腺癌中更为常见，甲状腺滤泡状癌还是乳头状癌？	甲状腺滤泡状癌，因为它通过血行播散。

166. 滤泡状甲状腺癌有哪三种类型?	• 微侵袭:侵犯包膜但不穿透包膜。 • 适度侵袭:浸润血管,有或无包膜浸润。 • 广泛侵袭:已侵犯甲状腺外组织。
167. 术前 FNA 结果为“不确定”或“滤泡状腺瘤”,而甲状腺腺叶切除术后病理为阳性滤泡状甲状腺癌的比例是多少?	为 15%~20%。
168. 病理报告显示非整倍体的滤泡状癌的意义是什么?	相比其他滤泡状癌,非整倍体的滤泡状癌行为更具侵袭性。
169. 描述 Hürthle 细胞肿瘤(嗜酸细胞肿瘤)的组织病理学表现。	• 以 Hürthle 细胞为主,大颗粒状嗜酸性粒细胞。 • 是否恶性是由是否存在包膜外扩散、淋巴管浸润或转移决定的。
170.Hürthle 细胞肿瘤对放射性碘治疗的反应如何?	Hürthle 细胞肿瘤往往积极地降低碘吸收;因此,它拮抗放射性碘治疗。
171. 甲状腺髓样癌占所有甲状腺恶性肿瘤的百分比是多少?	约为 5%。
172. 甲状腺髓样癌来源于什么样的细胞类型?	产生降钙素和神经内分泌起源的甲状腺滤泡旁细胞(C 细胞)。
173. 甲状腺髓样癌与什么实验室检测结果异常有关?	降钙素和血清 CEA 升高。
174. 甲状腺髓样癌最常见的表现是什么?	• 散发性肿瘤患者通常有明显扩大的颈部肿块和颈部淋巴结肿大。 • 由于早期筛查,家族性疾病患者通常在症状出现前而被确诊。
175. 甲状腺髓样癌患者最重要的预后因素是什么?	分期是最重要的预后因素,其次是年龄。
176. 放射性碘如何影响甲状腺髓样癌?	甲状腺髓样癌对放射性碘不敏感,因为它来源于滤泡旁细胞,不参与甲状腺激素的生产。
177. 甲状腺髓样癌的推荐治疗是什么?	至少应行甲状腺全切除术和中央区颈淋巴结清扫术。若患侧颈部淋巴结转移或原发肿瘤大于 1cm,还应进行同侧Ⅱ~Ⅴ区颈淋巴清扫术。
178. 甲状腺髓样癌的标准治疗方案是什么?	甲状腺全切除术伴区域颈淋巴结清扫术。对于肿瘤大于 1cm 的患者,应考虑同侧改良根治性颈清扫术。化疗和放疗都不是治疗甲状腺髓样癌有效的方法。
179. 甲状腺未分化癌有多常见?	这是甲状腺癌最罕见的形式,占甲状腺恶性肿瘤的比例 <5%。

180. 甲状腺未分化癌的患者年龄范围是什么？	大多数患者超过 70 岁，50 岁以下的患者很少有甲状腺未分化癌。
181. 甲状腺未分化癌常见的初始症状是什么？	颈部肿块快速增大，常伴有呼吸困难、吞咽困难、声音嘶哑、疼痛。
182. 甲状腺未分化癌和高分化型甲状腺癌之间的关系是什么？	在某些情况下，甲状腺未分化癌可能从一个长期分化良好的甲状腺恶性肿瘤，如甲状腺乳头状癌发展而来。
183. 甲状腺未分化癌的预后是什么？	普遍在确诊后 6~12 个月内死亡。
184. 甲状腺未分化癌的手术指征是什么？	虽然有争议，可以考虑肿瘤细胞减灭术。此外，小的、包膜内的肿瘤可能通过手术治愈。
185. 目前公认的治疗甲状腺未分化癌的标准是什么？	阿霉素化疗、超分割放疗和手术切除。
186. 外束放射最常用在哪种类型的甲状腺癌？	外束放射作为一种新的辅助治疗方法，在手术不可切除的未分化癌中有一定疗效。

多发性内分泌瘤综合征（MEN）

187.MEN 亚型中的哪一类包括甲状旁腺的受累？	MEN 1 患者具有多发性内分泌腺病，需要甲状旁腺次全切除术。MEN-2A 患者有甲状旁腺腺瘤或多发性内分泌腺病，而有原发性甲状旁腺功能亢进症。MEN-2B 或家族性非 MEN 甲状腺髓样癌均无甲状旁腺受累。
188.MEN-2A 甲状旁腺功能亢进患者有何表现？	15%~30% 的 MEN-2A 病例发展为甲状旁腺功能亢进症，临床症状轻或无症状。它可以表现为单甲状旁腺腺瘤或多腺增生。发病的平均年龄为 38 岁，通常在甲状腺髓样癌的诊断后多年才有临床表现。
189. 甲状腺髓样癌的哪一个亚型更为常见，散发性还是家族性？	散发性甲状腺髓样癌占了 75%。
190. 家族性甲状腺髓样癌的不同亚型是什么？	MEN-2A 和 MEN-2B。此外，还有一些罕见的家族性非 MEN 甲状腺髓样癌。
191.MEN-2A 综合征是什么？	甲状腺髓样癌、嗜铬细胞瘤和甲状旁腺增生。
192.MEN-2B 综合征是什么？	甲状腺髓样癌、嗜铬细胞瘤、马方综合征和黏膜神经瘤。
193. 家族性甲状腺髓样癌的遗传模式是什么？	常染色体显性遗传。
194. 家族性甲状腺髓样癌与哪种基因突变有关？	常染色体显性遗传增强的 RET 原癌基因突变。

195. 家族性甲状腺髓样癌最常见的亚型是什么？	MEN-2A 最常见，其次是家族性非 MEN,然后是 MEN-2B.
196. 哪种形式的甲状腺髓样癌最具侵袭性？	MEN-2B 最具侵袭性，其后依次为散发型 MEN、MEN-2A、家族性非 MEN。家族性非 MEN 型预后最佳。
197. 对于一个有 RET 突变伴或不伴甲状腺髓样癌家族史的患者推荐治疗方案是什么？	对于儿童，预防性甲状腺切除术是首选的治疗方法。在一般情况下，早期干预防止转移改善预后。对于 MEN-2A 型，推荐在青少年期以前行甲状腺切除术；而对于 MEN-2B 型建议在婴儿期，通常在 1 岁前行甲状腺切除。
198. 哪个基因与 MEN-2 相关？	MEN-2 有三个临床亚型：MEN-2A、MEN-2B 和家族性甲状腺髓样癌（FMTC）。均与 RET 原癌基因突变有关。
199. 哪些内分泌肿瘤与 MEN-2A 相关？	甲状腺髓样癌、嗜铬细胞瘤、原发性甲状旁腺功能亢进（甲状旁腺腺瘤）。
200.MEN-2A 综合征的患者出现各种临床表现的比例是多少？	70%~95% 出现甲状腺髓样癌，50% 出现嗜铬细胞瘤，15%~30% 出现原发性甲状旁腺功能亢进。
201.MEN-2A 型甲状腺髓样癌的典型表现是什么？	MEN-2A 型甲状腺髓样癌患者的典型表现为颈部肿块或颈部疼痛，通常为 35 岁以下。其他症状包括腹泻或胃肠道紊乱。
202.MEN-2A 型甲状腺髓样癌患者颈部淋巴结转移率是多少？	高达 70%。
203. 哪些临床表现与 MEN-2B 有关？	甲状腺髓样癌（特别是高侵袭性的）、嗜铬细胞瘤、黏膜神经瘤、Marfanoid 体型和胃肠道弥漫性神经节瘤病。甲状旁腺与 MEN-2B 无明显联系。
204. 描述 MEN-2B 型甲状腺髓样癌的自然发展史及其推荐的治疗。	几乎所有的患者都会发展成侵袭性的甲状腺髓样癌，10 岁之前有很高的转移率。通常，患者甚至会在出生的第一年出现微小的疾病。预防性甲状腺全切除术推荐在婴儿能够耐受手术时立即进行，通常在 1 岁之前实施。在过去，推荐采取预防性甲状腺切除术之前，患者的平均预期寿命为 21 岁。
205. 描述 MEN-2B 的经典面部特征。	舌背、腭部或咽部黏膜神经瘤；突出的厚嘴唇；上嘴唇的唇红缘黏膜下结节；眼睑神经瘤。
206. 描述 MEN-2B 的经典体型。	大约 75% 的 MEN-2B 患者有 Marfanoid 体型：身材瘦长、脊柱畸形或脊柱前凸、关节松弛和近端肌肉萎缩。

207.MEN-2B 病患中嗜铬细胞瘤的发病率是多少？	50%，且一半患者为双侧发病。
208. 家族性甲状腺髓样癌的临床诊断标准是什么？	以往，具有四个及以上没有嗜铬细胞瘤、甲状旁腺腺瘤或增生的甲状腺髓样癌的家族中可诊断 FMTC。而 RET 原癌基因与家族性甲状腺髓样癌相关，所以 FMTC 也可以被看作是少脏器特异性外显的 MEN-2A。
209. 在家族性甲状腺髓样癌、MEN-2A 和 MEN-2B 综合征中，描述其各自的甲状腺髓样癌的发病年龄和外显率。	与 MEN-2A 和 MEN-2B 相比，FMTC 的发病年龄较晚、外显率较低。
210.MEN-2 综合征的遗传形式是怎样的？	RET 原癌基因在所有 MEN-2 综合征为常染色体显性遗传（MEN-2A、MEN-2B、FMTC）。然而，有 50% 的 MEN-2B 型病例有从头种系突变。
211. 对一个明确的 RET 基因突变患者推荐的主要预防措施是什么？	预防性甲状腺切除术。
212. 所有 MEN-2A、MEN-2B 或甲状腺髓样癌患者，术前必须做什么？	功能性嗜铬细胞瘤的筛选。嗜铬细胞瘤患者应先行肾上腺切除术，避免甲状腺切除术中高血压危象。钙和甲状旁腺激素水平也应检查，原发性甲状旁腺功能亢进症也可能存在。
213.MEN-2 型患者在接受了甲状腺全切除术及颈部淋巴结清扫术后复发率是多少？	约 50%。
214. 对于接受了预防性甲状腺切除术的 MEN-2 型患者来说，哪项指标是监测甲状腺髓样癌的指标？	每年复查血清降钙素水平。

第 13 章　牙源性疾病

David G. Stoddard, Brian C. Gross, W. Jonathan Fillmore, Daniel L. Price

概述

1. 哪个胚层及鳃弓形成牙齿?	• 外胚层。 • 来源于神经嵴及中胚层的第一鳃弓及外胚层间质。
2. 说出咀嚼肌的名称。	• 咬肌。 • 翼内肌。 • 翼外肌。 • 颞肌。
3. 从外侧到内侧命名牙齿。	• 磨牙:第三(智齿)、第二、第一。 • 前磨牙:第二双尖牙(前磨牙)、第一双尖牙(前磨牙)。 • 犬牙:犬牙。 • 门齿(切牙):外切牙、中切牙。
4. 按照通用的编码系统对牙齿进行编号(图 13.1)。	从右到左计数上颌牙: • 1:右上颌第三磨牙。 • 16:左上颌第三磨牙。 • 17:左下颌第三磨牙。 • 32:右下颌第三磨牙。
5. 说出翼外肌的起源、插入及功能。	• 起源:上头,蝶骨大翼;下头,翼外板的外侧面。 • 插入:上头,关节盘;下头,髁突颈。 • 功能:开放及伸出颌部。

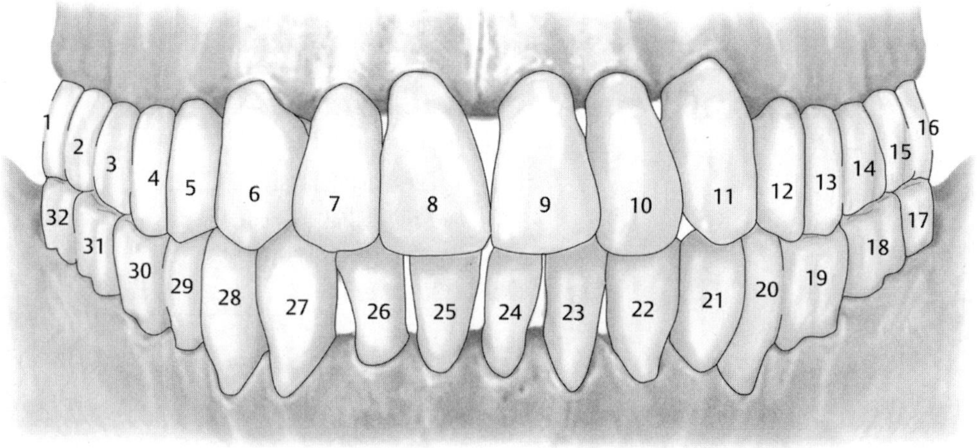

图 13.1 通用牙齿编号系统。(Used with permission from Thieme Atlas of Anatomy: Head and Neuroanatomy, © Thieme 2007, illustration by Karl Wesker.)

6. 从上到下说出颞下颌关节囊内的主要构成(图 13.2)。

- 关节窝。
- 上关节隙。
- 关节盘。
- 下关节隙。
- 髁突头部。

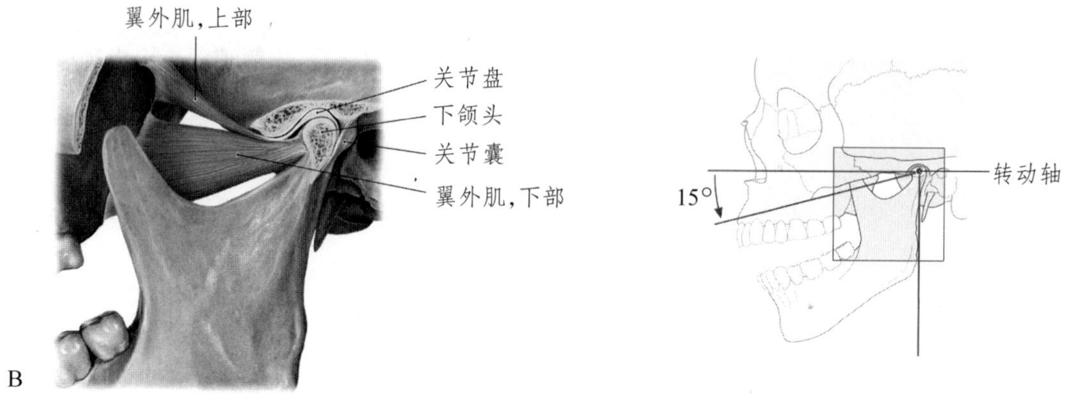

图 13.2 颞下颌关节的组成。(Used with permission from Thieme Atlas of Anatomy: Head and Neuroanatomy, © Thieme 2007, illustration by Karl Wesker.)

7. 描述牙齿的各个表面(图 13.3)。	• 中线面:朝向中线。 • 远侧面:远离中线。 • 脸面:朝向脸颊或唇。 • 唇面:朝向唇(前牙)。 • 颊面:朝向颊部(后牙)。 • 舌面:朝向舌。 • 切面:朝向咬合面(前牙)。 • 咬合面:朝向咬合面(后牙)。 • 顶侧面:朝向顶部或根尖。

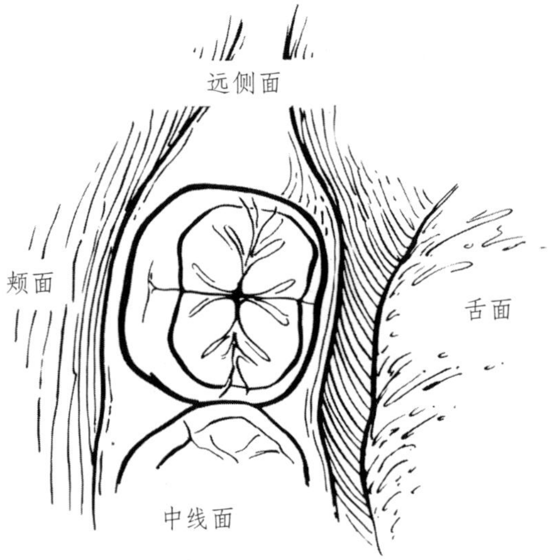

图 13.3 牙齿表面。中线面 = 朝向牙齿中线(中切牙之间的空间);远侧面 = 远离中切牙;颊面 = 与颊部相邻;舌面 = 与舌相邻。(Used with permission from Edelstein DR, ed. Revision Surgery in Otolaryngology. New York, NY; Thieme 2009.)

8. 描述颞下颌关节的感觉神经分布。	咬肌神经、颞深神经、耳颞神经(均为脑神经分支),供应关节囊。
9. 牙齿有哪三层(图 13.4)?	• 牙釉质。 • 牙本质。 • 牙髓。

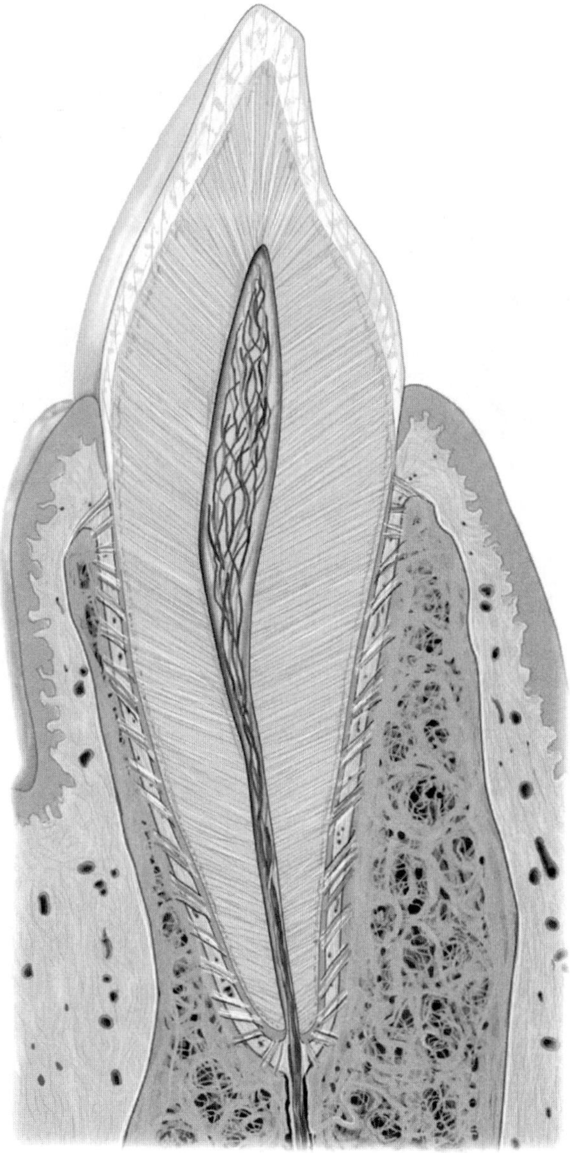

图 13.4　牙齿的纵切面及分层。（Used with permission from Thieme Atlas of Anatomy：Head and Neuroanatomy，© Thieme 2007，illustration by Karl Wesker.）

10. 后牙的功能是什么？	前磨牙和磨牙磨碎食物并形成咬合时的垂直维度。
11. 成骨蛋白（BMP）是什么？	诱导和帮助调节骨和软骨的生长及形成的蛋白质。

12. 描述牙齿关系的 Angel 分类法(图 13.5)。	• Ⅰ类:正常咬合,上颌第一磨牙近中颊面的尖头,与下颌第一磨牙颊面凹槽正好匹配。 • Ⅱ类:远中错合(缩合),上颌第一磨牙近中颊面的尖头,在下颌第一磨牙颊面凹槽的近中线侧。 • Ⅲ类:近中错合(凸颌),上颌第一磨牙近中颊面的尖头,在下颌第一磨牙颊面凹槽的远侧端。

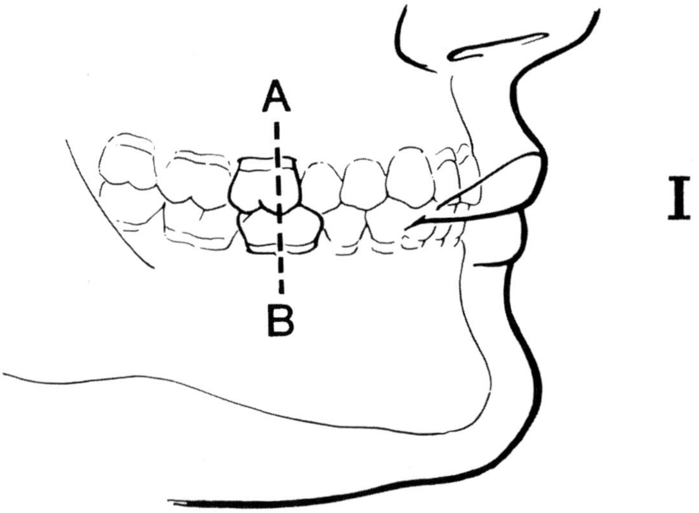

图 13.5 牙齿咬合关系的 Angel 分类法。Ⅰ类(正常):上颌第一磨牙近中颊面的尖头,与下颌第一磨牙颊面凹槽正好匹配。(Used with permission from Donald PJ. The Surgical Management of Structural Facial Disharmony: A self-Instructional Package. ashington, DC: American Academy of Otolaryngology-Head and Neck Surgery;1985:13,14,15.)

13. 描述全景摄片的评估(正位全景体层摄影)。	评估包括牙齿、龋齿及根尖周病理学证据,牙槽骨及口基底骨,上牙槽神经管、分支及髁突,上颌窦,同时包括所有阻生牙、缺失牙及多生牙。
14. 描述良性牙源性肿瘤的共同的放射学特点。	通常的发现包括射线透射性,一般是多腔的,颌骨的皮质界限有膨胀的趋势,将上牙槽神经向下推挤。一般情况下皮质边界是完整的。牙齿可能移位或牙根被吸收(有侵袭性的恶性肿瘤常常表现为整个牙根及牙齿呈漂浮状。)
15. 在标准牙科X线片上,哪个解剖区域最直观?	上颌骨及下颌骨的齿承载区在牙科X线片上能很好地被显示,但下颌骨的分支、髁突区及下面部分在大部分牙科X线片上通常不显示(根尖周片及咬翼片)。全景X线摄片能更完整地显示颌骨及髁突,但在诊断牙科疾病上不够精确。全景X线片在中线位置通常是扭曲的。

16. 描述下颌骨放射性骨坏死的原因。	放射治疗引起动脉内膜炎及纤维化，导致组织细胞减少、血供减少、供氧减少。放射性骨坏死可以是自发性的，也可继发于较小的创伤。通常危险的放射阈值是 50~60Gy。
17. 通常放射后多长时间会发展为放射性骨坏死？	通常在放射后 3 个月及 5 年时达到峰值。也可提早至 2 个月，或推迟至放射后 15 年。
18. 下颌骨放射性骨坏死的临床症状及体征是什么？	深部骨痛、暴露骨质伴或不伴双重感染、牙关紧闭、瘘管、口臭、味觉障碍，病理性骨折、感觉异常、麻木和水肿。
19. 双膦酸盐相关的下颌骨骨坏死的机制是什么？	双膦酸盐抑制破骨细胞功能，影响受损伤骨的转化及修复，而且抑制血管再生。即使是轻微的牙槽骨创伤，受影响的骨质的修复能力将明显受限，可能发展为骨坏死。静脉内注射双膦酸盐后导致颌骨坏死的风险显著升高。

颞下颌关节

20. 说出颞下颌关节功能失调的两种描述性分类，哪一种更常见？	关节外失调及关节内失调。关节外失调症更常见。
21. 比较颞下颌关节骨关节炎及滑膜炎的表现。	骨关节炎是颞下颌关节的退行性变，也可发生在身体其他部位关节。通常是由于关节连接组织的损失引起，可描述为机械性的，骨与骨连接的非炎性疾病。相反，颞下颌关节滑膜炎可定义为炎性病变。炎性介质积聚继发于创伤、关节盘功能障碍或功能异常之后。
22. 颞下颌关节的最佳显像模式是什么？	颞下颌关节盘移位及内部结构错乱在 MRI 上能得到最好的显示。骨疾病，如关节强直及退行性变 CT 可以很好地评估。全景 X 线片可用来显示骨折、髁突吸收，或较大的病理改变。

23. 颞下颌关节内部结构错乱如何分类?	Wilkes 分类法: • 第一阶段:无症状的、无痛的弹响,关节盘轻微的移位能复位。 • 第二阶段:偶尔疼痛的弹响或锁定,关节盘轻微的移位和畸形。 • 第三阶段:关节痛伴功能改变(张口受限),关节盘不能复位伴畸形。 • 第四阶段:慢性疼痛及功能缺陷,骨的退行性病变及关节盘畸形。 • 第五阶段:终末期,骨擦音,关节退行性变,关节盘穿孔及缺失。
24. 关节盘移位的两种类型。	• 关节盘移位且能复位(通常听到弹出或弹响)。 • 关节盘移位但不能复位(通常没有相关的声响)。 注:移位能复位通常发展为移位不能复位,不能复位将使关节运动范围受限。可以通过保守治疗、关节穿刺术或关节镜手术使病情逆转。
25. 在前关节盘移位伴或不伴复位的情况下,干预的指征是什么?	疼痛,运动受损(尤其是急性闭锁),关节闭锁,对保守治疗无效的症状。无症状的关节噪声很常见(美国人中高达 35%)。
26. 颞下颌关节的骨关节炎如何表现?	颞下颌关节的退行性病与关节炎多数情况影响老年患者,但也可能影响各个年龄段。运动疼痛及关节负荷是其特征性表现,这点与关节退行性变的 CT 表现一致。必须排除肌筋膜疼痛表现,除非与关节僵硬有关,一般该病不会大幅度减少关节运动幅度。
27. 颞下颌关节炎发生败血症的高危因素是什么?	创伤、烧伤、外科手术或牙科工作史、系统性疾病(如自身免疫性疾病、糖尿病、免疫抑制、性传播疾病或长时间使用激素)。
28. 影响颞下颌关节的最常见的系统性感染因素是什么?	类风湿性关节炎。除 MRI 外,传统的风湿病实验室研究也有助于诊断。
29. 急性颞下颌关节损伤后疼痛的放射学改变是什么?	关节间隙可能扩大,但放射学上可能完全正常。
30. 临床上怎样评估头颈部肿瘤患者放疗后牙关紧闭?	客观测量张口大小(通常张口 <35mm 被视为受限),同时对受限情况进行主观评价,以及对日常功能的影响。评估张口时疼痛,或除外纤维化引起的单纯活动受限的其他症状。

31. 放射后的牙关紧闭症最好的初始治疗是什么?	伸展运动,包括插入成叠的压舌板或使用商业设备,如 Therabite,这需要在数月内每天使用多次进行治疗。
32. 颞下颌关节僵硬应如何处理?	很多方法已经被提及,大多数包括僵硬组织及同侧冠状突切除术。通常用肋软骨移植进行重建,中间可植入或不植入颞肌筋膜瓣。早期严格的物理治疗是必需的。
33.Auriculocondylar 耳髁综合征是由哪一个鳃弓畸形发展而来?哪些颅面骨最常被累及?	与已知的 Goldenhar 综合征、半侧面部发育不良及鳃弓综合征一样,它影响第一和第二鳃弓,表达可变性很大,可能影响下颌骨、髁突、上颌骨、颧骨、眼眶及颞骨。
34. 描述 Auriculocondylar 综合征的临床特征。	• 耳郭畸形(问号耳、耳郭中下 1/3 挛缩、耳郭裂缝)。 • 颞下颌关节 / 髁突畸形(下颌发育不全、髁突发育不全或先天性畸形)。 • 由于下巴偏向患侧导致面部不对称。 • 小颌畸形。 • 小口畸形。
35. 描述下颌髁突发育不全的临床特征。	通常是单侧,下颌偏向患侧,伴严重的牙齿咬合不正。
36. 下颌髁突增生的定义。	• 单侧下颌髁突的过度生长导致美观及功能上的问题,如面部不对称、咬合关系紊乱、关节功能失调。 • 影像学必须区分髁突增生与骨软骨瘤。 • 髁突增生也可以被描述为半侧下颌肥大或半侧下颌伸长。
37. 单光子发射断层扫描术怎样帮助诊断下颌髁突肥大?	肥大的髁突对放射性元素 ^{99}Tc 摄取率增加,对单侧的髁突活性具有指示意义。该指标敏感但是不具有特异性,在炎症、感染、肿瘤中也有增加。须结合临床症状进行解释。
38. 定义肌源性颞下颌功能紊乱。	由于咀嚼肌病变及功能异常导致的颞下颌区域的疼痛及功能紊乱。又名咀嚼肌痛,包含以下亚型:肌筋膜痛、肌炎、肌肉痉挛和肌肉挛缩。
39. 肌筋膜痛功能障碍综合征(MPD)的特征是什么?	MPD 表现为下颌、颞部、面部的钝痛或酸痛,与特异性触发点相关联,通过触摸触发点来重现。疼痛通常位于咀嚼肌或颈部肌肉组织,而不是关节连接处。MPD 可同时伴或不伴关节内病变。

40. 咀嚼肌肌炎的特征是什么?	整个肌肉组织弥漫的连续的疼痛,运动范围受限,并引起肿胀。肌炎可继发于损伤、感染,肌肉的运用导致疼痛加重。
41. 描述治疗咀嚼肌痛的初始步骤。	坚持以下步骤:颌及肌肉休息,软食,避免咖啡因,使用热敷或冰敷,使用非甾体抗炎药,避免功能异常的习惯,避免腹侧卧位,避免过度或过长时间的张口。
42. 保守治疗无效后,怎样处理复杂的肌源性咀嚼疼痛?	疼痛门诊及一个疼痛治疗团队最有效。物理治疗以及药物、生活方式的干预有助于治疗,综合治疗为治疗成功提供更多的机会。
43. 咀嚼肌挛缩与咀嚼肌痉挛所致挛缩有什么区别?	咀嚼肌挛缩是一种持续性肌肉缩短的慢性疾病,而咀嚼肌痉挛是一种经常伴有疼痛的急性疾病。
44. 描述翼外肌痉挛(图 13.6)。	• 急性的、无意识的翼外肌挛缩。 • 肌肉缩短,口的活动受限(通常是急性张口受限),伴随局部疼痛。

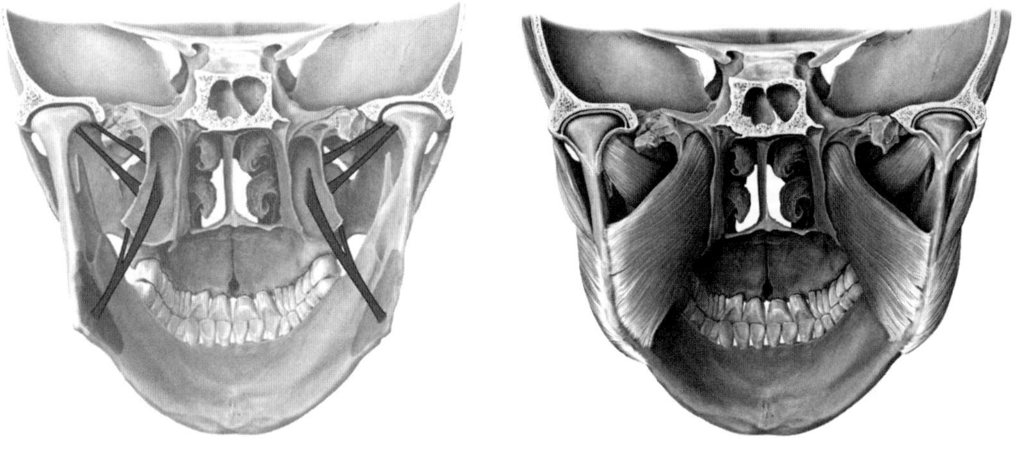

图 13.6 咀嚼肌,突出翼外肌的功能。(Used with permission from Thieme Atlas of Anatomy: Head and Neuroanatomy, © Thieme 2007, illustration by Karl Wesker.)

45. 肌筋膜疼痛性功能障碍综合征与纤维组织肌痛有什么区别?	二者原发病过程不同,但可致同样的结果。通常,纤维组织肌痛伴有弥漫性的肌痛,更大程度上与睡眠障碍、抑郁相关。肌筋膜痛更多的受局部因素影响(姿势、不良生活习惯、创伤等)。

46. 颞下颌关节成形术的重建有哪些选择?	现代的关节成形术主要使用全关节或半关节假体。自体移植物如肋软骨移植通常被使用。关节间隙可以用颞肌筋膜片扩大。耳郭软骨也可以用作关节盘的替代物。
47. 颞下颌关节紊乱多大程度上需要外科治疗? 绝对适应证是什么?	仅 5% 的患者需要外科干预。绝对适应证包括肿瘤形成、关节僵硬、影响颌面部生长发育的先天性或获得性的畸形。
48. 说出颞下颌关节疾病的不同的外科干预方法。	关节穿刺术、关节镜检查、改良髁突切开术、开放性外科手术(包括关节盘修补、重新定位、关节盘切除、结节切除,以及关节置换)。
49. 开放性颞下颌关节手术值得关注的并发症是面神经损伤。面神经的哪个分支最容易受损?	面神经的颞区,据报道 5% 的患者出现暂时的功能减退,1% 的患者出现永久性的功能减退。其他并发症包括出血、咬合关系改变、持久性改变、异位骨形成、纤维粘连形成。

囊肿

50. 牙源性囊肿最常见的类型是什么? 它会影响有活性或死髓的牙齿吗?	根尖周的囊肿,只影响死髓牙,主要表现为小的、慢性的牙齿脓肿。
51. 怎样区别根侧牙周囊肿与根尖周囊肿?	根侧牙周囊肿起源并发生于 Serres 或 Malassez 上皮残余,通常位于前磨牙及犬牙的外侧。根尖周囊肿可位于任意牙齿,并且与慢性感染相关。
52. 对于牙源性炎性囊肿首选治疗方法是什么?	• 牙源性炎症性囊肿最常见的是根尖或根尖周囊肿。 • 处理包括病牙的取出及囊肿摘除。大多数情况下,根管治疗比拔牙更适合,这个取决于牙齿的临床症状、是否慢性以及预后。
53. 牙源性囊肿在缺牙的地方发展成什么?	• 原始的囊肿,在牙源性囊肿中最罕见。 • 在这种情况下病史很重要,确定牙齿不是简单地在早期被移走,这个有助于判断是残留囊肿还是含牙囊肿。
54. 含牙囊肿与牙齿的萌出或未萌出有关吗? 最可能在什么地方被发现?	未萌出或阻生牙,出现在下颌第三磨牙、上颌第三磨牙、上颌犬牙(频率依次递减)。
55. 含牙囊肿有多常见以及与什么牙源性肿瘤相关?	含牙囊肿是第二常见的牙源性囊肿。高达 25% 的牙源性恶性肿瘤由含牙囊肿转化而来。

56. 怎样区分葡萄状牙源性囊肿与侧牙周囊肿?	两种囊肿都优先发生在同样的齿槽位置,也就是牙齿的外侧面,通常是下颌前磨牙或犬牙。然而,葡萄状囊肿是多腔的,如它的名字所提示,这点可以在组织学及放射学上反映出,葡萄状囊肿有更高的复发率。
57.Gorlin 综合征(Gorlin-Goltz 综合征或痣样基底细胞癌综合征)的诊断标准是什么(图 13.7)?	诊断需要两个主要条件,或一个主要条件和两个次要条件。 主要条件:(1)20 岁以前的过度生长的基底细胞或基底细胞癌;(2)20 岁以前的牙源性角化囊肿;(3)掌或跖的斑蚀;(4)大脑镰的片状钙化;(5)成神经管细胞瘤,典型的促结缔组织增生;(6)与痣样基底细胞癌综合征轻度相关。 次要条件:(1)肋骨异常(如肋骨分裂);(2)骨骼畸形及放射学改变(脊椎异常、脊柱后侧凸、短的第四掌骨、多指);(3)巨头畸形;(4)唇裂或腭裂;(5)卵巢或心脏纤维瘤;(6)肠系膜淋巴囊肿;(7)眼部异常(斜视、眼距过宽、先天性白内障、青光眼、眼组织缺损)。

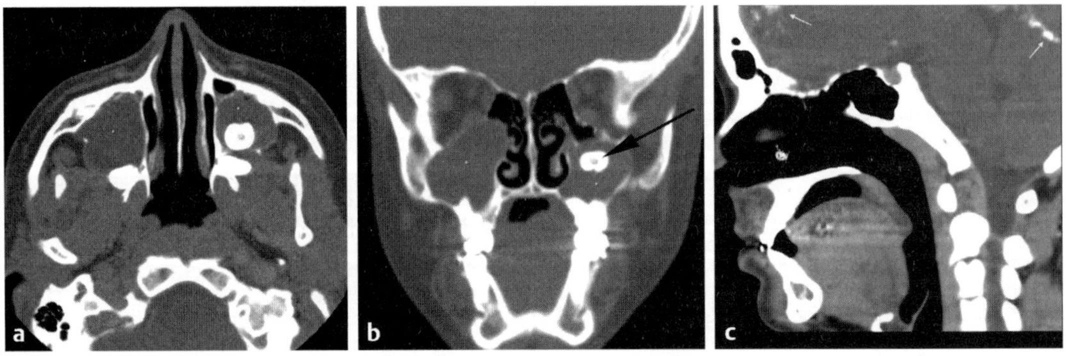

图 13.7 14 岁痣样基底细胞癌综合征患者的牙源性角化囊肿。轴位(a),冠状位(b),矢状位(c)CT,显示一枚未萌出牙包裹在牙源性角化囊肿内,并侵入上颌窦(黑色箭头)。(Used with permission from Wetmore RT, Muntz HR, McGill TJ, eds. Pediatric Otolaryngology: Principles and Practice Pathways 2nd Edition. New York, NY: Thieme; 2012.)

58. 描述牙源性角化囊肿的表现。	牙源性角化囊肿可发生在颌骨的任意位置,虽然多见于下颌体后端及分支。常常与未萌出牙的牙冠相连或靠近牙根。复发率通常在 5%~60%。

59.“鬼影细胞”的组织学特征是什么？哪种牙源性囊肿与之关系最密切？	鬼影细胞是一种大的、嗜酸性上皮细胞，缺少细胞核，通常与钙化的牙源性囊肿（Gorlin 囊肿）密切相关。这些鬼影细胞后期会钙化，引起异物反应形成囊肿。鬼影细胞偶尔也可在牙瘤、成釉细胞纤维瘤及成釉细胞瘤中发现。
60. 对于骨外钙化的牙源性囊肿优先的处理方式是什么？	单纯病灶切除。这些囊肿占所有牙源性囊肿的 25%，常常在患者的 60 多岁或更晚的时候在齿槽中发现。通常与其他牙源性肿瘤相关。
61. 对于钙化的牙源性囊肿优先的处理方式是什么？	如果囊肿是单房的，优先考虑手术摘除。如果是多房的，通常需要骨质的刮除。
62. 描述腺牙源性囊肿的临床特征。	近来被描述的罕见的腺牙源性囊肿（涎腺牙源性囊肿），临床类似于低级别的中心性黏液表皮样癌。可出现在颌骨的任何位置，但多见于前侧。可以是多房的，上皮层内含嗜酸的柱状或立方细胞。
63. 对于一个有萌出期囊肿的婴儿，比较恰当的处理方式是什么？	观察，无须任何干预。
64. 怎样区别囊肿与假性囊肿？	牙源性囊肿包含病理性空腔，内衬上皮层，通常含有液体或半固体的内容物。假性囊肿缺少上皮层。
65. 鼻腭囊肿的临床特征是什么？通常好发于什么性别及哪个年龄段？	典型的鼻腭囊肿通常边界清楚、心形，位于腭的前中线。常见于男性（是女性的 2 倍），好发于 40~60 岁。
66. 鼻唇囊肿的临床特征是什么？通常好发于什么性别及哪个年龄段？	鼻唇囊肿表现为前庭唇侧和（或）鼻底部的无痛性肿胀，常见于女性（是男性的 3 倍），好发于 50 岁左右。
67. 创伤性骨囊肿有效的处理方式是什么？	手术探查。创伤性骨囊肿通常发生于年轻患者，好发于下颌骨，为假囊肿，因为其不含上皮层。同样，并不需要手术切除。但是，通过手术打开空腔，引流出血，诱导肉眼组织形成，可减少功能障碍。
68. Epstein 小结是什么？它的起源以及处理方式是什么？	Epstein 小结位于腭的正中线，是由白色或黄色囊泡组成的包涵体囊肿，包裹残留的上皮组织，位于腭的中线或软腭和硬腭连接处。该结节具有自限性，无须特殊处理。
69.Bohn 结节是什么？它的起源以及处理方式是什么？	Bohn 结节为圆形、白色丘疹样，通常发生于 2~4 月龄婴儿的齿槽嵴。丘疹内含角蛋白，上颌骨较下颌骨更多见，被认为起源于小唾液腺。该结节具有自限性，无须特别处理。

70.Stafne 骨囊肿的病理生理基础是什么?	Stafne 骨囊肿并不是真正的囊肿,而是下颌骨舌侧的一个凹陷。具有诊断意义的放射学表现是第二或第三磨牙区下牙槽管下方的卵圆形透亮区。这个凹陷通常被颌下腺副叶填满,有时也可能是脂肪或淋巴组织。

肿瘤

71. 对于良性牙源性肿瘤,哪些早期表现可以显著增加恶性的风险?	疼痛、感觉异常、牙关紧闭、快速发生的咬合不正,与恶性风险显著增加相关。
72. 牙源性肿块患者的哪些病史是重要的?	肿块出现的时间、持续的时间及进展,牙科病史包括以前的外科手术史、长牙史、有无感觉异常、松动或移位、牙齿咬合不正、疼痛或缺失、创伤以及系统性疾病。
73. 牙源性肿瘤最常见于哪个位置?	下颌磨牙及上颌尖牙。
74. 列举牙源性恶性肿瘤的类型。	恶性成釉细胞瘤、成釉细胞癌、原发性骨内鳞状细胞癌、牙源性透明细胞癌、牙源性恶性钙化上皮癌、牙源性影细胞癌、成釉细胞纤维肉瘤。
75. 牙源性恶性肿瘤最常见的转移部位是哪里?	肺部最常见,其次是局部淋巴结。
76. 描述 Elzay 在 1982 年发表的原发性颌骨内癌的分类系统。	• Ⅰ型:起源于牙外的囊肿(如骨内鳞状细胞癌)。 • Ⅱ型:牙源性癌(如成釉细胞癌)。 • Ⅲ型:重新发生(如鳞状细胞癌)。 • Ⅳ型:肉瘤(如肌上皮癌)。
77. 牙源性恶性肿瘤推荐什么治疗方法?	由于牙源性恶性肿瘤发病率极低,尚未形成明确的诊断体系。一般来说,外科切除是治疗的首选方法。
78. 骨内的牙源性肿瘤怎样进行活组织检查?	取决于患者耐受性及对过程的预期,麻醉可以仅采用局麻,也可以是任何形式的镇静或全麻。一般情况下,黏膜切口选择未被病变累及区域,这样有利于闭合切口。抽吸时应尽量避开血管,这样可以保证经骨的切口是安全的。样本必须包含放射学显示的所有区域,以确保充足的采样。对于较小且影像学无恶性表现的囊肿,适合切除活检。对于较大的恶性肿瘤,切开式活检可以作为最终的切除术的第一步。

79. 牙源性肿瘤的哪个方面对于治疗决策是最重要的?	虽然组织学对明确诊断是有用的,但对于治疗却不是最重要的。治疗应更多地考虑病变本身,包括局部浸润的程度、邻近解剖结构的损伤及病变的破坏性。
80. 对于起源于牙源性囊肿或肿瘤的恶性肿瘤,常见的风险因素是什么?	很多牙源性恶性肿瘤被发现以前有囊肿史(常见于下颌骨或上颌骨无牙的位置)。含牙囊肿恶变率约为 25%。
81. 描述成釉细胞瘤的临床表现(图 13.8)。	成釉细胞瘤发病年龄广泛,最常发生于 30~40 岁。患者有生长缓慢,无痛的骨性团块,通常见于下颌骨后端,但双侧颌骨都有可能累及。肿瘤有局部侵袭性,但很少恶变。不恰当的手术切除易复发,尤其是实体瘤。放射学上要重视膨胀性透亮性的病变,可以是单房也可以是多房,表现为"肥皂泡"或"蜂窝状"改变。

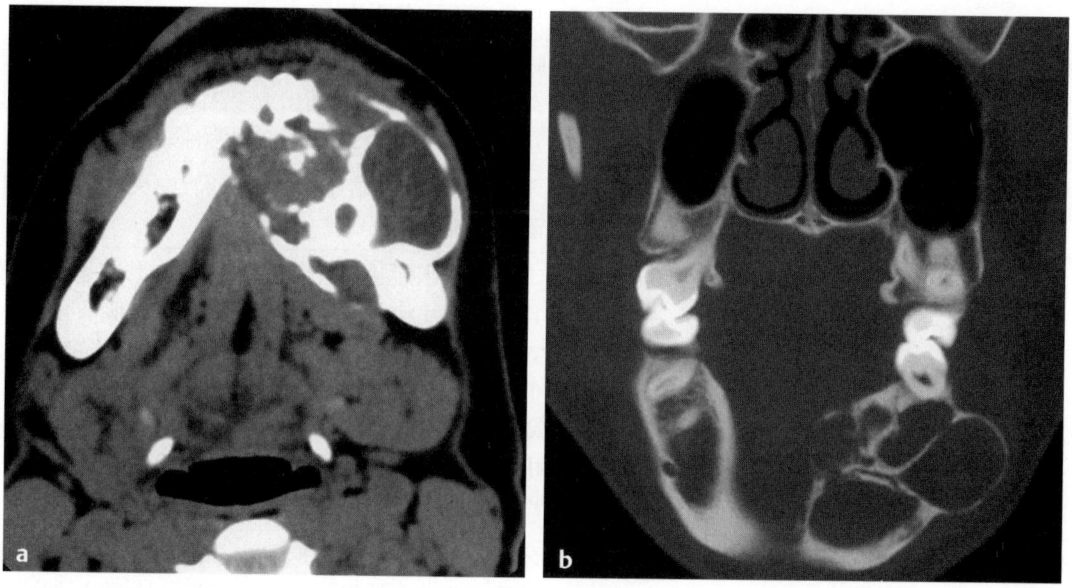

图 13.8　左侧下颌骨成釉细胞瘤。轴位(a)和冠状位(b)CT 表现为左侧下颌骨体的膨胀性改变。(Used with permission from Mafee MF. Valvassori GE, Becker M.Imaging of the Head and Neck 2nd Edition. New York, NY: Thieme; 2005.)

82. 最常见的牙源性肿瘤是什么?	成釉细胞瘤。

83. 比较成釉细胞瘤与钙化的上皮性牙源性肿瘤（CEOT）。	二者都是具有高度侵袭性和破坏性的上皮来源的肿瘤，放射学上表现为透亮性、生长缓慢、无痛的团块。CEOT 较成釉细胞瘤更少见，组织学上表现为弥漫的钙化，类似于 Liesegang 环的同心环结构。不同于成釉细胞瘤，CEOT 有大面积的嗜酸性组织，表现为刚果红染色阳性。
84. 恶性成釉细胞瘤与成釉细胞癌有什么区别？	恶性成釉细胞瘤表现为良性的组织学结构，但有远处转移。成釉细胞癌具有癌釉细胞瘤的基本结构但细胞的特殊形态消失，细胞异型、细胞增多、核分裂，伴或不伴有局部或远处转移。
85. 怎样区别恶性成釉细胞瘤与成釉细胞瘤和成釉细胞癌？	恶性成釉细胞瘤通过转移的方式存在，通常转移至肺。与成釉细胞瘤一样具有局部的侵袭性。原发的成釉细胞瘤组织学特征值得注意，但恶性的标志（对周围组织的侵袭，通常具有核分裂）可见于成釉细胞癌。对于所有病例都推荐手术切除，但放疗和化疗仍具有争议。
86. 为什么腺瘤样牙源性肿瘤称为“2/3 肿瘤”？	腺瘤样牙源性肿瘤常发生在 20~30 岁，2/3 发生于女性。2/3 发生于未萌出或阻生牙（通常为尖牙），其中 2/3 为犬牙，2/3 发生在上颌骨。
87. 牙源性间充质肿瘤（非上皮部分）有哪些？	牙源性黏液瘤、成牙骨质细胞瘤、中央和周缘性牙源性纤维瘤。
88. 比较牙源性黏液瘤与成釉细胞瘤。	二者在临床症状及放射学表现上相似，都生长缓慢且通常无症状，都具有破坏性（代替或吸收牙根）。二者都优先发生在下颌骨后部，且都不影响感觉。但是，黏液瘤常常更早发生（一般在 30 岁左右，而成釉细胞瘤则在 40 岁左右），成釉细胞瘤起源于上皮，而黏液瘤起源于间充质组织。二者都需要行广泛切除术。
89. 怎样区分牙骨质瘤与其他良性牙源性肿瘤？	牙骨质瘤是一种过时的叫法，用来指产生肿瘤的牙骨质（覆盖在牙根的骨化物质）。以前有三种不同的叫法与牙骨质瘤相关：根尖周牙骨质异常增生、成牙骨质细胞瘤和骨化纤维瘤。
90. 成釉细胞纤维瘤的临床特征是什么？	成釉细胞纤维瘤主要见于年轻患者（很少超过 40 岁），通常发生于下颌骨后端。表现为无痛的，放射学上透亮的团块，常下覆一颗未萌出牙。

91. 大多数颌骨骨瘤的自然病史是什么？	骨瘤是良性的错构骨质的过度增生，由密质骨组成，在骨膜骨瘤病例中可发生在颌骨的表面，在骨内膜骨瘤中也可发生在骨质内。据 Gardner 综合征的研究描述，多发性骨瘤与家族性腺瘤样息肉相关。
92. 下颌圆枕的原因是什么？	通常是多因素的，可能是常染色体显性遗传，也可能是一种骨应力的结果。
93. 腭隆突的推荐治疗方法是什么？	观察。除非一些特殊情况：需要使用牙托、反复发生的创伤性溃疡或言语的改变。
94. 描述中央型巨细胞病变的表现及处理。	中央型巨细胞肿瘤是一种良性病变，但有局部侵袭性，常影响长骨也可发生在颌骨，尤其是下颌骨前端。首次常发生在 30 岁后，表现为无症状的无痛的肿胀，疼痛与麻木很少发生。刮除术是经典有效的治疗方法，但易复发，提示须较广泛的切除。药物治疗也有一定疗效，特别是激素、干扰素及降钙素。也建议使用双膦酸盐化合物治疗。
95. 为什么说"动脉瘤样骨囊肿"是一种错误的叫法？	"动脉瘤样骨囊肿"根本不是囊肿，因为它们缺乏任何内皮或黏膜上皮。其实，它们是一种膨胀性的溶骨性骨病变，其中充满血液。一般认为它们是巨细胞肿瘤的变异或发展。
96. 描述骨化纤维瘤的自然病史。	骨化纤维瘤一种良性肿瘤，起源于间充质细胞。一般多见于颌骨的牙齿支撑面，多见于女性。骨化纤维瘤可以变得很大，手术摘除很有效，如果发现较早（< 2~3cm），可以刮除。较大的肿块需要切除，无须过大的边缘，因为它们不太可能复发。可以由 X 线可透光发展为混合的不透光。
97. 纤维性结构不良的原因是什么？	纤维性结构不良是一种遗传性疾病，髓质骨被不成熟骨和纤维组织代替。通常影响单个骨（90% 为单骨纤维性结构不良），但是也可以为多骨（多骨纤维性结构不良），最明显是 McCune-Albright 综合征。
98. 描述 McCune-Albright 综合征（图 13.9）。	McCune-Albright 综合征患者通常至少有以下两个表现：内分泌腺功能亢进（常表现为性早熟），浅褐色斑（单侧），多骨纤维性结构不良（可发生在上颌骨或下颌骨的其他多个部位）。

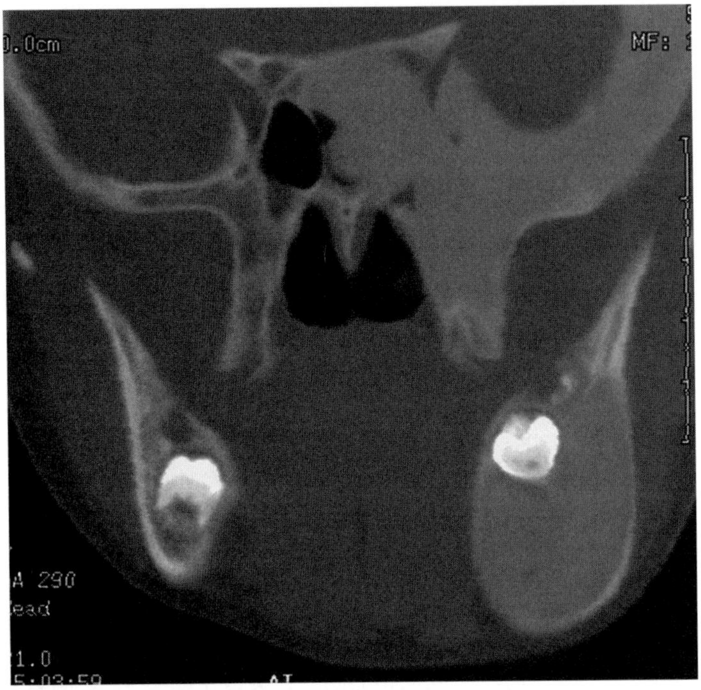

图 13.9　多骨纤维性结构不良，冠状位 CT 显示左侧蝶骨、左侧下颌骨纤维性发育不良。（Used with permission from Mafee MF. Valvassori GE. Becker M.Imaging of the Head and Neck 2nd Edition. New York，NY：Thieme；2005.）

99. 什么病理改变导致家族性巨颌症的下颌骨肿胀?	家族性巨颌症，下颌骨（有时是上颌骨）骨质逐渐被含有多核巨细胞的血管纤维组织组成的多发性骨囊肿所代替。该病成对称性发生，通常具有自限性，并在青春期退化，且常是全部退化。对于眼科或牙科的并发症一般不进行手术。常染色体显性遗传，几乎全部外显于男性。
100. 描述畸形性骨炎（Paget 病）的病理生理学，怎样诊断?	Paget 病起因于骨形成的增加及骨吸收。致密的、硬化的骨炎骨是分裂的、脆弱的、易弯曲的，且容易在早期骨折。因为患者表现为无症状，诊断常常被延误。最终因为深部骨痛、特征性的骨扩大、腿弓形突出、听力损失、骨折，才引起患者及临床医师的重视。诊断依据放射学，表现为多骨或骨的镶嵌样改变。血清碱性磷酸酶和尿羟脯氨酸的升高也有助于骨转换。

索 引

高清彩图和读者交流群使用说明

建 议 配 合 二 维 码 使 用 本 书

【本书特配线上阅读资源】

高清彩图：为读者提供本书配套高清彩图，方便读者详细查看。

读者交流群：加入读者交流群，与同读本书的读者交流阅读感悟，分享临床经验。

【获取高清彩图步骤】

第一步 微信扫描右侧二维码。

第二步 添加出版社公众号。

第三步 回复“耳鼻咽喉头颈外科”，即可获取本书配套的高清彩图。

【加入读者交流群步骤】

微信扫描右侧二维码，即可加入本书读者交流群，交流感悟，分享经验。